Edgar V. Lerma
Vecihi Batuman

U0324915

糖尿病与肾病
Diabetes and Kidney Disease

主　编　〔美〕埃德加·V. 莱尔马
　　　　　　　维纪希·巴特曼
主　审　林静娜
主　译　毋中明

天津出版传媒集团
天津科技翻译出版有限公司

著作权合同登记号：图字：02 –2015 –43

图书在版编目（CIP）数据

糖尿病与肾病／（美）埃德加·V.莱尔马
（Edgar V. Lerma），（美）维纪希·巴特曼
（Vecihi Batuman）主编；毋中明主译. —天津：天津
科技翻译出版有限公司,2021.5
　书名原文：Diabetes and Kidney Disease
　ISBN 978 – 7 – 5433 – 4023 – 7

　Ⅰ.①糖…　Ⅱ.①埃…　②维…　③毋…　Ⅲ.①糖尿病
肾病 – 诊疗　Ⅳ.①R692

中国版本图书馆 CIP 数据核字（2020）第 095887 号

Translation from the English language edition：
Diabetes and Kidney Disease
edited by Edgar V. Lerma and Vecihi Batuman
Copyright ⓒ 2014 Springer New York
Springer New York is part of Springer Science + Business Media.
All Rights Reserved.

授权单位：Springer – Verlag GmbH
出　　　版：天津科技翻译出版有限公司
出 版 人：刘子媛
地　　　址：天津市南开区白堤路 244 号
邮政编码：300192
电　　话：（022）87894896
传　　真：（022）87895650
网　　址：www. tsttpc. com
印　　刷：山东韵杰文化科技有限公司
发　　行：全国新华书店
版本记录：889mm×1194mm　16 开本　16.25 印张　400 千字
　　　　　2021 年 5 月第 1 版　2021 年 5 月第 1 次印刷
　　　　　定价：120.00 元

（如发现印装问题，可与出版社调换）

译者名单

主　审　林静娜

主　译　毋中明

译　者　(按姓氏汉语拼音排序)

宫祎慧　贾新新　李　媛　李爽雯

刘芳林　牛跃龙　孙　剑　田丁元

王统彩　毋　帆　吴子瑜　严　骋

杨　珺　张　军　张艳龙　张志敏

郑　银　郑丽思　朱　江

编者名单

Azin Abazari, M.D. Department of Ophthalmology, Stony Brook University, Stony Brook, NY, USA

Arnold B. Alper Jr., M.D., M.P.H. Department of Internal Medicine, Section of Nephrology, Tulane University School of Medicine, New Orleans, LA, USA

Jeffrey Aufman, M.D. Department of Pathology, Louisiana State University, Shreveport, LA, USA

Vecihi Batuman Tulane University Medical Center, Nephrology Section, New Orleans, LA, USA

Adrian Baudy IV, M.D. Section of Nephrology and Hypertension, Tulane Medical Center, New Orleans, LA, USA

Joumana T. Chaiban, M.D. Internal Medicine, Endocrinology and Metabolic Diseases, Saint Vincent Charity Medical Center, Cleveland, OH, USA

Case Western Reserve University, Cleveland, OH, USA

Jing Chen, M.D., M.M.Sc., M.Sc. Department of Medicine, Tulane University School of Medicine, New Orleans, LA, USA

Eric P. Cohen, M.D. Department of Medicine, Zablocki VA Hospital, Milwaukee, WI, USA

William J. Elliott, M.D., Ph.D. Division of Pharmacology, Pacific Northwest University of Health Sciences, Yakima, WA, USA

Vivian Fonseca, M.D. Department of Medicine, Section of Endocrinology, Tulane University, New Orleans, LA, USA

Nicola G. Ghazi, M.D. King Khaled Eye Specialist Hospital, Riyadh, Saudi Arabia

University of Virginia, Charlottesville, VA, USA

Michelle Haggar, M.D. Department of Medicine, Section of Endocrinology, Tulane University, New Orleans, LA, USA

Allison J. Hahr, M.D. Division of Endocrinology, Metabolism and Molecular Medicine, Medicine Department, Northwestern University Feinberg School of Medicine, Chicago, IL, USA

L. Lee Hamm, M.D. Dean's Office, Tulane Medical School, New Orleans, LA, USA

Kathleen S. Hering-Smith, M.S., Ph.D. Section of Nephrology and Hypertension, Department of Medicine, Tulane University Health Sciences Center, New Orleans, LA, USA

Guillermo A. Herrera, M.D. Department of Pathology, Louisiana State University, Shreveport, LA, USA

Louis J. Imbriano, M.D. Department of Medicine, Winthrop-University Hospital, Mineola, NY, USA

George Jerums, M.D. Austin Health, Endocrine Centre of Excellence, Heidelberg Repatriation Hospital, Heidelberg West, VIC, Australia

Zeynel A. Karcioglu, M.D. Department of Ophthalmology, University of Virginia, Charlottesville, VA, USA

N. Kevin Krane, M.D. Department of Medicine, Section of Nephrology and Hypertension, Tulane University School of Medicine, New Orleans, LA, USA

Armand Krikorian, M.D., F.A.C.E. Internal Medicine, Endocrinology and Metabolism, Advocate Christ Medical Center, Oak Lawn, IL, USA

Jean-Marie Krzesinski, M.D., Ph.D. Unité de Néphrologie, Centre Hospitalier Universitaire, Université de Liège, Liège, Belgium

John K. Maesaka, M.D. Division of Nephrology and Hypertension, Department of Medicine, Winthrop-University Hospital, Mineola, NY, USA

Joseph Mattana, M.D. Division of Nephrology and Hypertension, Department of Medicine, Winthrop University Hospital, Mineola, NY, USA

Mark E. Molitch, M.D. Department of Medicine, Division of Endocrinology, Metabolism and Molecular Medicine, Northwestern University Feinberg School of Medicine, Chicago, IL, USA

Anil Paramesh, M.D., F.A.C.S. Departments of Surgery and Urology, Tulane Abdominal Transplant Institute, Tulane University School of Medicine, New Orleans, LA, USA

Radha Pasala, M.D. Section of Nephrology and Hypertension, Tulane University School of Medicine, New Orleans, LA, USA

Alluru S. Reddi, M.D. Department of Medicine, Division of Nephrology and Hypertension, Rutgers New Jersey Medical School, Newark, NJ, USA

Surya V. Seshan, M.D. Department of Pathology and Laboratory Medicine, Weill Cornell Medical College, New York, NY, USA

Shayan Shirazian, M.D. Department of Medicine, Winthrop-University Hospital, Mineola, NY, USA

Tina K. Thethi, M.D., M.P.H. Department of Medicine, Section of Endocrinology, Tulane University Health Sciences Center, New Orleans, LA, USA

Southeast Louisiana Veterans Health Care, New Orleans, LA, USA

Aileen K. Wang, M.D. Department of Medicine, Section of Endocrinology, Tulane University Health Sciences Center, New Orleans, LA, USA

Ihor V. Yosypiv, M.D. Division of Pediatric Nephrology, Department of Pediatrics, Tulane Hospital for Children, New Orleans, LA, USA

Rubin Zhang, M.D. Department of Medicine, Tulane University School of Medicine, New Orleans, LA, USA

中文版序言

随着医疗技术的进步和治疗手段的发展,糖尿病患者的生存期明显延长。然而,各种糖尿病并发症的存在严重影响患者的生活质量。其中,糖尿病肾病作为最主要的慢性并发症,已成为导致我国肾脏疾病的首要原因。由于糖尿病肾病患者存在复杂的代谢紊乱,一旦发展到终末期肾病,往往比其他肾脏疾病的治疗更加棘手,因此,及时、有效地防治糖尿病肾病对于延缓病程意义重大。糖尿病肾病的病因和发病机制尚有争议,目前认为是一定的遗传背景及部分危险因素共同作用的结果。在此基础上,本书秉承科学、实用、先进的理念为读者答疑解惑。科学性,即要客观地反映糖尿病肾病的发生、发展、转归及治疗的内在机制。本书系统阐述了糖尿病肾病的历史背景及发展历程,明确了蛋白尿这一重要的临床研究终点,探讨了与之相关的糖尿病眼病、妊娠期糖尿病及儿童和青春期糖尿病。实用性,就是让读者感受到诊断或治疗效果,引导其避开思想误区。本书介绍了国外最新的治疗理念、新型药物、再生医学和移植医学等,为患者提供了更多的选择。先进性,就是把最新的技术、理念传播开来,如计算机化的糖尿病肾病临床决策、新兴生物标志物对糖尿病肾病的预防检测。随着分子遗传学与表观遗传学的发展,糖尿病肾病的治疗前景将会更加广阔。

我与该书的主译毋中明教授相识已久,敬佩他敏锐的洞察力及优秀的职业素养。毋教授在内分泌与代谢病专业深耕多年,对糖尿病领域的诸多问题具有自己独到的见解。"学向勤中得,萤窗万卷书",毋中明教授知识渊博、治学严谨,作为导师他带领自己的科研团队于本书的翻译过程中,在遵循原著本意的基础上结合汉语语言习惯,字斟句酌,数易其稿。如今本书即将付梓,受邀为其做序,我十分荣幸。拜读该书的书稿后,我认为本书视野广阔,内容丰富、深入浅出,阅读价值高,真正做到了放眼世界发展,将目光聚焦糖尿病肾病这一重要领域,反映了全球最新的糖尿病肾病的基础研究与临床转化的热点问题,介绍了世界各国对于糖尿病肾病成功的预防和治疗措施。我相信本书的出版,不仅能够为该领域基础研究工作者提供一本不可多得的参考书,也必将促进我国临床糖尿病肾病防治水平的提高,造福于广大的糖尿病肾病患者,服务社会。

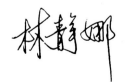

天津市人民医院(南开大学附属人民医院)

教授,主任医师,博士研究生导师

中文版前言

  随着工业化、城镇化、人口老龄化进程加快以及生态环境、生活方式的变化,慢性非传染性疾病已经成为我国居民的主要死亡原因和疾病负担。糖尿病作为最重要的慢性非传染性疾病之一,影响了我国上亿人口。最新一项全国性横断面研究发现,中国成人糖尿病患病率高达 12.8%,患病人数超过 1.298 亿人。糖尿病本身并不可怕,可怕的是其并发症。毫不夸张地讲,糖尿病并发症由"上"(糖尿病眼病)而"下"(糖尿病足)、由"表"(糖尿病皮肤病)及"里"(糖尿病肾病)地影响患者身心健康,其中以糖尿病肾病尤甚。糖尿病肾病是糖尿病最严重的微血管病变,也是终末期肾病的主要原因,患者的 5 年死亡率超过 70%。据不完全统计,糖尿病肾病患者每年仅用于透析的治疗费用就超过 5 万元,且其中并不包括用于糖尿病基础治疗的支出。目前,我国有大量糖尿病肾病高危人群并未及时得到诊断和治疗,如果能对这部分人进行早期干预,将会减轻糖尿病肾病对我国公共卫生事业的冲击,减轻患者及社会的经济负担。

  放眼国际,近年来关于糖尿病肾病的研究呈爆炸式增长,其中取得了一些实用性的成果,各种新的技术、治疗方法层出不穷。如果能借鉴这些成功的经验,将对我国糖尿病肾病的预防及治疗工作起到促进作用。本书共分 3 部分,19 个章节,是一本以系统介绍糖尿病肾病发生、发展及治疗为宗旨的医学译著,立求普及和专业相结合,肾脏和全身并重。第 1 部分简要介绍了糖尿病肾病的自然病程、发病机制、形态学和遗传学基础,并阐明了血流动力学改变在糖尿病肾病发展过程中的重要性;第 2 部分深入探讨了糖尿病肾病的临床表现和与之相关的功能紊乱,系统论述了糖尿病肾病并发的多器官功能障碍;第 3 部分着重叙述糖尿病肾病的治疗和预后,阐述了信息化时代大数据分析对于糖尿病肾病预防、诊断和治疗的积极意义,并探讨了纳米技术实时监测糖尿病肾病患者血糖变化,以及应用再生医学置换失活肾脏细胞的可能性。

  目前市面上关于糖尿病的书籍浩如烟海,但是针对糖尿病肾病的出版物却是少之又少。我们翻译此书的初衷便是提醒大家注意糖尿病肾病——这种最严重的糖尿病并发症。本书立足国际,多角度、全方位为读者介绍了关于糖尿病肾病的最新研究及相关预防、治疗措施,具有极高的阅读价值。同时,对于医学生、临床医生而言,该书也是一个拓宽视野的媒介。我们希望,无论读者是否具有医学背景,都可以从本书中获益。时代在进步,科学日新月异,知识需要不断地更新。译者才疏学浅,水平有限,书中疏漏之处在所难免,恳请广大读者及同仁不吝赐教,批评指正。

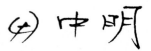

天津医科大学朱宪彝纪念医院 & 天津市内分泌研究所

教授,主任医师,博士研究生导师

序　言

　　我很高兴为这本关于糖尿病肾病的新书撰写序言。在过去的20年里，通过全面改善血糖和血压控制，我们在治疗糖尿病和糖尿病微血管并发症上取得了巨大的进展，使得终末期肾病患者的透析率有了显著的降低。然而，糖尿病和肥胖症的流行也带来了不利的后果，患者总人数在不断增加。虽然透析率下降了，但是实际上接受透析的患者人数却在上升。糖尿病肾病本身给患者及社会带来了巨大的负担。就目前来说，糖尿病肾病依旧是一个重大的公共卫生问题。此外，某些易感个体由于遗传易感性或对危险因素的忽视加速了疾病的发展，长期预后较差。因此，我们需要在认识到新的治疗靶点的基础上，不断提高对该病本身、其病理生理学基础和目前的治疗方法的认识，并制订出新的治疗策略。

　　本书总结了目前糖尿病肾病的最新进展。第1部分讨论了该病的历史背景及发展历程，同时探讨了其发病机制，包括与肾素-血管紧张素系统相关的血流动力学改变和随后发生的结构变化，以及两者在成人和儿童两种类型糖尿病中的作用。

　　第2和第3部分讨论了糖尿病肾病的临床表现，包括早期诊断的策略，使用新的遗传标记和预测因子，以及临床检测如何帮助我们识别非典型表现并进行适当的鉴别诊断。此外，这两部分也讨论了糖尿病肾病与高血压、心血管疾病、脂质紊乱、眼部并发症及妊娠的联系。最后，不仅讨论了肾移植，还讨论了利用联合肾-胰腺移植治愈这种疾病的可能性。

　　本书对临床医生和研究人员来说，可作为一个重要的参考资源，帮助他们找到消除糖尿病严重并发症的方法。

Vivian Fonseca 博士

美国路易斯安那州新奥尔良

前　　言

　　糖尿病肾病是美国和欧洲最常见的终末期肾病病因,其发病率和流行率持续上升。为此,人们付出了极大的人力和经济代价。在过去的 10 年里,我们对糖尿病和糖尿病肾病的研究呈爆发式发展,如更好地定义了所谓的成人隐匿性免疫性糖尿病(LADA)、青春晚期糖尿病(MODY)等。除了微量清蛋白尿外,新的临床生物标志物正在被探索,蛋白尿在糖尿病中的意义正在被重新评估。近期研究着眼于发现新的分子免疫学、遗传学和表观遗传学机制在糖尿病肾病发病机制中的作用。与糖尿病肾病相关的糖尿病眼病、妊娠期糖尿病和儿童糖尿病都是讨论的主题。我们要更为细致地探讨组织病理学范围,重点在于病理生理学。具有新的作用机制的药物已经问世。在不久的将来,还会有更多的药物出现。生物技术的进步开辟了一个着眼于未来疗法和再生医学的新领域。移植医学方面也有了长足的进步。研究人员在探讨肾脏胰腺移植、胰岛细胞移植,甚至跨物种移植的新方案。糖尿病并不是单纯的血糖缺乏控制,它与一系列广泛的代谢紊乱有关,其中包括脂质异常。这一观点已经被广泛认可。但是,近期研究为我们了解这些相关的代谢紊乱和随之而来的心血管疾病提供了新的见解。

　　本书的目的是为从业人员和研究者,以及医学生和住院医生,提供一份简单方便的参考。书中概述了糖尿病肾病的理论和研究的最新进展,并着眼于该病的发展前景。当然,这是一个雄心勃勃的目标,然而,我们做到了! 我们组织各位著名专家对各自的专业领域进行解读,并将其汇集成册。这使我们不仅可以了解糖尿病肾病的现状,还可以了解其最新的研究进展。本书可为那些希望能进一步研究糖尿病肾病的人提供一个新的阅读的起点。我们希望本书的读者,无论是临床医生、临床科学家,还是基础研究人员都认为这是一本有用的读物;无论其在专业方面的知识水平如何,都能搜集到一些有用的信息。

　　感谢我们的编者,感谢他们的耐心和对主编的理解,促使本书对糖尿病肾病进行了全面的回顾。如果没有编辑 Connie Walsh 和 Gregory Sutorius 的专业指导及协助,这本书的出版将遥遥无期,感谢他们的付出。

Edgar V. Lerma 博士
美国伊利诺伊州芝加哥

Vecihi Batuman 博士
美国路易斯安那州新奥尔良

致　谢

　　感谢我在菲律宾马尼拉的桑托·托马斯大学医学院和在伊利诺伊州芝加哥西北大学范伯格医学院的导师和朋友们，是他们引导我成为了一名医生。

　　感谢基督医学中心的医学生、实习生们，尤其是那些最终决定从事肾病研究的人。

　　感谢我的父母和兄弟们，是他们坚定不移的爱和支持鼓励我坚持并最终实现了我的人生目标。

　　尤其要感谢我的两个可爱而宝贵的女儿 Anastasia Zofia 和 Isabella Ann，她们的笑容让我感到无与伦比的幸福；还要感谢我的妻子 Michelle，她一直支持我的职业理想和个人追求，为此她牺牲了自己的职业生涯，并且毫无怨言。她的奉献使我可以将大量的时间和精力投入到这个项目中。她们是我动力和灵感的来源。

Edgar V. Lerma

　　谨以此书献给我的妻子 Asiye Olcay、我的女儿 Elif 和我的儿子 Gem，感谢他们的支持和鼓励。

Vecihi Batuman

目　　录

第 1 章

糖尿病肾病的背景和历史

Michelle Haggar,Vivian Fonseca

引言

早在公元前 400 年,糖尿病的临床症状就已有记载。印度医生 Susruta 把糖尿病描述成古代北印度语中的"madhumeha"或"甜尿病"[1]。公元 150 年左右,来自卡帕多西亚的希腊医生 Aretaeus 写道:

糖尿病是一种值得注意的疾病,在人群中并不常见,躯体和四肢产生的潮湿阴冷的排泄物形成尿液……这种分泌物仍以正常途径进入肾脏和膀胱。这并不是不可能的,也不是致命的,那些其他来源的疾病对肾脏和膀胱的侵害也证明了上述痛苦的原因。患者从未停止过排尿,但是排尿过程就像水闸不停(缓慢)放水一样。尽管这种疾病的特点就是发病和发展都是慢性的,但是一旦因迅速消瘦而被完全确诊的患者,生存时间并不长,很快就会面临死亡[2]……

此后的许多个世纪,糖尿病都被视为一种肾脏疾病。

糖尿病肾病的发现

自 Paul Kimmelstiel 和 Clifford Wilson 在 1936 年发表了著名的糖尿病肾病文章之后,很多关于糖尿病肾病的错误假设才被公众所认知。但是糖尿病肾病的发现是一个渐进的过程,其含义也是经过一段时间才

M. Haggar, M.D. (✉) • V. Fonseca, M.D.
Department of Medicine, Section of Endocrinology,
Tulane University, 930 Poydras Street, Apt 1709,
New Orleans, LA 70112, USA
e-mail: mhaggar@tulane.edu

发生改变的[3]。Erasmus Darwin[4]把糖尿病肾病描述为尿液因高温而凝结,证实了 Cotunnius[5]和 Rollo[6]关于一些糖尿病患者的尿液中含有蛋白质的发现[7]。19 世纪 30 年代,由"肾病学之父"Richard Bright 发起的研究深入至肾脏疾病的病因,以致于肾脏疾病后来也被称为"Bright 病"。Pierre-François Olive Rayer[8]和 Wilhelm Griesinger[9]首先假设糖尿病可能会引起 Bright病。

19 世纪 50 年代,关于糖尿病患者的很多肾脏组织学资料出版面世。Lionel Beale 对扩大的糖尿病患者肾脏进行组织学检查,并以化学方法加以分析,发现肾小管脂肪过多。Luciano Armanni(1875,后被 Ebstein 引用)和 Wilhelm Ebstein[10]描述了肾小管上皮细胞空泡形成的过程。

糖尿病肾病的概念不断深化。1883 年,在胰岛素尚未出现的时代,Ehrlich 验证了尸检中普遍存在糖原浸润的现象。在接下来的 50 年里,研究者们坚信这些肾小管的糖原沉积是唯一与糖尿病相关的特殊病变,Aschoff 在 1911 年称其为"肾病糖尿病病变"。

Kenzo Waku[11]在德国进行了一项包括 13 例糖尿病患者的研究,其中 8 例患者表现为弥散性毛细血管壁增厚。文章发表于一个日本的期刊。文中并未提供患者的详细临床资料,该研究也很少得到关注。直到 1936 年,Kimmelsteil 和 Wilson 在美国病理学上发表了一篇名为《肾小球毛细血管间病变》的文章,研究者们对于糖尿病血管并发症才越来越感兴趣。

糖尿病肾病的病理学

来自德国汉堡的 Paul Kimmelstiel(1900—1970),1933 年来到美国。英国医生 Clifford Wilson(1906—

1997），在哈佛大学进行洛克菲勒奖学金旅行时结识了Kimmelstiel。他们的第一篇文章[12]描述了8例死于肾衰竭患者的肾小球病变。因为8例患者中有7例患有糖尿病，因此这种病变被归因于糖尿病。大部分患者患有高血压、重度清蛋白尿和水肿，多数病例年龄为48~68岁，糖尿病病史从10个月到10年不等。他们的肾小球表现出包括毛细血管间隙扩张在内的一致病变，而这种扩张随着入球小动脉的玻璃样病变而呈进行性发展。Kimmelstiel和Wilson并没有强调这些病变和糖尿病之间的联系，但是认为这一现象加速了老年人肾小球硬化症的发生发展。他们认为，这是一个能让肾小球肾炎病变更复杂化的罕见发现。

尽管对于Kimmelstiel和Wilson的发现，大众最初持不确定态度，但是他们的研究激发了其他研究者们对糖尿病血管病理学的研究兴趣。文章发表后，源于此命名的"Kimmelstiel-Wilson结节"开始被应用于描述糖尿病肾病病变。但是，真正阐明病变与糖尿病之间联系[13]的是Arthur Allen（1941）。他研究了339份验尸报告，包括105例糖尿病患者（年龄40岁以上）、100例高血压患者、100例既没有高血压也没有糖尿病的患者，以及34例肾小球肾炎患者。34%的糖尿病患者表现出了这种病变，但是在其他患者中只有3例出现这种病变。

肾活检的初步研究

在1950年之前，肾组织学样本大部分来自尸检患者。唯一从活人身上获得分析肾组织样本的途径是一种开放性手术。1951年，丹麦医生Poul Iversen和Claus Brun提到了一种涉及穿刺活检的方法[14]。这使得在肾脏疾病发展的每一个阶段获得肾组织学样本成为可能。20世纪50年代末，包括Robert在芝加哥发表的文章在内的大量数据被整理面世[15]。这些数据显示轻微的肾小球疾病患者也可能会出现重度蛋白尿，并且肾损害更少的患者也可能会出现复杂的结节性肾小球硬化病变。

1957年电子显微镜[16]和1959年荧光免疫检验法追踪蛋白技术开始被应用于研究糖尿病患者的肾小球病变。通过使用这些技术，基底膜增厚弥散的假设被证实。1956年，Ruth Østerby-Hansen发表了一篇文章[17]表明，在早期的糖尿病患者中，周围肾小球基底膜并未增厚，这个发现指出了通过修饰导致后续病变的关键之处以治疗疾病的可能性。

放射免疫测定法和微量清蛋白的概念

在20世纪50年代的纽约，Rosalyn Yalow和Solomon Aaron Berson研发出一种放射免疫测定法技术并随后发表了他们的这一发现[18]。这一技术使得精密测量微量蛋白和激素成为可能。1960年，Harry Keen和来自盖伊医院的同事们利用这个技术检测糖尿病患者尿液中的少量清蛋白，并将结果发表于1963年的《柳叶刀》杂志上[19]。Keen研究了糖尿病的所有病程阶段，包括那些在常规测试中没有蛋白尿的患者的情况，最终意识到在低清蛋白尿时，提高蛋白排泄可能在糖尿病肾病的自然病程中很重要，从此微量清蛋白的概念得以发展。

1982年，Gian Carlo Viberti发表文章证实，微量清蛋白可以预测1型糖尿病中有蛋白尿的显性肾病患者后续的演化进展[20]。并且，1984年，Carl-Erik Mogensen在2型糖尿病患者中也有同样的发现[21]。同时，血压的下降可以延缓肾衰竭的这一结论变得明朗[22]。

肾素-血管紧张素-醛固酮系统的发现

20世纪50年代，Mann等记录了糖尿病肾病的发展史。因糖尿病肾病导致肾衰竭进而发生死亡常发生于那些长年患有1型糖尿病的患者。但是随着治疗手段的提高，在20世纪70年代后，大量的2型糖尿病患者生存下来并发展为终末期肾病。公众的注意力开始从治疗转移到预防糖尿病肾病的发生上。肾素-血管紧张素-醛固酮系统（RAAS）的药理学阻断逐渐成为2型糖尿病并发肾损伤患者的治疗关键[23]。RAAS的发现源自1898年Tigerstedt和Bergman的研究，他们发表了肾脏提取物的加压反应，并根据其来源命名这种肾脏提取物为肾素[24]。血管紧张素转换酶抑制剂（ACE-Ⅰ）是第一批应用于临床的特异性阻断RAAS药物。最初，ACE-Ⅰ是被作为降压药使用的，特别是针对高肾素高血压的治疗。20世纪80年代初，糖尿病肾病的转归可以被RAAS阻断剂，也就是ACE-Ⅰ类药物改善的第一个提案开始了[25,26]。Brenner和Zatz证实了糖尿病大鼠经过ACE-Ⅰ类药物治疗后可防止糖尿病肾病的发生。但是，常规的降血压药物并没有这个作用[27]。ACE-Ⅰ类药物在人类糖尿病患者的第一个对照试验出现于1987年[28]。

1993 年,关于甲巯丙脯酸的标志性研究发表[29]。该试验表明,在防止 1 型糖尿病和糖尿病肾病患者的肾功能恶化方面,卡托普利明显比单纯的血压控制更加有效。在相似血压水平的前提下,与标准降压治疗相比,治疗组中卡托普利使血肌酐翻倍的风险降低了 48%。因此,人们发现卡托普利在疾病进展中的作用独立于它的抗高血压性能,这种作用被称为"肾功能保护"。

发表于 2001 年的一项厄贝沙坦糖尿病肾病试验研究[30],目的在于确定血管紧张素-Ⅱ受体拮抗剂厄贝沙坦或钙通道阻滞剂氨氯地平能否在显性 2 型糖尿病相关肾病中提供相似的肾功能保护作用。结果表明,与标准降压治疗相比,厄贝沙坦使血肌酐翻倍的风险降低了 33%,与氨氯地平的治疗相比,降低了 37%。组间的血压仍是相似的,说明这些有益的作用是肾功能保护的结果。相似的结果也出现在非胰岛素依赖型糖尿病(NIDDM)患者使用氯沙坦和血管紧张素-Ⅱ拮抗剂氯沙坦降低终点事件的临床试验中[31]。在用氯沙坦协同血管紧张素拮抗剂治疗 NIDDM 的后期也发现了类似效果。

厄贝沙坦在 2 型糖尿病和微量清蛋白尿(IRMA Ⅱ)试验的结果也于 2001 年发表。IRMA Ⅱ 研究显示,厄贝沙坦(300mg/d 或 150mg/d 比安慰剂)对 2 型糖尿病高血压患者的显性肾病具有防止微量清蛋白尿从早期进展至晚期的作用。该研究表明,与没有接受厄贝沙坦治疗的人相比,接受厄贝沙坦治疗的患者(300mg/d)有大约 1/3 的风险发展为显性肾病 (在 300mg/d 时校正风险下降了 68%)[32]。

血糖控制的评估

在西方国家,糖尿病是引起终末期肾病(ESRD)的最常见原因,并且血糖控制与糖尿病肾病(DN)的发展和推进息息相关。流行病学研究表明,在代谢控制更差的患者中发生糖尿病肾病风险更高[26,33,34]。尽管遗传因素能够调控糖尿病肾病的发生风险,也就是说即使有几年血糖控制不良,有些患者也并未发生糖尿病肾病,但是也有证据表明,高血糖是糖尿病肾病的一种必要的先决条件。早期的两大主要肾小球病变,即肾小球基底膜增厚和系膜扩张,并不是糖尿病一经诊断即存在的,而是出现在发现高血糖 2~5 年后[33]。

同卵双胞胎间 1 型糖尿病表现不一的研究支持高血糖症是糖尿病肾小球病变发展的必要条件的结论。双生子研究显示,有糖尿病的双胞胎出现肾小球损害,而非糖尿病的兄弟姐妹拥有结构正常的肾脏[35]。而且,非糖尿病捐赠者来源的正常肾脏被移植到糖尿病患者身上后并发了糖尿病肾病[36,37]。

现阶段许多研究表明,对由糖尿病肾病引发的终末期肾病的患者而言,与单独的肾脏移植相比,胰肾联合(SPK)移植具有长期生存优势[38]。SPK 提供了一个检测胰腺移植预防糖尿病肾小球损伤发展的能力的机会,因为肾移植从未暴露于高血糖症中。进行双器官手术的患者的血糖值基本正常,这也是为什么这些患者比单独进行肾脏移植的患者生存更久的部分原因。1985 年,Bohman 等首先证明了糖尿病肾小球疾病的发展在 SPK 移植的受者中可以被抑制[39]。1993 年,同一个课题组用 34 例肾脏移植糖尿病受者和 20 例 SPK 移植糖尿病受者随访 6 年的队列研究数据再次证明之前的观察结果[40]。最近更多的研究也支持同样的观察结果[41,42]。

高血糖症的治疗

1 型糖尿病中,糖尿病控制和并发症(DCCT)研究小组实验证明,与常规治疗相比,强化治疗与微量清蛋白尿发生率降低和减慢大量清蛋白尿进程相关[43]。2 型糖尿病中,英国前瞻性糖尿病研究(UKPDS)机构证明,与常规治疗组相比,强化治疗组的微量清蛋白尿发生率降低,然而大量清蛋白尿的平行实验并未发现显著差异[44]。但是日本熊本县研究[45]和退伍军人事务部合作研究[46]都显示强化治疗对一级预防(降低微量清蛋白尿发生率)和二级预防(减慢大量清蛋白尿进程)均有效。

糖尿病干预和并发症的流行病学(EDIC)/DCCT 随访研究[47]和 UKPDS 发现,降低糖化血红蛋白(HbA1c)可分别降低 1 型和 2 型糖尿病患者肾小球滤过率的下降率。

强化血糖控制

强化血糖控制对肾病的益处当下正处在争论之中。高血糖的强化治疗或许可以防止 DN,包括微量清蛋白尿的发展,但是几乎没有证据显示其能够延缓慢性肾脏疾病的进程[48]。

在控制糖尿病患者心血管风险行动(ACCORD)实验中,治疗组的 HbA1c 目标任务不到 6%,导致死亡率增加而实验中断[49]。而且,在一份来自 ACCORD 研究的数据分析中,联合强化血糖和血压控制并没有对 2 型糖尿病的微血管病变转归产生额外的益处。然而, ADVANCE 研究[50]显示了与之不同的结果,强化血糖和血压控制是独立有效的,并且两者联合可对肾病、新发微量清蛋白尿和新发大量清蛋白尿的患者产生协同效益。

现状

糖尿病相关终末期肾病发病率在糖尿病患者之中的比率在减少[51]。但是,由于糖尿病患病总人数增加,其总体患病率在广大人群中持续增长。因此,糖尿病肾病仍然是一个重大的公共卫生问题。

(张军 郑银 译)

参考文献

1. Krall LP, Levine R, Barnett D. The history of diabetes. In: Kahn CR, Weir GC, editors. Joslin's diabetes mellitus. Philadelphia: Lea & Febiger; 1994.
2. Aretaeus, De causis et signis acutorum morborum (lib. 2) Francis Adams LL.D., Ed.
3. Stewart Cameron J. The discovery of diabetic nephropathy: from small print to centre stage. J Nephrol. 2006;10:S75.
4. Darwin E. Zoonomia (The Laws of Organic Life). 1801.
5. Cotunnius D. De Ischiade Nervosa. Vienna, 1770.
6. Rollo J. Cases of the diabetes mellitus. 2nd ed. London: Dilly; 1798.
7. Cameron JS, Ireland JT, Watkins PJ. The kidney and renal tract. In: Keen HF, Jarrett J, editors. Complications of diabetes. London: Edward Arnold Ltd.; 1975. p. 99.
8. Rayer P. In: Traite des Maladies du Rein, Vol. 2. Baillere, Tindall, and. Cox, editors. Paris; 1840.
9. Griesinger W. Studien uber diabetes. Archiv Physiologie Heilkunde. 1859;3:1–75.
10. Ebstein W. Weiteres über Diabetes mellitus, insbesondere über die Complicationdesselben mit Typhus abdominalis. Deutsch Arch f klin Med 1882;30:1–44.
11. Waku K. Ueber die Verunderung der Glomeruli der Diabetesniere. Tr Jap Path Soc. 1928;18:413–6.
12. Kimmelstiel P, Wilson C. Intercapillary lesions in glomeruli of kidney. Am J Pathol. 1936;12:83.
13. Allen AC. So-called intercapillary glomerulosclerois—a lesion associated with diabetes. Arch Pathol. 1941;32:33–51.
14. Iversen P, Brun C. Aspiration biopsy of the kidney. Am J Med. 1951;11(3):324–30.
15. Gellman DD, Pirani CL, Soothill JF, Muehrcke RC, Kark RM. Diabetic nephropathy. A clinical and pathologic study based on renal biopsies. Medicine (Baltimore). 1959;38:321–67.
16. Irvine E, Rinehart JF, Mortimore GE, Hopper JJ. The ultrastructure of the renal glomerulus in intercapillary glomerulosclerosis. Am J Pathol. 1956;32:647–53.
17. Østerby-Hansen R. A quantitative estimate of the peripheral glomerular basement membrane in recent juvenile diabetes. Diabetologia. 1965;1:97–100.
18. Yalow RS, Berson SA. Immunoassay of endogenous plasma insulin in man. J Clin Invest. 1960;39:1157–75.
19. Keen H, Chlouverakis C. An immunoassay method for urinary albumin in low concentrations. Lancet. 1963;ii:913–6.
20. Viberti GC, Hill RD, Argyropoulos A, Mahmud U, Keen H. Microalbuminuria as a predictor of clinical nephropathy in insulin-dependent diabetics. Lancet. 1982;i:1430–2.
21. Mogensen DE. Microalbuminuria predicts clinical proteinuria and early mortality in maturity-onset diabetes. N Engl J Med. 1984;310:356–60.
22. Mogensen CE. Long-term antihypertensive treatment inhibiting progression of diabetic nephropathy. Br Med J. 1982;285:685–8.
23. American Diabetes Association. Hypertension management in adults with diabetes. Diabetes Care. 2004;27 Suppl 1:S65–7.
24. Basso N, Terragno NA. History about the discovery of the renin-angiotensin system. Hypertension. 2001;38:1246–9.
25. Kofoed-Enevoldsen A, Borch-Johnsen K, Kreiner S, Nerup J, Deckert T. Declining incidence of persistent proteinuria in type I (insulin-dependent) diabetics. Diabetes. 1987;36:205–9.
26. Krolewski AS, Warram JH, Chriestleib AR, Busick EJ, Kathan CR. The changing natural history of nephropathy in type I diabetes. Am J Med. 1985;78:785–94.
27. Zatz R, Brenner BM. Pathogenesis of diabetic nephropathy. The hemodynamic view. Am J Med. 1985;80:443–53.
28. Marre M, Chatellier G, Leblanc H, Guyene TT, Menard J, Passa P. Prevention of diabetic nephropathy with enalapril in normotensive diabetics with microalbuminuria. Br Med J. 1988;297:1092–5.
29. Lewis EJ, Hunsicker LG, Bain RP, Rohde RD, for the Collaborative Study Group. The effect of angiotensin-converting enzyme inhibition on diabetic nephropathy. N Engl J Med. 1993;329:1456–62.
30. Lewis EJ, Hunsicker LG, Clarke WR, et al., for the Collaborative Study Group. Renoprotective effect of the angiotensin-receptor antagonist irbesartan in patients with nephropathy due to type 2 diabetes. N Engl J Med. 2001;345:851–60.
31. Brenner BM, Cooper ME, de Zeeuw D, et al., for the RENAAL Study Investigators. Effects of Losartan on renal and cardiovascular outcomes in patients with type 2 diabetes and nephropathy. N Engl J Med. 2001;345:861–69.
32. Barnett AH. Inhibition of the renin-angiotensin system in diabetic patients—beyond HOPE. Br J Cardiol. 2004;11:123–7.
33. Parving H-H, Mauer M, Ritz E. Diabetic nephropathy. In: Brenner BM, editor. Brenner and rector's the kidney. 7th ed. Philadelphia: WB Saunders; 2004. p. 1777–818.
34. The EURODIAB IDDM Complications Study Group. Microvascular and acute complications in insulin dependent diabetes mellitus: The EURODIAB IDDM Complications Study. Diabetologia. 1994;37: 278–85.
35. Steffes MW, Sutherland DER, Goetz FC, Rich SS, Mauer SM. Studies of kidney and muscle biopsy specimens from identical twins discordant for type I diabetes mellitus. N Engl J Med. 1985;312:1282–7.
36. Mauer SM, Goetz FC, McHugh LE, Sutherland DE, Barbosa J, Najarian JS, Steffes MW. Long-term study of normal kidneys transplanted into patients with type I diabetes. Diabetes. 1989;38: 516–23.
37. Mauer SM, Steffes MW, Connett J, Najarian JS, Sutherland DE, Barbosa J. The development of lesions in the glomerular basement membrane and mesangium after transplantation of normal kidneys into diabetic patients. Diabetes. 1983;32:948–52.
38. Wiseman AC. Pancreas transplant options for patients with type 1 diabetes mellitus and chronic kidney disease: simultaneous pancreas kidney or pancreas after kidney? Curr Opin Organ Transplant. 2012;17(1):80–6.
39. Bohman S-O, Tyden G, Wilczek H, Lundgren G, Jaremko G, Gunnarsson R, Ostman J, Groth G. Prevention of kidney graft diabetic nephropathy by pancreas transplantation in man. Diabetes. 1985;34:306–8.

40. Wilczek HE, Jaremko G, Tyden G, Groth CG. Pancreatic graft protects a simultaneously transplanted kidney from developing diabetic nephropathy: a 1 to 6 year follow-up study. Transplant Proc. 1993;1:1314–5.

41. Young BY, Gill J, Huang E, et al. Living donor kidney versus simultaneous pancreas-kidney transplant in type I diabetics: an analysis of the OPTN/UNOS database. Clin J Am Soc Nephrol. 2009;4:845–52.

42. European Association for the Study of Diabetes (EASD) 48th Annual Meeting: Abstract 149. Presented October 4, 2012.

43. Diabetes Complications and Control Trial Research Group. The effect of intensive treatment of diabetes on the development and progression of long-term complications of insulin dependent diabetes mellitus. N Engl J Med. 1993;329:977–86.

44. UKPDS Group. Intensive blood-glucose control with sulphonylureas or insulin compared with conventional treatment and risk of complications in patients with type 2 diabetes. Lancet. 1998;352:837–53.

45. Ohkubo Y, Kishikawa H, Araki E, Miyata T, Isami S, Motoyoshi S, Kojima Y, Furuyoshi N, Shichiri M. Intensive insulin therapy prevents the progression of diabetic microvascular complications in Japanese patients with non-insulin-dependent diabetes mellitus: a randomized prospective 6-year study. Diabetes Res Clin Pract. 1995;28:103–17.

46. Levin SR, Coburn JW, et al. Effect of intensive glycemic control on microalbuminuria in type 2 diabetes. Veterans Affairs Cooperative Study on Glycemic Control and Complications in Type 2 Diabetes Feasibility Trial Investigators. Diabetes Care. 2000;23(10):1478–85.

47. Epidemiology of Diabetes Interventions and Complications (EDIC). Design, implementation, and preliminary results of a long-term follow-up of the Diabetes Control and Complications Trial cohort. Diabetes Care. 1999;22(1):99–111.

48. Coca SG, Ismail-Beigi F, Haq N, Krumholz HM, Parikh CR. Role of intensive glucose control in development of renal end points in type 2 diabetes mellitus systematic review and meta-analysis. Arch Intern Med. 2012;172(10):761–9.

49. Gerstein HC, Miller ME, Byington RP, et al. Effects of intensive glucose lowering in diabetes study group. type 2 diabetes. N Engl J Med. 2008;358:2545–59.

50. Patel A, MacMahon S, Chalmers J, Neal B, Billot L, Woodward M, Marre M, Cooper M, Glasziou P, Grobbee D, Hamet P, Harrap S, Heller S, Liu L, Mancia G, Mogensen CE, Pan C, Poulter N, Rodgers A, Williams B, Bompoint S, de Galan BE, Joshi R, Travert F. Intensive blood glucose control and vascular outcomes in patients with type 2 diabetes. N Engl J Med. 2008;358:2560–72.

51. Burrows NR, Li Y, Geiss LS. Incidence of treatment for end-stage renal disease among individuals with diabetes in the U.S. continues to decline. Diabetes Care. 2010;33(1):73–7.

第 **1** 部分

自然病程、发病机制、形态学和遗传学

第 2 章

糖尿病肾病：问题审视

Jing Chen

糖尿病肾病作为一种常见的糖尿病并发症，是发展中国家慢性肾病的主要诱因。大约 40% 的糖尿病患者都会并发糖尿病肾病，表现为清蛋白尿和（或）肾小球滤过率降低。即使是非常轻微的清蛋白尿或者肾小球滤过率降低也能够使心血管疾病、晚期肾病和过早死亡的患病风险显著提高。

糖尿病肾病的流行病学

全世界糖尿病患病率已达到流行病的程度。根据国际糖尿病联盟的数据，2011 年糖尿病患者数为 366 000 000，而这个数字将在 2030 年达到 552 000 000[1]。大部分糖尿病患者都生活在欠发达地区，并且这些地区将在不远的将来迎来糖尿病的发病高峰。在美国，截至 2011 年，20 岁以上的成年人有 11.3%，也就是大约 25 600 000 人患糖尿病，这个比例在 65 岁以上的老年人群中上升到了 26.9%[2]。

随着全球范围内糖尿病的流行，糖尿病肾病严重威胁到临床和公共健康。Ih de Boer 和同事们以国家健康和营养调查的数据为基础，评估了糖尿病肾病对美国 20 岁以上的成人人群所造成的医疗负担[3]。糖尿病伴随清蛋白尿或肾小球滤过率减少或两者都有的被诊断为糖尿病肾病。美国 20 岁以上成年人中，糖尿病肾病的患病率已经达到了 3.3%（95% 置信区间，2.8%~3.7%）（见表 2.1）。据估算，在 2005—2008 年间，美国大约有 6 900 000 人患糖尿病肾病（95% 置信区间，6 000 000~7 900 000）。这 3 年间，美国成年糖尿病患者中，糖尿病肾病的患病率达到了 34.5%，清蛋白尿（伴随或不伴随肾小球滤过率减少）的患病率达到了 23.7%，肾小球滤过率减少（伴随或不伴随清蛋白尿）的患病率达到了 17.7%（见表 2.1）。

其他国家虽然没有关于糖尿病肾病患病率的有效统计数字，但是不同地区糖尿病患者中清蛋白尿的患病率常常被报道。Parving HH 等报道了一个囊括 33 个国家 32 208 例 2 型糖尿病患者的横断研究的微量/大量清蛋白尿患病率[4]。结果显示，微量清蛋白尿和大量清蛋白尿的总体发病率分别达到了 38.8% 和 9.8%。微量清蛋白尿（43.2% 和 43.8%）和大量清蛋白尿（12.3% 和 10.3%）在亚洲和西班牙的患者中患病率最高，在高加索白人中发病率最低，微量清蛋白尿为 33.3%，大量清蛋白尿为 7.6%。22% 的患者患有肾功能损伤[肾小球滤过率 <60mL/(min·1.73m²)]。Unnikrishnan RI 等指出，在印度城镇人口的 2 型糖尿病患者中，显性肾病和微量清蛋白尿的患病率分别是 2.2% 和 26.9%[5]。在来自不同地区的 29 个诊所（如全科医生）和综合/大学附属医院的 8897 例日本 2 型糖尿病患者中，微量清蛋白尿和肾小球滤过率减少[<60mL/(min·1.73m²)]的患病率分别为 31.6% 和 10.5%[6]。

美国人中不同种族的糖尿病肾病患病率也不同。一项横断研究分析了 2969 名来自多地区健康维护组织的仅接受基本治疗和获得较好治疗的糖尿病患者的情况。研究发现，无论接受的糖尿病治疗程度如何，糖尿病肾病的患病率都存在种族差异[7]。在未患高血压的人群中，亚洲人微量清蛋白尿的患病率几乎是白种人的 2 倍高（比率为 2.01；95% 置信区间，1.14~3.53），大量清蛋白尿则为 3 倍（比率为 3.17；95% 置信区间，

J. Chen, M.D., M.M.Sc., M.Sc. (✉)
Department of Medicine, Tulane University School of Medicine,
1430 Tulane Avenue, SL45, New Orleans, LA, USA
e-mail: jchen@tulane.edu

表 2.1 美国糖尿病肾病的发病率

	美国总人口	糖尿病患者总人数	蛋白尿	GFR 受损
≥20 岁	3.3(2.8,3.7)	34.5(30.5,38.5)	23.7(19.3,28.0)	17.7(15.2,20.2)
20~64 岁	1.8(1.4,2.1)	24.6(19.9,29.3)	20.7(16.3,25.1)	6.0(3.9,8.2)
≥65 岁	10.7(9.3,12.2)	51.2(45.7,56.7)	28.7(23.5,33.8)	37.4(3.5,43.3)

1.09~9.26）。在高血压人群之中,相较于白人,西班牙人患大量清蛋白尿的调整后比率较高(比率为 3.82;95%置信区间,1.16~12.57)。而黑人患大量清蛋白尿的调整后比率是白人的 3 倍 (比率为 3.32;95%置信区间,1.26~8.76)。

美国糖尿病肾病的患病率一直在上升。例如,De Boer 和同事们指出, 糖尿病肾病的患病率从 1988—1994 年到 1999—2004 年之间升高了 18%,从 1988—1994 到 2005—2008 年之间升高了 34%(P=0.003,趋势检验)。糖尿病肾病的患病率升高与糖尿病的患病率升高直接相关,但是糖尿病并发糖尿病肾病的比率并未改变。65 岁及 65 岁以上老年人患糖尿病更加普遍,同时糖尿病肾病的患病率上升也是最多的。

对于将近一半的终末期肾病患者而言,糖尿病肾病是其独立的致病因素之一[8]。美国肾病数据系统报告指出,截至 2010 年,由糖尿病、高血压、肾小球肾炎和囊性肾病引发的终末期肾病的发病率分别是每百万人口 152、99、22.7 和 8.1[8],患病率分别是每百万人口 656、437、263 和 85[9,10]。在其余西方国家中,糖尿病肾病也是终末期肾病的主要致病因素[9,10]。

无论是对于个人还是社会,糖尿病肾病带来的经济负担都是巨大的[8,11,12]。在美国,2010 年总的医疗保险经费达到了 5228 亿美元, 其中用于终末期肾病的支出达到了 329 亿美元[8]。这些数据还不包括非医保的患者,他们仍需要额外支出 145 亿美元。根据 MarketScan 数据库的数据,2010 年,65 岁及 65 岁以上医保患者用于慢性肾病的费用每人每年达到 22 323 美元,50~64 岁的非医保患者达到 13 395 美元。同时患慢性肾病和糖尿病的医保患者中, 非裔美国人每人每年的医保支出达到 28 651 美元,而白人则达到每人每年 24 593 美元。最近研究者们以 Kaiser Permanente 的西北健康维护组织数据为基础分析了糖尿病肾病病程进展中的经费支出[12]。结果显示,从正常清蛋白尿进展至微量清蛋白尿的患者医疗费用增加了 37%(10 188 美

元比 7424 美元),从微量清蛋白尿进展至大量清蛋白尿的患者医疗费用增加了 41%(12 371 美元比 8753 美元)。

总之,糖尿病肾病的患病率在美国和其他国家一直居高不下,并且依然在不断升高。在美国,糖尿病肾病引发了几乎一半的终末期肾病。此外,糖尿病肾病还会增加心血管疾病和其他疾病的致死率。美国用于糖尿病肾病和随后终末期肾病的医保和非医保支出都非常巨大。因此,糖尿病肾病的预防对于提升糖尿病患者健康转归和减少慢性肾病的社会负担都是非常重要的。

肥胖、代谢综合征和糖尿病肾病

不断升高的肥胖和代谢综合征患病率(众多风险因素包括高血压、胰岛素耐受和血脂紊乱) 是驱动 2 型糖尿病患病率持续上升的主要动因[13]。这些因素交互影响最终加剧肾脏的损伤(图 2.1)。

与肥胖、代谢综合征和糖尿病有关的高血压对糖尿病肾病的病理转归具有非常重要的影响。之前有研究表明, 向心性肥胖、代谢综合征和糖尿病可导致血压升高[14-17]。临床试验也证明减肥会降低大多数高血压患者的血压,这也是预防高血压的有效措施。

向心性肥胖最初通过增加肾小管对于钠的重吸收, 激活交感神经和肾素–血管紧张素系统及肾脏物理浓缩等机制, 导致尿钠排泄所需的肾脏高压变化,进而引发高血压[18,19]。高血压、肾小球内毛细血管压升高及代谢异常(如血脂紊乱和高血糖)都能够交互影响最终加剧肾脏的损伤。与之相似的是,肥胖相关的肾小球超滤、肾脏血管舒张、肾小球滤过率升高,以及肾小球内毛细血管压力和血压升高,都是糖尿病肾病的重要特征[20]。收缩压升高进一步加快疾病向蛋白尿方向发展,肾小球滤过率降低导致终末期肾病[21]。众多实验证明, 血压降低能够有效保护糖尿病患者的肾

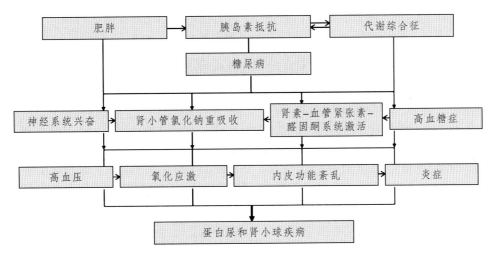

图 2.1　肥胖、代谢综合征、糖尿病相关肾脏疾病和交感神经系统、肾素-血管紧张素-醛固酮系统之间的相互作用。

脏。严格的血压控制甚至能够有效减缓糖尿病肾病的疾病进展,其效用高于严格的血糖控制减缓糖尿病肾病疾病进展的效用[22]。

　　肾小球超滤和肾小球滤过率升高都是由肥胖和糖尿病造成的早期肾脏改变[20,23]。其内在机制可能包括近端小管和亨氏环盐重吸收增加,导致在入球小动脉阻力增加时的管球反馈介导作用减弱,肾小球内毛细血管压及肾小球滤过率升高[24]。肾小球滤过率升高最初是为平衡盐类重吸收的代偿性反应,但是最终会导致肾脏损伤,尤其在血压也升高的时候。管球反馈介导的入球小动脉扩张和伴随而来的肾脏自我调节功能损伤,使升高的血压传导至肾小球内毛细血管,并造成球内毛细血管压的急速上升和肾小球损伤。因此,高血压造成的损害相比没有肥胖和糖尿病的人而言要严重得多[25]。此外,高血糖也同样会通过类似的机制导致肾小球超滤。近端小管对葡萄糖和钠重吸收增加使输送至致密斑盐含量升高,进而通过减少管球反馈以降低入球小动脉阻力,并增加肾小球内毛细血管压[26-28]。另外,传入血管舒张和传出血管收缩是对循环中或局部血管活性因子的反应(如血管紧张素Ⅱ),这些因高血糖或剪切应力产生的血管活性因子能够促进糖尿病肾小球超滤[29,30]。尽管在糖尿病和肥胖(非糖尿病并发)中,用于解释肾小球滤过率升高的机制是类似的,但是触发管球反馈介导的肾脏血管舒张和肾小球超滤的因素是不同的。一些研究表明,高血糖、肥胖和高血压对肾小球血流动力学至少有部分的附加作用[25]。比如,缺少黑皮质素-4 受体基因的老鼠处于肥胖、高胰岛素和高血脂的状态。但是在 55 周时,它们的血压会恢复正常[32]。与 WT 小鼠相比,这些小鼠肾

小球滤过率中度升高却仅有轻微的清蛋白尿。然而,当加用 N(G)-硝基-L-精氨酸甲酯引发高血压后,它们的肾小球滤过率和清蛋白尿都进一步升高。上述研究均表明,高血压能够加剧肥胖相关的肾小球超滤和清蛋白尿的进展,并进一步证明了肥胖、代谢综合征、糖尿病及肾小球循环高压等因素有着附加甚至是协同作用的概念。此外,肥胖、代谢综合征和糖尿病均是低度炎症和氧化应激,这些都会导致肾脏损伤,肾单位的进行性损失及肾小球滤过率随着时间推移而逐渐降低。代谢综合征的另一个要素——高血脂,同糖尿病肾病中肾小球滤过率的降低有着密切联系,尤其是在疾病的晚期阶段。许多临床试验指出,控制血脂对于糖尿病患者的肾小球滤过率具有非常重要的保护作用[33]。然而,要证明低血脂给糖尿病肾病所带来的益处是由于血脂代谢的提升还是其他肾脏保护效应还有待进一步研究。

　　糖尿病肾病和代谢综合征的要素,包括胰岛素抵抗和高胰岛素血症,都与疾病发展早期的微量清蛋白尿有密切关联[34,35]。传统认为,糖尿病肾病中微量清蛋白尿源于肾小球滤过屏障的损伤。这种损伤由血压升高导致肾小球球内毛细血管压升高、肾小球滤过率升高、高血糖相关炎症和氧化应激造成[34]。另一种假说认为,糖尿病也损伤近端小管对穿过肾小球屏障的清蛋白的重吸收[36]。对于糖尿病患者来说,高血脂也是清蛋白尿发生发展的危险因素之一[37]。

　　糖尿病和肥胖都是一种低度炎症,伴有巨噬细胞渗透入脂肪组织和肾脏。这些渗透的巨噬细胞正是那些促炎细胞因子的来源,包括肿瘤坏死因子-α、白介素-6 和单核细胞趋化蛋白-1[38]。此外,肥胖患者的脂

肪过多会引发脂肪因子释放进入循环，产生活性氧，进而造成肾脏损伤。持续高血糖也会激活包括肾素–血管紧张素系统和内皮素在内的血管活性激素通路。这些因素都进一步激活共同的第二信使信号通路，如蛋白激酶C和促分裂原活化蛋白激酶，转录因子，如核因子κB(可改变生长因子过剩的基因表达)，以及细胞因子，如转化生长因子–β。转化生长因子–β是促进足突状细胞凋亡、系膜细胞增生、细胞外基质合成，以及糖尿病和肥胖相关的肾小球损伤中重要细胞性活动的关键因素[39]。高血糖及相关的代谢障碍也会造成线粒体功能障碍和活性氧增生加强，这些都会直接造成肾脏损伤的关键蛋白和细胞因子的表达。肥胖人群的肾脏经常会有肾小球/肾小球系膜的脂肪沉积(泡沫细胞)，这一点验证了脂毒性的概念，如脂肪可导致肾脏损伤[25]。高血脂引发小球损伤的其中一个机制是通过肾脏上调固醇调节元件结合蛋白的表达，从而促进足突状细胞凋亡、系膜细胞增生和细胞因子合成。

总之，来自基础和临床研究的数据都表明：肥胖、高血压、高血糖、高血脂和其他代谢综合征的因素都与糖尿病肾病的发生、发展、转归高度相关，并具有促进作用。因此，自发主动地预防和治疗肥胖症、代谢综合征和糖尿病有助于最大限度地减少相关的肾脏损伤。

老年病学和糖尿病肾病

糖尿病肾病的患病率升高主要归咎于65岁及以上老年人的糖尿病肾病患病率升高。大部分65岁以上老年人都不同程度地受到糖尿病和终末期肾病等相关疾病的影响。根据国家健康和营养调查的研究数据，65岁及以上老年人的糖尿病患病率高达26.9%[2,40]，其糖尿病肾病患病率从1988—1994年的7.1%升高到1999—2004年的8.6%，在2005—2008年已经高达10.7%[3,41]。最新数据显示，60~69岁及70岁以上老年人中，白人的糖尿病相关终末期肾病的患病率已高达每百万人口410.3和475.7，而非裔美国人则是每百万人口1439.9和1471.5[8,42]。

尽管糖尿病肾病已成为美国老年人群健康的巨大威胁，但是慢性肾病的医疗护理却远远没有达到应有的水平。Patel和他的同事们[43]在一项历时5年的研究中指出，6033名患有糖尿病和慢性肾病的退伍老兵[平均年龄(66±11)岁]中只有7.2%得到了肾脏科医生的治疗。此外，致力于提高老年人糖尿病医疗水平的美国老年医学会专家组制订的临床指南并没有特别

针对糖尿病老年病患的晚期慢性肾病做出任何指导。

糖尿病肾病老年患者管理遭遇的一个巨大挑战就是更多并发症的产生，尤其是心脏、眼部和周围性血管疾病。2011年美国糖尿病概况说明书上，糖尿病控制中心报告称，2004年心脏病和既往卒中是65岁及以上老年糖尿病患者的主要致死因素，分别占68%和16%[2]。另外，控制中心还指出，2005年27%的75岁及以上糖尿病患者有一定程度的视觉损伤，而18~44岁的患者中只有15%[2]。55%的65岁及以上老年糖尿病患者接受了非创伤性下肢截肢手术[45]。老年糖尿病肾病患者的护理给政府和家庭造成了巨大的财政负担。比如，美国糖尿病协会表明，2007年用于糖尿病的总费用高达1740亿美元，其中580亿美元用于治疗糖尿病相关慢性并发症。

老年人糖尿病肾病主要致病因素是2型糖尿病，并且种族之间分布不均衡。从少数民族的抽样数据来看，印度裔美国人、非裔美国人和墨西哥裔美国人的患病率是白人的3倍[42]。遗传易感性及少数民族未达标的医疗保健和环境因素是解释这种不均衡的原因。

老年糖尿病肾病患者的组织学诊断是非常困难的，因为肾脏衰老也会导致肾小球系膜基质扩张和肾小球基底膜增厚[47]。同样的，肾小管萎缩和间质纤维化也与年龄增高、慢性炎症和血管疾病有关[48]。患有2型糖尿病的老年人也可能因为肾动脉狭窄而发生肾脏缺血。Wawicki和他的同事们[49]发现肾动脉狭窄在2型糖尿病和高血压患者中的患病率超过了10%，其中43%患有双侧肾动脉狭窄。

几乎所有研究都表明，在中年人群中控制血压和代谢能够有效预防糖尿病肾病。重要的是，控制老年人糖尿病肾病的方法也可从上述数据推测出来。此外，因为慢性肾病中血管紧张素转化酶抑制剂和血管紧张素受体阻滞剂的使用，美国临床实践指南将70岁以上老年人从临床试验中排除。在老年人群中控制糖尿病和糖尿病肾病，临床医生们应该牢记以下几点：①老年糖尿病患者构成了一个具有多样临床表现和功能状态的复杂群体；②致力于提高老年人糖尿病医疗水平的美国老年医学会专家组制订的临床指南应该专注于特殊问题和优先事项上[50]；③美国老年医学会专家组同时引入了针对某些治疗的时间范围概念，如血糖控制需要8年时间才能对微血管并发症产生积极作用，血压和血脂的控制也需要3年以上才能起作用[51]；④许多糖尿病老年患者都是非常脆弱的，并且很容易患上一些常见的老年疾病，如抑郁、认知损

伤、尿失禁、摔伤和持续疼痛，脆弱老人评估治疗项目（ACOVE）将65岁以上且将在2年内面临死亡威胁或者功能下降的老年人定义为高龄脆弱老年患者[51]；⑤老年人群的肾脏保护需要根据患者的自主性、脆弱程度、预期寿命、并发症指标和糖尿病肾病阶段来量身定制；⑥老年糖尿病患者对肾毒性药物如显影剂非常敏感，尤其要注意预防和监控放射性物质导致的肾病。

糖尿病肾病老年患者的护理需要患者和健康护理专业人士共同的长期的协作，最好是由一名初级护理医师或者老年病专家、一名内分泌学家、一名肾病学家、一名心脏病学家、一名眼科医生、一名足科医生、一名营养学家和一名护理教育者组成的成熟团队，才能真正提高整个医疗护理的质量。因此，我们应致力于推进2型糖尿病的早期诊断，并教育患者和初级护理提供者关于血糖控制和降低血压对预防和延缓糖尿病肾病和终末期肾病发生发展的重要作用。

（田丁元 贾新新 译）

参考文献

1. Whiting D, Guariguata L, Weil C, et al. IDF diabetes atlas: global estimates of the prevalence of diabetes for 2011 and 2030. Diabetes Res Clin Pract. 2011;94:311–21.
2. Centers for Disease Control and Prevention. National diabetes fact sheet: national estimates and general information on diabetes and prediabetes in the United States, 2011. US Department of Health and Human Services. Atlanta, GA: Centers for Disease Control and Prevention; 2011.
3. de Boer IH, Rue TC, Hall YN, Heagerty PJ, Weiss NS, Himmelfarb J. Temporal trends in the prevalence of diabetic kidney disease in the United States. JAMA. 2011;305(24):2532–9.
4. Parving H, Lewis J, Ravid M, et al. Prevalence and risk factors for microalbuminuria in a referred cohort of type II diabetic patients: a global perspective. Kidney Int. 2006;69:2057–63.
5. Unnikrishnan R, Rema M, Pradeepa R, et al. Prevalence and risk factors of diabetic nephropathy in an urban South Indian population: the Chennai Urban Rural Epidemiology Study (CURES 45). Diabetes Care. 2007;30:2019–24.
6. Yokoyama H, Sone H, Oishi M, Kawai K, Fukumoto Y, Kobayashi M. Japan Diabetes Clinical Data Management Study Group. Prevalence of albuminuria and renal insufficiency and associated clinical factors in type 2 diabetes: the Japan Diabetes Clinical Data Management study (JDDM15). Nephrol Dial Transplant. 2009; 24(4):1212–9.
7. Young B, Katon W, Von Korff M, et al. Racial and ethnic differences in microalbuminuria prevalence in a diabetes population: the pathways study. J Am Soc Nephrol. 2005;16:219–28.
8. US Renal Data System. USRDS 2012 Annual Data Report: Atlas of Chronic Kidney Disease and End-Stage Renal Disease in the United States. National Institutes of Health, National Institute of Diabetes and Digestive and Kidney Diseases.
Bethesda, MD; 2012.
9. Hill CJ, Fogarty DG. Changing trends in end-stage renal disease due to diabetes in the United Kingdom. J Ren Care. 2012;38 Suppl 1:12–22.
10. Grace B, Clayton P, McDonald S. Increases in renal replacement therapy in Australia and New Zealand: understanding trends in diabetic nephropathy. Nephrology (Carlton). 2012;17:76–84.
11. Deloitte Access Economics. Two of a KinD (Kidneys in Diabetes): the burden of diabetic kidney disease and the cost effectiveness of screening people with type 2 diabetes for chronic kidney disease. Kidney Health Australia. Melbourne, VIC: Kidney Health Australia; 2011.
12. Nichols G, Vupputuri S, Lau H. Medical care costs associated with progression of diabetic nephropathy. Diabetes Care. 2011;34:2374–8.
13. Ogden CL, Carroll MD, Curtin LR, McDowell MA, Tabak CJ, Flegal KM. Prevalence of overweight and obesity in the United States, 1999–2004. JAMA. 2006;295:1549–55.
14. Hall JE, Jones DW, Kuo JJ, da Silva A, Tallam LS, Liu J. Impact of the obesity epidemic on hypertension and renal disease. Curr Hypertens Rep. 2003;5:386–92.
15. Neter JE, Stam BE, Kok FJ, Grobbee DE, Geleijnse JM. Influence of weight reduction on blood pressure: a meta-analysis of randomized controlled trials. Hypertension. 2003;42:878–84.
16. Garrison RJ, Kannel WB, Stokes III J, Castelli WP. Incidence and precursors of hypertension in young adults: the Framingham Offspring Study. Prev Med. 1987;16:235–51.
17. Maric-Bilkan C. Obesity and diabetic kidney disease. Med Clin North Am. 2013;97(1):59–74.
18. Hall JE, Henegar JR, Dwyer TM, Liu J, Da Silva AA, Kuo JJ, Tallam L. Is obesity a major cause of chronic kidney disease? Adv Ren Replace Ther. 2004;11:41–54.
19. Henegar JR, Bigler SA, Henegar LK, Tyagi SC, Hall JE. Functional and structural changes in the kidney in the early stages of obesity. J Am Soc Nephrol. 2001;12:1211–7.
20. Yip JW, Jones SL, Wiseman MJ, Hill C, Viberti G. Glomerular hyperfiltration in the prediction of nephropathy in IDDM: a 10-year follow-up study. Diabetes. 1996;45:1729–33.
21. Van Buren PN, Toto R. Hypertension in diabetic nephropathy: epidemiology, mechanisms, and management. Adv Chronic Kidney Dis. 2011;18:28–41.
22. Mancia G. Effects of intensive blood pressure control in the management of patients with type 2 diabetes mellitus in the Action to Control Cardiovascular Risk in Diabetes (ACCORD) trial. Circulation. 2010;122:847–9.
23. Chagnac A, Weinstein T, Herman M, Hirsh J, Gafter U, Ori Y. The effects of weight loss on renal function in patients with severe obesity. J Am Soc Nephrol. 2003;14:1480–6.
24. Hall JE. The kidney, hypertension, and obesity. Hypertension. 2003;41:625–33.
25. Griffin KA, Kramer H, Bidani AK. Adverse renal consequences of obesity. Am J Physiol Renal Physiol. 2008;294:F685–96.
26. Vallon V, Schroth J, Satriano J, Blantz RC, Thomson SC, Rieg T. Adenosine A(1) receptors determine glomerular hyperfiltration and the salt paradox in early streptozotocin diabetes mellitus. Nephron Physiol. 2009;111:30–8.
27. Woods LL, Mizelle HL, Hall JE. Control of renal hemodynamics in hyperglycemia: possible role of tubuloglomerular feedback. Am J Physiol. 1987;252:F65–73.
28. Persson P, Hansell P, Palm F. Tubular reabsorption and diabetes-induced glomerular hyperfiltration. Acta Physiol (Oxf). 2010;200:3–10.
29. Cherney DZ, Scholey JW, Miller JA. Insights into the regulation of renal hemodynamic function in diabetic mellitus. Curr Diabetes Rev. 2008;4:280–90.
30. Carmines PK. The renal vascular response to diabetes. Curr Opin Nephrol Hypertens. 2010;19:85–90.
31. Jauregui A, Mintz DH, Mundel P, Fornoni A. Role of altered insulin signaling pathways in the pathogenesis of podocyte malfunction

and microalbuminuria. Curr Opin Nephrol Hypertens. 2009; 18:539–45.

32. do Carmo JM, Tallam LS, Roberts JV, Brandon EL, Biglane J, da Silva AA, Hall JE. Impact of obesity on renal structure and function in the presence and absence of hypertension: evidence from melanocortin-4 receptor-deficient mice. Am J Physiol Regul Integr Comp Physiol. 2009;297:R803–12.

33. Fried LF, Orchard TJ, Kasiske BL. Effect of lipid reduction on the progression of renal disease: a meta-analysis. Kidney Int. 2001; 59:260–9.

34. Jauregui A, Mintz DH, Mundel P, Fornoni A. Role of altered insulin signaling pathways in the pathogenesis of podocyte malfunction and microalbuminuria. Curr Opin Nephrol Hypertens. 2009;18:539–45.

35. de Boer IH, Sibley SD, Kestenbaum B, Sampson JN, Young B, Cleary PA, Steffes MW, Weiss NS, Brunzell JD. Central obesity, incident microalbuminuria, and change in creatinine clearance in the epidemiology of diabetes interventions and complications study. J Am Soc Nephrol. 2007;18:235–43.

36. Comper WD, Russo LM. The glomerular filter: an imperfect barrier is required for perfect renal function. Curr Opin Nephrol Hypertens. 2009;18:336–42.

37. Rutledge JC, Ng KF, Aung HH, Wilson DW. Role of triglyceride-rich lipoproteins in diabetic nephropathy. Nat Rev Nephrol. 2010;6:361–70.

38. King GL. The role of inflammatory cytokines in diabetes and its complications. J Periodontol. 2008;79:1527–34.

39. Ziyadeh FN. Mediators of diabetic renal disease: the case for tgf-Beta as the major mediator. J Am Soc Nephrol. 2004;15:S55–7.

40. McDonald M, Hertz RP, Unger AN, et al. Prevalence, awareness, and management of hypertension, dyslipidemia, and diabetes among United States adults aged 65 and older. J Gerontol A Biol Sci Med Sci. 2009;64(2):256–63.

41. Coresh J, Selvin E, Stevens LA, et al. Prevalence of chronic kidney disease in the United States. JAMA. 2007;298(17):2038–47.

42. United States Renal Data System. USRDS 2008 annual data report. Bethesda, MD: National Institutes of Health, National Institute of Diabetes and Digestive and Kidney Diseases; 2008.

43. Patel UD, Young EW, Ojo AO, et al. CKD progression and mortality among older patients with diabetes. Am J Kidney Dis. 2005; 46(3):406–14.

44. Abaterusso C, Lupo A, Ortalda V, et al. Treating elderly people with diabetes and stages 3 and 4 chronic kidney disease. Clin J Am Soc Nephrol. 2008;3:1185–94.

45. Sugarman JR, Reiber GE, Baumgardner G, et al. Use of therapeutic footwear benefit among diabetic medicare beneficiaries in three states, 1995. Diabetes Care. 1998;21:777–81.

46. American Diabetes Association. Economic costs of diabetes in the U.S. in 2007. Diabetes Care. 2008;31(3):596–615.

47. Zhou XJ, Laszik ZG, Silva FG. Anatomical changes in the aging kidney. In: Macias-Nunez JF, Cameron JS, Oreopoulos DG, editors. The aging kidney in health and disease. New York: Springer; 2007. p. 39–54.

48. Nadasdy T, Laszik ZG, Blick KE. Tubular atrophy in the end-stage kidney: a lectin and immunohistochemical study. Hum Pathol. 1994;25:22–8.

49. Sawicki P, Kaiser S, Heinemann L, et al. Prevalence of renal artery stenosis in diabetes mellitus: an autopsy study. J Intern Med. 1991; 229:489–92.

50. Brown SF, Mangione CM, Saliba D, et al. California Healthcare Foundation/American Geriatrics Society Panel Improving Care for Elders with Diabetes. Guidelines for improving the care of older persons with diabetes mellitus. J Am Geriatr Soc. 2003;51 Suppl 5:S265–80.

51. Wenger NS, Shekelle PG, Roth CP. The ACOVE investigators: introduction to the assessing care of vulnerable elders-3 quality indicator measurement set. J Am Geriatr Soc. 2007;55 Suppl 2:S247–52.

第 3 章

自然病程(阶段／循证讨论)

Aileen K. Wang，Tina K.Thethi

前言

糖尿病肾脏疾病(DKD)历来被称为糖尿病肾病,即糖尿病患者伴有大量清蛋白尿[1,2]。DKD 是一种并发于 1 型糖尿病(T1DM)或 2 型糖尿病(T2DM)持续高血糖的进行性肾脏疾病。导致糖尿病的次要因素,包括药物治疗、胰腺疾病、遗传易感性和皮质醇、儿茶酚胺及生长激素的过量分泌等[3]。根据 2011 年的美国糖尿病概况说明书,在 2008 年,糖尿病是造成肾衰竭的最常见原因,新诊病例中 44% 的患者是由糖尿病引起的[4]。另一个由美国健康和营养调查搜集的 2010 年成人研究数据显示, 糖尿病所导致的终末期肾病(ESRD)患病率已达每百万人口 656 人,增长 1.8%[5]。2010 年每百万人口约有 152 人患继发于糖尿病的终末期肾病[5]。由于 90% 的糖尿病都是 T2DM,因此 T2DM 已成为包括终末期肾病在内的 DKD 的主要致病因素[5]。继发于 T2DM 的终末期肾病在其国家和人种分布上

A.K. Wang, M.D. (✉)
Department of Medicine, Section of Endocrinology,
Tulane University Health Sciences Center,
1430 Tulane Avenue, SL-53, 1601 Perdido Street,
New Orleans, LA 70112, USA
e-mail: awang7@tulane.edu

T.K. Thethi, M.D., M.P.H.
Department of Medicine, Section of Endocrinology,
Tulane University Health Sciences Center,
1430 Tulane Avenue, SL-53, 1601 Perdido Street,
New Orleans, LA 70112, USA

Southeast Louisiana Veterans Health Care, New Orleans, LA, USA

各有不同,欧洲占 43%,澳大利亚占 61%[6]。T1DM 患者的分布也非常类似,在芬兰,初次诊断 T1DM 后 20 年内 2.2% 出现终末期肾病,而 30 年内则是 7.8%[7]。根据美国 DCCT/EDIC 研究组(糖尿病控制和并发症试验, 以及糖尿病干预和并发症流行病学研究,DCCT/EDIC)的报道,出现持续微量清蛋白尿后,这个数字 10 年内达到 4%,20 年内达到 7%[8]。

DKD 这个术语首次在糖尿病和慢性肾病指南中的分类慢性肾病(CKD)时被使用。随后, 这个术语也得到了肾病预后质量倡议(KDOQI)临床实践指南及临床实践建议(CPGCPR)的认可[9]。也有人建议使用 DKD 代表由糖尿病引起的肾病的推断诊断,以代替糖尿病肾病[9]。KDOQI 及 CPGCPR 则建议使用糖尿病肾小球疾病这个术语来指代肾组织活检确诊的糖尿病所致肾脏疾病[9]。

DKD 在 1 型糖尿病中的自然史

19 世纪 60 年代到 80 年代的研究证明,T1DM 可改变肾脏的功能、结构和生化参数的表现,这也成为 DKD 一系列自然病程的表征[10-15]。尽管诊断总有延误,但 T1DM 和 T2DM 的发病不同是众所周知的。我们对于 DKD 的理解多数来自动物实验模型, 部分来自 T1DM 患者。然而,不是所有动物模型都与实际人类的疾病进程相似, 因此我们对肾脏疾病进展的了解非常局限。25%~40% 的 T1DM 患者和 5%~40% 的 T2DM 患者会并发糖尿病肾病[10]。其中很多因素都与 DKD 疾病进展有关,如高血压、心血管疾病、高血脂和

肥胖(BMI≥30)[9]。本章将要讨论目前对于DKD的病因、病程发展、不同疾病阶段和DKD相关变异的认识。

糖尿病引起的代谢障碍也会导致肾脏血流动力学、结构和生化参数的改变[1,10]。DKD不同阶段的定义建立在众多调查研究的基础上。肾病总是以微量清蛋白尿为早期表现。根据尿清蛋白排泄(UAE)和肾小球滤过率（GFR）等相关功能及肾脏形态学的变化,DKD(之前被称为糖尿病肾病)可分为5个阶段。Mogensen在1983年给出不同阶段之间的具体变化[1,10,16]。在本章里,我们会讨论不同阶段的DKD和各阶段的特点(见表3.1)。

T1DM和T2DM中的DKD自然病程不尽相同,但其阶段分类大同小异,本章将着重讨论T2DM中DKD

表3.1　T1DM患者糖尿病肾病分期及其特征

分期	UAE值	特征
1.肥大–超滤	正常UAE:<20μg/min,<30mg/24h	● 肾脏大小和重量增加,肾小球肥大,肾小球内压力升高,TGF-β受体增加,功能亢进,BM正常 ● GFR可正常或增加,通常大于150mL/min ● BP通常正常,但可以升高(特别是当同时存在原发性高血压时) ● 肾功能的变化是可逆的
2.正常清蛋白尿临床沉默期	正常UAE:<20μg/min,<30mg/24h 在压力大的情况下UAE可能升高	● 肾脏GBM宽度增加,系膜扩张,管状BM宽度增加。类BM物质和膜可能积累 ● GFR可正常、下降或升高(大于150mL/min) ● BP开始升高
3.早期糖尿病肾病期	微量清蛋白尿:20~200μg/min,30~300mg/24h,30~300mg/g[a](美国),2.5~25mg/mmol(男性)和3.5~35mg/mmol(女性)欧洲和其他地区	● 肾脏病变可存在2~4期的多种改变,部分开始闭塞,肾小球内压力升高 ● 肾功能保存良好,但可能存在高滤过 ● GFR可以正常,但也可以升高或下降(从70mL/min到大于150mL/min) ● 与非糖尿病患者相比,血压通常更高,运动时血压升高幅度更大。BP昼夜节律消失 ● 通过严格的血糖、血压和血脂控制,这一阶段是可逆的 ● 如果不进行治疗,大约80%的患者会进展到第4期 ● 视网膜病变在大多数T1DM中存在
4.显性糖尿病肾病	大量清蛋白尿[b]:200μg/min,≥300mg/24h,>300mg/g[a]	● 肾脏呈现晚期病变,包括弥漫性或结节性肾小球硬化,系膜体积增加,GBM宽度增加,系膜扩张,更多的肾小球闭塞,以及肾小管间质病变 ● GFR通常开始下降(70~15mL/min),但也可以正常 ● 大多数患者BP升高 ● 肾脏改变通常是不可逆的 ● 少数T1DM患者UAE可以转归
5.终末期肾病(尿毒症)	UAE随肾单位闭塞而下降	● 肾脏呈现晚期病变,未闭塞的肾小球肥大,肾小球广泛闭塞 ● GFR通常下降,通常小于15mL/min,需要进行肾脏替代治疗 ● BP进一步升高 ● 肾移植后肾损害可再发

Modified and adapted from[6,9,16,33,96,100].

BM,基底膜;UAE,尿清蛋白排泄;GBM,肾小球基底膜;BP,血压;GFR,肾小球滤过率;TGF-β,转化生长因子-β。

[a] 现场尿标本ACR。

[b] 测定尿蛋白总量(≥500mg/24h或≥430mg/L)也可确定这一阶段。

各阶段表现。两种糖尿病在不同的种族和年龄群体均有不同表现,如诊断为T1DM的患者普遍比T2DM要年轻[8,15,17-19]。DKD利用同样的UAE值来区分微量清蛋白尿和大量清蛋白尿,也以相同的GFR值来区分T1DM和T2DM的CKD的不同阶段。

美国肾脏基金会(NKF)根据GFR对CKD进行分类,这种方式和其他根据UAE水平的分类系统有所不同。NKF将CKD定义为"肾脏损伤或者GFR低于60mL/(min·1.73 m²)时间长达3个月及以上"[20]。它也将"肾脏损伤"定义为"病理性异常或者损伤标记,包括在血检和尿检,以及影像学中发现的异常"[20,21]。DKD和CKD能够共存,因为不是所有的CKD都是DKD造成的[9]。NKF建议使用肾脏疾病饮食改良(MDRD)方程来估算GFR[9]。根据GFR分期的CKD各个阶段与UAE的关联在表3.2中进行了归纳总结。其中一些CKD的病例需要肾组织活检以确认DKD诊断[9]。

Ⅰ期:肥大-超滤

Ⅰ期的典型表现是肥大-超滤,或者也可称为功能亢进。在T1DM确诊时就可能有肾脏的功能性、形态学和生化参数发生改变。无论是糖尿病动物实验模型还是糖尿病患者,疾病初期肾脏都表现为体积增大和功能亢进[16,22-24]。其功能变化包括肾小球滤过率(GFR)[11,17,24]、肾血流量(RPF)[11,15,24,25]以及滤过分数(FF)[11,24]的升高。糖尿病确诊一年内,以上功能改变就会出现[11]。肾脏体积增大等结构变化[15,24,26]可在T1DM确诊后数天或者数周内出现,这也可能会促进GFR的升高[22,27]。糖尿病导致的生化参数或者激素改变包括高血糖、低胰岛素、高胰高血糖素、生长激素过量和UAE升高,这些同样也会导致GFR升高[14,22,24,28]。Ⅰ期发生的改变是全部或者部分可逆的。

T1DM动物模型[29]和大部分人类病例[24,26]都表明,GFR升高是肾脏肥大的结果[30],而且高血糖所致肾血流动力学异常是导致超滤的罪魁祸首[1,10,31]。这一系列变化也最终导致肾小球高压[32]。

链佐星诱导的糖尿病大鼠在早期阶段都表现出肾脏肥大[14,33]、嘧啶核苷酸代谢改变(尤其是RNA含量较多的三磷酸尿苷),并且肾皮质转化生长因子β(TGF-β)受体表达增加[33,34]。糖尿病肾脏皮质中,三磷酸尿苷代谢改变,糖原含量增多,导致阿-埃二氏损害

表3.2 根据GFR分期的CKD各阶段和UAE的关系

GFR[mL/(min·1.73m² BSA)]	CKD分期	特征
≥90	1	GFR可能正常或增加。肾脏功能和结构的变化可以被发现
		如果UAE值在大量清蛋白尿范围可以确定为DKD
		如果UAE在微量清蛋白尿范围可能存在DKD
		如果UAE在正常清蛋白尿范围内有患DKD的风险[a]
60~89	2	GFR轻度下降。肾脏功能和结构都有变化
		其余关于DKD与UAE的关系的可能性与1期相同
30~59	3	GFR中度下降
		如果UAE值在大量清蛋白尿范围可以确定为DKD
		如果UAE在微量清蛋白尿范围可能存在DKD
		如果UAE处于正常清蛋白尿范围内,DKD的可能性较小[b]
15~29	4	GFR严重下降
		如果UAE值在大量清蛋白尿范围可以确定为DKD
		如果UAE在微量清蛋白尿范围内,DKD的可能性较小[b]
		如果UAE处于正常清蛋白尿范围内,DKD的可能性较小[b]
<15或透析	5	终末期肾衰竭
		其余关于DKD与UAE的关系的可能性与4期相同

Modified and adapted from[9,20,21,69].

BSA,体表面积;CKD,慢性肾病;DKD,糖尿病肾病;GFR,肾小球滤过率;UAE,尿清蛋白排泄率。

[a] 当GFR<90mL/min时,肾功能可能有明显的损害。DKD的风险包括糖尿病、血糖控制差、高血压、CVD、UAE在正常范围高限、非白人种、高血压家族史或CKD、视网膜病变、糖尿病。

[b] 如果肾脏活检没有显示肾小球疾病,需考虑CKD和糖尿病共存,并需要按照NKQI指南所述进一步检查。

(糖尿病患者由于糖原沉积，使曲细小管和亨利袢区小管上皮出现空泡)及肾小球基底膜(GBM)增厚，并且基底膜沉积物与系膜原料类似[33,35,36]。不过只要能够在糖尿病确诊后就开始并持续胰岛素治疗[37]，上述早期变化包括肾脏重量增加和体积肥大都能被预防或逆转[14]，如果在糖尿病爆发3周之后才开始胰岛素治疗的话，即使之后坚持治疗病变也将不可逆转[14]。此外，糖尿病肾脏在血糖控制3个月之后就有可能回归正常大小。

Christiansen等在对9例新确诊T1DM患者的短期研究中评估了8天胰岛素治疗前后的GFR、RPF、FF和肾脏大小的变化[24]。研究发现，胰岛素治疗前，与健康被试相比，新确诊T1DM患者的GFR升高了44%，RPF升高了18%，肾脏增大了29%，均在统计上有显著性差异[24]。胰岛素治疗后，GFR、RPF和FF都显著降低，但是GFR仍然高出正常值20%，肾脏大小较对照组也没有改变[24]。这说明T1DM患者在确诊时肾脏增大和GFR升高已有统计学差异，但是胰岛素治疗前后肾脏大小并没有明显改变[24]。其他研究还发现，有效控制血糖1~2个月后，GFR大约回落了20%。然而，由于T1DM组并没有采取完全标准化的血糖控制，因此患者的GFR没有降低到正常水平[17,24,38]。这项研究和一些早期的研究都没有提及血红蛋白(HbA1C)水平。另外，其他短期研究也发现了类似的结果[15,17,26,31]。

Mogensen等在6名新确诊T1DM患者的短期研究中评估了胰岛素治疗前和治疗3个月后肾脏大小和GFR是否有相应减少[31]。研究发现，胰岛素治疗后，GFR从治疗前的(142.7±9.7)mL/min(137~159mL/min)减少到(129±10.2)mL/min(118~147mL/min)，显著降低了12%，同时肾脏的大小和重量都减少了13%[26]。尚未接受治疗的新确诊T1DM患者和已治疗1~12年的T1DM患者相比，肾脏体积的增大水平相当[26]。这表明，在严格控制血糖于接近或达到正常水平后，无论是解剖上还是功能上的异常都能够逆转，因为GFR和肾脏大小都恢复正常或接近正常值[17,26,31]。值得注意的是，早期血糖控制到正常值还有助于短期调节糖尿病病程。新确诊T1DM患者[31]和已治疗1~12年的T1DM患者中都没有发现RPF的显著改变[26]。

肾小球和肾小管双重肥大导致继发于肾脏肥大的超滤[1]。肾小管肥大造成肾脏重量增加[39]。近端小管肥大增加盐分的重吸收，也进一步影响肾小球超滤[30]。糖尿病早期，GFR升高总是伴随着肾小球肥大及其毛细血管表面积增大，这预示着两者之间可能存在正相

关[13]。GFR升高会受到血糖状态的影响，因此接近标准的代谢控制能将GFR降低到标准水平[13]。

人类和动物模型的T1DM病程早期，表现出血流动力学改变和GFR升高，然而其中真正的机制却没有被完全理解。GFR受到RPF、跨肾小球压力和滤过系数(Kf)的影响[24,40]。动物模型微创穿刺研究证明，肾脏内血流动力学改变导致GFR升高。糖尿病早期大鼠模型研究表明，中度高血糖大鼠出现肾小球超滤[经单一肾单位GFR测量(SNGFR)结果升高证实]、有效RPF增加和肾小球毛细血管压升高[32]。然而，在重度高血糖大鼠中上述指标均降低[32]。其他大鼠模型显示GFR、RFP和跨肾小球压力升高，Kf正常或升高[41,42]。肾小球毛细血管压升高激活肾内的肾素-血管紧张素系统(RAS)[1]。

T1DM控制不佳和生长激素水平异常关系密切，静注生长激素可导致GFR和RPF具有统计学上差异的显著性升高，但不影响FF[40,43]。Christensen等的另一个研究证明，正常被试者接受人类生长激素治疗1周后，与T1DM患者相比，GFR和RPF显著性升高，但肾脏大小、UAE和尿β_2-微球蛋白排泄并无变化[40]。因此，研究者推断高水平生长激素导致GFR升高，进而引起RPF升高[40]。

并非所有研究都表明血糖控制都能影响GFR和RPF。在两个对控制良好的T1DM患者和正常对照组采用葡萄糖注射的方式引发高血糖使血糖水平超过250mg/dL的研究中，GFR和RPF升高，钠排出减少[44~46]。然而，另一个研究发现同样注射葡萄糖后并未发现GFR和RPF一致升高[47]。

并非所有研究都证明超滤与之后蛋白尿的进程相关[2]。肾病的发生发展过程与糖尿病肾脏内的血流动力学、结构和功能变化密切相关。

肾小球超滤即GFR升高，尽管还没有被广泛认同的确切值，但是通常被定义为GFR超过正常人两个标准差以上。有些研究认为，超过125mL/(min·1.73m²)的GFR即为超滤[48]。Mogensen等对确诊为T1DM的20岁或以下患者进行了长达14~16年的跟踪研究。其中进展为糖尿病肾病的患者GFR都超过150mL/(min·1.73m²)，因此Mogensen等将肾脏超滤定义为GFR超过150mL/(min·1.73m²)[49]。短期内GFR超过150mL/(min·1.73m²)并发微量清蛋白尿的患者进展为晚期糖尿病肾病的风险更大[2,50~52]。

GFR、RPF、FF、UAE和T1DM病程之间的联系有待进一步讨论。新确诊T1DM患者中，胰岛素治疗前

的平均 GFR 为(156±25)mL/min,接受了 1~4 周胰岛素治疗后 GFR 下降到(124±11)mL/min[17]。FF 也出现了类似的结果,治疗前上升,在几周的治疗之后显著下降。然而,正常范围内的 RPF 在治疗前后并未发生改变[17]。在糖尿病病程中,1~6 年和 7~12 年病程的糖尿病患者都表现出 GFR 显著升高,平均值达到(140±20)mL/min 和(137±15)mL/min。RPF 和 FF 在 1~12 年病史的 T1DM 患者中都显著升高,在 13~18 年或者 18 年以上病史的患者中却开始降低[17]。至于 UAE,即使在 19 年及以上病史的患者中都保持在正常范围内。因此,未并发蛋白尿的糖尿病患者中,UAE 独立于其病程进展,但是胰岛素治疗后 UAE 仍然显著降低。

II 期:正常清蛋白尿临床沉默期

DKD 的第二个阶段是表现为正常蛋白尿的临床沉默期。无论 T1DM 病史长短,DKD II 期都缺少临床症状表现且 UAE 正常或者接近正常[16]。这个阶段在 1~15 年以上病史的 T1DM 患者中都可能发生[16]。GFR 常常正常或偏高[10],GFR 升高可高于正常值 20%~30%,在尚未接受治疗的糖尿病患者中更高,可达 30%~44%[10,24]。然而,部分 T1DM 患者在确诊糖尿病两年后,出现肾脏结构明显改变,如基底膜增厚和肾小球系膜扩张[1,27]。由于很多患者能够保持较好的肾脏功能,UAE 也正常,所以其结构改变不易被肾组织活检发现[53]。一旦这些病变开始发展,就不再可逆,而且随着时间推移而不断加重[27]。这些研究得出的 RPF 数据并不一致,有些显示 RPF 增加[24],而有些甚至正常或低于正常值[47]。

Caramori 等对部分病史超过 10 年正常蛋白尿的 T1DM 患者,低 GFR[<90mL/(min·1.73m²)]和正常对照组进行研究,比较其肾脏结构(通过肾组织活检)和其他临床特征的不同[54]。研究发现,与正常 GFR 相比,低 GFR 患者出现更严重的糖尿病肾小球损伤,如肾小球基底膜宽度更宽,部分肾小球被肾小球系膜、肾小球系膜细胞和肾小球系膜基质占据,并且外围 GBM 的表面密度更低。当视网膜病变和(或)高血压共存时,低 GFR 更常见于女性[54]。纳入患者中 64%患有视网膜病变,正常 GFR 组中为 58%,低 GFR 组中为 91%,这种增生性视网膜病变在低 GFR 组更常见。纳入患者中 36%患有高血压,其中 20.9%的患者正在使用降压药,6%的患者在使用血管紧张素转换酶抑制剂(ACEI)或血管紧张素受体阻滞剂(ARB)。两组高血压的患病率相同,但是低 GFR 组使用降压药更多。两组 HbA1C 平均值并无显著差异[54]。

然而,Hansel 等的研究确实发现未使用降压药的正常清蛋白尿 T1DM 患者和微量清蛋白尿 T1DM 患者的 GFR 降低[55]。无论 UAE 是否正常,T1DM 患者都有可能出现肾功能损伤。与微量清蛋白尿组(HbA1C 均值 8.9%)相比,正常清蛋白尿组的 HbA1C(均值 7.9%)、GFR 和平均动脉压都更低[55]。正常清蛋白尿组的平均动脉压(BP)与对照组无显著差异。Hansel 等推断正常 UAE 是一个预测肾功能是否完好的可靠指标。微量清蛋白尿组出现肾小球超滤、血压升高和代谢控制不佳[55,56]。

在基线水平肾功能变化不易检测时,可以使用运动测验等激发试验[10]。Vittinghus 等证明无糖尿病的正常人在过度运动后也会出现蛋白尿[57]。对于 3~17 年病史的中等工作量的 T1DM 患者而言,大部分 UAE 升高,因此研究者推断 GBM 可能无法在运动期间的高滤过压下保留清蛋白[58]。由于高强度运动仅仅导致少量 β₂-微球蛋白排出,所以我们推测清蛋白是由糖尿病患者的肾小球区域排出[10]。Mogensen 等所做的运动测验表明,当 T1DM 患者到达最大心率的 55%~65%时,尿中的清蛋白就会升高[10]。Koivisto 等[9]和 Viberti 等[60]研究证明,胰岛素治疗能够使 T1DM 患者运动后的尿中清蛋白正常化。运动后清蛋白尿很可能反映了肾脏血流动力学的改变[10,57]。

只有不到 40%的 T1DM 患者将会进展为微量清蛋白尿,因此在这个阶段对早期诊断的终末期肾病易感患者采取预防措施是非常明智的[1]。如果在这个阶段血糖控制不佳,UAE 在运动和休息时都可能升高。动态血压(AMBP)监测研究表明 UAE 升高前,在这个阶段会有长达 5 年的血压轻度升高[56]。收缩压(SBP)升高无显著差异,也尚未发现血压升高和蛋白尿增多之间的必然联系[57]。从正常清蛋白尿进展至微量清蛋白尿的 T1DM 患者具有高血红蛋白(平均>9%)和高舒张压(DBP)的临床特征,并且多数为男性,有吸烟史,视网膜病变更加严重[63]。

肾脏疾病的相关检测手段在这个阶段的作用是有限的。研究者们尝试去寻找能够作为这一阶段预测指标的特殊生物标志物。但是目前研究仍然在进行中,尚无定论。一些研究认为,血浆标志物如前肾素[62]水平可能成为新的生物标志物,因为其在 T1DM 患者中均有升高,并且可能在兄弟姐妹中具有遗传易感性。另一个研究使用高效液相色谱层析对尿中引起和不引起免疫反应的清蛋白碎片进行检测,也许能够作为一种早期检测手段及时发现即将进展至微量清蛋白尿阶段的患者。也有研究使用血清胱抑素 C 来评估 GFR

以检测 T1DM 的肾功能改变[64]。还有研究表明,在微量清蛋白尿发生前 5 年总肾素[61]即可出现升高。值得注意的是,大部分长期处于正常清蛋白尿的 T1DM 患者最终都会进展为糖尿病肾病阶段。

Ⅲ期:微量清蛋白尿或早期糖尿病肾病期(IDN)

Ⅲ期是微量清蛋白尿或者早期糖尿病肾病期(IDN)。不同人群微量清蛋白尿在 T1DM 患者中的患病率为 7%~22%,在 T1DM 和 T2DM 中的年度新发病率都为 1%~2%[9,65-67]。微量清蛋白尿常在 T1DM 患者确诊后 5~15 年发生,并 UAE 增大至微量清蛋白尿范围,即 20~200μg/min 或 30~300mg/24h[9,49]。可作为CKD 标志物的微量清蛋白尿在美国被定义为 30~300mg/g 的清蛋白肌酐比值(ACR),在欧洲及其他地方,这个值则为 2.5~25mg/mmol[49]。尿液样本应在患者静息状态时收集,且在 3~6 个月内至少每隔 1 个月收集 2~3 个尿液样本[9,68,69]。需将其他导致 UAE 升高的原因排除,尤其是糖尿病病史不足 6 年时[9]。在这个阶段 UAE 高于正常值,但低于显性糖尿病肾病期值,超滤可能发生[2]。GFR 通常是正常的,但也可能升高或降低。微量清蛋白尿好转[70]或进展到显性糖尿病肾病期(ODN)在这一阶段都有可能发生[71]。未控制或者未治疗的高血压会加剧 DKD。在这个阶段肾脏结构损伤可通过肾组织活检发现。

重要的是,UAE 的测量受到水合状态、近期锻炼、尿路感染、血尿、发热和其他肾脏疾病的影响,并且在收集尿液的 24h 内持续的站立姿势也会影响 UAE[9,20,21]。目前的放射免疫检定法能检测微克级尿蛋白,并且非常灵敏。因此,美国糖尿病协会(ADA)和 KDOQI 临床实践指南都建议采用 ACR 的首个早晨采点尿样来避免 24h 尿液收集和其他因素可能造成 UAE 结果波动的情况[9,69]。尿 ACR 近似于 24h UAE,却不会被不同的尿液收集方法干扰。因此,长达 24h 的尿液收集既不方便也不准确[9]。

Mogensen 等对 43 例 T1DM 患者的研究结果表明,其中 4 例(9.2%)初始 UAE<15μg/min 的患者,当病程进展至微量清蛋白尿范围内(平均 UAE 达到 41.1±17.4),其 GFR 升高至> 150mL/(min·1.73m²)。根据之后 7 年随访研究的结果,12 例(27.9%)初始 UAE<70μg/min 的患者中,有 9 例(20%)患者的 UAE 显著增高到 2373±2488,并且 GFR 降低至(93± 47)mL/(min·1.73m²)[16]。这些患者的初始 SBP 和 DBP 都比较高,随访时甚至更高,其初始 SBP 比保持正常清蛋白尿患者平均高出 10mmHg(1mmHg≈0.133kPa)。因此与正常或微量清蛋白尿患者相比,进展到大量清蛋白尿的患者,其 GRF 和 RPF 呈下降的趋势,SBP 则为升高趋势(平均值>11mmHg)。而正常或微量清蛋白尿患者的血压自始至终均无明显改变。保持正常清蛋白尿的 27 例患者初始 UAE<15μg/min,在后期随访时均表现出稳定的 UAE 和 BP,但 RPF 显著降低。简而言之,这个研究的结果表明,与 UAE>70μg/min 的 T1DM 患者相比,UAE 为 20~70μg/min 的患者在最初检测时 GFR 更高 [>150mL/(min·1.73m²)]。UAE 为 70~200μg/min 的患者在这个阶段 GFR 开始下降[16]。长期随访研究表明,超滤对晚期 DKD 的发生具有促进作用[2,16]。

美国 DCCT/EDIC 研究组发现,常规治疗组 T1DM 病史为 10 年、20 年、30 年的患者,其持续微量清蛋白尿的累积发病率分别为 14%、33%和 38%[8]。糖尿病确诊 20 年后,持续微量清蛋白尿的发生更加频繁。强化治疗组 T1DM 病史为 10 年、20 年、30 年的患者,其持续微量清蛋白尿的累积发病率分别为 10%、21%和 25%,且糖尿病确诊 20 年后,持续微量清蛋白尿的发生少于常规治疗组[8]。强化治疗组中糖尿病确诊 10 年后,大量清蛋白尿、GFR 受损及终末期肾病的累积发病率分别为 28%、15%和 4%,其中 40%可回归至正常清蛋白尿。最初诊断为持续微量清蛋白尿并在 10 年后回归到正常清蛋白尿的患者中,47%使用血管紧张素转换酶抑制剂和血管紧张素受体阻滞剂(ACEI 和 ARB),12%服用降脂药物,回归正常清蛋白尿后的平均 HbA1C 为 7.7%,平均 BP 为 121/77mmHg[8]。即使进展至大量清蛋白尿,如果 GFR 没有损伤,仍有小部分患者回归至正常清蛋白尿[8]。

临床上在这个阶段通常会有 SBP 和 DBP 升高,BP 的夜间起伏在进展至微量清蛋白尿之前就会消失[72]。肾功能可能亢进、正常或下降。在这个阶段有效预防能够防止肾脏功能的进一步损伤。

Mogensen 等对 28 例 T1DM 患者的研究发现,BP 的升高和清蛋白尿相关[10]。其他研究也有类似的发现:IDN 期间的干预比 ODN 期间的干预对肾脏功能的保护作用更佳[73]。尿 β_2 微球蛋白没有上升就意味着肾小管功能并未受到影响,UAE 升高则表明进行性肾小球病变[10]。在这个阶段肾脏功能保持完好,但一旦进入本阶段 GFR 就会升高。同时 RPF 显著降低,DBP 显著升高。因此,RPF 的改变可能代表着肾小球病变和血压升高[10]。

运动性蛋白尿和运动时 SBP 的升高密切相关,但是和运动时心率上升无关,这说明肾小球内可能存在微循环和结构改变[74]。早期肾病患者接受胰岛素治疗后尿肌酐减少,这就意味着在运动时,肾血管损伤后的自动调节功能导致 SBP 升高[75]。微量清蛋白尿发生后 BP 升高又会加剧糖尿病肾病。

T1DM 临床研究显示,微量清蛋白尿可以是暂时的,并且能回归到正常清蛋白尿[70]。Perkins 等研究表明,58% 的 T1DM 患者出现微量清蛋白尿的转归[70],但是 Hovind 等研究认为这个数字更低[71]。值得注意的是,在 Perkins 等的研究中,微量清蛋白尿持续时间短,HbA1C<8%,低 SBP(<115mmHg),以及低水平的胆固醇和甘油三酯都与微量清蛋白尿的转归呈正相关[70]。

代谢控制不佳也会导致 BP 升高。对高血压糖尿病患者的观察研究发现,不良的血糖和血压控制都能促进 DKD 的进展[76]。早期以降低 BP 到 135/85mmHg 以下为目标的降压治疗能逆转微量清蛋白尿和保护 GFR[16,76,77]。改善代谢控制能够很好地预防微量清蛋白尿进展[78]。

微量清蛋白尿是 DKD 的临床表现。肾脏的形态学研究表明,微量清蛋白尿总是和晚期肾小球结构改变有关[79]。未治疗的持续微量清蛋白尿将会导致 ODN[2]。因此,不断重复测量微量清蛋白尿以监测是否有单独的尿微量清蛋白升高,这一点对确认诊断很有帮助。目前的建议是用一年两次的尿清蛋白和以肌酐评估 GFR 来筛选 T1DM 中的糖尿病肾病患者[9,69]。在这一阶段有效的血压、血脂和血糖控制能够延缓进展至大量清蛋白尿,并且促进转归至正常清蛋白尿阶段[9]。

IV 期:显性糖尿病肾病期(大量清蛋白尿)

这个阶段称为大量清蛋白尿期或显性糖尿病肾病期(ODN),定义为排除其他造成 UAE 升高的因素后,6 个月内 3 次尿检中有两次 UAE≥300mg/24h 或>200μg/min[9,10,49,68]。此外,本阶段的尿总蛋白超过 0.5g/24h[16]。T1DM 患者中,这一阶段通常发生在确诊后 10~15 年,但是有些却在 40~50 年或更久之后才发生[23]。在丹麦,T1DM 患者有 31% 的风险概率发展为持续蛋白尿,其中 T1DM 确诊时间在 10 岁以下的患者罹患持续蛋白尿的风险更高,男性比女性风险更高[80]。该研究显示,T1DM 确诊 10 年后 6% 的患者出现持续蛋白尿,确诊 20 年后则为 18%,大多数是在确诊后 12~

25 年发生[80]。T1DM 确诊 35~40 年后持续蛋白尿患病率很低,70% 不会发展成 ODN[80]。如果患者在大量清蛋白尿时期没有得到适当的治疗,就很有可能发展成肾衰竭[23]。

ODN 早期,大多数患者的 GFR 和血肌酐都在正常范围内,但是有些患者会出现超滤[16]。随着 ODN 阶段的进展,GFR 会有所下降[6]。在 ODN 的早中期肾脏结构病变进一步加剧,如 GBM 的进一步增厚、肾小球系膜扩张和肾小球封闭率上升[16]。IV 期晚期肾小球肥大患者更多[16]。蛋白尿是未来肾功能恶化的一个重要临床体征,并且预示着预后不良和更短的预期寿命[81]。蛋白尿出现之后,平均存活时间为 7 年,血肌酐升高后为 2~7 年。

尽管血糖或血压控制不佳、基因、分子和环境因素等都被认为可能是 ODN 的易感因素,但是其具有两次以上发病高峰尚未能确定具体原因[71]。超过 2/3 的大量清蛋白尿患者患有未控制的系统性高血压,这一点与蛋白尿增多有关[82,83]。未治疗的大量清蛋白尿导致 BP 的进行性升高和 GFR 降低,最终进展为终末期肾病[71]。Parving 等研究显示,发生持续蛋白尿的 T1DM 患者在治疗前都有 GFR 降低,每个月平均降低 0.9mL/min,BP 和 UAE 值则升高。降压治疗期间 GFR 每个月平均降低 0.39mL/min[84]。Mogensen 等在这一阶段的研究表明,降压治疗前 GFR 每个月平均降低 1.24mL/min,降压治疗期间这个值减少到每个月 0.45mL/min,UAE 每年减少 7%,SBP 和 DBP 也均有改善[73]。Viberti 等研究表明,在这一阶段严格的血糖控制能够对减少 GFR 下降起到积极作用[85]。

上述研究表明,控制 BP 可减少 GFR 下降率[51,73]。在本阶段,长期降压药物治疗能够延缓清蛋白尿的进展,减少 60% 的 GFR 下降,并且显著降低 SBP 和 DBP[10]。然而,尽管降压治疗使患者血压勉强降低到 140/90mmHg 或更低,但是在这个阶段滤过率还是不断减少[51]。

V 期:终末期肾病(尿毒症期)

最晚期的阶段称为终末期肾病(尿毒症期)。这在 T1DM 和 T2DM 中都非常常见,发生概率分别为 30%~40% 和 10%~35%[1,16]。这一阶段的临床特征是尿毒症和因肾单位闭锁导致的 UAE 降低[16]。病理特点是晚期肾脏损伤和广泛肾小球闭锁。V 期的血压通常很高。患有糖尿病和终末期肾病的患者需要肾脏替代治疗(RPT),包括透析和肾脏移植,其中肾脏移植的效果更好。肾移植之后糖尿病引起的肾脏损伤仍会发生[1]。终末期肾病和高心血管致死率相关[9](表3.1)。

T2DM中DKD的自然发展史

T2DM中DKD的自然发展史相对于T1DM来说不是特别清晰。可能是因为T2DM患者年龄较大，并且确诊前的病程发展不清楚，而且普遍患有肥胖、高血压、高血脂和心血管疾病(CVD)，这些因素都会影响DKD的临床表现[9]。初诊为T2DM的患者中约7%患有微量清蛋白尿，确诊后5年这个数字会上升到18%。这说明存在有10年病史但未被确诊的T2DM。

对皮马印第安人的研究为探索T2DM中DKD的发展提供了重要的参考价值。皮马印第安人中T2DM患病率最高，35岁以上的成年人患病率为40%~45%，童年时期患病率较低，男性在40岁左右到达患病高峰，女性则是50岁[86]。大多数肥胖者患有糖尿病和胰岛素抵抗[6,87]。大多数阶段T1DM和T2DM的肾脏结构和功能改变都是类似的。患有肾脏疾病的皮马印第安人中，接受RRT的T2DM患者的死亡率最高。患糖尿病期间并发CVD、感染和恶性肿瘤都能造成死亡率升高[88]。

Ⅰ期：T2DM的初始阶段

在刚诊断为T2DM和DKD的早期阶段，超滤可能不会发生，即使发生，概率也是很低的，相较于T1DM的90%~95%，T2DM只有15%~45%[6,89-91]。对16例无蛋白尿新诊T2DM患者的研究显示，44%的患者出现超滤(GFR升高)，其GFR中值为133mL/(min·1.73m²)，范围是95~165mL/(min·1.73m²)。这比无糖尿病的肥胖控制组[中值为118mL/(min·1.73m²)，范围为95~139mL/(min·1.73m²)]显著增高[90]。Vora等对110例新诊为T2DM的高加索白人进行研究发现，与非糖尿病对照组相比，他们的GFR、RPF和FF都更高[91]。这些新诊断T2DM者没有接受过糖尿病治疗，血压也在正常范围内。110例新确诊为T2DM的高加索白人，平均年龄(52.5±10.1)岁，其中16%的患者GFR超过140mL/min，45%超过平均值两个标准差，7%被发现有微量清蛋白尿[91]。20例患有T2DM的皮马印第安人中，平均GFR[(140±6)mL/min]比没有糖尿病的患者[(122±5)mL/min]高出15%[87]。然而，这项研究也发现在新确诊T2DM患者中也可出现正常的GFR[92]。鉴于GFR随年龄增大而

降低，当GFR在正常范围时也可能发生超滤[1]。对于GFR和超滤的解释必须考虑以上干扰因素。

T2DM确诊时常有血压升高，且大部分患者都需要治疗[16]。这一点与T1DM不同，后者几乎所有患者正常清蛋白尿期的血压都在正常范围内，并且血压升高总和造成高血压与高UAE水平的肾脏疾病有关[16]。T2DM患者常常表现为高胰岛素血症，并且胰岛素促进肾脏对钠的重吸收。高钠间接通过钠潴留导致高血压[16,93]。在Ⅰ期，并不是所有T2DM患者都有肾小球体积增加[94]。

Ⅱ期：正常清蛋白尿

正常清蛋白尿的T2DM患者相比于同期的T1DM患者，可能有超滤，并且肾脏大小一般是正常的，可能还会有糖尿病肾小球病变[16]。GFR和UAE呈正相关、与肾脏大小边缘相关、和HbA1C无关，这一点与同期的T1DM患者不同[16]。英国前瞻性糖尿病研究(UKPDS)发现没有肾病(UAC少于微量清蛋白尿范围)的患者CVD年度死亡率为0.7%[19]。

Schmitz等对19例正常清蛋白尿的T2DM患者的肾小球形态学和UAE之间的关系进行光学显微镜研究发现，肾小球体积没有变大，而且肾小球闭合频率也没有显著升高[94]。这些患者仅通过饮食和口服降糖药来控制血糖。在这项研究中，开放的肾小球中染红材料(过碘酸-希夫阳性物质)的出现增加14%，证明了T2DM患者中肾小球疾病的存在，也说明高UAC不一定能反映晚期肾小球疾病[94]。早期和晚期T1DM患者中出现的肾小球增大现象并没有在T2DM中出现。此外，同样的研究表明，超滤并不是肾小球疾病的先导表现[94]。在从正常清蛋白尿进展至微量清蛋白尿的T2DM患者中发现DBP较高，HbA1C并没有显著不同，但平均值为8.8%[63]。

Ⅲ期：微量清蛋白尿或早期糖尿病肾病

T2DM中微量清蛋白尿的发病率为6.5%~42%，且可能发生在T2DM确诊前和确诊后，这和T1DM不同[1,65-67]。T2DM中微量清蛋白尿的出现增加了CVD的风险，如心肌梗死(MI)和卒中。而且它和T1DM不一样，不是一个糖尿病肾脏疾病的特异性指标。因为其他因素，如早期或者明显心功能不全、尿道感染和尿路梗阻都能引发微量清蛋白尿[9]。在T2DM高血压患者中，当UAE进展到微量清蛋白尿范围后，血压也会随之升高[16]。T2DM中GFR降低更常出现于微量

清蛋白尿患者和正常清蛋白尿的老年患者中[6]。

微量清蛋白尿回归至正常清蛋白尿或者缓解都可能发生于 T2DM 患者中。Araki 等通过一项包括 216 名患有微量清蛋白尿的日本 T2DM 患者在内的研究明确指出,两年之后 UAE 下降约 50%[95]。6 年后微量清蛋白尿缓解的累积发生率为 51%,54% 为转归,28% 进展为 ODN[95]。转归或缓解的相关因素包括微量清蛋白尿病程短、使用 ACEI 或 ARB、HbA1C 较低(<6.95%)和 SBP 低于 129mmHg[95]。

根据 UKPDS 的研究数据,5097 名 T2DM 患者的数据描述出 DKD 的进展过程,从微量清蛋白尿阶段,大量清蛋白尿阶段(本研究使用的 UAC 值分度为 50～299mg/L 及 ≥300mg/L),到血肌酐持续升高(EPC)(肌酐 ≥175μmol/L[96]),RRT,最终死亡[19]。T2DM 一旦确诊,每年的微量清蛋白尿发病率为 2.0%。确诊后 10 年的微量清蛋白尿发病率为 24.9%,这使得微量清蛋白尿组的 CVD 死亡率上升 2.0%[19]。多数伴有微量清蛋白尿的 T2DM 患者进展至显性蛋白尿[11]。

不伴有显性蛋白尿的肾脏损伤在 1T1DM 和 T2DM 患者中都有发生[97,98]。因此,对于 T2DM 患者来说,无论有无微量清蛋白尿,其终末期肾病的发生风险和肾脏损伤都没有区别,所以 ADA 和 NKDQI 指南都认为评估血肌酐和 GFR 非常重要[9,69]。

Ⅳ期:显性糖尿病肾病期

可能是由于诊断相对滞后的原因, 这个阶段在 T2DM 要比 T1DM 早 5 年出现[6]。UKPDS 的结果显示,每年有 2.8% 的微量清蛋白尿患者进展至大量清蛋白尿[19]。确诊为 T2DM 10 年后,大量清蛋白尿的患病率将近 5.3%,而相比于进展至肾衰竭,其 CVD 致死率更高,可达 3.5%[19]。

Ⅴ期:终末期肾病

T2DM 患者中 ESRD 的累积发病率达到 10%～35%[6]。Nelson 等发现患有 T2DM 的皮马印第安人中 ESRD 的累积发病率在确诊 10 年后达到 40%,15 年

表 3.3　T1DM 和 T2DM 糖尿病肾病各期特点的比较

分期	T1DM	T2DM
1.肥大-超滤	● 诊断时平均年龄较小 ● GFR 和肾小球毛细血管内压力升高	● 诊断时平均年龄较小 ● 发生的概率低于 T1DM,GFR 需要仔细地评估,因为它会随着年龄的增长而下降
2.沉默期(正常清蛋白尿)	● 血压通常正常或升高 ● GFR 升高或下降 ● 血压升高(+)	● 诊断时血压通常高,需要治疗 ● 可能有或没有超滤,GFR 可能在正常范围
3.微量清蛋白尿(早期肾病)	● GFR 正常,但也可以升高或下降 ● 血压进一步升高(++);SBP 和 DBP 升高。高血压是早期死亡的重要预后因素[16] ● 诊断后 5～10 年 ● UAE 的升高是可逆的	● 微量清蛋白尿可在诊断时出现,并不是 T2DM 的特异性指标 ● 高血压尚未被确定为早期死亡的标志 ● UAE 可以转归到正常清蛋白尿范围
4.大量蛋白尿或显性肾病	● GFR 正常或下降 ● 血压升高(++) ● 通常发生在 T1DM 的 10～15 年后,但在 40～50 年后也可出现 ● 如果不治疗,就会发展为肾衰竭,而且这个阶段是不可逆的,大多数最终都会发展为 ESRD	● 可能进展为显性蛋白尿 ● 一些研究表明,T1DM 和 T2DM 在没有明显蛋白尿的情况下发生肾损害(其机制尚不清楚)
5.终末期肾病或尿毒症	● GFR 降低 ● 血压进一步升高(+++) ● 发生在 40% 的 T1DM 中,需要 RRT	● T1DM 和 T2DM 患者 ESRD 风险相似 ● T2DM 比 T1DM 更常见,所以大多数的 ESRD 是 T2DM

Adapted from[1,16].

T1DM,1 型糖尿病;T2DM,2 型糖尿病;GFR,肾小球滤过率;BP,血压;SBP,收缩压;DBP,舒张压;UAE,尿清蛋白排泄;ESRD,终末期肾衰竭;RRT,肾替代治疗。

后 61%出现蛋白尿(蛋白-肌酐比 ≥0.5g/g)[99]。年轻时即患 T2DM 的患者(如皮马印第安人)和 T1DM 患者的 GFR 降低程度相似[6]。UKPDS 的结果发现,每年约有 2.3%的大量清蛋白尿患者转归为 EPC 或 RRT,其中 T2DM 确诊后 10 年 EPC 或 RRT 的患病率为 0.8%。EPC 或 RRT 患者的 CVD 年死亡风险可达 12.1%,年死亡率更是高达 19.2%,两者都比前 4 期更高[19]。因此,CVD 死亡风险随 UAE 的进行性升高和 DKD 阶段的进展而升高[19]。Ⅴ期患者的风险高,且最终需要接受 RRT 以求生存。在这一阶段,降压药物和控制血糖都对身体有益处[9](表 3.3)。

(郑银 宫祎慧 译)

参考文献

1. Brownlee M, Aiello LP, Cooper ME, Vinik AI, Nesto RW, Boulton AJM. Complications of diabetes mellitus. In: Melmed S, Polonsky K, Larsen PR, Kronenberg KM, editors. Williams textbook of endocrinology. 12th ed. Philadelphia: Saunders (Elsevier); 2011. p. 1462–551.
2. Mogensen CE, Christensen CK. Predicting diabetic nephropathy in insulin-dependent patients. N Engl J Med. 1984;311(2):89–93.
3. Masharani U, German M. Pancreatic hormones and diabetes mellitus. In: Gardner DG, Shoback D, editors. Greenspan's basic & clinical endocrinology. 9th ed. New York: The McGraw-Hill Companies; 2011. p. 573.
4. CDC National Center for Health Statistics-Homepage. National diabetes fact sheet: national estimates and general information on diabetes and prediabetes in the United States, 2011. 2013. http://www.cdc.gov/nchs/nhanes.htm. Accessed 26 Apr 2013.
5. National Institutes of Health, National Institute of Diabetes and Digestive and Kidney Diseases. U S Renal Data System, USRDS 2012 Annual Data Report: Atlas of Chronic Kidney Disease and End-Stage Renal Disease in the United States. 2012. http://www.usrds.org/atlas.aspx. Accessed 26 Apr 2013.
6. Ismail N, Becker B, Strzelczyk P, Ritz E. Renal disease and hypertension in non-insulin-dependent diabetes mellitus. Kidney Int. 1999;55(1):1–28.
7. Finne P, Reunanen A, Stenman S, Groop PH, Gronhagen-Riska C. Incidence of end-stage renal disease in patients with type 1 diabetes. JAMA. 2005;294(14):1782–7.
8. de Boer IH, Rue TC, Cleary PA, Lachin JM, Molitch ME, Steffes MW, et al. Long-term renal outcomes of patients with type 1 diabetes mellitus and microalbuminuria: an analysis of the Diabetes Control and Complications Trial/Epidemiology of Diabetes Interventions and Complications cohort. Arch Intern Med. 2011;171(5):412–20.
9. KDOQI. KDOQI clinical practice guidelines and clinical practice recommendations for diabetes and chronic kidney disease. Am J Kidney Dis. 2007;49(2 Suppl 2):S12–154.
10. Mogensen CE, Christensen CK, Vittinghus E. The stages in diabetic renal disease. With emphasis on the stage of incipient diabetic nephropathy. Diabetes. 1983;32 Suppl 2:64–78.
11. Ditzel J, Junker K. Abnormal glomerular filtration rate, renal plasma flow, and renal protein excretion in recent and short-term diabetics. Br Med J. 1972;2(5804):13–9.
12. Osterby R. Early phases in the development of diabetic glomerulopathy. Acta Med Scand Suppl. 1974;574:3–82.
13. Osterby R, Gundersen HJ, Horlyck A, Kroustrup JP, Nyberg G, Westberg G. Diabetic glomerulopathy. Structural characteristics of the early and advanced stages. Diabetes. 1983;32 Suppl 2:79–82.
14. Seyer-Hansen K. Renal hypertrophy in streptozotocin-diabetic rats. Clin Sci Mol Med Suppl. 1976;51(6):551–5.
15. Christiansen JS, Gammelgaard J, Frandsen M, Parving HH. Increased kidney size, glomerular filtration rate and renal plasma flow in short-term insulin-dependent diabetics. Diabetologia. 1981;20(4):451–6.
16. Mogensen CE, Schmitz A, Christensen CK. Comparative renal pathophysiology relevant to IDDM and NIDDM patients. Diabetes Metab Rev. 1988;4(5):453–83.
17. Mogensen CE. Kidney function and glomerular permeability to macromolecules in juvenile diabetes with special reference to early changes. Dan Med Bull. 1972;19 Suppl 3:1–40.
18. Schmitz A, Christensen T, Taagehoej JF. Glomerular filtration rate and kidney volume in normoalbuminuric non-insulin-dependent diabetics—lack of glomerular hyperfiltration and renal hypertrophy in uncomplicated NIDDM. Scand J Clin Lab Invest. 1989;49(2):103–8.
19. Adler AI, Stevens RJ, Manley SE, Bilous RW, Cull CA, Holman RR, et al. Development and progression of nephropathy in type 2 diabetes: the United Kingdom Prospective Diabetes Study (UKPDS 64). Kidney Int. 2003;63(1):225–32.
20. National Kidney Foundation. K/DOQI clinical practice guidelines for chronic kidney disease: evaluation, classification, and stratification. Am J Kidney Dis. 2002;39(2 Suppl 1):S1–266.
21. Levey AS, Coresh J, Balk E, Kausz AT, Levin A, Steffes MW, et al. National Kidney Foundation practice guidelines for chronic kidney disease: evaluation, classification, and stratification. Ann Intern Med. 2003;139(2):137–47.
22. Mogensen CE, Steffes MW, Deckert T, Christiansen JS. Functional and morphological renal manifestations in diabetes mellitus. Diabetologia. 1981;21(2):89–93.
23. Brown DM, Andres GA, Hostetter TH, Mauer SM, Price R, Venkatachalam MA. Kidney complications. Diabetes. 1982;31(Suppl 1 Pt 2):71–81.
24. Christiansen JS, Gammelgaard J, Tronier B, Svendsen PA, Parving HH. Kidney function and size in diabetics before and during initial insulin treatment. Kidney Int. 1982;21(5):683–8.
25. Mogensen CE. Glomerular filtration rate and renal plasma flow in short-term and long-term juvenile diabetes mellitus. Scand J Clin Lab Invest. 1971;28(1):91–100.
26. Mogensen CE, Andersen MJ. Increased kidney size and glomerular filtration rate in early juvenile diabetes. Diabetes. 1973;22(9):706–12.
27. Mogensen CE. Diabetes mellitus and the kidney. Kidney Int. 1982;21(5):673–5.
28. Gerich JE, Tsalikian E, Lorenzi M, Schneider V, Bohannon NV, Gustafson G, et al. Normalization of fasting hyperglucagonemia and excessive glucagon responses to intravenous arginine in human diabetes mellitus by prolonged infusion of insulin. J Clin Endocrinol Metab. 1975;41(06):1178–80.
29. Allen TJ, Cooper ME, Lan HY. Use of genetic mouse models in the study of diabetic nephropathy. Curr Diab Rep. 2004;4(6):435–40.
30. Thomson SC, Vallon V, Blantz RC. Kidney function in early diabetes: the tubular hypothesis of glomerular filtration. Am J Physiol Renal Physiol. 2004;286(1):F8–15.
31. Mogensen CE, Andersen MJ. Increased kidney size and glomerular filtration rate in untreated juvenile diabetes: normalization by insulin-treatment. Diabetologia. 1975;11(3):221–4.
32. Hostetter TH, Troy JL, Brenner BM. Glomerular hemodynamics in experimental diabetes mellitus. Kidney Int. 1981;19(3):410–5.

33. Sharma K, Jin Y, Guo J, Ziyadeh FN. Neutralization of TGF-beta by anti-TGF-beta antibody attenuates kidney hypertrophy and the enhanced extracellular matrix gene expression in STZ-induced diabetic mice. Diabetes. 1996;45(4):522–30.

34. Cortes P, Dumler F, Venkatachalam KK, Levin NW. Effect of diabetes mellitus on renal metabolism. Miner Electrolyte Metab. 1983;9(4–6):306–16.

35. Arison RN, Ciaccio EI, Glitzer MS, Cassaro JA, Pruss MP. Light and electron microscopy of lesions in rats rendered diabetic with streptozotocin. Diabetes. 1967;16(1):51–6.

36. Cortes P, Dumler F, Venkatachalam KK, Goldman J, Sastry KS, Venkatachalam H, et al. Alterations in glomerular RNA in diabetic rats: roles of glucagon and insulin. Kidney Int. 1981;20(4): 491–9.

37. Cortes P, Levin NW, Dumler F, Rubenstein AH, Verghese CP, Venkatachalam KK. Uridine triphosphate and RNA synthesis during diabetes-induced renal growth. Am J Physiol. 1980;238(4): E349–57.

38. Parving HH, Rutili F, Granath K, Noer I, Deckert T, Lyngsoe J, et al. Effect of metabolic regulation on renal leakiness to dextran molecules in short-term insulin-dependent diabetics. Diabetologia. 1979;17(3):157–60.

39. Thomas MC, Burns WC, Cooper ME. Tubular changes in early diabetic nephropathy. Adv Chronic Kidney Dis. 2005;12(2): 177–86.

40. Christiansen JS, Gammelgaard J, Orskov H, Andersen AR, Telmer S, Parving HH. Kidney function and size in normal subjects before and during growth hormone administration for one week. Eur J Clin Invest. 1981;11(6):487–90.

41. Hostetter TH. Renal microcirculation in diabetes mellitus. Acta Endocrinol Suppl (Copenh). 1981;242:22–4.

42. Jensen PK, Christiansen JS, Steven K, Parving HH. Renal function in diabetic rats. Acta Endocrinol Suppl (Copenh). 1981;242:25.

43. CORVILAIN J, ABRAMOW M, BERGANS A. Some effects of human growth hormone on renal hemodynamics and on tubular phosphate transport in man. J Clin Invest. 1962;41:1230–5.

44. FOX M, THIER S, ROSENBERG L, SEGAL S. Impaired renal tubular function induced by sugar infusion in man. J Clin Endocrinol Metab. 1964;24:1318–27.

45. Brochner-Mortensen J. The glomerular filtration rate during moderate hyperglycemia in normal man. Acta Med Scand. 1973;1–2(1):31–7.

46. Christiansen JS, Frandsen M, Parving HH. Effect of intravenous glucose infusion on renal function in normal man and in insulin-dependent diabetics. Diabetologia. 1981;21(4):368–73.

47. Mogensen CE, Christensen NJ, Gundersen HJ. The acute effect of insulin on renal haemodynamics and protein excretion in diabetics. Diabetologia. 1978;15(3):153–7.

48. Palatini P. Glomerular hyperfiltration: a marker of early renal damage in pre-diabetes and pre-hypertension. Nephrol Dial Transplant. 2012;27(5):1708–14.

49. Mogensen CE, Keane WF, Bennett PH, Jerums G, Parving HH, Passa P, et al. Prevention of diabetic renal disease with special reference to microalbuminuria. Lancet. 1995;346(8982):1080–4.

50. Mogensen CE, Christensen CK, Pedersen MM, Alberti KG, Boye N, Christensen T, et al. Renal and glycemic determinants of glomerular hyperfiltration in normoalbuminuric diabetics. J Diabet Complications. 1990;4(4):159–65.

51. Mogensen CE. Long-term antihypertensive treatment inhibiting progression of diabetic nephropathy. Br Med J (Clin Res Ed). 1982;285(6343):685–8.

52. Christiansen JS. On the pathogenesis of the increased glomerular filtration rate in short-term insulin-dependent diabetes. Dan Med Bull. 1984;31(5):349–61.

53. Mauer SM, Steffes MW, Ellis EN, Sutherland DE, Brown DM, Goetz FC. Structural-functional relationships in diabetic nephropathy. J Clin Invest. 1984;74(4):1143–55.

54. Caramori ML, Fioretto P, Mauer M. Low glomerular filtration rate in normoalbuminuric type 1 diabetic patients: an indicator of more advanced glomerular lesions. Diabetes. 2003;52(4):1036–40.

55. Hansen KW, Mau Pedersen M, Christensen CK, Schmitz A, Christiansen JS, Mogensen CE. Normoalbuminuria ensures no reduction of renal function in type 1 (insulin-dependent) diabetic patients. J Intern Med. 1992;232(2):161–7.

56. Poulsen PL, Hansen KW, Mogensen CE. Ambulatory blood pressure in the transition from normo- to microalbuminuria. A longitudinal study in IDDM patients. Diabetes. 1994;43(10):1248–53.

57. Vittinghus E, Mogensen CE. Graded exercise and protein excretion in diabetic man and the effect of insulin treatment. Kidney Int. 1982;21(5):725–9.

58. Vittinghus E, Mogensen CE. Albumin excretion and renal haemodynamic response to physical exercise in normal and diabetic man. Scand J Clin Lab Invest. 1981;41(7):627–32.

59. Koivisto VA, Huttunen NP, Vierikko P. Continuous subcutaneous insulin infusion corrects exercise-induced albuminuria in juvenile diabetes. Br Med J (Clin Res Ed). 1981;282(6266):778–9.

60. Viberti G, Pickup JC, Bilous RW, Keen H, Mackintosh D. Correction of exercise-induced microalbuminuria in insulin-dependent diabetics after 3 weeks of subcutaneous insulin infusion. Diabetes. 1981;30(10):818–23.

61. Allen TJ, Cooper ME, Gilbert RE, Winikoff J, Skinni SL, Jerums G. Serum total renin is increased before microalbuminuria in diabetes. Kidney Int. 1996;50(3):902–7.

62. Daneman D, Crompton CH, Balfe JW, Sochett EB, Chatzilias A, Cotter BR, et al. Plasma prorenin as an early marker of nephropathy in diabetic (IDDM) adolescents. Kidney Int. 1994;46(4):1154–9.

63. Comper WD, Osicka TM, Clark M, MacIsaac RJ, Jerums G. Earlier detection of microalbuminuria in diabetic patients using a new urinary albumin assay. Kidney Int. 2004;65(5):1850–5.

64. Cherney DZ, Sochett EB, Dekker MG, Perkins BA. Ability of cystatin C to detect acute changes in glomerular filtration rate provoked by hyperglycaemia in uncomplicated Type 1 diabetes. Diabet Med. 2010;27(12):1358–66.

65. Lloyd CE, Stephenson J, Fuller JH, Orchard TJ. A comparison of renal disease across two continents: the epidemiology of diabetes complications study and the EURODIAB IDDM Complications Study. Diabetes Care. 1996;19(3):219–25.

66. Microvascular and acute complications in IDDM patients: the EURODIAB IDDM Complications Study. Diabetologia. 1994; 37(3):278–85.

67. Marshall SM, Alberti KG. Comparison of the prevalence and associated features of abnormal albumin excretion in insulin-dependent and non-insulin-dependent diabetes. Q J Med. 1989; 70(261):61–71.

68. Mogensen CE. Microalbuminuria and hypertension with focus on type 1 and type 2 diabetes. J Intern Med. 2003;254(1):45–66.

69. American Diabetes Association. Standards of medical care in diabetes-2013. Diabetes Care. 2013;36:S11–65.

70. Perkins BA, Ficociello LH, Silva KH, Finkelstein DM, Warram JH, Krolewski AS. Regression of microalbuminuria in type 1 diabetes. N Engl J Med. 2003;348(23):2285–93.

71. Hovind P, Tarnow L, Rossing P, Jensen BR, Graae M, Torp I, et al. Predictors for the development of microalbuminuria and macroalbuminuria in patients with type 1 diabetes: inception cohort study. BMJ. 2004;328(7448):1105.

72. Lurbe E, Redon J, Kesani A, Pascual JM, Tacons J, Alvarez V, et al. Increase in nocturnal blood pressure and progression to microalbuminuria in type 1 diabetes. N Engl J Med. 2002;347(11): 797–805.

73. Mogensen CE. Antihypertensive treatment inhibiting the progression of diabetic nephropathy. Acta Endocrinol Suppl (Copenh). 1980;238:103–8.

74. Kitzmiller JL, Brown ER, Phillippe M, Stark AR, Acker D,

Kaldany A, et al. Diabetic nephropathy and perinatal outcome. Am J Obstet Gynecol. 1981;141(7):741–51.

75. Christensen NJ, Gundersen HJ, Mogensen CE, Vittinghus E. Intravenous insulin decreases urinary albumin excretion in long-term diabetics with nephropathy. Diabetologia. 1980;18(4):285–8.

76. Marre M, Bernadet P, Gallois Y, Savagner F, Guyene TT, Hallab M, et al. Relationships between angiotensin I converting enzyme gene polymorphism, plasma levels, and diabetic retinal and renal complications. Diabetes. 1994;43(3):384–8.

77. Christensen CK, Mogensen CE. Antihypertensive treatment: long-term reversal of progression of albuminuria in incipient diabetic nephropathy. A longitudinal study of renal function. J Diabet Complications. 1987;1(2):45–52.

78. Feldt-Rasmussen B, Mathiesen ER, Deckert T. Effect of two years of strict metabolic control on progression of incipient nephropathy in insulin-dependent diabetes. Lancet. 1986;2(8519):1300–4.

79. Steinke JM, Sinaiko AR, Kramer MS, Suissa S, Chavers BM, Mauer M, et al. The early natural history of nephropathy in Type 1 Diabetes: III. Predictors of 5-year urinary albumin excretion rate patterns in initially normoalbuminuric patients. Diabetes. 2005;54(7):2164–71.

80. Deckert T, Andersen AR, Christiansen JS, Andersen JK. Course of diabetic nephropathy. Factors related to development. Acta Endocrinol Suppl (Copenh). 1981;242:14–5.

81. Turin TC, Tonelli M, Manns BJ, Ahmed SB, Ravani P, James M, et al. Proteinuria and life expectancy. Am J Kidney Dis. 2013;61(4):646–8.

82. Bilous RW, Mauer SM, Sutherland DE, Steffes MW. Mean glomerular volume and rate of development of diabetic nephropathy. Diabetes. 1989;38(9):1142–7.

83. Parving HH, Andersen AR, Smidt UM, Christiansen JS, Oxenboll B, Svendsen PA. Diabetic nephropathy and arterial hypertension. The effect of antihypertensive treatment. Diabetes. 1983;32 Suppl 2:83–7.

84. Parving HH, Andersen AR, Smidt UM, Svendsen PA. Early aggressive antihypertensive treatment reduces rate of decline in kidney function in diabetic nephropathy. Lancet. 1983;1(8335):1175–9.

85. Viberti GC, Bilous RW, Mackintosh D, Bending JJ, Keen H. Long term correction of hyperglycaemia and progression of renal failure in insulin dependent diabetes. Br Med J (Clin Res Ed). 1983;286(6365):598–602.

86. Knowler WC, Bennett PH, Hamman RF, Miller M. Diabetes incidence and prevalence in Pima Indians: a 19-fold greater incidence than in Rochester, Minnesota. Am J Epidemiol. 1978;108(6):497–505.

87. Myers BD, Nelson RG, Williams GW, Bennett PH, Hardy SA, Berg RL, et al. Glomerular function in Pima Indians with noninsulin-dependent diabetes mellitus of recent onset. J Clin Invest. 1991;88(2):524–30.

88. Pavkov ME, Bennett PH, Sievers ML, Krakoff J, Williams DE, Knowler WC, et al. Predominant effect of kidney disease on mortality in Pima Indians with or without type 2 diabetes. Kidney Int. 2005;68(3):1267–74.

89. Vora JP, Leese GP, Peters JR, Owens DR. Longitudinal evaluation of renal function in non-insulin-dependent diabetic patients with early nephropathy: effects of angiotensin-converting enzyme inhibition. J Diabetes Complications. 1996;10(2):88–93.

90. Nowack R, Raum E, Blum W, Ritz E. Renal hemodynamics in recent-onset type II diabetes. Am J Kidney Dis. 1992;20(4):342–7.

91. Vora JP, Dolben J, Dean JD, Thomas D, Williams JD, Owens DR, et al. Renal hemodynamics in newly presenting non-insulin dependent diabetes mellitus. Kidney Int. 1992;41(4):829–35.

92. Schmitz A, Hansen HH, Christensen T. Kidney function in newly diagnosed type 2 (non-insulin-dependent) diabetic patients, before and during treatment. Diabetologia. 1989;32(7):434–9.

93. Weidmann P, Trost BN. Pathogenesis and treatment of hypertension associated with diabetes. Horm Metab Res Suppl. 1985;15:51–8.

94. Schmitz A, Gundersen HJ, Osterby R. Glomerular morphology by light microscopy in non-insulin-dependent diabetes mellitus. Lack of glomerular hypertrophy. Diabetes. 1988;37(1):38–43.

95. Araki S, Haneda M, Sugimoto T, Isono M, Isshiki K, Kashiwagi A, et al. Factors associated with frequent remission of microalbuminuria in patients with type 2 diabetes. Diabetes. 2005;54(10):2983–7.

96. Caramori ML, Kim Y, Fioretto P, Huang C, Rich SS, Miller ME, et al. Cellular basis of diabetic nephropathy: IV. Antioxidant enzyme mRNA expression levels in skin fibroblasts of type 1 diabetic sibling pairs. Nephrol Dial Transplant. 2006;21(11):3122–6.

97. Lane PH, Steffes MW, Mauer SM. Glomerular structure in IDDM women with low glomerular filtration rate and normal urinary albumin excretion. Diabetes. 1992;41(5):581–6.

98. Tsalamandris C, Allen TJ, Gilbert RE, Sinha A, Panagiotopoulos S, Cooper ME, et al. Progressive decline in renal function in diabetic patients with and without albuminuria. Diabetes. 1994;43(5):649–55.

99. Nelson RG, Knowler WC, McCance DR, Sievers ML, Pettitt DJ, Charles MA, et al. Determinants of end-stage renal disease in Pima Indians with type 2 (non-insulin-dependent) diabetes mellitus and proteinuria. Diabetologia. 1993;36(10):1087–93.

100. Brito PL, Fioretto P, Drummond K, Kim Y, Steffes MW, Basgen JM, et al. Proximal tubular basement membrane width in insulin-dependent diabetes mellitus. Kidney Int. 1998;53(3):754–61.

第 4 章

糖尿病肾病的发病机制：血流动力学改变／肾素－血管紧张素系统

Arnold B. Alper Jr.

引言

糖尿病肾病是一种糖尿病的微血管并发症，其临床特征为肾小球滤过率（GFR）升高和微量清蛋白尿[1]。如果未给予合适治疗，这些早期的病理学改变就会进展为肾脏纤维化和肾小管间质性损伤并伴随 GFR 下降，最终导致肾衰竭[2,3]。

糖尿病肾病和与之相关的肾脏微循环病理生理改变被认为是代谢和血流动力学交互作用的结果。两者刺激共同的细胞内通路，并且引起不同的细胞因子和生长因子分泌，进而导致肾脏疾病。血糖持续升高通过激活数个血管活性激素通路改变肾脏血流动力学，其中包括肾素－血管紧张素－醛固酮系统（RAAS）、内皮素和尿紧张素[4,5]。上述激素进而激活第二信使信号通路，包括蛋白激酶 C 和转录因子，常见的转录因子有 NK-κB 及包括 TGF-β（肾皮质转化生长因子 β）、VEGF（血管内皮生长因子）和 PDGF（血小板源性生长因子）等在内的细胞因子。上述过程导致清蛋白尿、肾小球硬化和肾小管间质纤维化等糖尿病肾病典型表现[6,7]。本章将提供关于血流动力学和激素机制的细致综述，两

者都是糖尿病肾病发展的基础。

肾素–血管紧张素–醛固酮系统

肾素–血管紧张素–醛固酮系统在糖尿病肾病中所扮演的角色已经被研究得比较清楚。然而，早期专注于 RAAS 系统的研究却得出了富有争议的相反的研究结果。最新研究发现，局部肾内 RAAS 是一个独立于 RAAS 系统以外的系统，并且能在糖尿病动物模型和人类糖尿病中被激活[8,9]。虽然血管紧张素 Ⅱ（Ang Ⅱ）一般被当作是 RAAS 的单个效应分子，但是最近几年的研究已经证明醛固酮、肾素和肾素原对糖尿病肾脏均有直接效应[10]。此外，最新研究表明，Ang Ⅱ，包括 Ang(1–7) 和 Ang(1–9) 的代谢在糖尿病肾病的发生发展中有着重要的作用[11,12]。

确实，肾脏 RAAS 在局部 RAAS 系统中非常特别，肾内 Ang Ⅱ 合成必需的所有成分都由肾小管内和间质部分产生[13,14]。Ang Ⅱ 的形成基于基底血管紧张素原（AGT）和 Ang Ⅰ 的可用性、肾素、血管紧张素转化酶（ACE）、ACE2 的酶活性及 ACE 独立酶通道（包括丝氨酸蛋白酶，如糜酶）。血管紧张素 1–7[Ang(1–7)] 是一种 Ang Ⅱ 的代谢产物，能够直接通过 ACE2 的水解作用由 Ang Ⅱ 代谢产生，或者通过 ACE 由 Ang Ⅰ 间接转换而来[15,16]（图 4.1）。不同激素与其受体之间相互作用和复杂的交互影响构成了对糖尿病肾病病理学改变的进一步解释。

A.B. Alper Jr., M.D., M.P.H. (✉)
Department of Internal Medicine, Section of Nephrology,
Tulane University School of Medicine, 1430 Tulane Avenue,
New Orleans, LA 70112, USA
e-mail: aalper2@tulane.edu

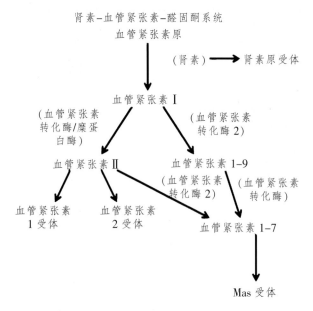

图 4.1 RAAS 的进展一览。

血管紧张素 Ⅱ

血管紧张素 Ⅱ（Ang Ⅱ）是 RAAS 中最有效的效应激素，在不同肾细胞中具有不同的作用。然而，在 1 型和 2 型糖尿病（T1DM 和 T2DM）中，关于 RAAS 活化的数据却不一致。一般认为，在糖尿病肾病中肾内 RAAS 是向上调节的，是造成肾脏病理生理变化的主要原因[17,18]。此外，最新研究证明了细胞特异性 RAAS 的存在，比如在近端小管，并且也发挥向上调节的作用[9]。尽管肾内 RAAS 在糖尿病早期即被激活，其准确的机制却不得而知。GR91（可被琥珀酸盐激活的 G 蛋白耦联受体）的发现，可能会提供一条高血糖激活 RAAS 的线索[19]。大鼠模型输注琥珀酸盐后，可使血管肾素活性（PRA）分泌增加，血压升高，两者都可被血管紧张素转化酶（ACEI）抑制剂或双侧肾切除所阻断[19]。而高血糖可刺激琥珀酸盐的释放，直接导致体外实验中肾小球旁器肾素分泌增多[20]。

涉及糖尿病肾病的肾内 RAAS 状态的研究数据并不一致。直接测量法表明，肾内 RAAS 中的 Ang Ⅱ 一直加快糖尿病病程进展[21]。另一方面，尿 AGT 水平在动物模型和糖尿病肾病的患者中都表现出一致的升高[22,23]。集合小管中的肾素和新产生的 AGT 通过和小管液中的 ACE 一起转运，使得 Ang Ⅰ 和 Ang Ⅱ 能够就地合成，不受肾小球旁器肾素分泌的限制[24]。

最近关于 T2DM 的研究表明，ACE 对 Ang Ⅱ 的形

成具有重要作用。一些研究发现，糖尿病肾病动物模型中的系膜细胞、肥大细胞和血管平滑肌细胞中糜酶都明显未得到调节。并且，糜酶抑制剂，如胰凝乳蛋白酶抑制剂，能够显著阻断 Ang Ⅱ 的合成[25,26]。Park 等发现，ACE 抑制剂显著减弱由 Ang Ⅰ 引起的入球小动脉收缩，但是丝氨酸蛋白酶抑制剂却不能[27]。另一方面，糖尿病肾脏中的入球小动脉收缩却是由丝氨酸蛋白酶抑制剂而不是 ACE 抑制剂减弱[27]。这些结果都说明糖尿病肾脏能够从依赖 ACE 合成 Ang Ⅱ 转变到依赖丝氨酸蛋白酶。

在肾脏 Ang Ⅱ 通过其两个受体亚类型起作用，这两个亚类型分别为 AT-1 和 AT-2 受体。AT-1 受体广泛分布于肾脏中，然而 AT-2 仅存在于肾小球内皮细胞、间质与皮质中的肾小管上皮细胞、外部髓质中的肾小管细胞及内部髓质的集合管细胞[28,29]。普遍认为受体介导了 Ang Ⅱ 的反向作用。AT-1 受体激活可导致血管收缩、钠潴留和细胞增生。AT-2 受体激活将导致血管舒张、尿钠排泄和细胞增生抑制[30,31]。有趣的是，有研究证明，在糖尿病肾病中 AT-1 受体表达减少，这表明是 Ang Ⅱ 对 AT-1 受体的敏感性而非其表达程度介导了 Ang Ⅱ 激活 AT-1 受体带来的伤害[18,32]。此外，糖尿病肾病早期的超滤和之后的 GFR 下降都与由 AT-1 受体介导的 Ang Ⅱ 血管反应有关[33,34]。

除了血流动力学效应，Ang Ⅱ 激活 AT-1 受体导致糖尿病肾脏结构损伤的发生发展也越来越受到瞩目。Ang Ⅱ 的有害作用主要是刺激相关促纤维化细胞因子，如 TGF-β、VEGF、PDGF，以及下游信号通路如 PKC 和 NF-κB[35,36]。刺激的结果是肾小管间质纤维化和肾小球硬化症。同时，在肾脏中，Ang Ⅱ 也被证实是一个强大的炎症因素，能够激活单核细胞和巨噬细胞的分化与增生[37]。此外，Ang Ⅱ 也能够促进糖基化终产物累积，从而促进肾脏损伤。

Ang Ⅱ 可导致系膜细胞病理性肥大和增生，并且通过加快合成和减少降解来促进细胞外基质的积累[37]。足细胞中，Ang Ⅱ 能够发挥改变肾小球滤过屏障选择通透性的作用。体外研究证明，将足细胞暴露在 Ang Ⅱ 下会出现细胞再分布、蛋白损失及细胞支架分布改变，包括应力纤维丧失，F 肌动蛋白积累于皮质和细胞退缩[38]。Ang Ⅱ 也能通过加大足细胞单分子层的清蛋白渗透性诱导 F 肌动蛋白的纤维重组[39]。Ang Ⅱ 可刺激 alpha3（Ⅳ）胶原蛋白的产生，促进足细胞肥大和凋亡[40]。肾小管细胞中，Ang Ⅱ 可导致细胞肥大、凋亡和上皮成纤维细胞分化转移，也能够通过上调 TGF-β 受体

2 的表达，促进细胞外基质积累，从而放大 TGF-β1 在肾小管上的效果[41]。

AT-2 受体在糖尿病肾脏中的病理生理学机制目前尚未完全清楚。关于这些受体，目前的数据也有很多矛盾之处。确实，糖尿病肾病的实验模型同时报告 AT-2 受体表达的升高和降低[29,31]。AT-2 受体表达减少支持这样一个概念，该概念认为 AT-2 受体或许介导了 Ang II 的有益效果，如细胞分化和减少肾小球硬化症导致的细胞凋亡，当 AT-2 受体表达下调时，这些有益效果就消失了。更多支持糖尿病肾病中 AT-2 受体重要作用的证据来自一份关于 AT-2 受体基因多态性的报告。报告显示，AT-2 受体与 T1DM 动脉系统的过早老化和肾功能衰弱相关[42]。然而，AT-2 受体激活的效应并不统一，关于 AT-2 受体在糖尿病肾脏损伤中扮演什么样的角色还有待讨论。一些近期研究表明，阻断 AT-2 受体会在某些情况下给予肾脏保护[43,44]。此外，AT-2 受体还可能通过产生活性氧促进肾脏损伤。此外，为了完全阻止糖尿病肾脏损伤模型中的炎症进展，同时阻断 AT-1 和 AT-2 受体是必需的[44]。关于 AT-2 受体在糖尿病肾病中的作用仍需要大量调查研究以确定，尤其是 RAAS 在糖尿病肾病病理中发挥重要作用。

值得注意的是，不是所有研究都发现这些损伤结果与 AT-1 和 AT-2 受体表达水平有关，在 RAAS 系统中也有其他成分与肾脏损伤有关。一种对上述不一致结果的可能解释是不同研究中使用不同的动物模型、不同的糖尿病病程和不同的 RAAS 表达测量工具。此外，糖尿病不仅会改变不同 RAAS 成分的表达水平，也会改变这些成分在肾脏不同部位中的分布。这些发现再一次强调，不仅是肾脏内 RAAS，细胞特异性 RAAS 在糖尿病肾病的病理学病变中也有重要作用。

ACE2

肾内 RAAS 的复杂性一直随着新酶和新受体的发现而不断演化。其中 ACE2 即是 RAAS 中一个刚被发现的新酶，它能够诱导血管紧张素降解产物的产生，如 A1-7。A1-7 是一种抗血管紧张素的多肽，具有舒张血管的作用，并且能够拮抗 Ang II[45]（见图 4.1）。很多专家认为 ACE2 是经典 RAAS 反馈调节机制的组成部分。ACE2 被发现后，很多人类组织如心脏、肾脏和睾丸中都可以发现 ACE2 的存在。这说明 ACE2 可能在

肾脏和心血管内稳态中起重要作用[46]。

ACE2 是 ACE 的第一个同系物，有 42% 的序列相同，且这个金属蛋白酶只包括了一个 HEXXH 共同序列，具有单羧肽酶活性[46]。ACE2 也和 collectrin 蛋白有 48% 的序列相同。collectrin 蛋白最近才被研究者们发现，以膜结合形式和溶解形式存在于人体，负责调节肾脏氨基酸转运和保持集合管形态[47]。ACE2 分解 Ang I 的末端亮氨酸产生 Ang(1-9)，ACE2 对 Ang II 有 400 倍于 Ang I 的亲和性，进而分裂 Ang II 末端的苯基丙氨酸残基产生 Ang(1-7)[7]。众所周知，Ang II 具有血管紧张、促炎症和促氧化作用，大部分由 AT-1 受体介导。而 Ang(1-7) 是 AT-2 通过 ACE2 降解的最初产物，以 MAS 受体起作用，通过升高缓激肽和一氧化氮来舒张血管，并加速前列腺素的释放，抑制去甲肾上腺素释放[48,49]。

ACE2 存在于肾脏的不同部位，包括皮质肾小管（主要）和近端小管的顶部边缘，ACE2 和足细胞特异性标志比如肾病蛋白、膜蛋白和突触极蛋白相结合[50,51]。

T1DM 和 T2DM 模型对 ACE2 在肾脏的表达均有研究。一项历时 8 周的 db/db 小鼠研究（T2DM 早期模型）发现，ACE2 的 mRNA 表达升高，然而在发展成糖尿病肾病前肾小球和皮质的 ACE 表达却是减少的[50]。因此，似乎在糖尿病肾病早期，ACE2 上调，这或许是一种拮抗依赖 ACE 的 Ang II 合成的保护机制。因为长时高血糖和随之而来的促炎症和促纤维化信号通路的激活，ACE2 的表达开始下调，这可能促进肾脏疾病的进展。另外，在糖尿病肾脏模型中，ACE2 表达减少与蛋白尿增加、因 MLN-4760 升高 3~4 倍尿蛋白导致的 ACE2 抑制相联系[53]。ACE2 抑制是造成肾小球膜基质扩张、血管壁增厚和足细胞局灶性缺失的原因，这表明 ACE2 对足细胞的保存是必要的。最后，在两个 T1DM 模型中，ACE2 基因缺失导致糖尿病肾病的加速发展[54]。此外，研究发现，糖尿病肾病患者的肾小管中，ACE 表达上升时 ACE2 的表达下降[52]。目前的研究发现都说明 ACE2 可能在糖尿病肾病发生前，通过保护足细胞参与到糖尿病肾脏的补偿机制中，因此 ACE2 能够阻止肾小球损伤的进一步恶化。

Ang II 的代谢：Ang(1-7)和 Ang(1-9)

Ang(1-7) 是 RAAS 的 7 肽成员，通过 ACE 作用于 Ang(1-9) 和 ACE2 作用于 Ang II 代谢产生（见图 4.1）。

肾脏中，Ang(1-7)通过脑啡肽酶、甲拌磷寡肽酶或者脯氨酰寡肽酶的作用从它的前体 Ang I 中产生，并分布于刷状缘和细胞质中[12,57]。然而，大鼠肾脏皮质研究发现，Ang（1-7）主要通过 ACE2 降解 Ang II 产生[50]。Ang(1-7)通过和 MAS 受体结合，能够成为有效的血管舒张剂，在肾脏中也有降血压、抗感染和抗增生作用[15,55]，这些效应本质上是拮抗 AT-1 受体介导的 Ang II 作用。然而迄今为止，关于 Ang(1-7)对糖尿病肾脏的直接作用研究者们知之甚少。相较于没有 DM 的大鼠，链脲霉素诱导的 Wistar 大鼠出现 Ang(1-7)mRNA 表达下调，但是 Ang(1-7)水平并没有差异[56]。在同样的动物模型中，用 Ang(1-7)和（或）Ang(1-7)受体 Mas 拮抗剂 AVE-00991 治疗减少清蛋白尿，并且预防 DM 诱发的血管对去甲肾上腺素、内皮素-1 和 Ang II 的异常反应[11]。类似的，对链脲霉素诱导糖尿病的大鼠使用 Ang(1-7)治疗可降低 NADPH 氧化酶活性，减少清蛋白尿和糖尿病引发的肾脏血管对于 AT-2 的敏感性[58]。这些发现都支持了 Ang(1-7)是糖尿病中肾脏保护药物。

在非肾脏的脉管系统中，Ang(1-7)发挥其血管舒张作用，包括加速产生一氧化氮、前列腺素和依赖内皮素的超极化舒张因子[59,60]。这些效应能被 Ang(1-7)Mas 受体拮抗剂阻断，提示 Mas 受体信号通路的参与。

然而，Ang(1-7)在调节肾脏血流动力学中的作用尚未完全清楚，研究数据也多有矛盾。大鼠肾脏脉管系统中，体外实验证明，尽管 Ang(1-7)并没有影响血管功能，但是它阻止了 Ang II 引发分离体外的肾脏动脉的血管收缩作用。在 Wistar Kyoto 大鼠和 SHR 大鼠中，Ang(1-7)加快肾脏血液流速，并抑制 Ang II 的缩血管反应[61,62]。后者效应可被 Mas 受体、环氧化酶抑制剂或 NOS 抑制剂的拮抗作用阻断。这些结果都表明 Ang(1-7)的血管舒张效应中，由 Mas 介导的前列腺素和一氧化氮释放具有重要作用。

Ang I 能够被 ACE2 降解为 Ang(1-9)[63]。Ang(1-9)在肾脏中的作用仍然不被人们所了解。某些研究者相信 Ang(1-9)是有益处的，因为 Ang(1-9)能够转变成潜在的血管舒张剂 Ang(1-7)。然而，在糖尿病大鼠肾小球提取物中，外源性 Ang(1-9)不断转化成 Ang II，这个反应是被一个未知的羧肽酶所催化[12]。这个发现表明，Ang(1-9)可能对肾功能有害，因为它可能会给糖尿病肾脏中的 Ang II 提供另一条合成通路。研究者们认为，将 Ang I 转换成 Ang(1-9)只有在 Ang II 水平升高的情况下才是重要的，如用血管紧张素受体阻滞剂进行治疗[64]。为确认 Ang(1-9)在糖尿病肾脏中的功能仍需进一步研究。

最近的研究也开始注意 Ang IV 的重要性。Ang IV 是在心血管疾病中血管紧张素 N 端降解的产物[65]。Ang IV 在对组织损伤的反应中产生，和 AT-4 受体结合。在肾脏中，Ang IV 同时拥有血管收缩和血管舒张的效应，并且在高血压模型中诱发 PAI-1 表达[66]。然而，尚无关于 Ang IV 在糖尿病肾脏中所起作用的数据。

肾素和前肾素

ACE 抑制剂对于延缓糖尿病肾病病程进展只有有限的作用，这一点已经毋庸置疑。有人推测这或许是因为局部肾脏组织中肾素的积累，这样就会通过依赖肾素且独立于 ACE 的路径，导致更高的 Ang II 水平[67]。然而，当肾脏尤其是肾小管中 Ang II 水平上升时，DM 患者血浆肾素活性普遍降低[68]。肾小球旁器细胞中，Ang II 通过 AT-1 受体抑制肾素释放。反之，集合管内 Ang II 通过 AT-1 受体刺激肾素表达[69]。DM 和高血压动物模型中，集合管肾素原和肾素都是上调的，其中 DM 动物模型中观察到的肾素原水平上升或许是来自集合管的上皮细胞[70]。因此，鉴于 DM 中的肾小球旁器能够抑制肾素产生，远肾单位中的肾素分泌上调或许能够支撑肾内 Ang II 的持续合成，维持或促进高血压状态和肾脏损伤[69]。局部肾小管肾素升高被认为是导致 Ang II 局部形成增加的原因，并且随后导致肾小管间质的纤维化和损伤。

肾素原作为肾素的前身，在正常生理条件下缺乏肾素可复活性。T2DM 患者中的血浆肾素原水平都普遍升高，尤其是伴随微量清蛋白尿时[71]。肾素和肾素原都能够通过和一种膜相关蛋白结合直接作用于肾脏，这种蛋白称为肾素(原)受体[72]，在心脏、大脑、胎盘、肝脏和肾脏组织中都有表达，对肾素的亲和性不如肾素原。肾素原与受体结合后发生一系列构型变化，并且不经过蛋白水解即具有酶活性作用。这个机制会促进局部 Ang II 合成，尤其是当组织缺少肾素基因的时候。肾素(原)受体主要分布于肾小球系膜细胞、远端小管、肾小球和致密斑[72,73]。在人工培育的肾小球系膜中，肾素(原)受体的活性是通过与肾素/肾素原结合产生，即使在血管紧张素受体阻滞剂或者 ACE 抑制剂存在的情况下，这种活性仍可激活丝裂原活化蛋白激酶-细胞外信号调节激酶通路(MAPK/ERK)[73]。

造成相关促纤维细胞因子如 TGF-β、PAI-1、纤维连接蛋白和胶原蛋白 1 的增多[73,74]。这些发现表明系膜细胞上肾素(原)受体的激活所致的 DM 患者高肾素原水平,也可能独立于 Ang II 之外,导致严重的肾小球硬化症。

(前)肾素受体在人类足细胞被发现,注射肾素原能够使之前细胞内被肾素抑制剂阿利吉伦阻断的 Ang II 升高[75]。与系膜细胞相同,刺激足细胞肾素(原)受体能够激活 MAPK/ERK 通路,但是不会导致 TGF-β 和 PAI-1 水平升高[75]。有值得注意的是,高水平肾素原过度刺激肾素(原)受体是自限性的。

研究发现位点特异性结合蛋白,也就是所谓的诱饵蛋白,能够在肾素和肾素(原)受体结合时阻止其激活[73]。在糖尿病肾病实验模型中,"诱饵蛋白"被证明能够通过直接和间接作用减少肾小球硬化症和肾小管间质纤维化[76,77]。这些发现都表明,无论是单独作用还是和 Ang II 一起,肾素和肾素原在糖尿病肾病病理生理学改变中都起重要作用。然而阻断肾素(原)受体能否对人类糖尿病肾病的肾脏起很好的保护作用仍然需要更多研究去探索。

醛固酮

人们逐渐认识到在糖尿病肾病肾脏损伤中,醛固酮是一个非常重要的介导因素。短期应用 ACE 抑制剂可使醛固酮水平降低或不受影响,长期应用使其增加,就是所谓的"醛固酮逃逸"[81]。然而,之前认为醛固酮仅用于平衡水电解质,越来越多的证据表明醛固酮对靶细胞有着直接的作用,并通过氧化应激、炎症和纤维化造成肾脏损伤。这些发现使研究者们认为 ACE 抑制剂未能提供完全肾脏保护的原因是醛固酮水平升高。DM 动物模型中,螺内酯作为盐皮质激素受体拮抗剂,可导致清蛋白尿、肾小球硬化症、巨噬细胞浸润、肾脏 MCP-1 合成及 NF-β 表达的减少[78]。T2DM 和糖尿病肾病患者中,螺内酯的使用能够减少清蛋白尿和 PAI-1[79]。更新的研究表明,使用更具选择性的盐皮质激素受体拮抗剂(伊普利酮)后,高血压糖尿病患者的蛋白尿减少的水平与应用 ACE 抑制剂相似[80]。另外,临床研究也证明,血清醛固酮浓度升高和肾脏功能损伤有关。

除大脑以外,肾上腺外的醛固酮合成是有争议的。然而,负责醛固酮合成的酶来自去氧皮质酮,P45011β₂(CYP11β₂)主要存在于大鼠的肾小球和足细胞[82]。T1DM 大鼠模型中出现这种酶的表达上调[82]。但是类似的系统是否存在于人类的肾脏中依然是未知的尚需要进一步研究。

肾脏血管对糖尿病的反应

血流动力学和非血流动力学的致病机制都会促进肾小球硬化症的发展,随后导致糖尿病肾病中肾小管间质纤维化。血流动力学的改变包括小动脉功能改变,最终导致糖尿病病程早期的超滤。除 RAAS 外,其他几个激素系统和电解质并在这个糖尿病早期过程中发挥了重要作用。

9C-肽

C-肽是胰岛素合成时产生的 31 个氨基酸组成的基,并且和胰岛素一起由胰岛分泌。因此胰岛功能损伤的 T1DM 患者的 C-肽水平是降低的。最初认为 C-肽是生物惰性的,目前研究发现,C-肽可在 T1DM 患者和动物中起到肾脏保护作用[83]。C-肽能够减轻超滤、病理性肥大和清蛋白尿,这可能是通过 Na^+/K^+ATP 酶起作用,但是其准确机制仍有待探索[84]。Nordquist 等研究发现,在 C-肽对由四氧嘧啶诱发 T1DM 的大鼠身上分离出的入球小动脉有着直接的血管收缩作用,然而对无 DM 大鼠的入球小动脉却没有明显作用[85],这表明,减少内源性 C-肽水平可能促进和糖尿病超滤相关的入球小动脉扩张。此外,C-肽在许多其他血管都呈现血管舒张作用,其对 T1DM 患者入球小动脉的收缩作用给通过新机制对入球小动脉加以控制的可能性。

环氧化酶-2

花生四烯酸,尤其是环氧化酶-2(COX-2)代谢与糖尿病肾病血管功能障碍有关的结论不断出现。鉴于非甾体类抗感染药物的效果,花生四烯酸的代谢机制和 DM 超滤确实有关,但是最近才有证明其特异性的证据出现。链脲霉素诱发 DM 大鼠肾脏中,出现 COX-2 表达上调和使用 COX-2 抑制剂后超滤逆转,然而正常大鼠中 GFR 并没有变化[86]。后续实验证实了上述结果,并且发现过氧亚硝酸盐是 COX-2 上调的刺激因素[87,88]。在患有 DM 和超滤的青少年和青年人群中,COX-2 减弱了超滤。患 DM 而无超滤,GFR 正常的患者使用 COX-2 抑制剂后 GFR 升高[89]。显然，上述发现证明，COX-2 影响 T1DM 肾小球功能的复杂性。此外，可能由于肾脏血流动力学对于 COX-2 抑制剂的反应有性别特异性，以至于女性血管扩张作用对前列腺素的依赖大于男性。这表明性激素可能通过糖尿病早期发生的肾血管事件参与糖尿病肾病的发病机制[90]。

一项关于 T1DM 的研究表明，患者长期注射一种生长激素抑制素类似物（奥曲肽），能够部分逆转这些患者早期的超滤和肾脏尺寸变大[96]。尽管血糖、胰高血糖素和生长激素水平保持不变，但是血浆中胰岛素样生长因子 1(IGF-1)浓度降低。有趣的是，在健康人群注射 IGF-1 后出现和早期糖尿病患者类似的血流动力学改变，包括肾脏血管舒张和 GFR 升高[97]。这些结果也同样在动物模型中出现[98]。

高血糖导致的另一个重要结果是山梨醇的积累和糖基化蛋白的形成。过量的葡萄糖被转运至细胞内，经醛糖还原酶作用，再转化为山梨醇积累于细胞内。研究表明，患有微量清蛋白尿的 T1DM 患者注射托瑞斯塔（一种醛糖还原酶抑制剂）后，GFR 降至正常值且清蛋白尿排泄减少[99]。

慢性高血糖还可引发循环中过量的葡萄糖和组织蛋白中的游离氨基酸相结合。这个过程最初仅形成可逆转的糖化产物，之后转变为不可逆转的晚期糖化终产物。在大鼠模型中将晚期糖化终产物注射，出现血浆流动性上升、GFR 升高和糖尿病未治疗时典型的肾小球内压力升高[100]。体内研究表明，注射晚期糖化终产物能够显著提升 RAAS 不同成分的表达[103]。此外，注射 Ang Ⅱ 能够增加血清中和肾脏中的糖化产物积累，暗示着在糖尿病肾病病理过程中潜藏的细胞活动之间的复杂交互作用。

糖尿病和肾脏自身调节

现在普遍认为肾小球超滤和肾小球毛细血管高压在糖尿病肾病的病理过程中，尤其是在肾小球硬化症形成中，发挥重要作用。系统性动脉压即使轻微升高，也能通过舒张肾小球前微脉管系统传导至肾小球造成肾病情况恶化。甚至轻微的系统性血压降低，也被证明能够显著减少肾小球损伤。肾脏自我调节功能受损后，系统性动脉压的变化直接影响肾小球。这也就意味着高血糖或许能够通过扩张微小动脉来损伤局部肾小球微循环的自动调节功能，对入球小动脉尤其如此，因此进一步影响经毛细血管压力差[91]。糖尿病患者中常见的自动调节受到很多因素的影响，包括激素，如性激素和 IGF-1，山梨醇，钠重吸收和管球反馈增强。

肾小管钠的重吸收增强是由于近端小管中钠-葡萄糖转运增多，后被证明在肾脏血流自动调节中起非常重要的作用。超滤液中的高胰岛素血症和高血糖浓度能够刺激近端小管的钠-葡萄糖转运增强，从而使钠重吸收增多[101]。肾小管钠的重吸收增强使致密斑的液体和溶质运输减少，从而激活管球反馈依赖性入球小动脉扩张和 GFR 升高。

据推测，高血糖使靶器官对于高血压引起的损伤变得更加敏感，很可能是因为局部 RAS 和 Ang Ⅱ 的激活。高血糖能够升高肾小球系膜和肾小管细胞中肾素和 AGT 的表达，进而升高肾内 Ang Ⅱ 水平，激活不同的细胞因子，从而导致细胞外基质累积。事实上糖尿病已被证明能够影响自动调节：肌源性反应和管球反馈。因此，糖尿病中肾脏自动调节功能受损也不足为奇。T2DM 大鼠模型施以微创穿刺术研究发现，糖尿病大鼠的肾脏自动调节功能在患病早期就已损伤，但是非糖尿病控制组中并未发现肾脏损伤[92]。这说明在明显高血糖之前这些变化就已经发生，其结果与早期糖尿病患者自动调节能力缺陷相一致，并且对糖尿病肾病的发展起至关重要的作用。然而，Lau 等研究发现，与控制组相比，链脲霉素引发糖尿病大鼠组，在低灌流压力下肾脏血流和自动调节能力显著增强[93]。因此，在关于糖尿病早期肾脏血管自动调节功能是否受损方面尚未达成统一意见。这种情况的复杂性在某种程度上归因于在人类和啮齿动物类糖尿病病程不断发展中发生的肾小球自动调节的渐进性损伤[94,95]。

最新研究表明，肾小球前微血管平滑肌的主要改变在糖尿病肾病早期超滤期的入球小动脉血管扩张中扮演至关重要的角色。ATP 敏感性 K+通道的药理性阻断引起链脲霉素诱发糖尿病的大鼠入球小动脉收缩，但是对正常大鼠的入球小动脉却没有影响[102]。这个发现说明打开 K+通道能够在糖尿病中增强入球小动脉扩张。K+通道可能通过增加血管平滑肌膜超极化使糖尿病中入球小动脉扩张，因此通过电压门控通道流入钙减少，最后减少细胞内钙浓度。这种受损的极电耦合也有可能损害在糖尿病肾病中出现的多种体液的血管活性反应、肌源性反应和球管反馈，直至最终的自动调节。

（郑丽思 王统彩 译）

参考文献

1. Hostetter TH. Hyperfiltration and glomerulosclerosis. Semin Nephrol. 2003;23(2):194–9.
2. Caramori ML, Mauer M. Diabetes and nephropathy. Curr Opin Nephrol Hypertens. 2007;12(3):273–82.
3. Leon CA, Raij L. Interaction of haemodynamic and metabolic pathways in the genesis of diabetic nephropathy. J Hypertens. 2005;23(11):1931–7.
4. Cooper M, Boner G. Dual Blockade of the renin-angiotensin-aldosterone system in diabetic nephropathy. Diabet Med. 2004;21 Suppl 1:15–8.
5. Hanes DS, Nahar A, Weir MR. The tissue renin-angiotensin-aldosterone system in diabetic mellitus. Curr Hypertens Rep. 2004;6(2):98–105.
6. Noh H, King GL. The role of protein kinase C activation in diabetic nephropathy. Kidney Int Suppl. 2007;106:S49–53.
7. Zhu Y, Usui HK, Sharma K. Regulation of transforming growth factor beta in diabetic nephropathy: implications for treatment. Semin Nephrol. 2007;27(2):153–60.
8. Hollenberg NK, Price DA, Fisher ND, Lansang MC, Perkins B, Gordon MS, Williams GH, Laffel LM. Glomerular hemodynamics and renin-angiotensin system in patients with type I diabetes mellitus. Kidney Int. 2003;63:172–8.
9. Zimpelmann J, Kumar D, Levine DZ, Wehbi G, Imig JD, Navar LG, Burns KD. Early diabetes mellitus stimulates proximal tubule renin mRNA expression in the rat. Kidney Int. 2000;58(6):2320–30.
10. Schmieder RE. The potential role of prorenin in diabetic nephropathy. J Hypertens. 2007;25(7):1323–6.
11. Benter IF, Yousif MH, Anim JT, Cojocel C, Diz DI. Angiotensin (1-7) prevents the development of severe hypertension and end-organ damage in spontaneously hypertensive rats treated with L-NAME. Am J Physiol Heart Circ Physiol. 2006;290(2):H684–91.
12. Singh R, Singh AK, Leehey DJ. A novel mechanism for angiotensin II formation in streptozotocin-diabetic rat glomeruli. Am J Physiol Renal Physiol. 2005;288(6):F1183–90.
13. Kobori H, Nangaku M, Navar LG, Nishiyama A. The intrarenal renin-angiotensin system: from physiology to the pathobiology of hypertension and the kidney disease. Pharmacol Rev. 2007;59(3):251–87.
14. Dzau VJ, Re R. Tissue angiotensin system in cardiovascular medicine. A paradigm shift? Circulation. 1994;89(1):493–8.
15. Trask AJ, Ferraio CM. Angiotensin (1-7): pharmacology and new perspectives in cardiovascular treatments. Cardiovasc Drug Rev. 2007;25(2):162–74.
16. Hamming I, Cooper ME, Haagmans BL, Hooper NM, Korstanje R, Osterhaus AD, Tiemens W, Turner AJ, Navis G, van Goor H. The emerging role of ACE2 in physiology and disease. J Pathol. 2007;212(1):1–11.
17. Wolf G, Ziyadeh FN. The role of angiotensin II in diabetic nephropathy: an emphasis on nonhemodynamic mechanisms. Am J Kidney Dis. 1997;29(1):153–63.
18. Kennefick TM, Oyama TT, Thompson MM, Vora JP, Anderson S. Enhanced renal sensitivity to angiotensin actions in diabetes mellitus in the rat. Am J Physiol. 1996;271(3):F595–602.
19. He W, Miao FJ, Lin DC, Schwander RT, Wang Z, Gao J, Chen JL, Tian H, Ling L. Citric acid cycle intermediates as ligands for orphan G-protein-coupled receptors. Nature. 2004;429(6988):1881–93.
20. Toma I, Kang JJ, Sipos A, Vargas S, Bansal E, Hanner F, Meer E, Peti-Pterdi J. Succinate receptor GPR91 provides a direct link between high glucose levels and renin release in murine and rabbit kidney. J Clin Invest. 2008;118(7):2526–34.
21. Anderson S. Physiologic actions and molecular expression of the renin-angiotensin system in the diabetic rat. Miner Electrolyte Metab. 1998;24(6):406–11.
22. Kobori H, Katsurada A, Miyata K, Ohashi N, Satou R, Saito T, Hagiwara Y, Miyashita K, Navar LG. Determination of plasma and urinary angiotensinogen levels in rodents by newly developed ELISA. Am J Physiol Renal Physiol. 2008;294(5):F1257–63.
23. Yamamoto T, Nakagawa T, Suzuki H, Ohashi N, Fukusawa H, Fujigaki Y, Kato A, Nakamura Y, Suzuki F, Hishida A. Urinary angiotensinogen as a marker of intrarenal angiotensin II activity associated with deterioration of renal function in patients with chronic kidney disease. J Am Soc Nephrol. 2007;18(5):1558–65.
24. Kobori H, Ozawa Y, Suzaki Y, Prieto-Carrasquero MC, Nishiyama A, Shoji T, Cohen EP, Navar LG. Young scholars award lecture: intratubular angiotensinogen in hypertension and kidney disease. Am J Hypertens. 2006;19(5):541–50.
25. Huang XR, Chen WY, Truong LD, Lan HY. Chymase is upregulated in diabetic nephropathy: implications for an alternative pathway of angiotensin II-mediated diabetic renal and vascular disease. J Am Soc Nephrol. 2003;14(7):1738–47.
26. Jones SE, Gilbert RE, Kelly DJ. Tranilast reduces mesenteric vascular collagen deposition and chymase-positive mast cells in experimental diabetes. J Diab Comp. 2004;18(10):309–15.
27. Park S, Bivona BJ, Kobori H, Seth DM, Chappell MC, Lazartigues C, Harrison-Bernard LM. Major role for ACE-independent intrarenal ANG II formation in type II diabetes. Am J Physiol Renal Physiol. 2010;298(1):F37–48.
28. Zhuo JL, Li XC. Novel roles of intracrine angiotensin II and signaling mechanisms in kidney cells. J Renin Angiotensin Aldosterone Syst. 2007;8(1):23–33.
29. Wehbi GJ, Zippelmann J, Carey RM, Levine DZ, Burns KD. Early streptozotocin-diabetes mellitus downregulates rat kidney AT2 receptors. Am J Physiol Renal Physiol. 2001;280(2):F254–65.
30. Griffin KA, Bidani AK. Progression of renal disease: renoprotective specificity of the renin-angiotensin system blockade. Clin J Am Soc Nephrol. 2006;1(5):1054–65.
31. Hakam AC, Siddiqui AH, Hussain T. Renal angiotensin II AT2 receptors promote natriuresis in streptozotocin-induced diabetic rats. Am J Physiol Renal Physiol. 2006;290(2):F503–8.
32. Bonnet F, Candido R, Carey RM, Casley D, Russo LM, Osicka TM, Cooper ME, Cao Z. Renal expression of angiotensin receptors in long-term diabetes and the effects of angiotensin type I receptor blockade. J Hypertens. 2002;20(8):1615–24.
33. Gurley SB, Coffman TM. The renin-angiotensin system and diabetic nephropathy. Semin Nephrol. 2007;27(2):144–52.
34. Carmines PK, Ohishi K. Renal arteriolar contractile responses to angiotensin II in rats with poorly controlled diabetes. Clin Exp Pharmacol Physiol. 1999;26(11):877–82.
35. Maric C, Zheng W, Walther T. Interactions between angiotensin II and atrial natriuretic peptide in renomedullary interstitial cells: the role of neutral endopeptidase. Nephron Physiol. 2006;103(3):149–56.
36. Ruiz-Ortega M, Lorenzo O, Rupurez M, Konig S, Wittig B, Egido J. Angiotensin II activates nuclear transcription factor kappaB through AT(1) and AT(2) in vascular smooth muscle cells: molecular mechanisms. Circ Res. 2000;86(12):1266–72.
37. Ruiz-Ortega M, Bustos C, Hernandez-Presa MA, Lorenzo O, Plaza JJ, Egido J. Angiotensin II participates in mononuclear cell recruitment in experimental immune complex nephritis through nuclear factor-kappa B activation and monocyte chemoattractant protein-J synthesis. J Immunol. 1998;161(1):430–9.
38. Doublier S, Salvidio G, Lupia E, Ruotsalainen V, Verzola D, Defarri G, Camussi G. Nephrin expression is reduced in human diabetic nephropathy: evidence for a distinct role for glycated albumin and angiotensin II. Diabetes. 2003;52(4):1023–30.
39. Macconi D, Abbate M, Morigi M, Angioletti S, Mister M, Buelli S, Bonomelli M, Mundel P, Endlich K, Remuzzi A, Remuzzi G. Permselective dysfunction of podocyte-podocyte contact upon angiotensin II unravels the molecular target for renoprotective intervention. Am J Pathol. 2006;168(4):1073–85.

40. Chen S, Lee JS, Iglesias-de la Cruz MC, Wang A, Izqquierdo-Lahuerta A, Gandhi NK, Danesh FR, Wolf G, Ziyadeh FN. Angiotensin II stimulates alpha3(IV) collagen production in mouse podocytes via TGF-beta and VEGF signaling: implications for diabetic glomerulopathy. Nephrol Dial Transplant. 2005;20(7):1320–8.

41. Wolf G, Ziyadeh FN. Renal tubular hypertrophy induced by angiotensin II. Semin Nephrol. 1997;17(5):448–54.

42. Pettersson-Fernholm K, Frojdo S, Fagerudd J, Thomas MC, Forsblom C, Wessman M, Groop PH. The AT2 gene may have a gender-specific effect on kidney function and pulse pressure in type I diabetic patients. Kidney Int. 2006;69(10):1880–4.

43. Cao Z, Bonnet F, Candido R, Nesteroff SP, Burns WC, Kawachi H, Shimizu F, Carey RM, DeGasparo M, Cooper ME. Angiotensin type 2 receptor antagonism confers renal protection in a rat model of progressive renal injury. J Am Soc Nephrol. 2002;13(7):1773–87.

44. Esteban V, Lorenzo O, Ruperez M, Suzuki Y, Mezzano S, Blanco J, Kretzler M, Sugaya T, Egido J, Ruiz-Ortega M. Angiotensin II, via AT1 and AT2 receptors and NF-kappaB pathway, regulates the inflammatory response in unilateral ureteral obstruction. J Am Soc Nephrol. 2004;15(6):1514–29.

45. Ferrario CM, Chappell MC. Novel angiotensin peptides. Cell Mol Life Sci. 2004;61(21):2720–7.

46. Tipnis SR, Hooper NM, Hyde R, Karran E, Chrisitie G, Turner AJ. A human homolog angiotensin-converting enzyme. Cloning and functional expression as a captopril-insensitive carboxypeptidase. J Biol Chem. 2000;275(43):33238–43.

47. Danilczyk U, Sarao R, Remy C, Benabbas C, Stange G, Richter A, Arya S, Pospisilik JA, Singer D, Camargo SMR, Makrides V, Ramadan T, Verrey F, Wagner CA, Penninger JM. Essential role of collectrin in renal acid transport. Nature. 2006;444(7122):1088–91.

48. Santos RAS, e Silva ACS, Maric C, Silva DMR, Machado RP, de Buhr I, Heringer-Walther S, Pinheiro SVB, Lopes MT, Bader M, Mendes EP, Lemos VS, Campagnole-Santos MJ, Schultheiss HP, Speth R, Walther T. Angiotensin(1-7) is an endogenous ligand for the G protein-coupled receptor Mas. Proc Natl Acad Sci. 2003;100(14):8258–63.

49. Paula RD, Lima CV, Khosla MC, Santo RAS. Angiotensin(1-7) potentiated the hypotensive effect of bradykinin in conscious rats. Hypertension. 1995;26(6 Pt 2):1154–9.

50. Tikellis C, Johnston CI, Forbes JM, Burns WC, Burrell LM, Risvanis J, Cooper ME. Characterization of renal angiotensin-converting enzyme 2 in diabetic nephropathy. Hypertension. 2003;41(3):392–7.

51. Ye M, Wysocki J, William J, Soler MJ, Cokic I, Batlle D. Glomerular localization and expression of angiotensin-converting enzyme 2 and angiotensin converting enzyme: implications for albuminuria in diabetes. J Am Soc Nephrol. 2006;17(11):3067–75.

52. Mizuiri S, Hemmi H, Arita M, Ohashi Y, Tanaka Y, Miyagi M, Sakai K, Ishikawa Y, Shibuya K, Hase H, Aikawa A. Expression of ACE and ACE2 in individuals with diabetic kidney disease and healthy controls. Am J Kidney Dis. 2008;51(4):613–23.

53. Soler MJ, Wysocki J, Ye M, Lloveras J, Kanwar Y, Batlle D. ACE2 inhibition worsens glomerular injury in association with increased ACE expression in streptozotocin-induced diabetic mice. Kidney Int. 2007;72(8):614–23.

54. Wong DW, Oudit GY, Reich H, Kassiri Z, Zhou J, Liu QC, Backx PH, Penninger JM, Herzenberg AM, Schlet JW. Loss of angiotensin-converting enzyme-2 (Ace2) accelerate diabetic kidney injury. Am J Pathol. 2007;171(2):439–51.

55. Ferrario CM. Angiotensin(1-7) and antihypertensive mechanisms. J Nephrol. 1998;11(6):278–83.

56. Ronchi FA, Irigoyen MC, Casarini DE. Association of somatic and N-domain angiotensin-converting enzymes from Wistar rat tissue with renal dysfunction in diabetes mellitus. J Renin Angiotensin Aldosterone Syst. 2007;8(1):34–41.

57. Ward PE, Sheridan MS. Converting enzyme, kininase, and angiotensinase of renal and intestinal brush border. Exp Med Biol. 1983;156(Pt B):835–44.

58. Benter IF, Yousif MH, Dhaunsi GS, Kaur J, Chappell MC, Diz DI. Angiotensin(1-7) prevents activation of NADPH oxidase and renal vascular dysfunction in diabetic hypertensive rats. Am J Nephrol. 2008;28(1):25–33.

59. Heitsch H, Brovkovych S, Malinski T, Wiemer G. Angiotensin(1-7) stimulated nitric oxide and superoxide release from endothelial cells. Hypertension. 2001;37:72–6.

60. Brosnihan KB, Li P, Ferrario CM. Angiotensin(1-7) dilates canine coronary through kinins and nitric oxide. Hypertension. 1996;27(3 pt 2):523–8.

61. Sampaio WO, Nascimento AA, Santos RA. Systemic and regional hemodynamic effects of angiotensin(1-7) in rats. Am J Physiol Heart Circ Physiol. 2003;284(6):H1985–94.

62. Dharmani M, Mustafa MR, Achike FI, Sim MK. Effects of angiotensin(1-7) on the action of angiotensin II in the renal and mesenteric vasculature of hypertensive and streptozotocin-induced diabetic rats. Eur J Pharmacol. 2007;561(1–3):144–50.

63. Ferrario CM, Iyer SN. Angiotensin(1-7): a bioactive fragment of the renin-angiotensin system. Regul Pept. 1998;78(1–3):13–8.

64. Ocaranza MP, Godoy I, Jalil JE, Varas M, Collantes P, Pinto M, Roman M, Ramirez C, Copaja M, Diaz-Araya G, Castro P, Lavandero S. Enalapril attenuates downregulation of angiotensin-converting enzyme 2 in the late phase of ventricular dysfunction in the myocardial infarcted rat. Hypertension. 2006;48(4):572–8.

65. Ruiz-Ortega M, Esteban V, Egido J. The regulation of the inflammatory response through nuclear-factor kappaB pathway by angiotensin IV extends the role of the renin angiotensin system in cardiovascular diseases. Trends Cardiovasc Med. 2007;17(1):19–25.

66. Abrahamsen CT, Pullen MA, Schnackenberg CG, Grygielko ET, Edwards RM, Laping NJ, Brooks DP. Effects of angiotensin II and IV on blood pressure, renal function, and PAI-1 expression in the heart and kidney of the rat. Pharmacology. 2002;66(1):26–30.

67. Athyros VG, Mikhaildis DP, Kakafika AI, Tziomalos K, Karagiannis A. Angiotensin II reactivation and aldosterone escape phenomena in renin-angiotensin-aldosterone system blockade: is oral renin inhibition the solution? Expert Opin Pharmacother. 2007;8(5):529–35.

68. Kelly DJ, Skinner SL, Gilbert RE, Cox AJ, Cooper ME, Wilkinson-Berka JL. Effects of endothelin or angiotensin II receptor blockade on diabetes in transgenic (mRen-2)27 rat. Kidney Int. 2000;57(5):1882–94.

69. Prieto-Carrasquero MC, Kobori H, Ozawa Y, Guiterrez A, Seth D, Navar LG. AT1 receptor-mediated enhancement of collecting duct renin in angiotensin I-dependent hypertensive rats. Am J Physiol Renal Physiol. 2005;289(3):F632–7.

70. Kang JJ, Toma I, Sipos A, Meer EJ, Vargas SL, Peti-Peterdi J. The collecting duct is the major source of prorenin in diabetes. Hypertension. 2008;51(6):1597–604.

71. Daneman D, Crompton CH, Balfe JW, Sochett EB, Chatzilias A, Cotter BR, Osmond DH. Plasma prorenin as an early marker of nephropathy in diabetic (IDDM) adolescents. Kidney Int. 1994;46(4):1154–9.

72. Danser AH, Deinum J. Renin, prorenin, and the putative (pro)renin receptor. J Renin Angiotensin Aldosterone Syst. 2005;6(3):163–5.

73. Nguyen G, Delarue F, Burckle C, Bouzhir L, Giller T, Sraer JD. Pivotal role of the renin/prorenin receptor in angiotensin II production and cellular responses to renin. J Clin Invest. 2002;109(11):1417–27.

74. Huang Y, Wongamorntham S, Kasting J, McQuilan D, Owens RT, Yu L, Noble NA, Border W. Renin increases mesangial cell transforming growth factor-β1 and matrix proteins through receptor-mediated, angiotensin II-mediated independent mechanisms. Kidney Int. 2006;69(1):105–13.

75. Sakoda M, Ichihara A, Kurauchi-Mito A, Narita T, Kinouchi K, Murohashi-Bokuda K, Saleem MA, Nishiyama A, Suzuki F, Itoh

H. Aliskiren inhibits intracellular angiotensin II levels without affecting (pro)renin receptor signals in human podocytes. Am J Hypertens. 2010;23(5):575–80.

76. Ichihara A, Hayashi M, Kaneshiro Y, Suzuki F, Nakagawa T, Tada Y, Koura Y, Nishiyama A, Okada H, Uddin MN, Nabi AH, Ishida Y, Inagami T, Saruta T. Inhibition of diabetic nephropathy by a decoy peptide corresponding to the "handle" region for nonproteolytic activation of prorenin. J Clin Invest. 2004;114(8):1128–35.

77. Ichihara A, Kaneshiro Y, Suzuki F. Prorenin receptor blockers: effects on cardiovascular complications of diabetes and hypertension. Expert Opin Investig Drugs. 2006;15(10):1137–9.

78. Han SY, Kim CH, Kim HS, Jee YH, Song HK, Lee MH, Han KH, Kim HK, Kang YS, Han JY, Kim YS, Cha DR. Spironolactone prevents diabetic nephropathy through an anti-inflammatory mechanism in type II diabetic rats. J Am Soc Nephrol. 2006;17(5):1362–72.

79. Matsumoto S, Takebayashi K, Aso Y. The effect of spironolactone on circulating adipocytokines in patients with type 2 diabetes complicated by diabetic nephropathy. Metabolism. 2006;55(12):1645–52.

80. Epstein M, Williams GH, Weinberger M, Lewin A, Krause S, Mukherjee R, Patni R, Beckerman B. Selective aldosterone blockade with eplerenone reduces albuminuria in patients with type 2 diabetes. Clin J Am Soc Nephrol. 2006;1(5):940–51.

81. Sato A, Hayashi K, Naruse M, Saruta T. Effectiveness of aldosterone blockade in patients with diabetic nephropathy. Hypertension. 2003;41(1):64–8.

82. Xue C, Siragy HM. Local renal aldosterone system and its regulation by salt, diabetes, and angiotensin II type-1 receptor. Hypertension. 2005;46(3):584–90.

83. Rebsomen L, Khammar A, Raccah D, Tsimaratos M. C-peptide effects on renal physiology and diabetes. Exp Diabetes Res. 2008;2008:281536.

84. Vague P, Coste TC, Jannot MF. C-peptide, Na+, K+ ATPase and diabetes. Exp Diabesity Res. 2004;5(1):37–50.

85. Nordquist L, Lai EY, Sjoquist M, Patzak A, Persson AE. Proinsulin C-peptide constricts glomerular afferent arterioles in diabetic mice. A potential renoprotective mechanism. Am J Physiol Regul Integ Comp Physiol. 2008;294(3):R836–41.

86. Komers R, Lindsley JN, Oyama TT, Schutzer WE, Reed JF, Mader SL, Anderon S. Immunohistochemical and functional correlations of renal cyclooxygenase-2 in experimental diabetes. J Clin Invest. 2001;107(7):889–98.

87. Li H, Chen YJ, Quilley J. Effect of tempol on renal cyclooxygenase expression and activity in experimental diabetes in the rat. J Pharmacol Exp Ther. 2005;314(2):818–24.

88. Chen YJ, Li J, Quiley J. Effect of inhibition of nitric oxide synthase on renal cyclooxygenase in the diabetic rat. Eur J Pharmacol. 2006;541(1–2):80–6.

89. Cherney DZ, Miller JA, Scholey JW, Bradley TJ, Slorach C, Curtis JR, Dekker MG, Nassallah R, Hebert RL, Sochett EB. The effect of cyclooxygenase-2 inhibition on renal hemodynamic function in humans with type I diabetes. Diabetes. 2008;57(3):688–95.

90. Cherney DZI, Scholey JW, Nasrallah R, Dekker MG, Slorach C, Bradley TJ, Hebert RL, Sochett EB, Miller JA. Renal hemodynamic effect of cyclooxygenase 2 inhibition in young men and women with uncomplicated type I diabetes mellitus. Am J Physiol Renal Physiol. 2008;294(6):F1336–41.

91. Hostetter TH, Renke HG, Brenner BM. Case for intrarenal hypertension in initiation and progression of diabetic and other glomerulopathies. Am J Med. 1982;72(3):375–80.

92. Hashimoto S, Yamada K, Kawata T, Mochizuki T, Schnermann J, Koike T. Abnormal autoregulation and tubuloglomerular feedback in prediabetic and diabetic OLETF rats. Am J Physiol Renal Physiol. 2009;296(3):F598–604.

93. Lau C, Sudbury I, Thomson M, Howard PL, Magil AB, Cupples WA. Salt-resistant blood pressure and salt-sensitive renal autoregulation in chronic streptozotocin diabetes. Am J Physiol Reg Integ Comp Physiol. 2009;296(6):R1761–70.

94. Hashimoto Y, Ideura T, Yoshimura A, Koshikawa S. Autoregulation of renal blood flow in streptozotocin-induced diabetic rats. Diabetes. 1989;38(9):1109–13.

95. Schjoedt KJ, Christensen PK, Jorsal A, Boomsma F, Rossing P, Parving HH. Autoregulation of glomerular filtration rate during spironolactone treatment in hypertensive patients with type I diabetes: a randomized crossover trial. Nephrol Dial Transplant. 2009;24(11):3343–9.

96. Serri O, Beauregard H, Brazeau P, Abribat T, Lambert J, Harris A, Vachon L. Somatostatin analog, octreotide, reduces increased intraglomerular filtration rate and kidney size in insulin-dependent diabetes. JAMA. 1991;265(7):888–92.

97. Hirschberg R, Brunori G, Kopple JD, Guler HP. Effects of insulin-like growth factor 1 on renal function in normal men. Kidney Int. 1993;43(2):387–97.

98. Hirschberg R, Kopple JD. The growth hormone-insulin-like growth factor axis and renal glomerular function. J Am Soc Nephrol. 1992;9:1417–22.

99. Passariello N, Sepe J, Marrazzo G, De Cicco A, Peluso A, Pisano MC, Sgambato S, Tesauro P, D'Onoforio F. Effect of aldose reductase inhibitor (tolrestat) on urinary albumin excretion rate and glomerular filtration rate in IDDM subjects with nephropathy. Diabetes Care. 1993;16(5):789–95.

100. Sabbatini M, Sansone G, Uccello F, Giliberti A, Conte G, Andreucci VE. Early glycosylation products induce glomerular hyperfiltration in normal rats. Kidney Int. 1992;42(4):875–81.

101. Thomson SC, Vallon V, Blantz RC. Kidney function in early diabetes: the tubular hypothesis of glomerular filtration. Am J Physiol Renal Physiol. 2004;286(1):F8–15.

102. Ikenaga H, Bast JP, Fallet RW. Exaggerated impact of ATP-sensitive K+ channels on afferent arteriolar diameter in diabetes mellitus. J Am Soc Nephrol. 2000;11(7):1199–206.

103. Thomas MC, Tikellis C, Burns WM, Biakowski K, Cao Z, Coughlin MT, Jandeleit-Dahm K, Cooper ME, Forbes JM. Interaction between renin angiotensin system and advanced glycation in the kidney. J Am Soc Nephrol. 2005;16(10):2976–84.

第 5 章

1型和2型糖尿病的肾脏结构改变：病理学、发病机制和临床联系

Jerrfrey Aufman, Guillermo A. Herrera

引言

　　1936 年，Kiemmelstiel 和 Wilson[1]发表了 8 具患者尸体的验尸报告，结果表明，这些患者的尸体中均有糖尿病和动脉硬化导致的肾小球毛细血管间区域增厚并有结节形成。在这 8 例患者中，7 例在死前长期患有糖尿病，1 例患者在纳入后 3h 即死亡，无有效信息、病史未知。研究者们推断这些损伤是长期患有糖尿病患者的肾小球中出现的典型改变，并把这种损伤命名为弥漫的毛细血管间肾小球硬化症。由于他们最早指出这种糖尿病患者中最突出的肾小球结构改变，因此这种肾小球系膜结节至今仍被称为 Kimmelstiel-Wilson 结节。几乎在同一时间，日本学者 Murakami 报道了另一个糖尿病病例[2]，发现有相同的组织学表现。直到胰岛素发明之前，糖尿病患者的生命一直都岌岌可危，很多患者甚至尚未出现肾脏损伤便已死亡。

　　Gellman 等在 1959 年首次报道糖尿病患者肾脏活检的概况和临床相关性[3]。在此之前，唯一可用的材料是基于尸检时对肾脏的描述。

　　人们一直在尝试用各种参数将典型和非典型糖尿病肾病分离开来，这些参数包括伴随的肾小球情况和其他肾小管间质与血管的改变，有的与糖尿病有直接或间接的关系，有的甚至是牵强附会。

　　1 型（T1DM）和 2 型（T2DM）糖尿病患者的糖尿病肾病形态学改变有显著重叠，因此区分 T1DM 和 T2DM 患者的糖尿病肾病形态学改变之间的区别并没有意义。一般来说，T2DM 患者的糖尿病肾病表现出更加显著的血管变化和肾小球损伤的异质性，高血压等很多共患病也能引起这样的肾小球形态学改变[4]。

　　糖尿病肾病患者的肾脏形态学改变可被概括为细胞外基质扩张，包括肾小球基膜和系膜基质，还有一种更晚期的转变，即节段性肾小球塌陷，其主要特征是局灶性和节段性肾小球硬化/透明变性。

糖尿病肾病的形态学发现和相关生理病理学

　　临床上发现从糖尿病发生到特异性形态学改变有一段时间的潜伏期，大约持续 10 余年。潜伏期中的肾脏常常表现出高灌注、肾脏体积增大、肾小球增大和超滤[5]。血浆流动增加和经肾小球毛细血管静水压升高导致肾小球血流动力学改变。然而产生这些变化的原因正是入球和出球小动脉的阻抗都降低，并且出球小动脉扩张大于入球小动脉扩张。很多因子都和这种现象相关，包括前列腺素、一氧化氮（NO）、心房利钠

J. Aufman, M.D. • G.A. Herrera, M.D. (✉)
Department of Pathology, Louisiana State University,
1501 Kings Highway, Shreveport, LA 71 130, USA
e-mail: gherr1@lsuhsc.edu

肽、生长激素、胰高血糖素、胰岛素和血管紧张素Ⅱ(Ang Ⅱ),因此要逐一分别很难。此外,足细胞损伤和肾小球系膜基质过剩也与肾小球内压升高有关[6]。

糖尿病中其他重要的细胞因子,包括血管内皮细胞生长因子(VEGF),通过产生 NO 介导血流动力学改变,以及转变生长因子-β(TGF-β),通过抑制钙流入导致入球小动脉扩张进而出现超滤。然而,血流动力学改变导致的剪切应力和机械拉伸会进一步引起相关生长因子和细胞因子释放。局部细胞因子和生长因子的激活和糖尿病血流压力和结构改变存在机制上的联系[7-13]。有研究者尝试将肾小球超滤和肾小管钠重吸收中的首要病变联系起来。例如,糖尿病导致的肾小管病理性肥大能够调节钠重吸收,这又将糖尿病肾脏疾病中血流动力学和肾脏结构改变联系起来[3,13,14]。

30% 左右的糖尿病患者将会发展出明显肾病。微量清蛋白尿是其最早期的临床症状,几年后发展为肾功能下降和肾性蛋白尿。然而,相当多糖尿病肾病的患者在发展为肾衰竭的过程中并没有经历肾性蛋白尿。

这个进展过程可以和一些形态学改变联系起来。如预期的一样,大部分患者的活检结果显示,有临床症状的患者都已经远远超越微量清蛋白尿时的活检变化。肾性蛋白尿,甚至是大量蛋白尿,都需要肾脏活检以找出伴随的肾小球疾病作为原因,并加以必要的医疗干预。然而,很多时候情况并不是这样。

肾小球基膜增厚标志着 T1DM 和 T2DM 患者最早的肾小球特异性病变,并且随着病程进展而加重[6,8,15]。可辨识出 T1DM 和 T2DM 患者中肾小球损伤的重叠部分。最初发现的可检测的超微结构是致密层的上皮下纹理,并作为早期基膜沉积的原料。这也是导致基膜增厚的主要原因。

正常肾小球基膜厚度的上限根据检测方法不同(如固定方法和电镜观察组织的过程)而不同。正统截距法测量肾小球基膜厚度,成年男性的厚度上限是520nm(0.52μm)[16],女性是 471nm[16]。Haas 等使用基于正常肾小球基膜厚度两个标准差之外的截断水平得出一组数据,显示 9 岁以上男性的肾小球基膜厚度超过430nm(0.43μm)被认为是不正常的,女性的厚度上限则是 399nm(0.399μm)[17]。针对 9 岁以下的儿童,由另一份表格提供指导。肾小球基底膜厚度会随着不同的固定方式和处理方式而改变。如果使用石蜡基质采集的材料来做超微结构评估,基底膜厚度也会产生明显的改变[18]。每一个肾脏病理学实验室都应该用上述提到的那些已被验证的方法来建立自己的参考值以确

定肾小球基膜厚度的正常范围,能够避免对肾小球基膜厚度不准确的评估。

伴随着肾小球基膜厚度的增加,肾小球系膜基质也在沉积并导致系膜扩张[4,6,14,19]。但这个发现并非特异性,事实上,几乎所有初期糖尿病疾病的早期都能找到此种表现。甚至这也是初期肾小管间质或者血管疾病的患者肾小球经常会出现的应激变化。因此,这个发现的诊断价值十分有限。一旦扩张的肾小球系膜出现结节,结节性肾小球硬化症即可被辨别出来,这个发现比糖尿病肾病更具特异性(图 5.1 至图 5.9)。它并不完全见于糖尿病肾病,但它在适当的临床环境中是一个很好的标点。

肾小球系膜扩张的分子机制是系膜细胞分泌并激活 TGF-β[4,20]。系膜结节在数量和尺寸上都有不同,每个肾小球都不一样,而且它们从一开始轻微的细胞过多到最后的小细胞,或者甚至是非细胞都不相同。这些系膜结节和剩余的系膜细胞均位于边缘,并和增长的基质一起围绕在非细胞中心[19]。系膜结节和 PAS(希氏过碘酸)、银乌洛托品着色(图 5.1b,图 5.2b,图5.3 和图 5.4)及三色染色法的蓝着色呈阳性。在一些结节纹理是相当可观的,在银乌洛托品着色区域最为显著。

肾小球系膜溶解是结节肾小球硬化症发生发展中的关键损伤,是糖尿病肾病中最具特性的晚期病变[19,21-23]。Matsusaka 等[24]的实验室研究发现足细胞死亡是可以被诱导的,并且如果这种等级的损伤足量的话,肾小球系膜溶解也会相继发生。早期糖尿病肾病进程中的足细胞的丢失是系膜溶解和系膜基质积聚的一个重要因素。肾小球系膜溶解和微动脉瘤的形成有关。在动脉瘤方面,周围的肾小球基膜变薄。所以有一些作者这样描述该过程:由微动脉瘤形成,毛细血管塌陷和基质沉积所引发的重复的肾小球系膜溶解(系膜基质的破坏/溶解)将导致系膜结节的形成(图5.5)[21]。

其他肾小球检验结果,包括渗入渗出沉积。1994年,Stout 将"渗入损伤"定义为在肾脏动脉、肾小球毛细血管、肾小囊(波曼囊)和近段曲小管里吸收的血浆蛋白和血脂在内壁积累而成[25]。这些沉积是嗜酸性的和非细胞性的,因此被称为玻璃质。如果它们从肾小囊内或从肾小囊里"游荡"出来,那么它们就指的是小囊滴(图 5.10)。它们可在顶骨上皮细胞和肾小囊内找到。Stout 指出这些损伤能够在 5.3% 的肾小球病变患者毒肾脏活检中被甄别出来,而不是糖尿病肾病患者[19]。

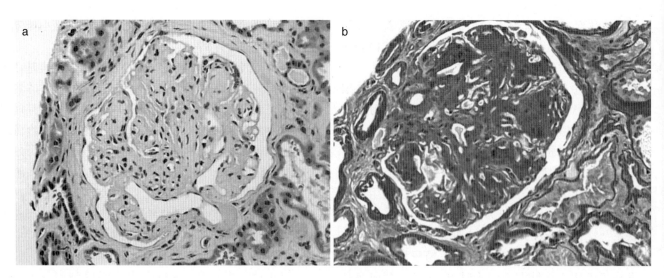

图 5.1 (a)HE 染色(苏木精–伊红染色),×500。(b)PAS 染色(希氏过碘酸染色),×500。结节性肾小球硬化。糖尿病肾病。糖尿病肾病的标志就是结节性肾小球硬化。可见明确的大小不一的系膜结节,与周围毛细血管壁增厚。需要注意的是,系膜细胞仍在系膜结节的外周。(见彩图)

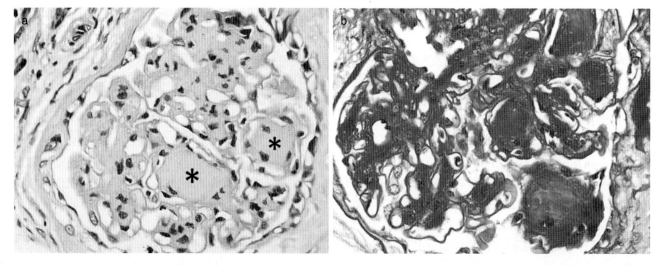

图 5.2 (a)HE 染色,×750。(b)PAS 染色,×750。结节性肾小球硬化。糖尿病肾病。PAS 阳性系膜结节(星号)的详细信息。(见彩图)

这些损伤提示有糖尿病肾病,但是不具有特异性。尽管有些人认为小囊滴具有特异性,但是不能作为糖尿病肾病的特异性病症[26]。如果反过来,它们从外围毛细血管壁中突出来,或者是与之密切相关的话,它们就被称为"纤维蛋白帽"的玻璃质。然而,纤维蛋白帽这个术语也考虑被废弃,因为它们并没有包含任何纤维。透明变性将是个更好的选择。

脉管系统里也观察到相关的损伤(图 5.4 和图 5.11)。入球和出球小动脉的玻璃质小动脉硬化在糖尿病中是特征性表现。实际上,根据 Stout 的研究,出球小动脉的透明变性对于糖尿病肾病有特异性[25]。相对的,入

球小动脉的透明变性在一系列其他情况下也有可能发生,最明显的是血管性肾硬化病和环孢霉素肾毒性。在肾脏样本中鉴别出球小动脉不是非常可靠。这使得之前那些发现比较难以确认。中心法则已经决定在肾小球血管极中两种动脉中的透明变性,都可以被视为糖尿病肾病的典型发现。

考虑到动脉粥样硬化,在动脉和小动脉中发现的损伤都相对不是特异性的(图 5.12 和图 5.13)[25]。然而,加速的动脉粥样硬化代表了一种在糖尿病患者肾脏活检中出现的普遍血管改变,尤其是在那些晚期肾脏疾病患者中(图 5.13)。Bohle 和他的同事发现在膜

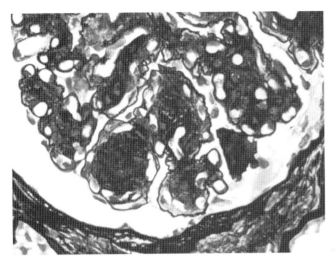

图 5.3　乌洛托品硝酸银染色,×750。结节性肾小球硬化。糖尿病肾病。系膜结节被银染色,说明系膜基质增多成为主要组成部分。可见系膜环层小体(圆形)。几乎没有系膜细胞分布在系膜结节的外周。(见彩图)

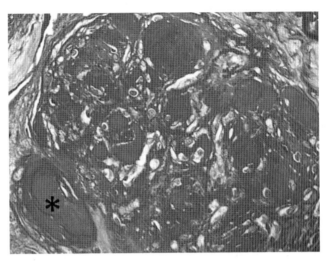

图 5.4　PAS 染色,×750。小动脉硬化玻璃样变性。糖尿病肾病。动脉壁玻璃样变性被 PAS 染色,有些甚至比系膜结节变性更透明。(见彩图)

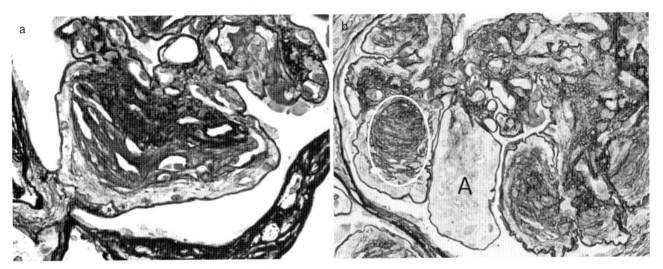

图 5.5　(a,b)乌洛托品硝酸银染色,×750。微血管瘤的形成。糖尿病肾病。微血管瘤形成的早期事件就包括肾小球系膜细胞溶解(a)和动脉瘤(A)形成。需要注意的是,动脉瘤外周毛细血管壁比正常更薄,而且还要注意相邻系膜结节的系膜细胞溶解。(见彩图)

期糖尿病肾病患者中，动脉粥样硬化加速最为常见。内膜纤维性增厚是最典型的发现,然而中层的增厚同样也会出现。

　　肾小管间质的临床表现以间质纤维化、肾小管萎缩和一些流失(dropout)为特征。这些流失的发生是由肾小球和血管改变直接导致的。并且和预期一样,这些变化和其他两个肾脏区室中的发现是保持一致的[19,23]。肾小管基膜增厚和肾小球基膜的相似变化是一致的。间质炎症一般和单核细胞一起发生,并且导致间质纤维化、肾小管萎缩和流失。许多研究表明,慢性肾小球

和肾小管间质病理变化是密切相关的[27]。

　　一些糖尿病患者中,局灶性、节段性肾小球硬化症也被证明是肾小球损伤的重要成分。其病灶经常出现在较晚期阶段的疾病中。这对患者的预后和处理意义重大,将在以后讨论。

T1DM 和 T2DM 患者的糖尿病肾病比较

　　因为 T2DM 患者数量比 T1DM 多（T1DM 只占

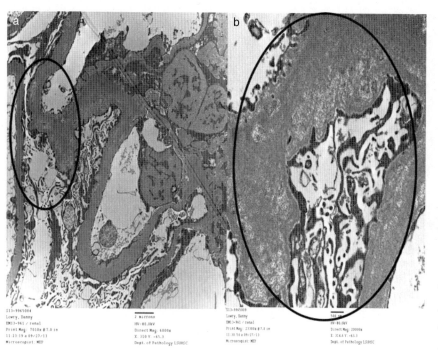

图 5.6 (a,b)透射电子显微镜,乙酸双氧铀和柠檬酸铅染色,a×15500,b×13500。糖尿病肾病。肾小球基底膜增厚伴皮下环层小体(a)出现,后者在图 b 的圆圈区域更明显。

20%),因此关于糖尿病肾病的大部分知识都是在 T2DM 患者的研究中得出的。但是仍有大量针对 T1DM 患者肾脏的病理学研究。如前所述,两种情况下肾脏结构的变化很多都是重叠的。

长期患 T1DM 的患者中有 40% 从显性肾病进展至显著的肾功能不全[19]。肾小球滤过率的下降,超滤过作用和蛋白尿一般与很多肾脏结构异常有关。这些结构异常包括升高的肾小球系膜体积分数[Vv (mes/glom)],减少的肾小球滤过表面积,扩张的间质,增多的全部硬化肾小球数量和小动脉透明变性。然

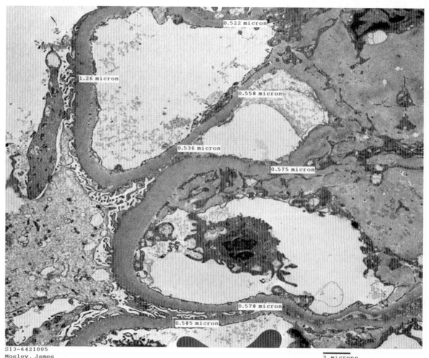

图 5.7 透射电子显微镜,乙酸双氧铀和柠檬酸铅染色,×8500。糖尿病肾病。肾小球基底膜均匀增厚(所有厚度测量在 520nm 以上至 0.52μm)。

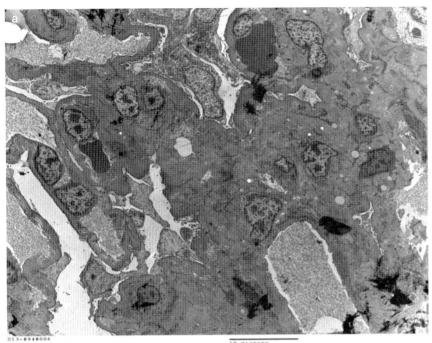

S13-8948006
Charles, Jacqueline
EM13-863 / renal
Print Mag: 2920x Ø 7.0 in
1:44:42 p 08/29/13
Microscopist: MEP

10 microns
HV=80.0kV
Direct Mag: 2500x
X:-73.4 Y: 442.2
Dept. of Pathology LSUHSC

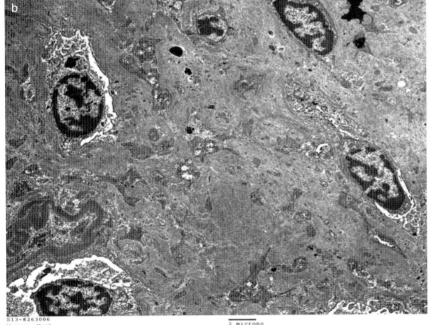

S13-8263006
Harvey, Mark
EM13-791 / renal
Print Mag: 5840x Ø 7.0 in
10:15:08 a 08/12/13
Microscopist: rla

2 microns
HV=80.0kV
Direct Mag: 5000x
X:-155.8 Y: -526.3
Dept. of Pathology LSUHSC

图 5.8 (a,b)透射电子显微镜,乙酸双铀和柠檬酸铅染色,a×7500,b×12500。在图 b 中可以清楚地看到与明显的系膜结节相关的系膜扩张(a)和增加的系膜基质。

而,尽管所有这些都好像是相关的,在对糖尿病肾病的横断面研究中,要确定哪些与进行性肾功能损伤更加密切相关是不可能的[28-31]。

然而,在某些情况下,尤其是在 1 型糖尿病患者中,在某些特定的方面,结构改变与肾功能的相关性是不同的。研究表明,严重的肾小球损伤能够在正常蛋白尿的 1 型糖尿病患者中发生。并且有肾小球滤过率减少的正常蛋白尿患者具有比预期更多的晚期损伤。在长期 1 型糖尿病病程之后,肾小球基膜厚度是预测正常蛋白尿 T1DM 患者糖尿病肾病风险的一个有效独立预测因素[32]。

Fioretto 等的研究尝试将肾脏结构的改变和在胰

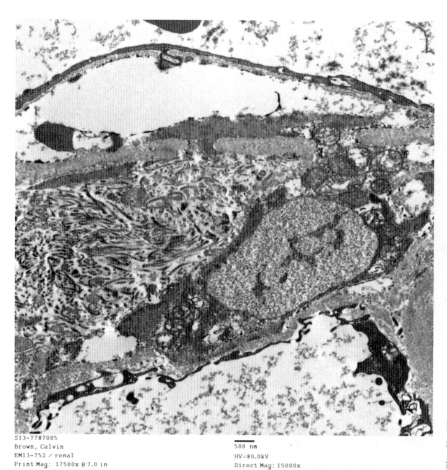

S13-7787005
Brown, Calvin
EM13-752 / renal
Print Mag: 17500x @ 7.0 in
11:25:25 a 07/30/13
Microscopist:MEP

500 nm
HV:80.0kV
Direct Mag: 15000x
X: 555.2 Y: -20.6
Dept. of Pathology LSUHSC

图 5.9 透射电子显微镜,乙酸双氧铀和柠檬酸铅染色,×12500。糖尿病肾病。胶原纤维在肾小球系膜结节。可见胶原纤维平行配置和周期性纤维。

岛素依赖的糖尿病患者中的功能改变联系起来[29]。长达5年的跟踪研究发现,升高的肾小球系膜体积分数和蛋白尿,以及早期明显肾病的发展密切相关,然而和预期的一样,在这个时期间质扩张和肾小球硬化症都没有进展。另外,即使在有稳定肾功能的患者中,糖尿病肾病的结构变化也是进行性的[31]。

Perrin 还对正常的清蛋白的 1 型糖尿病患者进行了 36 年的连续肾活检以评估糖尿病肾病的病程。这个研究所用的被试组由 6 例患有超滤过作用并且接受两年或以上降压药物治疗的患者组成。这个小组将和另外 4 个没有接受治疗患者组成的小组比较。研究证明,接受治疗的患者的疾病并没有进展。这些患者的代谢控制也同时改善了。但是在未接受治疗的患者中形态学参数却恶化了。肾小球和肾小球系膜体积,肾小球系膜基质体积分数和内脏上皮细胞的足突宽度都显著上升[31]。

高血压在糖尿病肾病的进展中的作用一直是争论的话题。一开始,高血压好像独立于严重的糖尿病肾病发生发展。近期研究都表明患有高血压的糖尿

病肾病患者的肾小球滤过率都会加速降低。并且对这些患者的高血压进行有效治疗的话,肾小球滤过率降低的速率将明显降低,这在 2 型糖尿病患者中更加常见[31]。

在 1 型和 2 型糖尿病相关肾病中,足细胞都减少了[20]。糖尿病肾病的动物模型也证明了足细胞的减少[33,34]。足细胞减少可能是超前的,并且一些研究预测这个有临床侦测的可能性。没有证据表明足细胞的病理性改变在 1 型或 2 型糖尿病肾病中更加常见。文献中的信息表明,至少在胰岛素依赖的糖尿病患者中,肾小球,主要肾小球系膜结构改变在临床转归到微量清蛋白尿或者明显肾病(而不是肾小球基膜增厚)中是非常重要的,然而间质的病理改变在这个阶段并未起到致病作用[23,35]。间质纤维化更可能预示着糖尿病肾病向终末期肾病转归。

和 1 型糖尿病相比,2 型糖尿病中肾病患者的活检发现了更多异质性[19]。这或许是衰老、高血压和动脉粥样硬化造成的。这些病例情况经常以一种更加健康的方式呈现,但是目前还不能完全排除这种

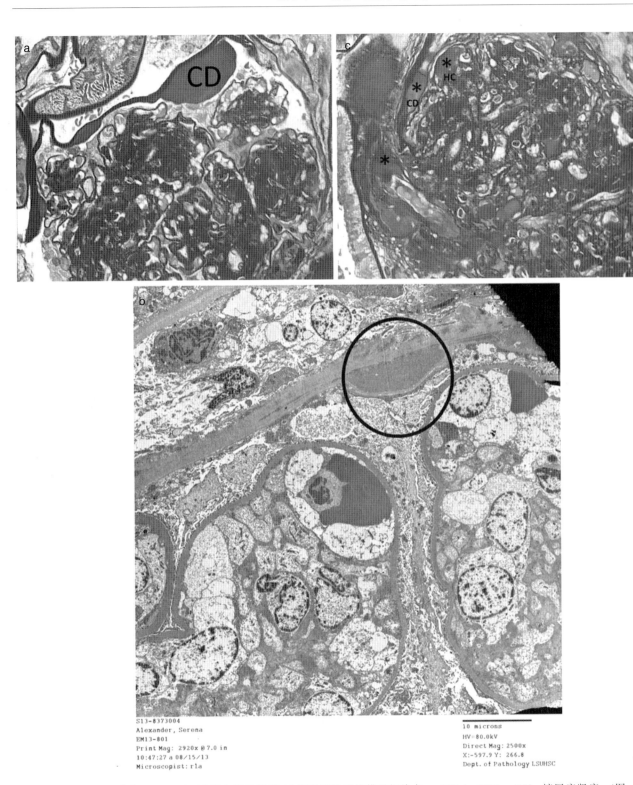

图 5.10　(a,c)PAS 染色,×750。(b)透射电子显微镜,乙酸双氧铀和柠檬酸铅染色,a×750,b×5800,c×750。糖尿病肾病。(图 a 和图 c 见彩图)

可能性,即这在一定程度上是糖尿病患者病程中所固有的。

如果将肾功能相似的 2 型糖尿病患者和 1 型糖尿病患者进行比较,与糖尿病肾病相关的结构改变相对不严重,并且肾功能和肾小球结构改变之间的关系也相对不明确。可能是因为有很多因素在血管病理学相关方面起到了作用,并且在 1 型糖尿病患者中,其情况对肾病的发展也是不可或缺的[19]。

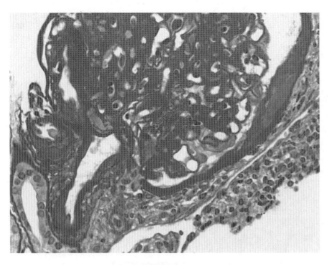

图 5.11 PAS 染色，×750。糖尿病肾病，并可见传入和传出小动脉玻璃样动脉硬化。（见彩图）

最后，一些研究者注意到当肾脏功能异常变得明显时，肾脏结构的损伤已经进展到非常晚期了[8]。

糖尿病肾病的病理性分类

为了能够更好地理解糖尿病肾病，我们提出了一个统一的病理学分类。这个分类包含了在 1 型和 2 型糖尿病患者中可见的肾脏损伤，能够将它们和肾脏结构转变和临床表现联系起来[23]。肾小球发生变化的糖尿病患者可以分为以下四类。

类型 I 是以肾小球基膜增厚为特征的。这个增厚能够并且只能够被电子显微镜发现，光学显微镜发现轻微非特异性变化不符合其他类型的标准。类型 II 包含了肾小球系膜的扩张，又可以被分为轻微（IIa）和严重（IIb）两个亚类型，但是都没有明显的系膜结节。这个分类类似于所谓的"弥散性糖尿病肾小球硬化症"。如

果小球系膜基质增厚比整个肾小球系膜的 25% 还多，应被分类为类型 IIb，但是不能有 50% 以上的肾小球有系膜结节。类型 III 被称为结节样肾小球硬化症。在这个类别下，1 个肾小球中至少有 1 个确定的小球系膜结节。在检测样本中不能有 50% 以上的全面硬化肾小球。类型 IV 代表一个更加晚期的结节样肾小球硬化症，在样本中有超过 50% 的全面硬化肾小球。该分类已经经过良好的观察者间重复性测试（组内相关系数=0.84）

这个分类有以下几点目的：①改善肾脏病理学家群体间及与临床医生之间的交流；②提供用于预后和干预研究的结构化标准；③改善临床应用中，各种用于减缓肾脏疾病进程干预的形态学参数评估效度及其他治疗方法的选择，以更好地管理患者。根据这些作者的意见，这样基于肾小球病理学标准的分类仅仅是因为这样有相对较高的观察者间信度，并且肾小球损伤是反映进行性糖尿病肾病的最好指标[19]。

在那些糖尿病肾病的样本中，肾小管间质和血管病理学并没有包括在这个肾脏损伤的分类标准里。但鼓励将其列入评分格式以便更全面地评估。

这种分类忽略了局灶节段性肾小球硬化，它是一种重要病变，可能伴随临床和预后意义，特别是因为它直接涉及足细胞损伤和本章后文讨论的相关问题。

糖尿病肾病中肾小球基膜增厚和肾小球系膜扩张的结构异常：光学，超微结构和免疫荧光显微镜数据

因为糖尿病肾病患者都能存活较长时间，所以有将疾病认定为进行性疾病的趋势。尽管如此，有证据表明功能异常不总是渐进性的，有时候也会从一个状

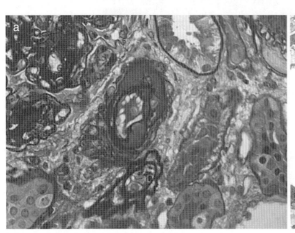

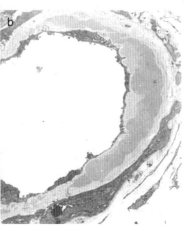

图 5.12 （a）PAS 染色。（b）透射电子显微镜，乙酸双氧铀和柠檬酸铅染色，a×18500，b×350。糖尿病肾病。图 a 中可见小动脉壁透明变性。图 b 中可见电子致密物沉积在血管壁上与玻璃样变性相对应的区域。（图 a 见彩图）

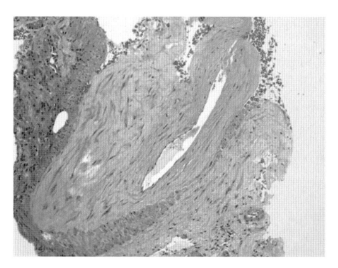

图 5.13　HE 染色,×350。糖尿病肾病。图中可见大动脉动脉粥样硬化。(见彩图)

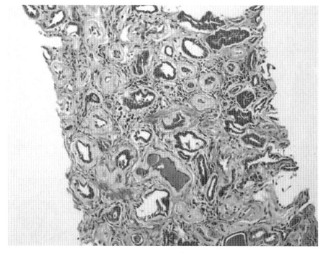

图 5.14　三色染色,×350。糖尿病肾病。图中可见与肾小管萎缩和肾小管基底膜增厚相关的间质纤维化(染蓝色)。(见彩图)

态回归到一个更好的状态[4,36,37]。肾脏活检显示肾小球改变与肾功能不全相关但间质病变是预后进展至终末期肾病的最后指标。

许多以不同方式开展的开创性研究都指向这样一个概念,即肾小球结构上和功能上的架构,以及肾小球基膜成分是由胶原蛋白Ⅳ为支柱构成的。这种胶原蛋白构成了一个紧实的网状结构,并且在肾脏超微结构单位的尺寸和电荷选择筛选属性上扮演非常重要的角色。这层包含蛋白多糖结构,提供了一个位于致密层前方的带负电荷的筛选层,并在大分子滤过中起到了关键作用。肾小球基膜在损害滤过屏障的糖尿病中发生了根本性的改变。肾小球基膜的生化改变和致密层的增厚一起发生。后者是糖尿病肾病的典型表现。这就意味着有升高的基膜成分合成和减少的硫酸乙酰肝素向葡糖氨基葡聚糖的结合。这导致了涉及总蛋白的糖尿病肾小球基膜中硫酸乙酰肝素蛋白聚糖(HSGP)数量的减少[38]。然而,HSGP 对早期蛋白尿的促进作用受到了质疑。在活老鼠的研究中,从肾小球基膜移除 HSGP 并没有导致蛋白尿[39]。这提示硫酸乙酰肝素并不是毛细血管壁电荷选择特征的主要决定因素。最近也有研究在 1 型糖尿病肾病肾脏活检中用硫酸乙酰肝素抗体来证明,和控制组相比,染色强度并无差异[40]。最后的研究确切证明了硫酸乙酰肝素表达、结构和硫酸盐化作用在糖尿病肾病患者早期蛋白尿中起作用的观点是缺乏科学证据的。

在正常肾小球中,肾小球膜主要包含胶原蛋白Ⅳ,尽管还观察到许多其他的细胞外基质蛋白和糖蛋白。在糖尿病肾病中,胶原蛋白Ⅳ、层粘连蛋白和纤连蛋白的系膜染色都提高了,然而 HSPG 的染色与控制组肾小球相似。随着小球系膜结节的增大,间质胶原蛋白,如 V 和Ⅲ(但是不包括胶原蛋白Ⅰ)的染色也增加了,同时对应的胶原蛋白Ⅳ的染色减少了[41,42]。然而,系膜结节中胶原蛋白Ⅳ的数量也确实减少了,染色的减弱是由于与其他细胞外基质蛋白相关的胶原蛋白Ⅳ密度降低。这也将一些只在晚期糖尿病肾病中观察到的系膜结节中病灶的纤维胶原蛋白积累联系起来[35]。另一种在系膜结节中积累的蛋白是腱生蛋白,它使得肾小球系膜重建变得困难。这是因为金属蛋白酶分解腱生蛋白非常困难[43]。

系膜扩张蛋白代表了光学显微镜在糖尿病肾病患者中能够观察到的最显著变化。但是它经常是非特异性的,并且在糖尿病肾病诊断中的价值也是值得商榷的。诊断糖尿病后 5 年内的肾脏活检结果都发现了系膜基质扩张。

糖尿病肾病的免疫荧光特征相当稳定。沿着肾小球周围毛细血管壁和肾小管基膜的清蛋白和 IgG 的线性染色(图 5.15a)是最具代表性的发现。在一些案例中,两种轻链也具有相似的线性相关性。这种糖尿病肾小球中的线性染色的模式被认为是抗体对肾小球基膜的粘连导致的,并且与免疫复合物中介的过程或者循环细胞毒抗体无关。C3 和 IgM 的颗粒状积累(图 5.15b)也会频繁出现,尤其是在更晚期的病例中。如果部分肾小球硬化症/透明变性存在,则会促

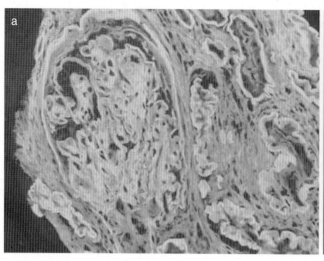
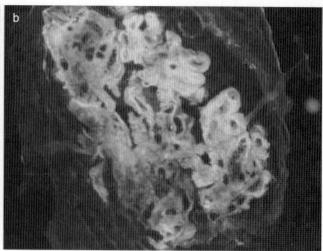

图 5.15 (a)清蛋白和(b)IgM 的直接免疫荧光,a×350,b×500。糖尿病肾病。图 a 中可见沿肾小球外周毛细血管壁和肾小管状基底膜分布的 IgG 线性染色。图 b 中可见主要在系膜染色的颗粒状 IgM。(见彩图)

进 C3 和 IgM 的捕获。可变的颗粒状 C1q 染色也同样会促进捕获。

光学显微镜的发现已经被超微结构确认。肾小球基膜的增厚和系膜区域的扩张最终会导致形成具有增加的细胞外基质的良好分化的结节(图 5.8)。这些改变具有弥漫性和普遍性,但是每个肾小球之间的差异非常大。在糖尿病肾病的早期阶段,当肾小球基膜增厚代表早期发展时,光学显微镜在明确评估这些发现时受到了限制,以至于必须依靠超微结构评估来确定肾小球基膜确实增厚。在超微结构下检测到的肾小球基膜增厚最早可以出现在糖尿病诊断两年之后的一些患者中,并且肾小球基膜随着时间进展而不断增厚[15,19,44]。

此外,内脏上皮细胞的足突也在消失,有时候它们会从肾小球基膜上脱落。这些在晚期的损伤中非常普遍。肾小球基膜有时候会展露出上皮下纹理,这主要发现在早期病例中(图 5.6)。在系膜结节中能看到伴随基膜增厚和病灶透明样变性的系膜扩张[19]。在一些病例中会出现细胞碎片和纤丝蛋白,大多数发生在晚期的转变中(图 5.9)。透明沉积,以电子致密区为代表,包括血浆蛋白等,能够在很多被描述为"囊滴和(或)透明帽"的肾小球区域中找到。相似的透明沉积主要在小动脉和微动脉中得到证实(图 5.12)。

在少数糖尿病结节样肾小球硬化症患者中,有随机分布的纤维化物质沉积。这些物质由直径为 10~25nm 的不分支纤维丝构成(图 5.16 和图 5.17)[45]。这项发现或许会给需要排除很多其他情况的病理学家

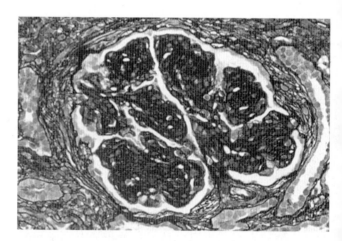

图 5.16 (a~c)乌洛托品硝酸银染色,×500。糖尿病纤维。可见增加的染色在系膜结节有交替相间的空白区域(未染色),为不能被银染色的纤维沉淀。(见彩图)

造成困惑,但是糖尿病纤维化的糖尿病患者在临床上和这些患者有着非常类似的肾脏结构功能异常。其中可检出微动脉瘤。那里没有免疫复合物、M 蛋白或者淀粉状纤维。所有这些发现在鉴别诊断一些其他类似肾小球形态学变化时有着重要作用。

理解糖尿病肾病的病理学:从实验室研究到肾脏样本评估

在最近 30~35 年里,对糖尿病肾病的发病机制和解决进展至终末肾病等问题进行了广泛研究。其侧重点一直在于理解糖尿病肾病的发病机制,以求新的治

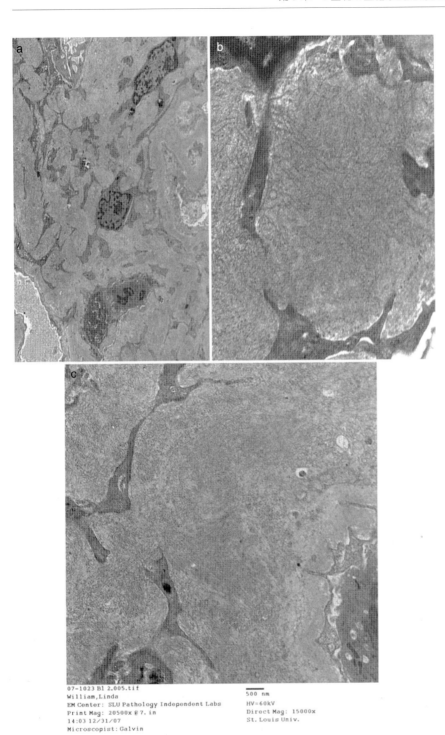

07-1023 B1 2.005.tif
William,Linda
EM Center : SLU Pathology Independent Labs
Print Mag: 20500x @ 7. in
14:03 12/31/07
Microscopist: Galvin

500 nm

HV=60kV
Direct Mag: 15000x
St. Louis Univ.

图 5.17　(a~c)透射电子显微镜,乙酸双氧铀和柠檬酸铅染色,a×9500,b×12500,c×17500。糖尿病纤维,系膜结节处纤维直径为 15~25nm。(图 a 和图 b 见彩图)

疗方法来改善和(或)阻止糖尿病的发展和(或)进展。

　　糖尿病肾病损伤在它们造成可探查的肾脏功能改变前至少 10 年就已经开始发展,因此有足够的时间来逆转最初的改变。这些初始转变可能预示着之后会有更加有害的结构效果,并且更加难以控制、改善/停止。

　　虽然许多不同的病理生理性途径都可能在糖尿病肾脏损伤的产生中起到作用时,但只有一部分在多年的研究之后得到了认可。特别的是,有 3 条通路在糖尿病肾病中是最重要的。对于这 3 条通路,高血糖好像是最主要的驱动力:①肌醇/多元醇通路;②与晚期糖基化和终末产物(AGES)及活性氧(ROS)相关联的通路;③超滤过作用。肌醇(又称为多元醇)通路在大多数假设中都保持在中心位置[20,46]。

　　推测慢性高血糖和损伤的肌醇代谢和终末器官损伤有关。糖尿病已经被证明能够引起多元醇通路活性升高,并通过损耗组织肌醇储备使得组织肌醇减少,以为病理性变化做准备。减少的细胞内肌醇被认为是造成异常磷脂代谢和 Na^+-K^+-ATP 酶活性减少的原因,并且会导致细胞功能障碍。研究者们已经证实,糖尿病肾脏中肌醇会减少。这条通路的另一个重要活动是激活蛋白激酶 C-β(PCK-β)。通路中这一系列的活动发生的先后顺序在 STZ 引发糖尿病的老鼠动物模型(1 型糖尿病模型)和 db/db 老鼠(瘦素缺乏 2 型糖尿病模型)中被描述到[47,48]。当使用 PCK-β 抑制剂或者多元醇通路抑制剂(如醛糖还原酶)等治疗这些动物时,疾病症状明显改善了。这就提示针对这条通路的治疗干预作为改善糖尿病肾病进展的治疗方法是非常吸引人的。

第二条通路的特征是受到 AGE 与其受体 RAGE 相互作用,并导致一系列复杂的活动,最终导致细胞功能障碍,因此会产生炎症反应和 ROS 导致氧化应激反应。体内和体外动物实验都表明这条通路和糖尿病肾病具有相关性。是否在人类中也是如此还有待证明。

产生的 ROS 还能够影响肾小球和肾小管细胞,加重对肾功能的负面影响。ROS 主要通过 NADPH 氧化酶系统或者在线粒体水平产生。在动物实验中,NADPH 氧化酶抑制剂有效地改善了该通路作用,代表了解决糖尿病肾病及其进展的其他可能的治疗途径[30]。

第三条通路和超滤过作用相联系,并且被证明在糖尿病肾病病程中起到不利影响。它能够促进肾衰竭的进展。使用血管紧张素系统抑制剂会减少肾小球超滤过作用,对于减少蛋白尿、促进糖尿病肾病动物研究的进展,以及糖尿病肾病患者类临床试验都有着可观的良好功效。

这三条通路聚敛并对肾小球、肾小管、间质和上皮细胞产生的刺激性伤害,是糖尿病肾病中肾脏结构损伤的轴心(图 5.18)[30]。

以肾小球毛细血管滤过表面积为代价的肾小球系膜扩张代表了一种重要的和非常确定的机制。这种机制会导致糖尿病肾病中肾脏功能的进行性丧失。

典型性肾小球损伤形成中的病理性活动已经明了。尽管仍然需要做很多工作,但是有效的证据都指向了初始肾小球基膜和周围毛细血管壁变化,即肾小球基膜的增厚和生化改变并继发肾小球系膜改变,导致系膜结节产生。TGF-β 在产生系膜结节中起到的重要作用已经被很好地确立了。

体外研究使得对各项机制的详细检验成为可能,包括当在强调细胞功能时,在高糖浓度环境下培养系膜细胞[30]。这些研究拓展到体内情景证实了大部分体外研究的结果,也反映了它在人体上的真实性。对糖尿病老鼠的研究表明,人类也有不同的发展为糖尿病肾病的易感性[45,47,48]。相较之下,和人类不同的是,每个近亲繁殖的老鼠都代表了基因上的同质性和能够简单再生的资源。这是经得起检验的,并为重复实验研究提供了一个极佳的平台,用来获得对糖尿病肾病病

糖尿病肾病进程中导致结构改变的因素和路径

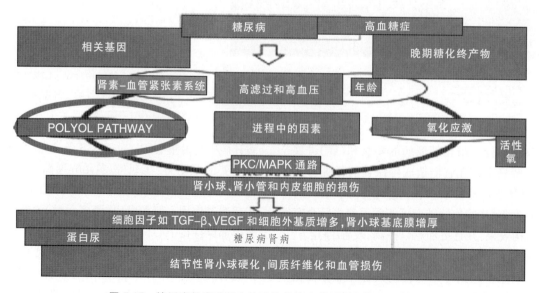

图 5.18   糖尿病肾病进程中导致结构改变的因素和路径示意图。

理学的深刻理解。有许多老鼠模型都有血缘修正和基因突变。这些都在最近出版的文献中使用和评议,同时突出指出它们对多种应用的价值和局限[47]。显然,最有用的是对人类形态学变化的概括,包括肾小球基膜增厚和系膜扩张。db/db/和 Akita 老鼠模型中,有些模型概括了早期和晚期的糖尿病肾病形态学临床表现(eNOS 缺陷的老鼠、OVE2 FVB 老鼠和 BTBR ob/ob 老鼠)。不幸的是,所有糖尿病肾病的动物模型都有重要局限。

体外研究表明, 由 PDFG-β 驱动的系膜细胞增生加速,以及随后 TGF-β 的分泌和(或)激活,导致系膜基质沉积。然而这些老鼠最后没有进展为肾衰竭。相反,持续轻微 2 型糖尿病导致了 GK(Go-to-Kakizaki)老鼠的糖尿病肾病潜伏期典型形态学变化,但是没有导致蛋白尿或者进行性肾病。最后,肥胖 Zucker 老鼠的高血脂和 2 型糖尿病相结合导致了早期的足细胞损伤和随后的肾小球硬化症的系列进展。这说明至少在一部分糖尿病肾病患者中,伴随着祖细胞病变发生[49]。在临床实践中,有糖尿病患者发展为大量蛋白尿, 他们的活检显示了节段性肾小球硬化症。这一类糖尿病肾病患者可能伴随着足细胞疾病[20,45]。足细胞功能障碍是否会直接和糖尿病肾病相关,或者是一种继发的病理过程,仍然需要进一步研究揭示。

实验室研究表明,足细胞损伤是由于足细胞自身的调节修饰[33]。除了必要损伤之外的足细胞损伤或许发生在糖尿病肾病病程的后期,并呈现出和糖尿病肾病进展最强的关联性[50]。我们注意到,形态学的改变仿佛对于描绘和理解这种糖尿病损伤的特性是非常重要的。足细胞从肾小球基膜中脱落,并膨胀暴露出清蛋白中富含的内吞囊泡。这像是一种关键的初始发现。这种发现启动了随后一系列串联的活动。这种分离脱落被认为是和 α3β1 整合蛋白的消失有关。这个整合蛋白是和肾小球系膜层粘连蛋白结合的关键分子,并将上皮细胞锚定到肾小球基膜上[51]。肾小球毛细血管壁的塌陷之后会伴随毛细血管壁进行性消失,玻璃质和油性物质的积累, 连同细胞外基质成分的合成,其中包含了一些正常肾小球中没有的成分。由于以上原因,肾小球基膜和肾小囊基膜形成附着,并且这种交互作用进一步促进了额外细胞外基质的产生和最后的沉积。

有趣的是,系膜细胞病理生理学的改变一般在发生、发展和疾病的进程方面被认为是糖尿病肾脏疾病的本质。最近的证据提示足细胞可能参与早期疾病发生。另外,胰岛素抵抗也似乎对内皮功能障碍有促进作用。这提示肾小球内皮细胞损伤在糖尿病肾病的病理进展中也发挥了一定作用[20]。胰岛素抵抗很有可能促进内皮细胞功能障碍。

对于足细胞损伤,如何能够参与糖尿病肾病的启动和(或)进展中的额外理解,代表了一种对理解糖尿病患者是如何进展到肾衰竭,以及有些患者在肾功能稳定几年后突然快速衰竭的原因的重要贡献。Regoli 和 Bendayan 提出在贴近肾小球基膜的足细胞基膜中的 α3β1 的减少或许是导致毛细血管壁功能障碍的重要生化改变[51]。这种改变发生在肾小球基底膜可检测到形态学改变之前,因此似乎是明显的糖尿病肾病前的早期事件(或许也是关键的启动因素)。

实验室研究中,我们用细胞培养和动物模型去研究糖尿病肾病的进程[52]。例如,肾小球系膜细胞和近段小管细胞暴露在高血糖的环境中能够通过调节细胞因子生产以改变细胞增生和(或)细胞外基质更新。这些过程中包含的机制已经都被阐明。将实验室实验的结果拓展到活体中,证实了很多重要发现,但是也发现很多预料之外的结果。在链脲霉素引发的糖尿病中发现了由 PDGF-β 和 TGF-β 联合效应驱动的系膜基质增加和肾小管细胞增生增加。此外,尽管持续的轻微 2 型糖尿病在 GK 老鼠身上引发了糖尿病肾病潜伏期的形态学改变,但是没有导致蛋白尿或者进行性肾脏疾病[52]。

在糖尿病肾病中内皮细胞损伤非常重要。通过内皮细胞损伤引起的肾脏脉管系统损伤导致了黏附分子和趋化因子的表达增多,从而导致了巨噬细胞汇入肾实质,并建立了持久"低级炎症"的微环境[20]。

最后,在强调了足细胞损伤的作用后,肥胖 Zucker 老鼠的高脂血症和 2 型糖尿病相关联,导致了早期的足细胞损伤,并随后发展为肾小球硬化、肾小管间质损伤和足细胞损伤作用后的肾功能不全[38,53]。为鉴定上述过程发生发展中的特异性中介因素,还需要做很多工作,包括确定亚临床形态学改变进展为明显肾病的条件/机制。这仍然是专注于未来治疗干预糖尿病新发展的最重要领域之一。

为进一步增强我们对参与糖尿病进展的事件的理解而采取的另一种方法是研究可以参与这种进展的基因。动物模型中的高通量和全组基因方法能够被用来探测相关基因。一些基因,如 Tim44(线粒体内膜移位酶-44)、RSOR/MIOX(肾脏特异性的氧化还原酶和肌糖氧化酶）、UbA52（泛素 A）、Rap1b（RAS 相关 GTP 酶）、gremlin、骨桥素、类固醇脱氢酶-3β 同型 4，还有那些在糖尿病啮齿类动物肾脏中的 WNT 信号通路中被鉴别出表达不同的基因。以上这些基因的功能分析和转化研究工作证实，这些基因对人体的影响有着潜在的预防和治疗糖尿病肾病的价值。其他相关生物标志和治疗目标的基因鉴定工作也会很快跟进[54]。

在一些糖尿病患者中出现了不同程度的肾乳头坏死。这种情况值得注意，而且在女性中更为常见。一个诱发肾乳头坏死的普遍风险因素是反复发生的尿路感染。这在糖尿病患者中有一定发生率。其典型的临床表现是脓尿和显微镜下血尿。如果有因为乳头坏死脱落造成的双侧输尿管障碍的话，有一些病例还会表现出急性肾衰竭。肾乳头坏死的出现对糖尿病患者来说，经常是一个预后不良的标志，并且很多时候会并发其他糖尿病肾病的临床症状。

晚期糖尿病肾病的结构和功能损伤的可逆性

糖尿病肾病发生结构改变的可逆性仍存在争议[4,36,50]。在当前主流的糖尿病肾病治疗方法中，包括控制高血糖和血压，以及肾素-血管紧张素系统（RAAS）抑制。这些治疗对减缓疾病进程有效果，但是它们却没有逆转结构和功能损伤上的功效，而且效用确实是非常有限。这个有待解释的范例抛出了这样一个问题，是否恢复正常代谢环境或特定分子如瘦素的直接作用是尝试逆转糖尿病肾病引起改变的最佳途径。

为了评估旨在逆转损伤的治疗干预的可能性，就需要在实验室中用到体内和体外两种平台。没有相关的动物模型能够被用来测试可逆性。其中一个变得非常重要的因素是足细胞在糖尿病肾病的晚期进展和不可逆性中所起的作用。随着糖尿病肾病的进行，至少一类患者的足细胞开始丧失。而他们中的大多数都有晚期肾病。足细胞是不可再生细胞。这使得通过再生血管内皮细胞逆转损伤失去了可能性。一些研究者保留这样的观点。观点指出，功能性足细胞的恢复能够阻止糖尿病肾病中损伤的进展，并能够在修复期逆转结构变化。因此，从理论上讲，虽然足细胞丧失后的正常肾小球重建是非常困难的，但是有研究证明这是可能的，至少是在实验上。有些人相信糖尿病肾病中的足细胞能够再生，所以糖尿病肾病的逆转是可以

实现的。

在 2 型糖尿病肾病小鼠模型中，BTbR ob/ob 瘦素缺乏的糖尿病肾病老鼠被用来研究瘦素。BTBR 老鼠分离肾小球内瘦素受体的鉴别表明，瘦素有能够直接导致病变逆转的可能性。实际上，瘦素更换，但不是肾素-血管紧张素系统抑制，会造成一个接近完整的结构和功能病变的逆转。系膜基质扩张、肾小球系膜溶解、基膜增厚和足细胞丧失连同蛋白尿和 ROS 的积累一起都能很好地逆转。这个模型和糖尿病肾病非常相似（比其他现有的动物模型要好）。这也强调了这些研究，以及它们和人类之间相关度的重要性[55]。

一些研究表明，肾病的逆转受瘦素信号转导的控制，而不是恢复肾小球系膜的正常代谢环境[36]。证明 pStat3 是瘦素信号通道中的关键下游分子，提供了瘦素信号对肾脏有益的强有力的证据，尽管这能够逆转肾病，但到哪种程度依然不得而知，尽管 pStat3 也被发现可能是其他信号通路的产物。明确这两种可能性的研究能够为这个问题提供最后的答案[36]。

糖尿病肾病的鉴别诊断

从结构观点角度看，糖尿病肾病中的损伤是非特异性的。因此，根据呈现的临床表现得出鉴别诊断。

独立性肾小球基膜增厚是一种肾硬化血管的非特异性病变。这种病变如果和肾脏脉管系统的病变一起发生的话，就支持这种诊断。然而血管的改变在糖尿病肾病中非常普遍，有时在可检测到的特征性肾小球改变之前。典型肾小球病变和伴随的血管改变就足够确诊糖尿病肾病、结节样肾小球硬化症。这种血管病变最显著的是入球和出球小动脉透明变性。这种改变伴随免疫荧光模式和超微结构特征。

结节样肾小球硬化症的发现应该引起重点鉴别诊断。然而，糖尿病肾病目前为止是造成肾小球系膜结节形成的最普遍病理因素，不具有任何特异性。一种用来鉴别结节样糖尿病肾小球硬化症的重要损伤是轻/重链沉积疾病（图 5.19 和图 5.20）[45]。这种情况下，在肾小球、间质和（或）血管中发现单型轻/重链能够确诊。

然而，这种 M 蛋白沉积的状况或许比较微妙，而且荧光检测和超微结构临床表现或许是相当微妙的。另外，在糖尿病肾病患者中诊断叠加的轻或重链沉积疾病是非常困难的，因为病理性的肾小球发现物显著重复，并且肾小球糖尿病环境使得在肾小球中发现异

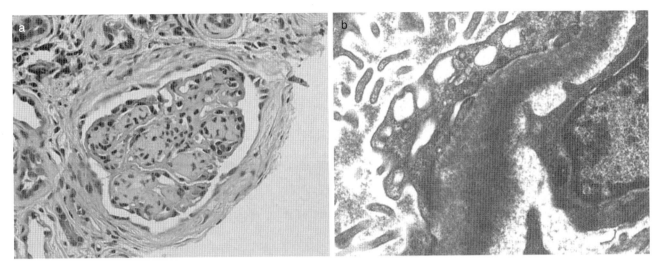

图 5.19　(a,b)HE 染色，×500。(b)透射电子显微镜，乙酸双氧铀和柠檬酸铅染色，×18500。结节性肾小球硬化，轻链沉淀病。图 a 中可见结节性肾小球硬化的表现类似于糖尿病肾病。皮下区点状电子致密物质(轻链)的出现有助于诊断轻链沉淀病。(图 a 见彩图)

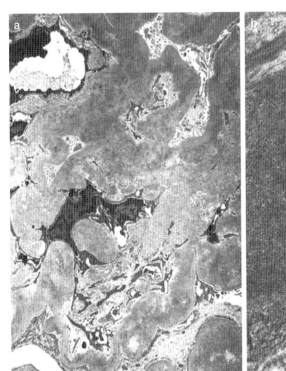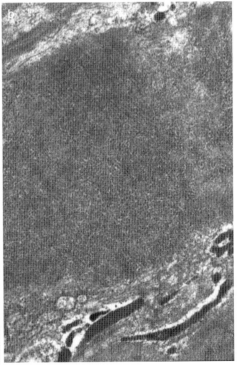

图 5.20　(a,b) 透射电子显微镜，乙酸双氧铀和柠檬酸铅染色，a×8500，b×15000。结节性肾小球硬化，轻链沉淀病。可见系膜结节基质增加。图 a 中还可见系膜区点状电子致密物沉积，这一点在图 b 中更明显。

常蛋白非常困难。通常更容易在沿着肾小管基膜的肾小管区室寻找 M 蛋白并通过免疫荧光反应和电子显微镜确认它的存在。

有一部分患者患上所谓的原发性结节样肾小球硬化症。Alpers[56]和 Biava 分别在 1989 年和 1999 年首次发现其存在[57]。Heranbert 等创造了原发性结节样肾小球硬化症这个新术语用来指代这种情况。这些患者的肾脏组织发现物在光镜、免疫荧光检测和超微结构

检测条件下都和其他糖尿病肾病一致。这种病在流行病学上和高血压、吸烟联系到一起。这种情况的发病率比较低；哥伦比亚大学的一个持续 5 年的 5073 个肾脏活检报道了 0.45%的发病率[58]。所有原发性肾小球硬化症文献的作者都仔细地排除了临床和临床前糖尿病的病例。原发性结节样肾小球硬化症涉及高血压、吸烟史、肾小球细胞外基质产生的增加，以及血管生成的交互影响[58]。在这些病例中，受累肾小球的新生

血管形成是相当稳定的。TGF-β 的分泌和激活是造成系膜基质和最终系膜结节化的原因,在糖尿病肾病中也起到了同样的作用。

其他需要鉴别诊断的病症(entity)(虽然有时候会对糖尿病肾病的鉴别造成不大的麻烦)包括慢性血栓性微血管病,伴随"小叶"外观的膜性增生性肾小球肾炎、淀粉样变性(图 5.21)、纤维化,以及在有些情况下与结节样肾小球硬化症相似的免疫触须样肾小球病。通过光镜、特殊染色、免疫荧光检测和电子显微镜相结合的方式都已经足够对大部分病例做出正确的诊断[58]。

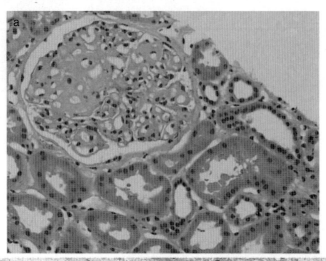

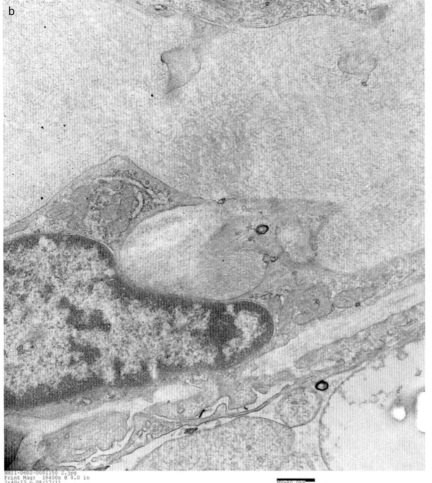

图 5.21　(a)HE 染色。(b)透射电子显微镜, 乙酸双氧铀和柠檬酸铅染色,a×350, b×13500。糖尿病肾病中的 AL 型肾淀粉样变性。图 a 显示扩大的系膜区中可见无定形嗜酸性物质;图 b 中可见随机的无分支异性纤维标志着淀粉样变性的形成。(图 a 见彩图)

改变糖尿病肾病结构性病变的叠加病理学表现（非糖尿病损伤）

糖尿病肾病的患者通常不需要进行活检，除非出现不同的临床表现。有些临床表现需要患者进行肾活检。其中包括进展为肾衰竭的速度比预期要快，尤其是出现其他临床表现时，如循环单克隆蛋白、胶原血管病血清学检查阳性，或者血清中发现 ANCA（抗中性粒细胞胞质抗体），或者发现肾性蛋白尿的患者。这些情况会改变当前糖尿病肾病的特征性结构病变。事实上，几乎在糖尿病肾小球中见不到免疫复合物中介过程。如果临床上对病例存在怀疑，需要行肾脏活检。免疫荧光检测和电子显微镜会突出那些和叠加过程相关的特别发现物。在糖尿病患者中最常见的叠加到糖尿病肾病上的免疫复合物中介的损伤是膜性肾病[19]。

也有肾小管间质的情况，如急性肾小管坏死（图

5.22）和急性肾小管间质肾炎（图 5.23），这会加速糖尿病肾病患者发展为肾衰竭的进程。肾活检将明确诊断。

上述情况也适用于叠加的血管疾病。这也能被肾脏活检发现。其中一部分包括血栓性微血管疾病和血管炎。

通过免疫荧光检测发现肾脏活检中的 M 蛋白、肾小球增生的改变、肾小球坏死/新月体，以及能够被免疫荧光检测/电子显微镜发现的免疫复合物等的出现，表明在有肾病迹象的糖尿病患者中存在叠加的进程。

最近发表的研究强调了在糖尿病肾病患者中可以看到一些非糖尿病状况，其中局灶节段性肾小球硬化是最常见的，其次是高血压性肾硬化和急性肾小管坏死[59]。

并发症的发现改变了那些有望改善肾脏功能患者的临床治疗方案。那些由糖尿病病变造成的肾实质损伤使得叠加情况的复原更加困难，所以临床反应通常很慢，有时候非常滞后。

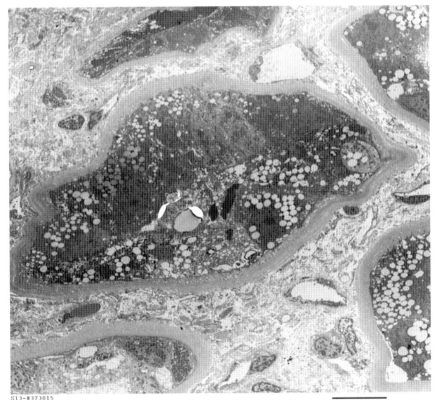

S13-8373015
Alexander, Serena
EM13-801
Print Mag: 2330x @ 7.0 in
11:02:09 a 08/15/13
Microscopist: rla

10 microns
HV: 80.0kV
Direct Mag: 2000x
X: -642.7 Y: 364
Dept. of Pathology LSUHSC

图 5.22　×7500。透射电子显微镜，乙酸双氧铀和柠檬酸铅染色。糖尿病肾病中的急性肾小球坏死。在间质水肿的背景下存在肾小管损害，无炎症反应。

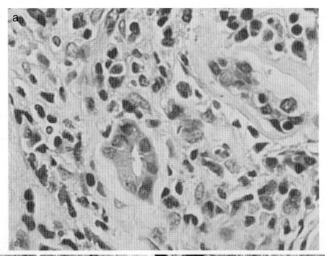

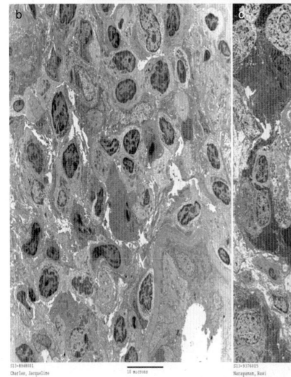
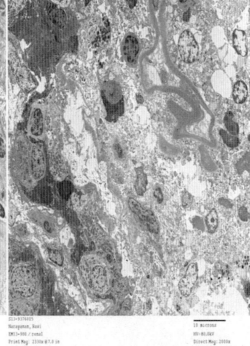

图 5.23 (a)HE 染色。(b,c)透射电子显微镜，乙酸双氧铀和柠檬酸铅染色。a×500,b×7500,c×8500。在图 a 中，可见间质炎细胞浸润的红色嗜酸性粒细胞，与局灶性肾小管损害和肾小管炎有关。(b,c)通过超微结构下更严重的间质炎细胞浸润阐明相应的局灶性肾小管损害和肾小管炎。(图 a 见彩图)

结论

　　糖尿病肾病是一种伴随特征性肾脏实质结构异常的疾病，这种结构异常通常在提交病理检测的样本中可以发现。

　　糖尿病肾病的理想生物标记是不存在的。尽管已经发现了大量的生物标志物，蛋白尿始终是其中最优越的[60]。

　　许多实验模型提供了这种损伤如何发生发展的

重要信息。这种导致形态学/结构性改变的原因阐明有利于设计新的治疗干预方法。这些治疗干预方法能够改善病情或者降低进展为肾衰竭的速度，或者完全停止其进程。现存的主要问题是，很多错综复杂的因素包含其中，使得梳理工作变得非常复杂。为了能够获得更好的结果，对这类患者的治疗中使用多重干预方法非常必要。控制血糖、血压和蛋白尿都对糖尿病肾病患者的管理非常有好处，这一点已非常明朗。这些治疗干预甚至可以被看作是糖尿病肾病治疗史上的里程碑。然而，这些手段对于彻底停止肾脏损伤的进展和预防终末期肾脏疾病来说还是不够的。未来的挑战在于对更好地理解糖尿病肾病发病机制中高血糖、新陈代谢、血流动力学和细胞内因子连同生长因子和细胞因子的活动之间相互作用，以期设计出一种新的治疗干预方法。这种作用范围更广泛的治疗方法将直接针对那些在终末期肾脏疾病进展中发挥关键作用的分子机制。已被提议的新方法包括靶向氧生物学，如缺氧、氧化应激和红系造血异常等，所有这些都与糖尿病肾病有关[61]。

最新的研究使用转录组和蛋白质组分型、细胞系、动物模型和人类样本的分子遗传学等方法。这些研究加深了我们对糖尿病肾病进展中重要机制的理解。结果发现，新的生物标记，以及由此发明的治疗技术和手段能够有效改善糖尿病肾病症状，降低进展到终末期肾病的慢性肾病患者的死亡率和发病率。目标基因也可以使用数据挖掘进行调节，以确定那些与糖尿病肾病诊断和治疗相关的基因[54]。

（严骋 张军 译）

参考文献

1. Kimmelstiel P, Wilson C. Intercapillary lesions in the glomeruli of the kidney. Am J Pathol. 1936;12:83–98.7.
2. Murakami R. Beitrag zur Kenntnis der Veränderung des Nierenkörperchens beim Diabetes mellitus. Trans Jpn Pathol Soc. 1936;26:657–64.
3. Gellman DD, Pirani CL, Soothill JF, Muehrcke RC, Kark RM. Diabetic nephropathy: a clinical and pathologic study based on renal biopsies. Medicine (Baltimore). 1959;38:321–67.
4. Dalla Vestra M, Saller A, Mauer M, Fioretto P. Role of mesangial expansion in the pathogenesis of diabetic nephropathy. J Nephrol. 2001;14 Suppl 4:S51–7.
5. Mogensen CE, Andersen MJ. Increased kidney size and glomerular filtration rate in early juvenile diabetes. Diabetes. 1973;22:706–12.
6. Drummond K, Mauer M. The early natural history of nephropathy in type 1 diabetes: II. Early renal structural changes in type 1 diabetes. Diabetes. 2002;51:1580–7.
7. Dalla Vestra M, Saller A, Bortoloso E, Mauer M, Fioretto P. Structural involvement in type 1 and type 2 diabetic nephropathy. Diabetes Metab. 2000;26 Suppl 4:8–14.
8. Mauer SM, Steffes MW, Ellis EN, Sutherland DE, Brown DM, Goetz FC. Structural-functional relationships in diabetic nephropathy. J Clin Invest. 1984;74:1143–55.
9. Ritz E, Zeng XX, Rychlik I. Clinical manifestation and natural history of diabetic nephropathy. Contrib Nephrol. 2011;170:19–27.
10. Ritz E. Diabetic nephropathy. Saudi J Kidney Dis Transpl. 2006;17:481–90.
11. Ellis EN, Warady BA, Wood EG, et al. Renal structural-functional relationships in early diabetes mellitus. Pediatr Nephrol. 1997;11:584–91.
12. Jeansson M, Granqvist AB, Nystrom JS, Haraldsson B. Functional and molecular alterations of the glomerular barrier in long-term diabetes in mice. Diabetologia. 2006;49:2200–9.
13. Flyvbjerg A. Inhibition and reversibility of renal changes: lessons from diabetic kidney disease. Acta Paediatr Suppl. 2006;95:83–92.
14. Qian Y, Feldman E, Pennathur S, Kretzler M, Brosius 3rd FC. From fibrosis to sclerosis: mechanisms of glomerulosclerosis in diabetic nephropathy. Diabetes. 2008;57:1439–45.
15. Osterby R, Gall MA, Schmitz A, Nielsen FS, Nyberg G, Parving HH. Glomerular structure and function in proteinuric type 2 (non-insulin-dependent) diabetic patients. Diabetologia. 1993;36:1064–70.
16. Dische FE. Measurement of glomerular basement membrane thickness and its application to the diagnosis of thin-membrane nephropathy. Arch Pathol Lab Med. 1992;116:43–9.
17. Haas M. Alport syndrome and thin glomerular basement membrane nephropathy: a practical approach to diagnosis. Arch Pathol Lab Med. 2009;133:224–32.
18. Nasr SH, Markowitz GS, Valeri AM, Yu Z, Chen L, D'Agati VD. Thin basement membrane nephropathy cannot be diagnosed reliably in deparaffinized, formalin-fixed tissue. Nephrol Dial Transplant. 2007;22:1228–32.
19. Najafian B, Alpers CE, Fogo AB. Pathology of human diabetic nephropathy. Contrib Nephrol. 2011;170:36–47.
20. Ziyadeh FN, Wolf G. Pathogenesis of the podocytopathy and proteinuria in diabetic glomerulopathy. Curr Diabetes Rev. 2008;4:39–45.
21. Stout LC, Kumar S, Whorton EB. Focal mesangiolysis and the pathogenesis of the Kimmelstiel-Wilson nodule. Hum Pathol. 1993;24:77–89.
22. Wada T, Shimizu M, Yokoyama H, et al. Nodular lesions and mesangiolysis in diabetic nephropathy. Clin Exp Nephrol. 2013;17:3–9.
23. Tervaert TW, Mooyaart AL, Amann K, et al. Pathologic classification of diabetic nephropathy. J Am Soc Nephrol. 2010;21:556–63.
24. Matsusaka T, Xin J, Niwa S, et al. Genetic engineering of glomerular sclerosis in the mouse via control of onset and severity of podocyte-specific injury. J Am Soc Nephrol. 2005;16:1013–23.
25. Stout LC, Kumar S, Whorton EB. Insudative lesions—their pathogenesis and association with glomerular obsolescence in diabetes: a dynamic hypothesis based on single views of advancing human diabetic nephropathy. Hum Pathol. 1994;25:1213–27.
26. Alsaad KO, Herzenberg AM. Distinguishing diabetic nephropathy from other causes of glomerulosclerosis: an update. J Clin Pathol. 2007;60:18–26.
27. Bader R, Bader H, Grund KE, Mackensen-Haen S, Christ H, Bohle A. Structure and function of the kidney in diabetic glomerulosclerosis. Correlations between morphological and functional parameters. Pathol Res Pract. 1980;167:204–16.
28. Mauer SM, Sutherland DE, Steffes MW. Relationship of systemic blood pressure to nephropathology in insulin-dependent diabetes mellitus. Kidney Int. 1992;41:736–40.
29. Fioretto P, Steffes MW, Sutherland DE, Mauer M. Sequential renal biopsies in insulin-dependent diabetic patients: structural factors associated with clinical progression. Kidney Int. 1995;48:1929–35.
30. Caramori ML, Kim Y, Huang C, et al. Cellular basis of diabetic nephropathy: 1. Study design and renal structural-functional relationships in patients with long-standing type 1 diabetes. Diabetes. 2002;51:506–13.
31. Perrin NE, Torbjornsdotter TB, Jaremko GA, Berg UB. The course of diabetic glomerulopathy in patients with type I diabetes: a 6-year follow-up with serial biopsies. Kidney Int. 2006;69:699–705.
32. Caramori ML, Parks A, Mauer M. Renal lesions predict progression of diabetic nephropathy in type 1 diabetes. J Am Soc Nephrol. 2013;24:1175–81.
33. Teiken JM, Audettey JL, Laturnus DI, Zheng S, Epstein PN, Carlson EC. Podocyte loss in aging OVE26 diabetic mice. Anat Rec (Hoboken). 2008;291:114–21.
34. Bohle A, Wehrmann M, Bogenschutz O, Batz C, Muller CA, Muller GA. The pathogenesis of chronic renal failure in diabetic nephropathy. Investigation of 488 cases of diabetic glomerulosclerosis. Pathol Res Pract. 1991;187:251–9.
35. Mason RM, Wahab NA. Extracellular matrix metabolism in diabetic nephropathy. J Am Soc Nephrol. 2003;14:1358–73.

36. Pichaiwong W, Hudkins KL, Wietecha T, et al. Reversibility of structural and functional damage in a model of advanced diabetic nephropathy. J Am Soc Nephrol. 2013;24:1088–102.

37. Berg UB, Torbjornsdotter TB, Jaremko G, Thalme B. Kidney morphological changes in relation to long-term renal function and metabolic control in adolescents with IDDM. Diabetologia. 1998;41:1047–56.

38. Tamsma JT, van den Born J, Bruijn JA, et al. Expression of glomerular extracellular matrix components in human diabetic nephropathy: decrease of heparan sulphate in the glomerular basement membrane. Diabetologia. 1994;37:313–20.

39. Rossi M, Morita H, Sormunen R, et al. Heparan sulfate chains of perlecan are indispensable in the lens capsule but not in the kidney. EMBO J. 2003;22:236–45.

40. van den Born J, Pisa B, Bakker MA, et al. No change in glomerular heparan sulfate structure in early human and experimental diabetic nephropathy. J Biol Chem. 2006;281:29606–13.

41. Nerlich A, Schleicher E. Immunohistochemical localization of extracellular matrix components in human diabetic glomerular lesions. Am J Pathol. 1991;139:889–99.

42. Adler SG, Feld S, Striker L, et al. Glomerular type IV collagen in patients with diabetic nephropathy with and without additional glomerular disease. Kidney Int. 2000;57:2084–92.

43. Truong LD, Pindur J, Barrios R, et al. Tenascin is an important component of the glomerular extracellular matrix in normal and pathologic conditions. Kidney Int. 1994;45:201–10.

44. Tsilibary EC. Microvascular basement membranes in diabetes mellitus. J Pathol. 2003;200:537–46.

45. Turbat-Herrera EA. Overview of models for the study of renal disease. In: Herrera GA, editor. Experimental models of renal diseases: pathogenesis and diagnosis, Contributions to nephrology series, vol. 169. Basel: S Karger AG; 2011. p. 1–5.

46. Loy A, Lurie KG, Ghosh A, Wilson JM, MacGregor LC, Matschinsky FM. Diabetes and the myo-inositol paradox. Diabetes. 1990;39:1305–12.

47. Alpers CE, Hudkins KL. Mouse models of diabetic nephropathy. Curr Opin Nephrol Hypertens. 2011;20:278–84.

48. Breyer MD, Bottinger E, Brosius III FC, et al. Mouse models of diabetic nephropathy. J Am Soc Nephrol. 2005;16:27–45.

49. Chevalier J, Masurier C, Lavaud S, Michel O, Bariety J. Approach of cellular mechanisms of glomerulosclerosis in a model of accelerated aging the obese Zucker rat. C R Seances Soc Biol Fil. 1995;189:987–1007.

50. Dalla Vestra M, Masiero A, Roiter AM, Saller A, Crepaldi G, Fioretto P. Is podocyte injury relevant in diabetic nephropathy? Studies in patients with type 2 diabetes. Diabetes. 2003;52:1031–5.

51. Regoli M, Bendayan M. Alterations in the expression of the alpha 3 beta 1 integrin in certain membrane domains of the glomerular epithelial cells (podocytes) in diabetes mellitus. Diabetologia. 1997;40:15–22.

52. Phillips A, Janssen U, Floege J. Progression of diabetic nephropathy. Insights from cell culture studies and animal models. Kidney Blood Press Res. 1999;22:81–97.

53. Gassler N, Elger M, Kranzlin B, et al. Podocyte injury underlies the progression of focal segmental glomerulosclerosis in the fa/fa Zucker rat. Kidney Int. 2001;60:106–16.

54. Wada J, Sun L, Kanwar YS. Discovery of genes related to diabetic nephropathy in various animal models by current techniques. In: Herrera GA, editor. Experimental models of renal diseases: pathogenesis and diagnosis, Contributions to nephrology series, vol. 159. Basel: S Karger AG; 2011. p. 161–74.

55. Anjaneyulu M, Chopra K. Nordihydroguairetic acid, a lignin, prevents oxidative stress and the development of diabetic nephropathy in rats. Pharmacology. 2004;72:42–50.

56. Alpers CE, Biava CG. Idiopathic lobular glomerulonephritis (nodular mesangial sclerosis): a distinct diagnostic entity. Clin Nephrol. 1989;32:68–74.

57. Herzenberg AM, Holden JK, Singh S, Magil AB. Idiopathic nodular glomerulosclerosis. Am J Kidney Dis. 1999;34:560–4.

58. Markowitz GS, Lin J, Valeri AM, Avila C, Nasr SH, D'Agati VD. Idiopathic nodular glomerulosclerosis is a distinct clinicopathologic entity linked to hypertension and smoking. Hum Pathol. 2002;33:826–35.

59. Sharma SG, Bomback AS, Radhakrishnan J, Herlitz LC, Stokes MB, Markowitz GS, D'Agati VD. The modern spectrum of renal biopsy findings in patients with diabetes. Clin J Am Soc Nephrol. 2013;8:1718–24.

60. Jim B, Santos J, Spath F, Cijiang He J. Biomarkers of diabetic nephropathy, the present and the future. Curr Diabetes Rev. 2012;8:317–28.

61. Miyata T, Suzuki N, de Strihou VY. Diabetic nephropathy: are there new and potentially promising therapies targeting oxygen biology? Kidney Int. 2013;84:693–702.

第 6 章

儿童和青少年糖尿病

Ihor V. Yosypiv

引言

糖尿病(DM)是一种以慢性高血糖为特征的代谢失衡性疾病,高血糖则是由于胰岛素分泌缺陷或其生物作用受损,或两者兼有引起。目前 DM 主要分为两型:1 型和 2 型[1]。1 型糖尿病(T1DM)的发病机制是胰腺 β 细胞的缺失导致胰岛素分泌的绝对不足。2 型糖尿病(T2DM)则主要由胰岛素相对不足引起,发病初期表现为胰岛素分泌代偿性增加,随着疾病的进展,增加的胰岛素不足以满足需求,表现出胰岛素抵抗状态。

糖尿病的流行病学

2007 年,全世界儿童(0~14 岁)总数约为 18 亿,患有 DM 人数占 0.02%。这就意味着全世界有将近 44 000 名儿童患有 DM,并以每年 7000 例新确诊患者的速度增加[2]。大部分工业化国家中,90%以上的 DM 儿童和青少年为 T1DM[2]。不同国家 0~14 岁 T1DM 年发病率的均值在 0.1/100 000 和 57.6/100 000 之间波动。其中发病率最低的是亚洲(中国 0.1/100 000,日本 2.4/100 000);发病率最高的为芬兰(57.6/100 000)。在美国,发病率最高的是白人(27/100 000),其次分别是非裔美国人(18/100 000)和西班牙裔美国人(15/100 000)[2]。许多国家报道 DM 发病率呈上升趋势,且大多数 DM

I.V. Yosypiv, M.D. (✉)
Division of Pediatric Nephrology, Department of Pediatrics SL37, Tulane Hospital for Children, 1430 Tulane Avenue, New Orleans, LA 70112, USA
e-mail: iiosipi@tulane.edu

儿童出生在一年中较冷的月份。DM 男性的后代患 T1DM 的概率(3.6%~8.5%)是 DM 女性后代(1.3%~3.6%)的 2~3 倍[2]。如果父母双方均为 DM 患者,则后代患 T1DM 的概率增至 30%。临床上,T1DM 的患病年龄段有两个高峰期,分别是 4~6 岁和 10~14 岁[3]。儿童和青少年 DM 中 T2DM 的发病率逐渐增高,甚至在某些 DM 高危青少年人群中, 新确诊 DM 中有高达 45%的是 T2DM[4]。在美国,1990 年新确诊 DM 儿童中仅 12%为 T2DM, 然而到 2000 年,DM 儿童中 T2DM 的比例已增至 50%[5]。0~19 岁年龄段中,非裔美国人即美国黑人中有 26%患有 T2DM, 而西班牙裔美国白人的患病率为 10%。T2DM 占新确诊 10~19 岁美国女性黑人 DM 患者的 46%[6]。T2DM 发病的平均年龄为 14 岁,14 岁 DM 患者中,41.1%为西班牙裔美国人,31.5%为美国黑人,27.4%为美国白人;89.4%的患者有 DM 家族史;64.9%是女性[7]。诊断出 T2DM 的平均年龄为 13.5 岁。

糖尿病的病因学

DM 的病因学分类如表 6.1 所示[1]。多基因遗传疾病 DM 的主要病因包括:①一种常见的多基因诱发模式;②表观遗传机制,至少与妊娠期营养失衡引起的胚胎发育异常有一定关系;③不健康的社会生活环境导致肥胖症的患病率增加,主要体现在三方面,(a)获取高能量食物的便利性,(b)运动的匮乏,(c)暴露于污染环境或致病源而引发的 β 细胞的毒害作用。尽管儿童单基因遗传 DM 的确切发病率尚不清楚,但大多数通过基因手段证实的单基因遗传 DM 患者最初会误诊为 T1DM 或者 T2DM[8]。儿童 DM 患者中,几乎所有单基因遗传 DM 患者都归因于调控 β 细胞功能基因的

表 6.1　糖尿病的病因分类

类型 1	甲状腺功能亢进
（a）免疫介导	生长抑制素瘤
（b）特发性	醛固酮瘤
类型 2	药物或化学诱导
β 细胞功能的遗传缺陷	糖皮质激素
HNF1α（MODY3）	甲状腺激素
HNF4α（MODY1）	二氮嗪
HNF1β（MODY5）	β 肾上腺素受体激动剂
葡萄糖激酶（MODY2）	噻嗪类（利尿剂）
IPF1（MODY4）	地仑丁
NeuroD1（MODY6）	α 干扰素
KCNJ11	传染病
线粒体 DNA 突变	先天性风疹
胰岛素作用的遗传缺陷	巨细胞病毒
A 型胰岛	罕见的免疫介导型糖尿病
门登霍尔综合征	其他综合征有时与糖尿病有关
脂肪萎缩性糖尿病	唐氏综合征
外分泌胰腺疾病	克兰费尔特综合征
胰腺炎	特纳综合征
胰腺外伤或肿瘤	Wolfram 综合征
囊性纤维化	弗利德赖希共济失调
血色沉着病	亨廷顿舞蹈病
内分泌病	强直性肌营养不良
肢端肥大症	紫质病
库欣综合征	愉快木偶综合征
高血糖素瘤	HNF 肝细胞核因子
嗜铬细胞瘤	青年成熟型糖尿病

突变，引起胰岛素分泌不足；只有极少数患者表现为胰岛素抵抗[9]。

糖尿病的病理生理学

大多数 T1DM 的发病机制为 T 细胞介导的胰腺 β 细胞的破坏。一旦被破坏的胰腺 β 细胞数目达到 90%，T1DM 将表现出临床症状[10]。目前所知，自身免疫性 T1DM 的易感性与人体 HLA 基因最为相关，取决于 HLA 上多基因组[11]。此外，还可能与肠道病毒感染或其他能够引发胰腺 β 细胞破坏的环境激发物相关（化学物质或病毒），大多数还不甚清楚[12,13]。最近一项研究表明，并发糖尿病酮症酸中毒（DKA）的儿童糖尿病患者中，近 17.8%伴有病毒感染，12.9%伴有细菌感染[14]。一旦感染激发自身免疫过程，会引发一系列效应机制，如抗体依赖性细胞介导的细胞毒性作用、迟发型

超敏反应、补体激活以及干扰素 γ 和白介素–1 等细胞因子大量增长，导致胰腺 β 细胞的破坏[13]。伴随潜在胰岛素抵抗的自身免疫性 T1DM 超重或肥胖患者很大可能代表儿童 T2DM 的病理生理学特征。这种可能性部分得到以下结论的支持，儿童和青少年 T2DM 患者中有 15%~40%的患者可检测到 T1DM 相关抗体[15]。

胰腺的发育

成熟胰腺是一种兼有外分泌和内分泌双重功能的腺体。胰腺的外分泌腺体几乎占其总质量的 99%，由大量外分泌腺管分支组成，这些导管将腺泡细胞分泌的消化酶输送至十二指肠[16]。胰腺的内分泌腺体——胰岛，胰岛是散在分布于外分泌腺体之间的由 100~1000 个细胞组成的细胞团，胰岛细胞可以分泌激素并通过血管相互作用。胰岛的主要功能是通过分泌

激素调节血糖水平以维持代谢平衡。胰岛中主要有 5 种内分泌细胞，每种细胞分泌一种激素，它们分别是 α 细胞（分泌胰高血糖素）、β 细胞（分泌胰岛素）、δ 细胞（分泌生长抑素）、ε 细胞（分泌胃促生长素）及 PP 细胞（分泌胰多肽）[16,17]。

了解胰腺的发育过程对一些胰腺疾病（包括 DM）新治疗方法的提出至关重要。胚胎发育过程中，内胚层分化成胰腺需要转录空间性和时间性的相互协调以及周围组织分泌的可溶性生长因子。内胚层上皮组织分化过程中，一旦胰腺祖细胞被定向分化成胰腺上皮细胞，则上皮细胞与间叶细胞之间的相互作用，以及转录因子的信号网络共同分化出 3 种细胞系，并最终分化成内分泌腺体、外分泌腺体及导管细胞（图 6.1 示）。内分泌腺和外分泌腺两大细胞系均来源于胚胎内胚层上皮细胞，该细胞同时表达胰十二指肠同源框基因-1（Pdx1）和胰腺特异性转录因子-1（Ptf1a）[16,18]。胰腺上皮细胞的发育过程中，内分泌腺体细胞从游离出小管上皮、分化、迁徙到最终集聚形成胰岛，整个过程中经历两次分化。小鼠胰腺内分泌腺体的分化始于胚胎期第 9.5 天[18]。紧随早期分化，上皮细胞迎来被称为“次级转变”的二次增生和分化，小鼠一般始于胚胎期第 12.5 天，而人类则始于胚胎期的第 6 周[18,19]。散在的内分泌腺体细胞多位于导管上皮细胞构建的空隙中，它们各自独立分泌激素，以暂时性表达的神经发生素-3 及其下游目标基因和锌指转录因子胰岛素瘤相关蛋白-1（（IA-1）为标志，并逐步增生分区形成内分泌细胞团；分支处腺泡细胞增生活跃，细胞体积随着胞内消化酶的累积而逐渐增大。由 Notch/Hes1 信号通路介导的上皮细胞间横向作用是调控内分泌腺和外分泌腺具体分化的核心[20,21]。神经发生素-3 阳性的胰腺内分泌祖细胞群的下游，α/PP 细胞系和 β/δ 细胞系分别由转录因子 aristales 相关同源框因子（Arx）和配对框（Pax4）的相反作用决定（图 6.1）。内分泌细胞的次级分化主要为 β 细胞的分化，伴随着其他内分泌细胞系的生成；分化的内分泌细胞被上皮细胞分割包裹成胰岛样小型细胞团，并在出生后逐渐增生发育形成胰岛。成人后，胰岛 β 细胞的再生过程逐渐停止，但在代谢需求增加产生胰岛素抵抗的情况下，能够诱发胰岛 β 细胞的再生。大量证据表明，这种 β 细胞再生的主要机制是已分化成熟 β 细胞的分裂复制而非干细胞或祖细胞的分化[22]。不论机体是处于内环境平衡的正常生理发育情况下还是疾病状态下，阐明胰岛 β 细胞增生的内在及外在促进机制仍然是本领域面临的一项主要且迫切的挑战。

糖尿病的发育编程

越来越多的证据表明，胚胎期“敏感”阶段子宫内环境的改变或者出生后婴儿饮食的改变是影响发育的独立因素，并有可能导致生命后期的一般健康情况的改变。此现象被称为“发育编程”或者“健康与疾病的发育起源”。孕周小于 37 周的早产儿或者出生体重

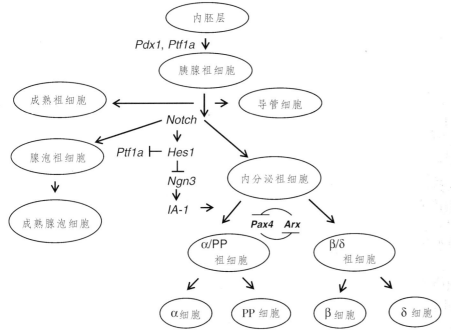

图 6.1　胰腺细胞类型发育和分化关键步骤示意图。详情请参阅文字。

低于 2.5kg 的低体重儿患 T2DM 的风险较大[24,25]。最近流行病学研究表明，T2DM 不仅与低出生体重有关，还与高出生体重(大于 4kg)有关[26]。另外，研究还发现出现追赶生长现象的低体重新生儿在 7 岁时已出现糖耐量受损[27,28]。因此，儿童早期过快的生长发育是产生不利代谢后果的一个独立危险因素。有关同卵双胞胎和异卵双胞胎患 T2DM 差异性的研究发现，同卵兄弟中，低出生体重的儿童具有较高的 T2DM 患病率，表明非基因遗传性的子宫内环境因素是决定 T2DM 患病风险的重要方面[29]。妊娠女性营养不良或者患有妊娠 DM 导致胎儿宫内发育迟缓(IUGR)，进而影响胎儿发育编程，增加胎儿出生后出现胰岛素抵抗和患 T2DM 的风险[30,31]。妊娠女性如果患有妊娠 DM，子宫内高糖和高胰岛素环境可能影响胎儿胰岛 β 细胞和脂肪组织的发育，导致胎儿后天生活中出现肥胖和血糖代谢紊乱。动物实验表明，暴露于宫内 DM 环境与后代肾功能不全和高血压的出现具有相关性。类似研究表明，链佐星诱导的 DM 大鼠的后代早在出生后 1 个月即出现肾小球增生，GFR 下降以及血压升高，但病理学提示肾单位总数未见明显变化[32]。研究还发现，DM 大鼠后代血管反应的改变可能是高血压形成的促进因素[33]。

阐明早期生活环境如何引起慢性疾病易患性的长期变化提供了一种潜在机制。基因表达调控的表观遗传机制主要涉及 DNA 或染色质蛋白质的甲基化、乙酰化及染色质的重组。组蛋白翻译后修饰，如组蛋白的乙酰化和胞嘧啶–鸟嘌呤位点(CpG 二核苷酸)中胞嘧啶的甲基化，均可在不改变 DNA 序列的情况下影响染色质功能和改变基因的表达[34,35]。研究发现，妊娠期低蛋白饮食或者接触烟草情况下，动物实验表现为可引起大鼠后代肝脏总体甲基化数量减少；人类则表现为胎盘总体甲基化数量的减少，而胎盘作为一个代谢兼内分泌器官，被认为在一定程度上可反映出胎儿暴露的宫内环境[36,37]。大鼠 IUGR 导致胰岛祖细胞发育的关键转录因子——胰十二指肠同源框基因–1(Pdx1)的表达降低，可能与该基因组蛋白乙酰化和甲基化的改变有关[38]。妊娠期严格控制母体饮食中蛋白质的含量，诱导后代出现肝细胞核因子——4α(HNF4α)这是一种调节胰腺细胞分化的关键转录因子[39]。另外，大鼠 IUGR 诱发其骨骼肌葡萄糖转运体基因——葡萄糖转运蛋白–4(GLUT4)基因的组蛋白修饰[40]。上述研究一致表明，胰腺及其周围组织的表观遗传修饰在代谢病发病过程中均发挥一定作用；同时诠释出早期生活环境可能通过改变基因表达来影响个体后期对代谢疾病的易感性。

早期生活的环境因素并非是导致个体慢性疾病易感性长期改变的唯一因素。已有资料表明，来源于母体营养或健康经历的综合信号有助于环境信息的代际转移。例如，如果母亲是 LBW 或早产儿，其后代很可能也是 LBW 或早产儿，表明 LBW 和早产的跨代效应[41]。表观遗传印记即基于基因甲基化状态的基因表达的改变，在前代表观遗传信息的传递中可能发挥一定作用[42]。

糖尿病的临床表现

DM 典型症状是多饮、多尿和体重下降。DM 患儿可表现为尿床的再度出现，夜尿症，白天尿失禁或者因多尿而上课时间去卫生间。如果患儿年龄较小，未接受厕所排便训练，看护者可能会发现患儿更换尿布的频率增加且单个尿布含尿量增多。如果是女性患儿，可能会并发会阴部念珠菌病[43]。早期，患儿食欲增加，但随着时间延长，儿童可能会出现厌食，导致体重下降。体重下降归因于血容量的降低(多尿所致)和分解代谢的增加(骨骼肌葡萄糖利用率下降导致脂肪和肌肉组织分解增加)。如果缺乏典型的 DM 症状，仅出现静脉血血糖升高或者尿糖，诊断 DM 的可能性仍很大。T2DM 还与黑棘皮病、多囊卵巢综合征(PCO)及代谢综合征有密切联系[44-46]。

糖尿病的急性并发症

DKA 和高渗性高血糖状态(HHS，又称为非酮症高血糖状态) 是 DM 两大主要严重急性并发症。DKA 发病诱因是胰岛素绝对或相对缺乏，伴儿茶酚胺，胰高血糖素，皮质醇和生长激素等升糖激素水平的提高[47]。血清中低胰岛素和高升糖激素水平共同导致机体处于加速分解代谢状态：肝脏和肾脏葡萄糖生成增加(通过肝糖原分解和糖异生)，以及外周组织对葡萄糖利用率下降，导致高血糖和高渗状态；脂肪分解和酮体生成增加，引起高酮体血症和代谢性酸中毒。15%~70% 的 DM 儿童患者因并发 DKA 而被诊断为 DM[48-50]。DKA 急性发作时表现为呼吸深快，呼出气体因含丙酮而呈烂苹果味，精神意识状态可出现嗜睡、昏睡、意识模糊甚至昏迷。并发脑水肿时临床体征包括意识水平的波动，排除血容量增加或者睡眠状态下的持续性心率减慢(每分钟减慢 20 次以上），与年龄不符的尿失禁、呕吐、头痛、昏睡及收缩压大于 90mmHg[51]。DKA 并发脑水肿的 DM 儿童的死亡率为 0.15%~0.30%，占 DKA 相关死亡总数的 60%~90%[52,53]。

　　HHS 可能发生于 T1DM 患儿，但在 T2DM 患儿中更常见[48]。在美国，因 HHS 并发症而住院的人群比例从 1997 年的 1.2/1 000 000 增长至 2000 年的 3.2/1 000 000，增长率达 52.4%[54]。与 DKA 相比，HHS 症状的演变更隐匿。显著高血糖的最早期症状是多尿、多饮和体重减少。随着高血糖程度及其持续时间的进展，逐渐并发诸如嗜睡、意识模糊及局部体征等一系列神经学症状。HHS 最常表现为神经学症状，而 DKA 常见症状为过度换气和腹部疼痛。HHS 诊断标准包括：静脉血糖大于 600mg/dL（33.3mmol/L）；血浆渗透压大于 320mOsm/kg；尿酮体阴性或弱阳性；血酮体正常或轻度升高；动脉血 pH 值大于 7.30；血碳酸氢根离子大于 15mmol/L；昏睡或昏迷。

诊断

　　准确快捷地诊断 DM 并判断其分型（T1DM、T2DM 或单基因遗传 DM）很重要。根据美国糖尿病协会（ADA）指南，儿童 DM 的诊断标准和成人一致：空腹静脉血糖（FPG）大于 126mg/dL（7mmol/L）；高血糖症状加上随机静脉血糖大于 200mg/dL（11.1mmol/L）。OGTT 异常：根据体重口服 1.75g/kg 葡萄糖（最大剂量不超过 75g），2h 后测量静脉血糖大于 200mg/dL（11.1mmol/L）；或者糖化血红蛋白大于 6.5%[55]。其中空腹血糖调节受损（空腹静脉血糖：100~125mg/dL 或 5.6~6.9mmol/L）或者糖耐量受损（餐后 2h 血糖：140~199mg/dL 或 7.8~11.0mmol/L）的患者被认为处于糖尿病前期。如下特征很可能提示存在 T2DM：BMI 大于第 85 百分位，青春期妊娠，黑棘皮病，高血压，血脂异常；PCO 综合征或者种族差异（西班牙裔、非洲裔、亚裔及美洲土著人患病率较高）。T1DM 患者通常存在抗胰岛细胞自身抗体，伴有胰岛素和 C-肽水平降低，但无胰岛素抵抗表现且空腹 C-肽水平在正常范围内（0~20%）。T1DM 和 T2DM 患者可能有 DM 家族史，并表现出酮症酸中毒。如下表现很可能提示单基因 DM 的存在：6 月龄以下儿童即诊断为 DM，父母亲具有 DM 病史，非肥胖性 DM 患儿，未见抗胰岛细胞自身抗体，当血糖>8mmol/L 或存在已知与 DM 相关的特异性基因突变时，在蜜月期（糖尿病后 3 年）有可检测 C-肽（>

200nmol/L）的内源性胰岛素产生的证据（见表 6.1）[11,56]。总之，70% 的 DM 被归类为 T1DM（55%）和 T2DM（16%）。另外，20% 的 DM 患者既表现为自身免疫性，又表现为胰岛素抵抗，符合肥胖 T1DM 患者的临床表现。最后 10% 的 DM 患者对胰岛素敏感且不存在胰岛细胞自身免疫反应，表明这部分患者需要进一步评价其患有单基因 DM 的可能性[57]。此外，DM 还可能来源于胰腺外分泌系统疾病及葡萄糖调节相关的内分泌异常等其他疾病，或者药物和病毒感染所致（见表 6.1）。

单基因糖尿病

β-细胞功能遗传缺陷

　　β-细胞功能单基因缺陷的 DM 特征是年轻时期出现高血糖症（一般在 25 岁以前）。这类 DM 特指成年发病的青年型糖尿病（MODY），其以胰岛素分泌功能受损但无胰岛素功能缺陷为特征。MODY 是单基因遗传性 DM 最常见的形式，占 DM 总数的 2%~5%[58]。它为常染色体显性遗传。目前为止，已证实在不同染色体的六个基因位点存在异常（见表 6.1）。最常见的突变形式是与肝转录因子（HNF）-1α 有关的基因突变[59]。其次是导致葡萄糖激酶功能缺陷的葡萄糖激酶基因的突变，葡萄糖激酶的作用是将葡萄糖转化为葡萄糖-6-磷酸。由于葡萄糖激酶基因的缺陷，血浆葡萄糖水平的升高对于引起正常水平的胰岛素分泌是必需的[60]。MODY 较少见的表现形式是由于其他转录因子的突变引起，包括 HNF-4α，HNF-1β，胰岛素启动子因子（IPF）-1，以及神经源性分化因子-1（NeuroD1）。IPF-1 基因突变引起 IPF-1 蛋白与胰岛素基因启动子结合减弱，从而导致 MODY4[61]。HNF-1β 基因突变将导致 MODY5。此类患者除了 DM 发病较早以外，随着病情进展患者可能出现胰腺萎缩、先天性肾脏和尿路畸形（CAKUT）（如肾脏发育不良、肾囊肿、肾小球囊肿病及先天性肾单位减少症伴代偿肥大）、慢性肾脏病（CKD），以及生殖器畸形（如附睾囊肿、输精管闭锁或者双角子宫）[62]。一些患者可能与家族幼发性高尿酸肾病或者常染色体隐性遗传的多囊性肾病有一致的表型[63,64]。正常情况下，NeuroD1 调控内分泌胰腺的发育。NeuroD1 突变将导致 MDDY6[65]。

家族性糖尿病的其他病因

　　短暂性新生儿糖尿病（TNDM）或者永久性新生儿

糖尿病(PNDM)的患儿通常在出生前 3 个月被确诊。TNDM 患儿通常在平均年龄 3 个月时被治愈，但多达50%的病例会复发[66]。大多数 TNDM 患儿在 6 号染色体长臂上有 ZAC 和 HYMAI 基因的异常印迹。PNDM 最常见的病因是 KCNJ11 基因的突变，该基因编码 β 细胞钾离子通道的 Kir6.2 亚单位[67]。X 染色体性联遗传(IPEX)综合征也能够引起新生儿 DM。IPEX 综合征是一种罕见的单基因原发性免疫缺陷疾病，由调节 T 细胞的关键性转录因子 FOXP3 的突变所致[68]。首发症状是严重的肠炎或者 T1DM，或者两者兼有，伴发或不伴发湿疹和血浆 IgE 升高。无论上述哪种疾病类型或突变部位，大多数存在这种机体功能紊乱的患儿在 1 岁以内死亡。研究发现，线粒体 DNA 的点突变与糖尿病和耳聋有关。最常见的突变位置发生在 tRNA 基因的 3243 位点[69]。患者可有胰岛素分泌功能受损和感音神经性耳聋。糖尿病和听力损失的首发年龄平均为 30~40 岁。

其他类型的单基因 DM，如由磺酰脲类受体-1 亚基(Sur1)基因的显性遗传错义突变所致的 DM，患者在儿童期表现为高胰岛素血症，成年后发展为 DM，患者出现胰岛素原转化为胰岛素的障碍，分泌突变的胰岛素分子或者表现为胰岛素抵抗[70-73]。例如，矮妖精貌综合征和 Rabson-Mendenhall 综合征，其发病机制为胰岛素受体基因突变所致的胰岛素受体功能改变和极端的胰岛素抵抗[9]。矮妖精貌综合征患儿通常在婴儿期死亡，患儿通常表现为身材矮小，容貌似妖精，阴蒂和乳房肥大。Rabson-Mendenhall 综合征是一种罕见的常染色体遗传性疾病，表现为发育迟缓，面容粗糙衰老，心理早熟，出牙早及松果体增生。表现为严重的高雄激素血症、黑棘皮病及明显胰岛素抵抗的 PCO 综合征被定义为 A 型胰岛素抵抗综合征。家族性局部脂肪代谢障碍(FPLD)为显性遗传性 DM 的一种单基因形式，其发病机制为 LMNA 基因的突变导致四肢和躯干皮下脂肪的消失并伴有面部和颈部过量脂肪的堆积[74]。Wolfram 综合征(尿崩症、糖尿病、视神经萎缩及耳聋)是一种罕见的常染色体隐性遗传性疾病，也可散发[75,76]。Wolfram 综合征患者早在儿童期就会发展为胰岛素依赖性 DM 和出现视神经萎缩。青少年时期，患者逐渐表现出尿崩症、肾积水、进展性神经性耳聋及神经功能障碍[77]。Wolcott-Rallison 综合征是另一种罕见的与 EIF2AK3 基因突变相关的常染色体隐性遗传性疾病，该类患者糖尿病首发年龄通常小于 3 岁，特征表现为骨骺发育不良、慢性肾脏病、急性肝衰竭及发育障碍[78]。

在 T1DM 或 T2DM 中辨别出 MODY 很重要，因为基因缺陷的类型决定最佳治疗方案的选取和 DM 并发症的风险。例如，因 HNF1α 和 HNF4α 基因突变导致的 MODY 患者经常被误诊为胰岛素依赖性 T1DM，因为该类患者通常发病年龄较早且不伴有肥胖。然而，这种患者中大多数能通过磺酰脲类单药治疗控制病情。另外，诊断出单基因 DM 有望早期评估家族成员患此病的风险。对于初步诊断为 T1DM 的患者，在考虑基因检测排除 MODY 之前需要先进行血清自身抗体的检查[如胰岛细胞抗体(ICA)、谷氨酸脱羧酶(GAD65)、胰岛素、酪氨酸磷酸酶、IA-2 及 IA-2β 抗体]。自身抗体阳性，则患者为 MODY 的可能性较小。不幸的是，目前还未发现可靠的生化检测以区分 MODY 和 T2DM。目前主要依据基因的直接测序来诊断 MODY。具备基因测序条件的实验室名单详见 www.ncbi.nlm.nih.gov/sites/GeneTests 或 www.athenadiagnostics.com。基因测试之前需取得患者知情同意并进行遗传咨询。

糖尿病的治疗

DM 的治疗需要多学科团队共同合作，包括培训护理人员和为患者提供适当的护理；教育和生活方式的改变，特别是饮食、运动和控制体重；帮助成长中的孩子逐渐增加独立性和自我保健意识；严格控制血糖；避免严重低血糖的发生；控制并发症，如高血压、血脂异常、肾病、脂肪肝；维持正常生长和发育。指南具体指出，规范使用胰岛素和其他药物的方法，更换注射部位的方法，检测血糖并记录血糖情况的方法，正餐和零食的时间及碳水化合物含量，如何根据血糖和碳水化合物摄入量调节胰岛素剂量，复诊数次后或者连续两次血糖超过 250mg/dL(13.9mmol/L)时需要检测尿酮体，如果血糖水平过低，进行饮食干预和(或)给予胰高血糖素[55]。患有 DM 的司机在驾驶之前应该检测血糖并随时携带碳水化合物零食。青少年应接受酒精或毒品使用、饮食失调、吸烟和无保护性交等危险行为的咨询。应建立一个确保青少年逐渐过渡到成人的护理制度。

1 型糖尿病的治疗

胰岛素

目前所有的胰岛素均是基于人胰岛素的氨基酸

序列通过重组 DNA 技术人工合成的。三种速效胰岛素类似物可供选择：赖脯(Humalog)、门冬(NovoLog)和赖谷(Apidra)。此类胰岛素注射后 0.15~0.35h 起效并持续 3~5h。速效胰岛素类似物用于餐后或者加餐后注射以控制血糖或者用于胰岛素泵。普通胰岛素作用效果短暂,可通过静脉注射纠正 DKA。中性鱼精蛋白锌(NPH)起效峰值和持续时间均处于中间值(起效时间,2~4h;峰值,4~12h;持续时间,12~24h)。基础长效胰岛素类似物包括地特胰岛素(Levemir)和甘精胰岛素(Lantus)(起效时间,1~4h;峰值,6~12h;持续时间,20~24h)。

胰岛素治疗方案

在糖尿病蜜月期,每天单次注射胰岛素可能就足以控制血糖。然而,随着病情进展,最终大部分患者需要每天至少注射两次短/速效(总剂量的 1/3)与 NPH(总剂量的 2/3)混合的胰岛素(早餐前以及晚餐前)。使用此种方案的儿童患者通常早餐前需要较大胰岛素剂量(占全天总剂量的 2/3),而晚餐前需要较小剂量(占总量的 1/3)。基础加餐时胰岛素治疗方案旨在实现更加符合生理需要的胰岛素水平。基础胰岛素维持空腹胰岛素水平,餐时胰岛素提供食物摄取需求的胰岛素并纠正高血糖。每天总胰岛素需要量的 40%~60% 应该是基础胰岛素,其余的包括餐前速效或短效胰岛素。胰岛素用量取决于以下因素:年龄、体重、青春期、DM 持续时间及 DM 所处阶段、营养摄入、运动、血糖监测及并发症情况。部分缓解期,每天总胰岛素剂量应小于 0.5IU/kg。非部分缓解期,青春期前儿童通常每天需要 0.7~1.0IU/kg,而青春期儿童每天需要 1~2IU/kg[79]。

监测

饭前或者进食零食前、睡前、生病时及运动时都需要血糖监测。空腹及餐后血糖控制的合理目标为学龄前,100~180mg/dL(5.6~10.0mmol/L);学龄期,90~180mg/dL(5.0~10.0mmol/L);及青少年,90~130mg/dL(5.0~7.2mmol/L)。HbA1C(反映近两个月内平均血糖水平)的控制目标是年龄小于 6 岁的患儿控制在 7.5%~8.5%范围内,6~12 岁的患儿控制 HbA1C<8%,13~19 岁的患者维持 HbA1C<7.5%。当血糖超过 250mg/dL(13.9mmol/L)或者 DKA 发作终止后患儿仍感觉不适时需要检测尿酮体或者血酮体。

2 型糖尿病的治疗

药物治疗应从二甲双胍开始,因其和磺酰脲类药物具有类似降低 HbA1C 的效果,但和磺酰脲类相比几乎没有低血糖的风险。单用二甲双胍 3 个月以上血糖仍控制不佳时提示需要联合使用格列酮类、磺酰脲类或胰岛素,或联合使用美格列汀、胰淀素或DPP-Ⅳ 抑制剂[80]。大多数国家只批准儿童使用二甲双胍和胰岛素。除了药物治疗,应结合饮食及运动等生活方式的改变。高危 DM 妊娠女性需要被告知 DM 和口服降糖药物对妊娠及胎儿发育的影响。对于 BMI 大于 35 的青少年 DM 患者可以建议进行减肥手术[81]。研究表明,高达 91% 行胃旁路手术的青少年 DM 患者取得了 T2DM 的缓解[82]。

糖尿病酮症酸中毒和高渗性高血糖状态的治疗

诊断 DKA 的生化指标包括高血糖 [血糖>200mg/dL(11mmol/L)],静脉血 pH 值<7.3 或者碳酸氢根离子<15mmol/L,酮血症或者酮体尿。DKA 严重程度以酸中毒的程度分为 3 类,轻度,静脉血 pH 值<7.3,或碳酸氢根离子<15mmol/L;中度,静脉血 pH 值<7.2,或碳酸氢根离子<10mmol/L;重度,静脉血 pH 值<7.1,或碳酸氢根离子<5mmol/L。治疗目标为纠正脱水、酸中毒、逆转酮症、控制血糖接近正常值并避免治疗的并发症。出现严重血容量不足或休克时,按 20mL/kg 静脉推注等渗盐水(或乳酸林格液)以维持循环血量。胰岛素治疗在控制血糖、抑制脂肪分解及抑制生酮作用时发挥重要作用。初步补液治疗后应按 0.1U/(kg·h)的速度给予胰岛素治疗,并持续治疗至 DKA 缓解(pH 值>7.30,碳酸氢根离子>15mmol/L)。当血糖降至 250~300mg/dL(14~17mmol/L)时,为防止低血糖的发生,静脉液体中需要添加 5% 的葡萄糖水。如果患者出现低血钾,在扩容的同时需要补充含钾溶液(40mmol/L)。否则,扩容后补钾需要联合胰岛素治疗。如果患者出现高血钾,应推迟补钾,直至排尿后。除非患者出现严重酸中毒,否则不建议给予碳酸氢根离子或者补充磷。当患者能耐受口服进食后,停止胰岛素静脉注射之前,需要逐步由静脉注射胰岛素过渡到饭前 15~30min(速效胰岛素)或 1~2h(短效胰岛素)皮下给予胰岛素[48]。脑水肿的治疗包括抬高床头,减少 1/3 的液体摄入量,给予甘露醇(按 0.5~1.0g/kg 静脉推注超过 20 分钟)或者给予 3%浓盐水[83]。脑水肿治疗开始的同时,建议患者行头颅 CT 检查以排除引起神经功能恶化的其他颅内原因(如血栓形成或出血)。插管有利于防治呼吸衰竭的发生。

单基因糖尿病的治疗

TNDM 或者 PNDM 通常需要给予胰岛素治疗[56]。这些患者也可以给予磺酰脲类药物治疗,但需要比成人使用剂量还高的剂量[84]。MODY3 患者(HNF-1α 突变)或 MODY1 患者(HNF-4α 突变)可通过饮食,胰岛素或者低剂量的磺酰脲类药物 (格列齐特) 治疗[85]。MODY5 患者(HNF-1β 突变)、线粒体 DM、Wolfram 综合征及 Roger 综合征需要胰岛素治疗[86]。胰岛素抵抗综合征(A 型胰岛素抵抗、脂肪代谢障碍、矮妖精貌综合征及 Rabson-Mendenhall 综合征)的治疗需要联合胰岛素及胰岛素增敏剂(二甲双胍类和格列酮类)[9]。对于胰腺发育不全的患者,还需要补充胰腺外分泌激素。目前已知治疗 IPEX 综合征唯一有效的方法为造血干细胞移植[68]。表 6.2 列出 DM 相关的网址,有望对患者、患者父母及护理人员提供有力帮助。

糖尿病的慢性并发症和合并症

儿童和青少年 DM 患者是很多合并症的高危人群。相关自身免疫性疾病(如甲状腺功能减退、乳糜泻)较常见于 T1DM 儿童[87]。线性生长与 DM 呈负相关。DM 患者是血脂异常的高危人群,而血脂异常又是心血管疾病的主要危险因素。研究发现,33%的 T2DM 儿童患者出现血脂异常[88]。肥胖和 T2DM 也与非酒精性脂肪肝疾病(NAFLD)有关[89]。DM 微血管并发症包括视网膜病、肾病和神经病变[89]。已有 3~5 年 DM 病史

表 6.2　适用于患者、家长和护理人员的关于糖尿病的资源

http://www.childrenwithdiabetes.com

http://www.ndep.nih.gov

http://www.diabetes.org

http://www.childrensdiabetesfdn.org/publications.html

http://www.uchsc.edu/misc/diabetes/udform.html

http://www.designersink.com

http://www.henhousepress.com/index.html

的儿童患者建议进行视网膜病变的筛查。目前有 14%~22%的儿童 T2DM 患者并发 DM 肾病,实质为肾脏微血管的进行性功能紊乱[89]。关于儿童 DM 人群中 DM 肾病的患病率和进展风险的研究尚未系统地开展。大血管并发症(如冠状动脉、外周动脉和脑血管疾病)常见于青少年 T2DM 患者。一项观察性研究表明,目前 T1DM 和 T2DM 儿童中分别有 5.9%和 17%~32%的患者合并原发性高血压[90]。T2DM 儿童患者中 22%~47%并发左心室肥厚[89]。与肥胖健康人和体重正常健康人相比,T2DM 青少年患者动脉壁硬度增加,表明心血管系统的过早老化[91]。T1DM 和 T2DM 儿童患者出现夜间血压回落迟钝与 DM 肾病有关,可能是肾功能受损的早期标志[92,93]。显然,随着 T2DM 中儿童和青少年患者的增加,特别是在特定的少数群体中的日益流行,需要额外的大规模前瞻性研究以探索高血压是否为心血管疾病的重要危险因素。T2DM 青少年患者中有 15%~26%的患者并发心理疾病,包括抑郁症和暴食[94,95]。值得注意的是,和匹配对照组相比,T1DM 患者不论男女,其后代活产率均较小,表明 T1DM 影响人类生育和家庭规模[96]。

糖尿病肾病

糖尿病肾病是 T1DM 患者最严重的并发症之一,最终导致 ESRD 及肾脏替代治疗。糖尿病肾病的最早标志是出现微量清蛋白尿 (持续尿清蛋白含量每天 30~300mg 或 20~200μg/min)。最近研究发现,儿童糖尿病肾病新型生物标志物可能包括促纤维化生长因子如 TGF-β1。因此,T1DM 儿童患者发病时可表现出尿中 TGF-β1 的升高, 而当胰岛素治疗控制病情后尿中 TGF-β1 又降至正常值[97]。微量清蛋白尿,如不及时成功治疗,可能进展为显性蛋白尿,定义为持续性清蛋白排泄每天大于 300mg(>200μg/min)[98]。一项大型研究表明,新确诊 DM 患者随访 10 年和 19 年后,微量清蛋白尿阳性的累积患病率分别为 26%和 51%[99]。不同国家和种族的儿童 DM 患者 ESRD 的患病率不同。加拿大一项研究表明,与健康对照组相比,T2DM 儿童患者出现 ESRD 和透析的概率分别增加 23 倍和 39 倍[100]。这项研究中还发现,与 T1DM 儿童患者相比,T2DM 患者并发肾衰竭的风险增加了 4 倍。清蛋白尿是青少年患者并发 ESRD 的危险因素[101]。在瑞典全国范围内,一项基于 11 681 名年轻 T1DM 患者进行的长达 20 年的随访表明,仅 127 名患者因糖尿病肾病发

展为 ESRD，初步推测与血糖控制较好有关[101]。T1DM 患者随访 30 年 ESRD 的累积发病率很低，其中男性居多[男性，4.1%（95%CI 3.1~5.3）；女性，2.5%（95%CI 1.7~3.5）]。另外，研究发现，5 岁和 10 岁之前诊断出 T1DM 的患者发展为 ESRD 的风险较低或者发病时间延迟[101,102]。严格控制血糖、血压和血脂水平及应用血管紧张素转化酶（ACE）抑制剂可以减缓微量清蛋白尿的进展速度，甚至降低儿童 DM 患者出现蛋白尿和进展性肾病的概率[103,104]。使用坎地沙坦在非蛋白尿和血压正常的青年 T1DM 患者中进行的一项为期 5 年的双盲、安慰剂对照研究显示，应用坎地沙坦能减少肾小球系膜基质体积并降低血压，表明早期干预治疗可阻止肾脏形态学的改变[105]。促进 T1DM 青年患者微量清蛋白尿和高血压发展的主要危险因素包括青春期后代谢状况控制不佳，日间收缩压较高及肾小球基底膜增厚达 10 年[106]。其降压治疗的目标值应低于相同年龄、性别及高度人群的第 90 百分位数。对于非单基因 DM 患者，如未达到透析指征，优先选择进行活体移植[107]。对单基因 DM 儿童患者的潜在活体捐赠者进行与单基因 DM 突变有关的筛查。T2DM 家族史、使用他克莫司及肾移植后前 2 周出现高血糖是儿童出现移植后 DM 的高危因素[108]。

糖尿病的筛查和预防

对于 DM 高危儿童（BMI 大于相同年龄性别人群的第 85 百分位数、一级或者二级亲属中有 T2DM 病史、黑棘皮病、PCO 综合征、高血压、血脂异常、DM 生育史、妊娠期 DM、美洲印第安人、亚洲或太平洋岛民、非裔美国人及拉丁族裔背景），应从 10 岁或者青春期开始筛查 T2DM[1]。T2DM 最常用的筛查方法包括检测 FPG、OGTT 测试 2h 后血糖及 A1C。在美国一项随机对照试验中，以超重或肥胖 DM 儿童为受试对象，受试者每天进行 20min 或 40min 的有氧训练，13 周后通过 OGTT 曲线下胰岛素面积评估 T2DM 的风险，结果表明，排除性别或种族差异，实验组 T2DM 的风险降低[109]。

对于 T1DM，建议筛查 DM 的潜在并发症（如微量清蛋白尿、视网膜病、血脂异常及神经病变）。T1DM 患儿年龄超过 10 岁或 T1DM 病史超过 5 年后需要每年筛查微量清蛋白尿[110]。微量清蛋白的优选检测方法是随机取尿测量清蛋白/肌酐比值。T1DM 病史 3~5 年或更长的所有儿童患者应该从 10 岁开始每年进行眼科检查[55]。青春前期 T1DM 儿童，如果有高胆固醇血症家族史[总胆固醇>240mg/dL（6.2mmol/L）]，55 岁前出现心血管事件家族史，家族史未知或者患儿超重或肥胖情况下，需要进行空腹血脂的检测。青少年（青春期或者>10 岁）患者一旦确诊即应筛查血脂情况。年龄超过 10 岁的儿童患者建议每年至少进行一次振动感应测试（使用音叉）和压力觉测试（使用 10g 的单丝）。

虽然还未证实存在成功预防 T1DM 的方案，但联合免疫学、遗传学及代谢指标有望明确患 T1DM 的高危患儿。遗传学指标（如 T1DM 主要易感基因位于 6 号染色体短臂 HLA 区域）可能有助于评估 T1DM 患者亲近家属患 T1DM 的风险[111]。研究发现，自身抗体（GAD、IAA 及 IA2/ICA512）的检测有助于前瞻性地识别出无 DM 家族史儿童在 8 年内进展至 DM 的可能性[112]。然而，筛查测试结果阳性人群中有很大比例的疑似患者进一步进行诊断性试验发现并未患 DM[113]。静脉糖耐量试验（IVGTT）中胰岛素首相分泌（FPIR）的测定及 OGTT 试验 2h 后血糖的测定可用来预测 DM。FPIR 测试中，静脉给予葡萄糖后 10min 内可检测到血清胰岛素升高至基线水平之上[114]。这种反应和 β 细胞团的功能有关。FPIR 异常与 OGTT 试验 2h 后血糖异常对于患者 6 个月内进展为 DM 敏感性的预测相类似[OGTT，76%（95% CI 60%~83%）；FPIR，73%（95% CI 60%~83%）][115]。考虑到强有力的证据表明，糖尿病的高发病率具有遗传倾向，因此需要更多努力来提高对家族聚集和一级预防的认识[116]。尽管如 IGF-1、IGFBP3、空腹胰岛素、血糖及血脂等指标可对 LBW 或者小于胎龄儿进行 DM 筛查，但这些生物学指标对远期 DM 或肥胖症的预测能力还不足以应用于临床[117,118]。

青少年糖尿病到成人医疗保健服务的过渡

由于医疗的进步，几乎所有 DM 儿童患者均可以存活到成年。青少年经过童年，迎来新责任并努力成为独立的成年人，必然需要逐渐从儿童过渡到成人医疗保健服务。这种转变可能使青少年期原本已很脆弱的状态更加不稳定[119,120]。因此，对于医疗团队来说，一个重要的作用是确保转变过程的建立并发展人权以促进独立个体的形成。儿童医疗保健服务是以家庭为中心的、面向社会的、非正式的且轻松的，而成人医疗保健服务是以个人为中心的、面向疾病的、正式的且直接的。成功转变的原则为事先告知，给予青少年及其家人充足时间熟悉以下观点：医疗服务在未来的某个时间可能会交付给另外一个部门和服务团队。引入这一概念的最佳时间值得商榷，但很显然，早期推出这一观点可争取出充足的时间用来准备诸如健康教育和独立性的提高。过渡时间的设定应该考虑到青少年身体的发育和情感的成熟，最好选在他们健康状况较稳定的时期，并与其他生活方式的转变相协调[121]。

（李爽雯　牛跃龙　译）

参考文献

1. American Diabetes Association. Diagnosis and classification of diabetes mellitus. Diabetes Care. 2011;34 Suppl 1:S62–9.
2. Craig ME, Hattersley A, Donaghue KC. Definition, epidemiology and classification of diabetes in children and adolescents. Pediatr Diabetes. 2009;10 Suppl 12:3–12.
3. Felner EI, Klitz W, Ham M, Lazaro AM, Stastny P, Dupont B, White PC. Genetic interaction among three genomic regions creates distinct contributions to early- and late-onset type 1 diabetes mellitus. Pediatr Diabetes. 2005;6(4):213–20.
4. Pinhas-Hamiel O, Zeitler P. The global spread of type 2 diabetes mellitus in children and adolescents. J Pediatr. 2005;146(5):693–700.
5. Grinstein G, Muzumdar R, Aponte L, Vuguin P, Saenger P, DiMartino-Nardi J. Presentation and 5-year follow-up of type 2 diabetes mellitus in African-American and Caribbean-Hispanic adolescents. Horm Res. 2003;60(3):21–126.
6. Oeltmann JE, Liese AD, Heinze HJ, Addy CL, Mayer-Davis EJ. Prevalence of diagnosed diabetes among African-American and non-Hispanic white youth. Diabetes Care. 2003;26:2531–5.
7. Copeland KC, Zeitler P, Geffner M, Guandalini C, Higgins J, Hirst K, Kaufman FR, Linder B, Marcovina S, McGuigan P, Pyle L, Tamborlane W, Willi S, TODAY Study Group. Characteristics of adolescents and youth with recent-onset type 2 diabetes: the TODAY cohort at baseline. J Clin Endocrinol Metab. 2011;96(1):159–67.
8. Møller AM, Dalgaard LT, Pociot F, Nerup J, Hansen T, Pedersen O. Mutations in the hepatocyte nuclear factor-1alpha gene in Caucasian families originally classified as having Type I diabetes. Diabetologia. 1998;41(12):1528–31.
9. Musso C, Cochran E, Moran SA, Skarulis MC, Oral EA, Taylor S, Gorden P. Clinical course of genetic diseases of the insulin receptor (type A and Rabson-Mendenhall syndromes): a 30-year prospective. Medicine (Baltimore). 2004;83(4):209–22.
10. Gepts W. Pathologic anatomy of the pancreas in juvenile diabetes mellitus. Diabetes. 1965;14(10):619–33.
11. Lambert AP, Gillespie KM, Thomson G, Cordell HJ, Todd JA, Gale EA, Bingley PJ. Absolute risk of childhood-onset type 1 diabetes defined by human leukocyte antigen class II genotype: a population-based study in the United Kingdom. J Clin Endocrinol Metab. 2004;89(8):4037–43.
12. Lönnrot M, Korpela K, Knip M, Ilonen J, Simell O, Korhonen S, Savola K, Muona P, Simell T, Koskela P, Hyöty H. Enterovirus infection as a risk factor for beta-cell autoimmunity in a prospectively observed birth cohort: the Finnish Diabetes Prediction and Prevention Study. Diabetes. 2000;49(8):1314–8.
13. Atkinson MA, Mclaren NK. The pathogenesis of insulin dependent diabetes mellitus. N Engl J Med. 1994;331(21):1428–36.
14. Flood RG, Chiang VW. Rate and prediction of infection in children with diabetic ketoacidosis. Am J Emerg Med. 2001;19:270–3.
15. Umpaichitra V, Banerji MA, Castells S. Autoantibodies in children with type 2 diabetes mellitus. J Pediatr Endocrinol Metab. 2002;15 Suppl 1:525–30.
16. Bonal C, Herrera PL. Genes controlling pancreas ontogeny. Int J Dev Biol. 2008;52(7):823–35.
17. Oliver-Krasinski JM, Stoffers DA. On the origin of the beta cell. Genes Dev. 2008;22(15):1998–2021.
18. Jørgensen MC, Ahnfelt-Rønne J, Hald J, Madsen OD, Serup P, Hecksher-Sørensen J. An illustrated review of early pancreas development in the mouse. Endocr Rev. 2007;28(6):685–705.
19. Polak M, Bouchareb-Banaei L, Scharfmann R, Czernichow P. Early pattern of differentiation in the human pancreas. Diabetes. 2000;49(2):225–32.
20. Pearl EJ, Horb ME. Promoting ectopic pancreatic fates: pancreas development and future diabetes therapies. Clin Genet. 2008;74(4):316–24.
21. Mastracci TL, Sussel L. The Endocrine Pancreas: insights into development, differentiation and diabetes. Wiley Interdiscip Rev Membr Transp Signal. 2012;1(5):609–28.
22. Solar M, Cardalda C, Houbracken I, Martín M, Maestro MA, De Medts N, Xu X, Grau V, Heimberg H, Bouwens L, Ferrer J. Pancreatic exocrine duct cells give rise to insulin-producing beta cells during embryogenesis but not after birth. Dev Cell. 2009;17(6):849–60.
23. Carolan PJ, Melton DA. New findings in pancreatic and intestinal endocrine development to advance regenerative medicine. Curr Opin Endocrinol Diabetes Obes. 2013;20(1):1–7.
24. Pilgaard K, Færch K, Carstensen B, Poulsen P, Pisinger C, Pedersen O, Witte DR, Hansen T, Jørgensen T, Vaag A. Low birth-weight and premature birth are both associated with type 2 diabetes in a random sample of middle-aged Danes. Diabetologia. 2010;53(12):2526–30.
25. Barker DJ, Hales CN, Fall CH, Osmond C, Phipps K, Clark PM. Type 2 (non-insulin-dependent) diabetes mellitus, hypertension and hyperlipidaemia (syndrome X): relation to reduced fetal growth. Diabetologia. 1993;36(1):62–7.
26. Wei JN, Sung FC, Li CY, Chang CH, Lin RS, Lin CC, Chiang CC, Chuang LM. Low birth weight and high birth weight infants are both at an increased risk to have type 2 diabetes among schoolchildren in Taiwan. Diabetes Care. 2003;26(2):343–8.
27. Crowther NJ, Cameron N, Trusler J, Gray IP. Association between poor glucose tolerance and rapid post natal weight gain in seven-year-old children. Diabetologia. 1998;41(10):1163–7.
28. Crowther NJ, Cameron N, Trusler J, Toman M, Norris SA, Gray IP. Influence of catch-up growth on glucose tolerance and beta-cell function in 7-year-old children: results from the birth to twenty study. Pediatrics. 2008;121(6):e1715–22.
29. Poulsen P, Vaag AA, Kyvik KO, Møller Jensen D, Beck-Nielsen H. Low birth weight is associated with NIDDM in discordant monozygotic and dizygotic twin pairs. Diabetologia. 1997;40(4):439–46.
30. Forsén T, Eriksson J, Tuomilehto J, Reunanen A, Osmond C, Barker D. The fetal and childhood growth of persons who develop type 2 diabetes. Ann Intern Med. 2000;133(3):176–81.
31. Silverman BL, Rizzo TA, Cho NH, Metzger BE. Long-term effects of the intrauterine environment. The Northwestern University Diabetes in Pregnancy Center. Diabetes Care. 1998;21 Suppl 2:B142–8.
32. Magaton A, Gil FZ, Casarini DE, Cavanal Mde F, Gomes GN. Maternal diabetes mellitus—early consequences for the offspring. Pediatr Nephrol. 2007;22(1):37–43.
33. Rocha SO, Gomes GN, Forti AL, do Carmo Pinho Franco M, Fortes ZB, de Fátima Cavanal M, Gil FZ. Long-term effects of maternal diabetes on vascular reactivity and renal function in rat male offspring. Pediatr Res. 2005;58(6):1274–9.
34. Nottke A, Colaiácovo MP, Shi Y. Developmental roles of the his-

tone lysine demethylases. Development. 2009;136(6):879–89.

35. Smith CL. A shifting paradigm: histone deacetylases and transcriptional activation. Bioessays. 2008;30(1):15–24.

36. Rees WD, Hay SM, Brown DS, Antipatis C, Palmer RM. Maternal protein deficiency causes hypermethylation of DNA in the livers of rat fetuses. J Nutr. 2000;130(7):1821–6.

37. Suter M, Ma J, Harris A, Patterson L, Brown KA, Shope C, Showalter L, Abramovici A, Aagaard-Tillery KM. Maternal tobacco use modestly alters correlated epigenome-wide placental DNA methylation and gene expression. Epigenetics. 2011;6(11):1284–94.

38. Park JH, Stoffers DA, Nicholls RD, Simmons RA. Development of type 2 diabetes following intrauterine growth retardation in rats is associated with progressive epigenetic silencing of Pdx1. J Clin Invest. 2008;118(6):2316–24.

39. Sandovici I, Smith NH, Nitert MD, Ackers-Johnson M, Uribe-Lewis S, Ito Y, Jones RH, Marquez VE, Cairns W, Tadayyon M, O'Neill LP, Murrell A, Ling C, Constância M, Ozanne SE. Maternal diet and aging alter the epigenetic control of a promoter-enhancer interaction at the Hnf4a gene in rat pancreatic islets. Proc Natl Acad Sci U S A. 2011;108(13):5449–54.

40. Raychaudhuri N, Raychaudhuri S, Thamotharan M, Devaskar SU. Histone code modifications repress glucose transporter 4 expression in the intrauterine growth-restricted offspring. J Biol Chem. 2008;283(20):13611–26.

41. Vélez MP, Santos IS, Matijasevich A, Gigante D, Gonçalves H, Barros FC, Victora CG. Maternal low birth weight and adverse perinatal outcomes: the 1982 Pelotas Birth Cohort Study, Brazil. Rev Panam Salud Publica. 2009;26(2):112–9.

42. Gluckman PD, Hanson MA, Cooper C, Thornburg KL. Effect of in utero and early-life conditions on adult health and disease. N Engl J Med. 2008;359(1):61–73.

43. Quinn M, Fleischman A, Rosner B, Nigrin DJ, Wolfsdorf JI. Characteristics at diagnosis of type 1 diabetes in children younger than 6 years. J Pediatr. 2006;148(3):366–71.

44. Kong AS, Williams RL, Rhyne R, Urias-Sandoval V, Cardinali G, Weller NF, Skipper B, Volk R, Daniels E, Parnes B, McPherson L. Acanthosis Nigricans: high prevalence and association with diabetes in a practice-based research network consortium—a PRImary care Multi-Ethnic network (PRIME Net) study. J Am Board Fam Med. 2010;23(4):476–81.

45. Lipton RB, Drum ML, Danielson KK, Greeley SA, Bell GI, Hagopian WA. Onset features and subsequent clinical evolution of childhood diabetes over several years. Pediatr Diabetes. 2011;12(4 Pt 1):326–34.

46. Chen F, Wang Y, Shan X, Cheng H, Hou D, Zhao X, Wang T, Zhao D, Mi J. Association between childhood obesity and metabolic syndrome: evidence from a large sample of Chinese children and adolescents. PLoS One. 2012;7(10):e47380.

47. Foster DW, McGarry JD. The metabolic derangements and treatment of diabetic ketoacidosis. N Engl J Med. 1983;309(3):159–69.

48. Wolfsdorf J, Craig ME, Daneman D, Dunger D, Edge J, Lee W, Rosenbloom A, Sperling M, Hanas R. Diabetic ketoacidosis in children and adolescents with diabetes. Pediatr Diabetes. 2009;10 Suppl 12:118–33.

49. Lévy-Marchal C, Papoz L, de Beaufort C, Doutreix J, Froment V, Voirin J, Czernichow P. Clinical and laboratory features of type 1 diabetic children at the time of diagnosis. Diabet Med. 1992;9(3):279–84.

50. Muir AB, Quisling RG, Yang MC, Rosenbloom AL. Cerebral edema in childhood diabetic ketoacidosis: natural history, radiographic findings, and early identification. Diabetes Care. 2004;27(7):1541–6.

51. Glaser N, Barnett P, McCaslin I, Nelso ND, Trainor J, Louie J, Kaufman F, Quayle K, Roback M, Malley R, Kuppermann N, Pediatric Emergency Medicine Collaborative Research Committee of the American Academy of Pediatrics. Risk factors for cerebral edema in children with diabetic ketoacidosis. The Pediatric Emergency Medicine Collaborative Research Committee of the American Academy of Pediatrics. N Engl J Med. 2001;344(4):264–9.

52. Curtis JR, To T, Muirhead S, Cummings E, Daneman D. Recent trends in hospitalization for diabetic ketoacidosis in Ontario children. Diabetes Care. 2002;25(9):1591–6.

53. Bagdure D, Rewers A, Campagna E, Sills MR. Epidemiology of hyperglycemic hyperosmolar syndrome in children hospitalized in USA. Pediatr Diabetes. 2013;14(1):18–24.

54. Rodacki M, Pereira JR, Nabuco de Oliveira AM, Barone B, Mac Dowell R, Perricelli P, Bravo MT, de Oliveira MM, Brum JD, Belem LC, de Ornellas PG, Berardo RS, Luescher J, Campos L, Vangelotti Ade M, Kupfer R, Zajdenverg L, Milech A, Paulo de Oliveira JE. Ethnicity and young age influence the frequency of diabetic ketoacidosis at the onset of type 1 diabetes. Diabetes Res Clin Pract. 2007;78(2):259–62.

55. American Diabetes Association. Standards of medical care in diabetes. Diabetes Care. 2011;34 Suppl 1:S11–21.

56. Hattersley A, Bruining J, Shield J, Njolstad P, Donaghue KC. The diagnosis and management of monogenic diabetes in children and adolescents. Pediatr Diabetes. 2009;10 Suppl 12:33–42.

57. Dabelea D, Pihoker C, Talton JW, D'Agostino Jr RB, Fujimoto W, Klingensmith GJ, Lawrence JM, Linder B, Marcovina SM, Mayer-Davis EJ, Imperatore G, Dolan LM, SEARCH for Diabetes in Youth Study. Etiological approach to characterization of diabetes type: the SEARCH for Diabetes in Youth Study. Diabetes Care. 2011;34(7):1628–34.

58. Gat-Yablonski G, Shalitin S, Phillip M. Maturity onset diabetes of the young. Pediatr Endocrinol Rev. 2006;3 Suppl 3:514–9.

59. Yamagata K, Furuta H, Oda N, Kaisaki PJ, Menzel S, Cox NJ, Fajans SS, Signorini S, Stoffel M, Bell GI. Mutations in the hepatocyte nuclear factor-4alpha gene in maturity-onset diabetes of the young (MODY1). Nature. 1996;384(6608):458–64.

60. Froguel P, Zouali H, Vionnet N, Velho G, Vaxillaire M, Sun F, Lesage S, Stoffel M, Takeda J, Passa P. Familial hyperglycemia due to mutations in glucokinase. Definition of a subtype of diabetes mellitus. N Engl J Med. 1993;328(10):697–702.

61. Macfarlane WM, Frayling TM, Ellard S, Evans JC, Allen LI, Bulman MP, Ayres S, Shepherd M, Clark P, Millward A, Demaine A, Wilkin T, Docherty K, Hattersley AT. Missense mutations in the insulin promoter factor-1 gene predispose to type 2 diabetes. J Clin Invest. 1999;104(9):R33–8.

62. Bellanné-Chantelot C, Chauveau D, Gautier JF, Dubois-Laforgue D, Clauin S, Beaufils S, Wilhelm JM, Boitard C, Noël LH, Velho G, Timsit J. Clinical spectrum associated with hepatocyte nuclear factor-1beta mutations. Ann Intern Med. 2004;140(7):510–4.

63. Bingham C, Ellard S, van't Hoff WG, Simmonds HA, Marinaki AM, Badman MK, Winocour PH, Stride A, Lockwood CR, Nicholls AJ, Owen KR, Spyer G, Pearson ER, Hattersley AT. Atypical familial juvenile hyperuricemic nephropathy associated with a hepatocyte nuclear factor-1beta gene mutation. Kidney Int. 2003;63(5):1645–9.

64. Hiesberger T, Bai Y, Shao X, McNally BT, Sinclair AM, Tian X, Somlo S, Igarashi P. Mutation of hepatocyte nuclear factor-1beta inhibits Pkhd1 gene expression and produces renal cysts in mice. J Clin Invest. 2004;113(6):814–9.

65. Kristinsson SY, Thorolfsdottir ET, Talseth B, Steingrimsson E, Thorsson AV, Helgason T, Hreidarsson AB, Arngrimsson R. MODY in Iceland is associated with mutations in HNF-1alpha and a novel mutation in NeuroD1. Diabetologia. 2001;44(11):2098–102.

66. Gardner RJ, Mackay DJ, Mungall AJ, Polychronakos C, Siebert R, Shield JP, Temple IK, Robinson DO. An imprinted locus associated with transient neonatal diabetes mellitus. Hum Mol Genet. 2000;9(4):589–96.

67. Gloyn AL, Pearson ER, Antcliff JF, Proks P, Bruining GJ,

Slingerland AS, Howard N, Srinivasan S, Silva JM, Molnes J, Edghill EL, Frayling TM, Temple IK, Mackay D, Shield JP, Sumnik Z, van Rhijn A, Wales JK, Clark P, Gorman S, Aisenberg J, Ellard S, Njølstad PR, Ashcroft FM, Hattersley AT. Activating mutations in the gene encoding the ATP-sensitive potassium-channel subunit Kir6.2 and permanent neonatal diabetes. N Engl J Med. 2004;350(18):1838–49.

68. Bae KW, Kim BE, Choi JH, Lee JH, Park YS, Kim GH, Yoo HW, Seo JJ. A novel mutation and unusual clinical features in a patient with immune dysregulation, polyendocrinopathy, enteropathy, X-linked (IPEX) syndrome. Eur J Pediatr. 2011;170(12):1611–5.

69. Donovan LE, Severin NE. Maternally inherited diabetes and deafness in a North American kindred: tips for making the diagnosis and review of unique management issues. J Clin Endocrinol Metab. 2006;91(12):4737–41.

70. Huopio H, Reimann F, Ashfield R, Komulainen J, Lenko HL, Rahier J, Vauhkonen I, Kere J, Laakso M, Ashcroft F, Otonkoski T. Dominantly inherited hyperinsulinism caused by a mutation in the sulfonylurea receptor type 1. J Clin Invest. 2000;106(7):897–902.

71. Robbins DC, Shoelson SE, Rubenstein AH, Tager HS. Familial hyperproinsulinemia. Two cohorts secreting indistinguishable type II intermediates of proinsulin conversion. J Clin Invest. 1984;73(3):714–9.

72. Tager H, Given B, Baldwin D, Mako M, Markese J, Rubenstein A, Olefsky J, Kobayashi M, Kolterman O, Poucher R. A structurally abnormal insulin causing human diabetes. Nature. 1979;281(5727):122–7.

73. Moller DE, Flier JS. Insulin resistance—mechanisms, syndromes, and implications. N Engl J Med. 1991;325(13):938–44.

74. Owen KR, Donohoe M, Ellard S, Hattersley AT. Response to treatment with rosiglitazone in familial partial lipodystrophy due to a mutation in the LMNA gene. Diabet Med. 2003;20(10):823–7.

75. Cremers CW, Wijdeveld PG, Pinckers AJ. Juvenile diabetes mellitus, optic atrophy, hearing loss, diabetes insipidus, atonia of the urinary tract and bladder, and other abnormalities (Wolfram syndrome). A review of 88 cases from the literature with personal observations on 3 new patients. Acta Paediatr Scand Suppl. 1977;264:1–16.

76. Inoue H, Tanizawa Y, Wasson J, Behn P, Kalidas K, Bernal-Mizrachi E, Mueckler M, Marshall H, Donis-Keller H, Crock P, Rogers D, Mikuni M, Kumashiro H, Higashi K, Sobue G, Oka Y, Permutt MA. A gene encoding a transmembrane protein is mutated in patients with diabetes mellitus and optic atrophy (Wolfram syndrome). Nat Genet. 1998;20(2):143–7.

77. Chaussenot A, Bannwarth S, Rouzier C, Vialettes B, Mkadem SA, Chabrol B, Cano A, Labauge P, Paquis-Flucklinger V. Neurologic features and genotype-phenotype correlation in Wolfram syndrome. Ann Neurol. 2011;69(3):501–8.

78. Iyer S, Korada M, Rainbow L, Kirk J, Brown RM, Shaw N, Barrett TG. Wolcott-Rallison syndrome: a clinical and genetic study of three children, novel mutation in EIF2AK3 and a review of the literature. Acta Paediatr. 2004;93(9):1195–201.

79. Bangstad HJ, Danne T, Deeb LC, Jarosz-Chobot P, Urakami T, Hanas R. International Society for Pediatric and Adolescent Diabetes. SPAD Clinical Practice Consensus Guidelines 2006–2007. Insulin treatment in children and adolescents with diabetes. Pediatr Diabetes. 2007;8(2):88–102.

80. Rosenbloom AL, Silverstein JH, Amemiya S, Zeitler P, Klingensmith GJ, International Society for Pediatric and Adolescent Diabetes. ISPAD Clinical Practice Consensus Guidelines 2006–2007. Type 2 diabetes mellitus in the child and adolescent. Pediatr Diabetes. 2008;9(5):512–26.

81. Hsia DS, Fallon SC, Brandt ML. Adolescent bariatric surgery. Arch Pediatr Adolesc Med. 2012;166(8):757–66.

82. Inge TH, Miyano G, Bean J, Helmrath M, Courcoulas A, Harmon CM, Chen MK, Wilson K, Daniels SR, Garcia VF, Brandt ML, Dolan LM. Reversal of type 2 diabetes mellitus and improvements in cardiovascular risk factors after surgical weight loss in adolescents. Pediatrics. 2009;123(1):214–22.

83. Roberts MD, Slover RH, Chase HP. Diabetic ketoacidosis with intracerebral complications. Pediatr Diabetes. 2001;2(3):109–14.

84. Zung A, Glaser B, Nimri R, Zadik Z. Glibenclamide treatment in permanent neonatal diabetes mellitus due to an activating mutation in Kir6.2. J Clin Endocrinol Metab. 2004;89(11):5504–7.

85. Pearson ER, Starkey BJ, Powell RJ, Gribble FM, Clark PM, Hattersley AT. Genetic cause of hyperglycaemia and response to treatment in diabetes. Lancet. 2003;362(9392):1275–81.

86. Ozdemir MA, Akcakus M, Kurtoglu S, Gunes T, Torun YA. TRMA syndrome (thiamine-responsive megaloblastic anemia): a case report and review of the literature. Pediatr Diabetes. 2002;3(4):205–9.

87. Cooke DW, Plotnick L. Type 1 diabetes mellitus in pediatrics. Pediatr Rev. 2008;29(11):374–84.

88. Kershnar AK, Daniels SR, Imperatore G, Palla SL, Petitti DB, Pettitt DJ, Marcovina S, Dolan LM, Hamman RF, Liese AD, Pihoker C, Rodriguez BL. Lipid abnormalities are prevalent in youth with type 1 and type 2 diabetes: the SEARCH for Diabetes in Youth Study. J Pediatr. 2006;149(3):314–9.

89. Pinhas-Hamiel O, Zeitler P. Acute and chronic complications of type 2 diabetes mellitus in children and adolescents. Lancet. 2007;369(9575):1823–7.

90. Rodriguez BL, Dabelea D, Liese AD, Fujimoto W, Waitzfelder B, Liu L, Bell R, Talton J, Snively BM, Kershnar A, Urbina E, Daniels S, Imperatore G. Prevalence and correlates of elevated blood pressure in youth with diabetes mellitus: the SEARCH for diabetes in youth study. J Pediatr. 2010;157(2):245–51.

91. Gungor N, Thompson T, Sutton-Tyrrell K, Janosky J, Arslanian S. Early signs of cardiovascular disease in youth with obesity and type 2 diabetes. Diabetes Care. 2005;28(5):1219–21.

92. Ettinger LM, Freeman K, DiMartino-Nardi JR, Flynn JT. Microalbuminuria and abnormal ambulatory blood pressure in adolescents with type 2 diabetes mellitus. J Pediatr. 2005;147(1):67–73.

93. Lurbe E, Redon J, Kesani A, Pascual JM, Tacons J, Alvarez V, Batlle D. Increase in nocturnal blood pressure and progression to microalbuminuria in type 1 diabetes. N Engl J Med. 2002;347(11):797–805.

94. Wilfley D, Berkowitz R, Goebel-Fabbri A, Hirst K, Ievers-Landis C, Lipman TH, Marcus M, Ng D, Pham T, Saletsky R, Schanuel J, Van Buren D. Binge eating, mood, and quality of life in youth with type 2 diabetes: baseline data from the today study. Diabetes Care. 2011;34(4):858–62.

95. Stewart SM, Rao U, White P. Depression and diabetes in children and adolescents. Curr Opin Pediatr. 2005;17(5):626–31.

96. Sjöberg L, Pitkäniemi J, Haapala L, Kaaja R, Tuomilehto J. Fertility in people with childhood-onset type 1 diabetes. Diabetologia. 2013;56(1):78–81.

97. Holmquist P, Torffvit O. Urinary transforming growth factor-beta(1), collagen IV and the effect of insulin in children at diagnosis of diabetes mellitus. Scand J Urol Nephrol. 2009;43(2):142–7.

98. Rademacher ER, Sinaiko AR. Albuminuria in children. Curr Opin Nephrol Hypertens. 2009;18(3):246–51.

99. Amin R, Widmer B, Prevost AT, Schwarze P, Cooper J, Edge J, Marcovecchio L, Neil A, Dalton RN, Dunger DB. Risk of microalbuminuria and progression to macroalbuminuria in a cohort with childhood onset type 1 diabetes: prospective observational study. BMJ. 2008;336(7646):697–703.

100. Dart AB, Sellers EA, Martens PJ, Rigatto C, Brownell MD, Dean HJ. High burden of kidney disease in youth-onset type 2 diabetes. Diabetes Care. 2012;35(6):1265–71.

101. Möllsten A, Svensson M, Waernbaum I, Berhan Y, Schön S, Nyström L, Arnqvist HJ, Dahlquist G, Swedish Childhood Diabetes Study Group. Cumulative risk, age at onset, and sex-

specific differences for developing end-stage renal disease in young patients with type 1 diabetes: a nationwide population-based cohort study. Diabetes. 2010;59(7):1803–8.

102. Nordwall M, Bojestig M, Arnqvist HJ, Ludvigsson J. Declining incidence of severe retinopathy and persisting decrease of nephropathy in an unselected population of type 1 diabetes-the Linkoping Diabetes Complications Study. Diabetologia. 2004;47:1266–72.

103. Basevi V, Di Mario S, Morciano C, Nonino F, Magrini N. Standards of medical care in diabetes-2011. Diabetes Care. May;34 Suppl 1:S11–61.

104. Hilgers KF, Dötsch J, Rascher W, Mann JF. Treatment strategies in patients with chronic renal disease: ACE inhibitors, angiotensin receptor antagonists, or both? Pediatr Nephrol. 2004;19(9):956–61.

105. Perrin NE, Jaremko GA, Berg UB. The effects of candesartan on diabetes glomerulopathy: a double-blind, placebo-controlled trial. Pediatr Nephrol. 2008;23(6):947–54.

106. Perrin NE, Torbjörnsdotter T, Jaremko GA, Berg UB. Risk markers of future microalbuminuria and hypertension based on clinical and morphological parameters in young type 1 diabetes patients. Pediatr Diabetes. 2010;11(5):305–13.

107. Becker BN, Rush SH, Dykstra DM, Becker YT, Port FK. Preemptive transplantation for patients with diabetes-related kidney disease. Arch Intern Med. 2006;166(1):44–8.

108. Greenspan LC, Gitelman SE, Leung MA, Glidden DV, Mathias RS. Increased incidence in post-transplant diabetes mellitus in children: a case-control analysis. Pediatr Nephrol. 2002;17(1):1–5.

109. Davis CL, Pollock NK, Waller JL, Allison JD, Dennis BA, Bassali R, Meléndez A, Boyle CA, Gower BA. Exercise dose and diabetes risk in overweight and obese children: a randomized controlled trial. JAMA. 2012;308(11):1103–12.

110. Silverstein J, Klingensmith G, Copeland K, Plotnick L, Kaufman F, Laffel L, Deeb L, Grey M, Anderson B, Holzmeister LA, Clark N, American Diabetes Association. Care of children and adolescents with type 1 diabetes: a statement of the American Diabetes Association. Diabetes Care. 2005;28(1):186–212.

111. Thomson G, Robinson WP, Kuhner MK, Joe S, MacDonald MJ, Gottschall JL, Barbosa J, Rich SS, Bertrams J, Baur MP. Genetic heterogeneity, modes of inheritance, and risk estimates for a joint study of Caucasians with insulin-dependent diabetes mellitus. Am J Hum Genet. 1988;43(6):799–816.

112. LaGasse JM, Brantley MS, Leech NJ, Rowe RE, Monks S, Palmer JP, Nepom GT, McCulloch DK, Hagopian WA, Washington State Diabetes Prediction Study. Successful prospective prediction of type 1 diabetes in schoolchildren through multiple defined autoantibodies: an 8-year follow-up of the Washington State Diabetes Prediction Study. Diabetes Care. 2002;25(3):505–11.

113. Ongagna JC, Levy-Marchal C. Sensitivity at diagnosis of combined beta-cell autoantibodies in insulin-dependent diabetic children. French Registry of IDDM in Children Study Group. Diabetes Metab. 1997;23(2):155–60.

114. Bingley PJ. Interactions of age, islet cell antibodies, insulin auto-antibodies, and first-phase insulin response in predicting risk of progression to IDDM in ICA+ relatives: the ICARUS data set. Islet Cell Antibody Register Users Study. Diabetes. 1996;45(12):1720–8.

115. Barker JM, McFann K, Harrison LC, Fourlanos S, Krischer J, Cuthbertson D, Chase HP, Eisenbarth GS, DPT-1 Study Group. Pre-type 1 diabetes dysmetabolism: maximal sensitivity achieved with both oral and intravenous glucose tolerance testing. J Pediatr. 2007;150(1):31–6.

116. van Esch SC, Cornel MC, Snoek FJ. "I am pregnant and my husband has diabetes. Is there a risk for my child?" A qualitative study of questions asked by email about the role of genetic susceptibility to diabetes. BMC Public Health. 2010;10:688–92.

117. Lee PA, Chernausek SD, Hokken-Koelega AC, Czernichow P, International Small for Gestational Age Advisory Board. International Small for Gestational Age Advisory Board consensus development conference statement: management of short children born small for gestational age. Pediatrics. 2003;111(6 Pt 1):1253–61.

118. Leger J, Oury JF, Noel M, Baron S, Benali K, Blot P, Czernichow P. Growth factors and intrauterine growth retardation. I. Serum growth hormone, insulin-like growth factor (IGF)-I, IGF-II, and IGF binding protein 3 levels in normally grown and growth-retarded human fetuses during the second half of gestation. Pediatr Res. 1996;40(1):94–100.

119. Salamon KS, Brouwer AM, Fox MM, Olson KA, Yelich-Koth SL, Fleischman KM, Hains AA, Davies WH, Kichler JC. Experiencing type 2 diabetes mellitus: qualitative analysis of adolescents' concept of illness, adjustment, and motivation to engage in self-care behaviors. Diabetes Educ. 2012;38(4):543–51.

120. Pound N, Sturrock ND, Jeffcoate WJ. Age related changes in glycated haemoglobin in patients with insulin-dependent diabetes mellitus. Diabet Med. 1996;13(6):510–3.

121. Fleming E, Carter B, Gillibrand W. The transition of adolescents with diabetes from the children's health care service into the adult health care service: a review of the literature. J Clin Nurs. 2002;11(5):560–7.

第 2 部分

临床表现及相关疾病

第 7 章

糖尿病肾病的筛查、早期诊断、遗传标记物及预测

Eric P. Cohen, Jean-Marie Krzesinski

背景介绍

糖尿病相关肾脏疾病极大地降低了患者的生活质量并减少寿命,且相关治疗非常昂贵。因此,迫切需要集中精力关注糖尿病肾病的早期阶段,制订较好的治疗方案以减缓甚至阻止疾病的进展,降低其带来的沉重负担。

目前糖尿病肾病的筛查和早期诊断

糖尿病肾病经典临床表现是众所周知的,就像其对生命和肢体的威胁一样。60 年前,并发蛋白尿的糖尿病患者可能仅存活 3 年[1]。如今,虽然存活期明显延长,但发病率高这一巨大负担依然存在。高达 40% 的糖尿病患者出现慢性肾脏病(CKD)。仅百分之几的糖尿病患者出现终末期肾脏病(ESRD)——这一令人担忧的并发症[2](见图 7.1),但在费用、发病率及死亡率方面却付出了巨大代价。越早期的诊断可能带来越好的治疗方案。血糖和糖化血红蛋白与糖尿病的诊断有关,但却不能作为肾脏损伤的标志。美国糖尿病协会

E.P. Cohen, M.D. (✉)
Department of Medicine, Zablocki VA Hospital,
5000 West National Avenue, Milwaukee, WI 53295, USA
e-mail: Eric.Cohen@va.gov

J.-M. Krzesinski, M.D., Ph.D.
Unité de Néphrologie, Centre Hospitalier Universitaire,
Université de Liège, Liège, Belgium
e-mail: jm.krzesinski@chu.ulg.ac.be

(ADA)建议 2 型糖尿病患者和糖尿病病史超过 5 年的 1 型糖尿病患者每年进行肾脏损伤早期标记物——尿清蛋白的检测[3]。所有糖尿病患者还应该每年检测血肌酐。

方法和途径

本章将主要强调糖尿病肾病的筛查、早期诊断、遗传标记物及预测指标。"糖尿病肾病"这一词语将贯穿全文,而非使用"糖尿病肾脏疾病"这一代表较轻度损伤的术语。有可能的话,应对 1 型和 2 型糖尿病进行区分。相关文献是通过 PubMed 复合检索并锁定近 3 年发表原始数据的刊物所得。排除相关实验动物研究。查找与诊断或预后或两者均有关的出版物,甚至

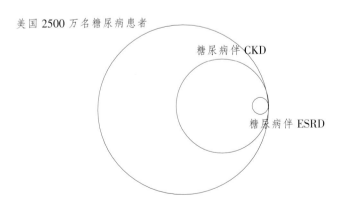

图 7.1 糖尿病及相关肾脏疾病的流行病学示意图。圆形面积与相关人员数量成正比。2013 年美国糖尿病患者的估计值来源于美国糖尿病协会(www.diabetes.org),其中并发 CKD 比例的估计来源于 Plantinga 等的研究[2]。

有关治疗或治疗对一个或多个标记物影响的机制研究也被纳入搜索范围。有可能漏掉了一些重要的出版物,但希望仅是一些小缺陷。

血肌酐和肾小球滤过率

确诊的糖尿病肾病表现为伴有氮质血症和高血压的肾病综合征。这些表现既没有特异性,也非早期标志。它们只能用来诊断,而非筛查。但血肌酐及由其衍生的肾小球滤过率估计值(eGFR)可作为预测指标。有关尿蛋白阳性但 eGFR>60mL/min 的 1 型糖尿病患者的研究发现,通过最初 5 次 eGFR 评估实现的 ESRD 患病风险的预测与长期随访结果相一致[4]。eGFR 下降速度每年超过 11mL/min,预示着患者 5 年后有 50% 的 ESRD 患病风险, 而如果 eGFR 下降速度每年低于 7mL/min,提示 5 年后 ESRD 患病风险仅为 4%。此种预测优于使用糖化血红蛋白、血压或尿清蛋白的基线特征。在现代的电子病历系统中,绘图功能可以显示 eGFR 随时间的变化趋势,这使得预测成为可能,有助于提高临床护理。

清蛋白尿

从 19 世纪开始, 蛋白尿就被认为是肾脏疾病的一个标志[5]。1936 年,Kimmelstiel 和 Wilson 阐明了其与糖尿病肾病的关系[6]。直到 1980 年,糖尿病肾病树立了新的里程碑,涉及疾病无症状期引入"微量清蛋白尿",或者可以理解为尿清蛋白含量太低,以至于通过蛋白尿的普通方法不能检测[7]。尿清蛋白的含量为 30~300mg/d。这里的"微"字是指清蛋白含量较少,低于蛋白尿检测试纸的最低值,而不是指清蛋白分子量小。微量清蛋白期进一步发展至必经的中间过渡期即尿蛋白试纸检测阳性,随后尿蛋白继续增加至肾病范围并伴有 GFR 的下降,最终进展为肾衰竭。微量清蛋白尿替换成为糖尿病肾病的早期标志物。它的意义在于和死亡率的增加相关,甚至尿蛋白量越高提示死亡率越高[8](图 7.2)。Gaede 等研究发现,对微量清蛋白尿阳性的 2 型糖尿病患者进行多因素干预,不仅降低了心血管死亡事件的发生率,还减缓了进展为 ESRD 的速率[9]。这似乎验证了上述 ADA 指南。

但最近研究表明, 无论是 1 型还是 2 型糖尿病患者都可以不出现清蛋白尿而逐渐进展为 CKD[10]。这种差异一部分可能来自测量问题,如最初检测为正常清蛋白尿的患者,如果使用更灵敏的尿蛋白检查方法可能会出现阳性结果[11]。然而,对微量清蛋白阳性患者长达 10 年的随访结果表明,只有 40% 的患者会进展为显性蛋白尿[12]。微量清蛋白的双重性和不可预见性强调了寻求和验证,除尿清蛋白之外能预测糖尿病肾脏疾病损伤的标记物的必要性。

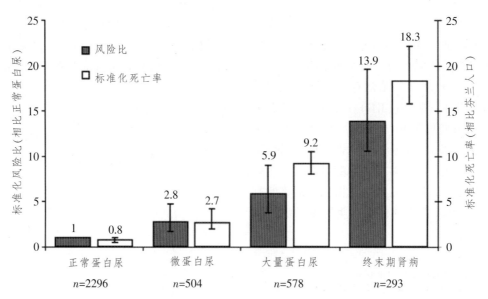

图 7.2 来自芬兰的一项研究以探讨 1 型糖尿病患者死亡风险与不同清蛋白尿水平和终末期肾脏疾病(ESKD)的关系。通过正常清蛋白尿患者尿蛋白的矫正得到调整后的风险比及其 95% 可信区间。通过芬兰全国人口的标准化, 得到调整后的标准化死亡率(SMR)。(Reprinted by permission from Groop et al.[8]. From Groop PH et al. The presence and severity of chronic kidney disease predicts all-cause mortality in type 1 diabetes. Diabetes 2009 Jul;58(7):1651–1658. Reprinted with permission from American Diabetes Association.)

尿中蛋白质

研究发现，2 型糖尿病患者尿中 V 型胶原蛋白增加与肾功能损伤有关[13]。这种现象很有意义，因为 V 型胶原蛋白是肾小管和肾小球基底膜的主要组成部分且高血糖促进其合成[14]。另有一项研究表明，不论 1 型还是 2 型糖尿病患者尿中 V 型胶原蛋白增加均与肾功能损伤有关，而与是否有清蛋白尿无关[15]。还需要进一步研究证实尿中胶原蛋白作为与尿清蛋白关系甚微，甚至无关的糖尿病肾脏疾病标志物的可信度。

促纤维化细胞因子转化生长因子 β-1(TGF-β)已在糖尿病肾病动物实验及人类临床试验中被充分研究[16]。与无清蛋白尿糖尿病患者相比，出现清蛋白尿患者的血清 TGF-β 水平较高[17]，且糖尿病肾病肾脏活检研究指出，其与 TGF-β 有机制相关性[18]。ACE 抑制剂可降低肾脏 V 型胶原蛋白和 TGF-β 的表达。尿 TGF-β 的减少可通过应用氯沙坦[19]，或者更好地调控伴有蛋白尿的 2 型糖尿病患者的血压降低来实现[20]。这些资料可能有利于阐明发病机制，但可能对每天的患者护理作用不大。

炎症可能在进展性糖尿病肾病中发挥一定作用。一项纳入 145 名 1 型糖尿病患者的队列研究发现，肾功能的下降与尿中白介素-6、白介素-8、单核细胞趋化蛋白-1、干扰素 γ 诱导蛋白及巨噬细胞炎性蛋白-1 有关[21]。清蛋白尿阳性甚至尿清蛋白阴性糖尿病患者在应用高敏免疫测定法后均提示尿免疫球蛋白增加，但健康对照组未出现类似情况[22]。这些研究结果有待进一步验证，特别是如下所述有关血清炎症标记物及肿瘤坏死因子 α 的新兴数据资料。

最近 6 篇文献报道了有关糖尿病肾病非炎症性尿蛋白质标记物。Merchant 等评估了 1 型糖尿病患者尿多肽组学，发现尿 α-1(Ⅳ)胶原蛋白、V 型胶原蛋白及细胞黏合素-X 减少，而尿 FAT 肿瘤抑制因子-3、肌醇 1,3,4,5,6-磷酸激酶及闭锁小带蛋白-3 增加[23]。这些患者的肾脏活检结果也表明后两种蛋白质的表达增加。Vaidya 等研究发现，糖尿病肾病患者的尿白介素-6、CXCL 10/IP-10、N-乙酰葡萄糖苷酶(NAG)及肾损伤分子-1(KIM-1)增加，但进展性肾损伤仅与尿 KIM-1 和 NAG 有关[24]。Nauta 等通过检测糖尿病患者尿中 6 个生化指标发现，只有心脏型脂肪酸结合蛋白(H-FABP)与肾功能具有相关性，且与清

蛋白尿是否阳性无关[25]。Schlatzer 等发现，尿中有 4 种蛋白生化指标可预测 1 型糖尿病患者早期肾脏的损伤[26]。它们分别是 Tamm-Horsfall 蛋白质、颗粒蛋白前体、凝集素及 α-1 酸性糖蛋白。但另一项大型蛋白质组学研究发现，尿调节素(Tamm-Horsfall 蛋白质)的减少是糖尿病肾病的一个标志[27]。最近研究表明，尿结合珠蛋白水平可预测微量清蛋白尿阳性 2 型糖尿病患者早期肾功能的下降[28]。这些研究均参照清蛋白尿以观察尿中蛋白质标记物的变化进行比较。其中 3 项研究的对比变量中包括肾功能下降。只有 1 项研究还设立了糖尿病正常清蛋白尿组[27]。因此，很多研究报道的标记物可能无法准确地预测清蛋白尿正常的糖尿病肾病，或者无法论证两者的相关性。

有关肾小管标记物的具体研究，最近 Nielsen 等评估了尿中中性粒细胞明胶酶相关脂质运载蛋白(NGAL)、KIM-1 及肝脏脂肪酸结合蛋白(L-FABP)水平，发现它们与 1 型糖尿病患者肾功能的丧失有关，然而，当对血压和清蛋白尿进行控制时这种相关性随即消失[29]。最近两项研究表明，尿 NGAL 和 L-FABP 不能作为清蛋白尿的辅助指标以标志 2 型糖尿病患者肾脏的损伤[30,31]。然而，另一项研究报道了尿胱抑素 C 和非清蛋白蛋白质与肾功能丧失的相关性[32]。这些结果之间的差异性表明需要进一步研究的论证。研究应超越检测与已知损伤的相关性，如与清蛋白尿的关系，而尝试探索标记物与肾功能丧失的相关性，如与肾小球滤过率随时间变化速率的关系。最后，评判肾小管标记物效用性时，必须考虑适用的对象以提供可靠的结论。

非尿液标记物

血压

1 型糖尿病患者，睡眠时收缩压的升高促进微量清蛋白尿的发展[33]。另有数据显示，无论是糖尿病还是非糖尿病的 CKD 患者，睡前服用降血压药物可降低发生心血管事件的风险[34]。一项横断面研究表明，睡前服用一种或多种降压药物的 2 型糖尿病患者肾损伤的程度(依据蛋白尿)较轻[35]。这种趋势证实夜间高血压或夜间血压无回落是 1 型和 2 型糖尿病患者的危险标志。还需要进一步开展有关并发肾脏疾病糖尿病患者的前瞻性研究，以探索夜间降压药物的剂量与肾功能丧失的相关性。

眼底镜检查

糖尿病视网膜病变(DR)和肾病的共存已被大众熟知了数十年。1 型糖尿病患者良好的血糖控制可降低视网膜病变的发病风险,同样也可降低肾病的发病风险[36],微量清蛋白尿阳性的 2 型糖尿病患者通过多因素综合治疗可降低视网膜病变和肾病的发病风险[9]。但仍有高达 40% 的 1 型和 2 型糖尿病患者并发 DR[37]。并发糖尿病肾病的 1 型糖尿病患者几乎同时并发 DR,而同时并发糖尿病肾病和 DR 的 2 型糖尿病患者占 50%[38]。伴发肾脏疾病的 2 型糖尿病患者,如果同时伴发增生性 DR,极大提示并发糖尿病肾病的可能性[39]。在辅助诊断糖尿病肾病方面,1 型糖尿病患者未出现 DR 可提供一定参考价值,而对于 2 型糖尿病患者参考价值不大。

神经病变

109 例接受肾脏活检的糖尿病患者中, 有 18 例患者并发非糖尿病相关肾脏疾病[40]。通过临床查体诊断的神经病变与通过肾脏活检诊断的糖尿病肾病有很大相关性(图 7.3)。利用神经病变或视网膜病变与糖尿病肾病的相关性可能有助于糖尿病肾病的诊断。但如何利用这些临床特征早期诊断出糖尿病肾病还未可知。

血液检测

良好的血糖控制可降低糖尿病肾病的发病风险[36]。但血糖和糖化血红蛋白水平却不是糖尿病肾病的良好预测指标。的确,对于 2 型糖尿病患者,平均糖化血红蛋白水平与 CKD 无统计学相关性, 只有糖化血红蛋白水平超过 10% 的波动才是 CKD 有意义的预测指标[41]。这种情况也可能仅反映出血糖控制不佳。糖基化蛋白质的不良波动可能具有独立的不利影响。

Desai 等研究发现, 对于 eGFR<40mL/min 的糖尿病患者,心脏标记物肌钙蛋白 T 的增加可能是独立于蛋白尿或 eGFR 的 ESRD 的预测指标[42]。这些研究涉及的标记物可能仅仅是终末器官损伤的并行指标,而无机制相关性。但是这些发现反而说明了有意义的生化指标有可能与肾脏并无典型相关性。

肿瘤坏死因子受体

如上所述,糖尿病肾病患者尿中出现炎症相关标志物。目前研究发现,血清肿瘤坏死因子受体-1(TNFR1)水平可作为 2 型糖尿病患者并发 ESRD 风险的

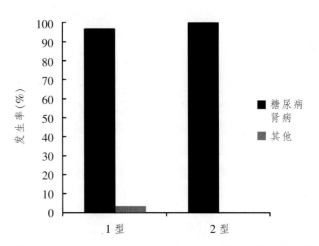

图 7.3　临床神经病变(查体出现麻木)与通过肾脏活检诊断的糖尿病肾病或非糖尿病相关肾脏疾病的关系。并发临床神经病变的 1 型糖尿病患者肾脏活检提示 90% 并发糖尿病肾病。并发临床神经病变的 2 型糖尿病患者肾脏活检未发现非糖尿病相关肾脏疾病。(Adapeed from Amoah et al.[40])

预测指标,即使通过尿清蛋白的调整[43]。类似结果也出现在 1 型糖尿病患者群中,研究发现,患者在出现蛋白尿之前, 血清 TNFR1 的增加预示 GFR 存在早期下降的风险[44]。因此,针对炎症通路的新疗法似乎是合理的。但是这些数据带来的热情很快被随之而来的评论熄灭,评论指出这些观察性研究可能论证其显著相关性,但不能证明其因果关系[45]。

尿酸

尿酸除了在痛风和肾结石中发挥重要作用,还因其与心血管疾病的相关性而备受关注[46]。它可能不仅是 CKD 的标记物,还与 CKD 的发病机制有关[47]。Ficociello 等研究发现,清蛋白尿阳性、血清尿酸基线水平超过 3mg/dL 的 1 型糖尿病患者, 血尿酸水平与 GFR 的下降呈直接的剂量-反应关系[48]。另一项有关 1 型糖尿病患者的研究发现,血清尿酸基线水平越高,越能预测进展至清蛋白尿的可能性[49]。如图 7.4 所示,这些数据虽然具有统计学差异, 但应用于临床的价值有限,因为进展组和未进展组之间存在大量重叠。然而,尿酸升高的相应治疗是有益的且被认可的。

肾脏超声

糖尿病可能出现肾小球超滤,可能机制是近曲小管葡萄糖和钠重吸收增加导致远端小管钠转运减少,从而引起 GFR 增加[50]。同时可能出现肾脏肥大,引起肾脏体积增加。1 型糖尿病患者肾脏体积越大,进展至

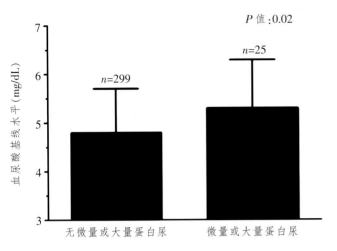

图 7.4　1 型糖尿病患者队列研究随访 6 年后清蛋白尿的状态与血尿酸平均基线水平的关系图。研究表明,血尿酸升高是 1 型糖尿病患者并发清蛋白尿的一个预测因素,但升高和未升高的血尿酸水平之间有大量重叠。Jalal 等,血尿酸水平预测 1 型糖尿病患者 6 年后清蛋白尿的并发情况:来自 1 型糖尿病患者冠状动脉钙化的研究。(Nephrol Dial Transplant 25:1865–1869, 2010. Reprinted with permission of Oxford University Press.)

微量清蛋白尿的概率也越大[51](图 7.5)。与非糖尿病儿童相比,糖尿病儿童通过多普勒超声测得的血管阻力指数较高[52]。因此,肾脏超声检查可作为一种糖尿病肾病的早期诊断手段。通过提高超声的组织分辨率或采

用其他成像技术可能优化糖尿病肾病的成像标志。

糖尿病肾病的遗传学标志与预测

除了公认的疾病,如常染色体显性多囊肾病(ADPKD)或 Alport 综合征,ESRD 的家族倾向性在 20 年前才被清楚认知[53]。非裔美国人如果一级亲属有 ESRD 病史,其患 ESRD 的风险将增加 9 倍,而美国白人将增加 4 倍。风险的梯度是显而易见的,一级亲属有 ESRD 病史的患者比二级家属有 ESRD 病史的患者患 ESRD 的风险更高,当然二级家属有病史的患者又比三级家属有病史患者的风险高。这提示肾脏疾病的遗传决定因素。对于非糖尿病性肾脏疾病,染色体 22q12.3 等位基因变异的论证已被广泛研究,并确定了 APOL1 基因的风险变异[54]。通过 APOL1 风险等位基因评估非糖尿病肾脏疾病倾向性的比值比是 7~10[55]。糖尿病肾病还有其他遗传相关标志,如表 7.1 所示。

这些阳性相关基因的比值比显著低于 APOL1 风险等位基因的比值比。这些比值比较低说明表 7.1 所示基因的检测并不能作为糖尿病肾病的筛查手段。此外,在预测特定糖尿病患者罹患肾脏疾病倾向性的时候,遗传因素对糖尿病性肾病的影响很可能具有多因素性。任何遗传标记物在被认为是可靠的且有利于机

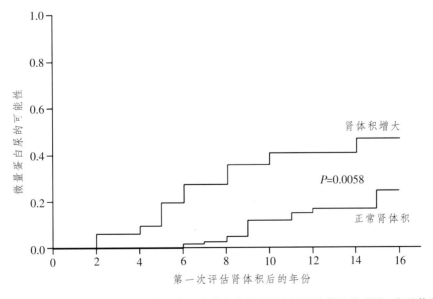

图 7.5　通过超声评估的肾脏体积基线水平与 1 型糖尿病患者并发微量清蛋白尿风险值的关系图。肾脏体积基线水平高的患者并发微量清蛋白尿的风险显著增加。(Reproduced by permission, from Zerbini et al.[51]. From Zerbini G, et al. Persistent renal hypertrophy and faster decline of glomerular fi ltration rate precede the development of microalbuminuria in type 1 diabetes. Diabetes 2006 Sep; 55(9):2620‐2625. Reprinted with permission from American Diabetes Association.)

表 7.1　糖尿病肾病的遗传标记

标记	1 型或 2 型糖尿病	优势比	参考资料
PPAR γ Ala(PPARG2 Ala12 allele)	2 型	0.47	[56]
GLUT1 突变(Xba−)	2 型	0.6	[57]
ACE 基因型(Ⅱ比 D)	1 型和 2 型	0.78	[58]
ACE2, AⅡ受体	1 型	无显著差异	[59]
M235T AGT(血管紧张素原变异体)	1 型	无显著差异	[60]
APOE(载脂蛋白 E)	1 型和 2 型	相互矛盾	[61]
ADIPOQ(脂联素)	1 型	1.46	[62]
灰质	1 型	1.69	[63]
GLUT1 突变(Xba−)	2 型	1.9	[64]
CNDP1(激肽酶)	2 型	2.46	[65]
ELMO1(吞噬和运动)	2 型	2.67	[66]
ACE D 等位基因	1 型	5.0	[60]

制研究之前,都需要进行相关验证性研究。

微小 RNA 的作用

　　微小 RNA(miRNA)是单链 RNA,通过阻断翻译或促进 mRNA 降解以调节基因表达。最近许多研究旨在探索 miRNA 在糖尿病肾病的潜在作用,但这些研究仅限于在体外或啮齿动物模型[67]。PubMed 搜索仅发现一篇有关人类 miRNA 的研究,该研究表明,肾小球硬化的患者尿中 miR−15 较低[68]。还需要进一步开展相关临床试验。

肾小球标记物

　　糖尿病肾病肾穿刺活检研究表明,TGF-β1 和肾病蛋白与发病机制相关[18,69,70]。ACE 抑制剂可降低肾脏 TGF-β 的表达,并恢复肾病蛋白的水平[18,70]。一项研究发现,糖尿病肾病患者尿中有关足细胞标志物(肾病蛋白、跨膜蛋白、突触足蛋白及 α−辅肌动蛋白−4)的 mRNA 有所增加,但与 GFR 下降无相关性[71]。相关后续研究表明,ACE 抑制剂降低尿中突触足蛋白 mRNA 含量[72]。这些资料可能有助于明确公认疗法的利益机制,但由于足细胞损伤出现于很多肾小球疾病中,因此这些证据不足以作为区分指标。

　　肾小球和肾小管基底膜增厚及系膜增生对糖尿病肾病具有诊断意义,但因它们是有创指标而不能被应用于所有患者。尽管如此,肾脏活检对于糖尿病肾病的确诊具有重要价值,且联合该检测有助于证实无

创生物标记物的灵敏性。

标记物的效用

　　代表当前或将来损伤的任一标记物的效用可通过其对这些损伤的预测价值来体现。公认疗法可改变损伤标记物给予研究提供了新思路。如已存在有关微量清蛋白尿的报道。Steno-2 研究表明,微量清蛋白尿阳性 2 型糖尿病患者的强化多因素干预可降低死亡率及 ESRD 发病率[9]。这些可观的数据也无法掩盖 2 型糖尿病患者肾脏活检组织学表现变异性极大的事实,且这些变异性与年龄、糖尿病病史、肾功能、血压或尿蛋白排泄无关[73]。肾脏活检可明确诊断经典糖尿病肾病,或诊断肾脏血管类疾病优于肾小球疾病,甚至诊断出糖尿病肾病合并的非糖尿病肾脏疾病。很可能这些不同的组织病理学会有不同的生物标志物模式,对治疗的反应也会不同。

新机制的"无偏倚"见解

　　许多上文引用的研究已经探索相关标记物及其与现有知识的相关性,也就是说,使用了"可能候选人"的做法。Hodgin 等通过小鼠和人类两物种的无偏倚方法证实了迄今公认的糖尿病肾病发病途径[74]。这就是两面激酶/信号传导及转录激活因子(JAK/STAT)途径和血管内皮生长因子受体(VEGFR)途径。基于这些研究资料,已开展有关 JAK/STAT 抑制剂的 Ⅱ 期研究。

　　尿蛋白质组学研究已经完成,同样通过无偏倚

的研究方法。Otu 等的研究很遗憾未能证实相关蛋白质的临床意义[75]。Alkhalaf 等研究证实,胶原蛋白Ⅰ和Ⅲ片段有望成为尿生物标记物[76]。虽然胶原Ⅰ和Ⅲ片段存在于正常肾脏间质,但它们可能参与肾小球瘢痕的形成[77],这些与上文引用的 Araki 研究结果建立了联系。

其他疾病的标记物

糖尿病患者蛋白尿或氮质血症的评估也必须同样应用于其他肾脏疾病。在为诊断糖尿病肾病而进行肾脏活检的 122 例糖尿病患者中发现 10 例并发的或单独的非糖尿病肾脏疾病[78],且更近一项研究表明,进行肾脏活检的 1 型和 2 型糖尿病患者中有 30% 的患者表现为非糖尿病肾脏疾病[79]。尿液检查出现镜下血尿即每高倍视野下超过 10 个红细胞[80],诊断为糖尿病肾病的可能性较小,很可能提示是其他肾脏疾病。如上所述,无视网膜病变很可能提示为非糖尿病肾脏疾病,尤其是 1 型糖尿病患者。其他肾脏疾病的标记物,如副蛋白、抗中性粒细胞胞质抗体或抗核抗体,将明确提示排除糖尿病肾病或与其并存的疾病。可靠地识别出糖尿病肾病,并排除非糖尿病肾脏疾病,临床意义较为重大。这对于糖尿病肾病的临床研究也很重要,因为研究对象中如果存在非糖尿病性肾病患者,干预的结果将被扭曲。

标记物可能会导致我们误入歧途

应用 ACE 抑制剂或血管紧张素受体阻滞剂(ARB)的益处指引它们的联合使用[81],其合理性在于联合应用 ACE 抑制剂和 ARB 类药物以抑制 RAS 有望带来比单用一种药物更多的益处。这种联合可降低清蛋白尿,但同时也带来副作用,包括肾功能的恶化[82]。肾素拮抗剂阿利吉仑也存在类似情况。其与 ARB 药物氯沙坦联合应用,可降低糖尿病肾病患者的蛋白尿发生率[83],但在联合疗法中阿利吉仑并未改善肾功能,反而增加不良反应的风险,包括高血钾[84,85]。类似的,基于高血压是肾损伤的标志并参与肾损伤发病机制的认识,引出糖尿病患者强化血压控制的相关研究。来自血管紧张素Ⅱ受体拮抗剂氯沙坦减少 NIDDM 患者终点事件(RENAAL)研究的数据表明,收缩压大于 140mmHg 患者的死亡风险及并发 ESRD 的风险显著增加[86]。但控制糖尿病心血管风险行动(ACCORD)试验表明,与

平均收缩压达 134mmHg 的糖尿病患者相比,平均收缩压为 120mmHg 的糖尿病患者并发更严重的不良事件,且无整体心血管终点事件的改善[87]。并发清蛋白尿或大量蛋白尿糖尿病患者的相关研究发现,收缩压降至 130mmHg 以下并未带来益处。由于心血管发病率和死亡率是糖尿病患者的主要问题,对其的注意力不能因对肾损伤生物标记物的关注而分散。丹麦一项大型研究表明,2 型糖尿病患者因心血管事件死亡比因 ESRD 死亡的多 45 倍[88]。在这方面,一项试验表明,ARB 药物,奥美沙坦单药可以延迟 2 型糖尿病患者微量清蛋白尿的发生,但以增加致死性心血管事件为代价[89]。在这项试验中,奥美沙坦治疗组患者的平均收缩压为 126mmHg。如果为达到清蛋白尿生物标记物的减少而导致死亡率的增加,可能会适得其反。如果尿清蛋白以外的标记物成为缓解或治疗糖尿病肾病的目标,同样面临类似的问题。

统计问题

目前微量清蛋白尿是糖尿病患者护理的一个标准。然而如上所述,GFR 下降可以发生于尿清蛋白正常的患者,因此其对糖尿病肾脏疾病标志的灵敏度并不高。它也无特异性,因为尿清蛋白升高可能发生于多种肾脏疾病。任何被认为是糖尿病肾病机制重要性的标记物都必须进行类似的分析。任何被提出的标记物在应用于临床之前必须经过严格的统计学验证。

当前研究的成本效益和不足

自 2010 年至 2013 年 4 月,PubMed 通过术语"生物标记物糖尿病肾病"检索出超过 500 篇刊物。这些数据和刊物如此之多,让一个人全部掌握几乎不可能,更不用说在实践中落实。事实上,大多数当前数据还在探索相关性阶段。我们发现只有少数近期研究强调测定标记物蛋白尿的成本效益问题[90-92]。还未发现关于较新颖标记物成本效益的评价分析。如果不考虑成本,"较新颖"分子(如 miRNA)比"较陈旧"标记物(如尿酸)更受关注。

许多研究通过一种或多种生物标记物对疾病进行分类,如有微量清蛋白尿和大量清蛋白尿之分。有关生物标记物与肾功能进展性丧失关系的研究还很缺乏。只有少数研究通过肾脏活检确诊,这预示着其中 10%~30% 的病例可能为可疑非糖尿病肾脏疾病患

表 7.2　糖尿病肾病的生物标志物：目前的使用和未来的需求

糖尿病肾病 KDOQI 分期	目标	标志物	标记需要
I	诊断	蛋白尿，视网膜病变，肾脏体积增大，尿酸	区分非糖尿病肾病
II	预测进展	系列表皮生长因子受体，血压	
III	确定治疗效果	蛋白尿，血压	用于正常清蛋白尿疾病
IV	确定进展	系列表皮生长因子受体	不可逆性
V	确定不可逆性	肌钙蛋白	不可逆性

者。还缺乏有关病例表型详细定义的研究，包括眼底镜检查和神经病变的评估。只有一项研究证实了一种标记物，其可提示已发展至疾病不可逆阶段的患者会进展为 ESRD。标志疾病不可逆性的标记物必须可靠，因为明确证实患者处于疾病不可逆阶段将被迫采用肾脏替代治疗，即血液透析和（或）肾移植。

疾病不同阶段标记物的使用

综合考虑肾脏疾病的分期和糖尿病肾病生物标记物的当前应用情况是有益处的。表 7.2 列出了我们对目前认知的理解。当然我们还需要结合患者病史和体格检查情况。如果一名患者诊断患有肾脏疾病，但糖尿病病史不超过 5 年、眼底镜检查正常且无神经病变，其不可能诊断为糖尿病肾病。相反，如果患者糖尿病病史超过 10 年、眼底镜检查提示点状出血并伴有感觉运动神经病变症状，则不需要任何特异性生物标记物即可诊断为糖尿病肾病。许多患者处于这两个极端之间，他们需要新型的标记物。

建议

展望未来，我们建议进行较为全面及成本敏感的糖尿病肾病生物标记物的研究。这些研究将纳入诊断明确的糖尿病肾病患者，且这些患者的表型被广泛记录，包括血压与清蛋白尿这些基本变量。入组对象将包括大量清蛋白尿、微量清蛋白尿及正常清蛋白尿患者。还将纳入符合条件的健康对照者和无糖尿病肾病的患者。少数深入研究的群体同时检测多种标记物优于多个研究群体分别检测单一标记物。

理想的生物标记物是无创、检测方便且廉价、以及与肾功能的丧失密切相关。这将提高临床评价的诊断和预测价值，临床评价包括病史采集、体格检查、检眼镜检测及尿常规化验。最好的生物标记物是具有良好

的成本效益、灵敏且特异，以及通过它们的检测可减轻病情并延长寿命。

（孙剑　刘芳林　译）

参考文献

1. Fishberg AM. Hypertension and nephritis. Philadelphia: Lea and Febiger; 1954.
2. Plantinga LC, Crews DC, Coresh J, Miller 3rd ER, Saran R, Yee J, et al. Prevalence of chronic kidney disease in US adults with undiagnosed diabetes or prediabetes. Clin J Am Soc Nephrol. 2010; 5(4):673–82.
3. American Diabetes Association. Standards of medical care in diabetes—2013. Diabetes Care. 2013;36 Suppl 1:S11–66.
4. Skupien J, Warram JH, Smiles AM, Niewczas MA, Gohda T, Pezzolesi MG, et al. The early decline in renal function in patients with type 1 diabetes and proteinuria predicts the risk of end-stage renal disease. Kidney Int. 2012;82(5):589–97.
5. Bright R. Cases and observations illustrative of renal disease accompanied with the secretion of albumenous urine. Guys Hosp Rep. 1836;1:338–79.
6. Kimmelstiel P, Wilson C. Intercapillary lesions in the glomeruli of the kidney. Am J Pathol. 1936;12:83–97.
7. Mogensen CE, Christensen CK, Vittinghus E. The stages in diabetic renal disease. With emphasis on the stage of incipient diabetic nephropathy. Diabetes. 1983;32 Suppl 2:64–78.
8. Groop PH, Thomas MC, Moran JL, Waden J, Thorn LM, Makinen VP, et al. The presence and severity of chronic kidney disease predicts all-cause mortality in type 1 diabetes. Diabetes. 2009;58(7): 1651–8.
9. Gaede P, Lund-Andersen H, Parving HH, Pedersen O. Effect of a multifactorial intervention on mortality in type 2 diabetes. N Engl J Med. 2008;358(6):580–91.
10. Macisaac RJ, Jerums G. Diabetic kidney disease with and without albuminuria. Curr Opin Nephrol Hypertens. 2011;20(3):246–57.
11. Magliano DJ, Polkinghorne KR, Barr EL, Su Q, Chadban SJ, Zimmet PZ, et al. HPLC-detected albuminuria predicts mortality. J Am Soc Nephrol. 2007;18(12):3171–6.
12. Caramori ML, Fioretto P, Mauer M. The need for early predictors of diabetic nephropathy risk: is albumin excretion rate sufficient? Diabetes. 2000;49(9):1399–408.
13. Araki S, Haneda M, Koya D, Isshiki K, Kume S, Sugimoto T, et al. Association between urinary type IV collagen level and deterioration of renal function in type 2 diabetic patients without overt proteinuria. Diabetes Care. 2010;33(8):1805–10.
14. Ziyadeh FN. Renal tubular basement membrane and collagen type IV in diabetes mellitus. Kidney Int. 1993;43(1):114–20.
15. Cohen MP, Lautenslager GT, Shearman CW. Increased collagen IV

excretion in diabetes. A marker of compromised filtration function. Diabetes Care. 2001;24(5):914–8.

16. Yamamoto T, Nakamura T, Noble NA, Ruoslahti E, Border WA. Expression of transforming growth factor beta is elevated in human and experimental diabetic nephropathy. Proc Natl Acad Sci U S A. 1993;90(5):1814–8.

17. Shaker OG, Sadik NA. Transforming growth factor beta 1 and monocyte chemoattractant protein-1 as prognostic markers of diabetic nephropathy. Hum Exp Toxicol. 2013;32(10):1089–96.

18. Langham RG, Kelly DJ, Gow RM, Zhang Y, Cordonnier DJ, Pinel N, et al. Transforming growth factor-beta in human diabetic nephropathy: effects of ACE inhibition. Diabetes Care. 2006; 29(12):2670–5.

19. Houlihan CA, Akdeniz A, Tsalamandris C, Cooper ME, Jerums G, Gilbert RE. Urinary transforming growth factor-beta excretion in patients with hypertension, type 2 diabetes, and elevated albumin excretion rate: effects of angiotensin receptor blockade and sodium restriction. Diabetes Care. 2002;25(6):1072–7.

20. Bertoluci MC, Uebel D, Schmidt A, Thomazelli FC, Oliveira FR, Schmid H. Urinary TGF-beta1 reduction related to a decrease of systolic blood pressure in patients with type 2 diabetes and clinical diabetic nephropathy. Diabetes Res Clin Pract. 2006;72(3): 258–64.

21. Wolkow PP, Niewczas MA, Perkins B, Ficociello LH, Lipinski B, Warram JH, et al. Association of urinary inflammatory markers and renal decline in microalbuminuric type 1 diabetics. J Am Soc Nephrol. 2008;19(4):789–97.

22. Gohda T, Walker WH, Wolkow P, Lee JE, Warram JH, Krolewski AS, et al. Elevated urinary excretion of immunoglobulins in non-proteinuric patients with type 1 diabetes. Am J Physiol Renal Physiol. 2012;303(1):F157–62.

23. Merchant ML, Perkins BA, Boratyn GM, Ficociello LH, Wilkey DW, Barati MT, et al. Urinary peptidome may predict renal function decline in type 1 diabetes and microalbuminuria. J Am Soc Nephrol. 2009;20(9):2065–74.

24. Vaidya VS, Niewczas MA, Ficociello LH, Johnson AC, Collings FB, Warram JH, et al. Regression of microalbuminuria in type 1 diabetes is associated with lower levels of urinary tubular injury biomarkers, kidney injury molecule-1, and N-acetyl-beta-D-glucosaminidase. Kidney Int. 2011;79(4):464–70.

25. Nauta FL, Boertien WE, Bakker SJ, van Goor H, van Oeveren W, de Jong PE, et al. Glomerular and tubular damage markers are elevated in patients with diabetes. Diabetes Care. 2011;34(4): 975–81.

26. Schlatzer D, Maahs DM, Chance MR, Dazard JE, Li X, Hazlett F, et al. Novel urinary protein biomarkers predicting the development of microalbuminuria and renal function decline in type 1 diabetes. Diabetes Care. 2012;35(3):549–55.

27. Rossing K, Mischak H, Dakna M, Zurbig P, Novak J, Julian BA, et al. Urinary proteomics in diabetes and CKD. J Am Soc Nephrol. 2008;19(7):1283–90.

28. Bhensdadia NM, Hunt KJ, Lopes-Virella MF, Michael Tucker J, Mataria MR, Alge JL, et al. Urine haptoglobin levels predict early renal functional decline in patients with type 2 diabetes. Kidney Int. 2013;83(6):1136–43.

29. Nielsen SE, Andersen S, Zdunek D, Hess G, Parving HH, Rossing P. Tubular markers do not predict the decline in glomerular filtration rate in type 1 diabetic patients with overt nephropathy. Kidney Int. 2011;79(10):1113–8.

30. Chou KM, Lee CC, Chen CH, Sun CY. Clinical value of NGAL, L-FABP and albuminuria in predicting GFR decline in type 2 diabetes mellitus patients. PLoS One. 2013;8(1):e54863.

31. Conway BR, Manoharan D, Manoharan D, Jenks S, Dear JW, McLachlan S, et al. Measuring urinary tubular biomarkers in type 2 diabetes does not add prognostic value beyond established risk factors. Kidney Int. 2012;82(7):812–8.

32. Kim SS, Song SH, Kim IJ, Jeon YK, Kim BH, Kwak IS, et al.

33. Urinary cystatin C and tubular proteinuria predict progression of diabetic nephropathy. Diabetes Care. 2013;36(3):656–61.

33. Lurbe E, Redon J, Kesani A, Pascual JM, Tacons J, Alvarez V, et al. Increase in nocturnal blood pressure and progression to microalbuminuria in type 1 diabetes. N Engl J Med. 2002;347(11):797–805.

34. Hermida RC, Ayala DE, Mojon A, Fernandez JR. Bedtime dosing of antihypertensive medications reduces cardiovascular risk in CKD. J Am Soc Nephrol. 2011;22(12):2313–21.

35. Moya A, Crespo JJ, Ayala DE, Rios MT, Pousa L, Callejas PA, et al. Effects of time-of-day of hypertension treatment on ambulatory blood pressure and clinical characteristics of patients with type 2 diabetes. Chronobiol Int. 2013;30(1–2):116–31.

36. Diabetes Control and Complications Trial/Epidemiology of Diabetes Interventions and Complications (DCCT/EDIC) Research Group, Nathan DM, Zinman B, Cleary PA, Backlund JY, Genuth S, et al. Modern-day clinical course of type 1 diabetes mellitus after 30 years' duration: the diabetes control and complications trial/epidemiology of diabetes interventions and complications and Pittsburgh epidemiology of diabetes complications experience (1983–2005). Arch Intern Med. 2009;169(14):1307–16.

37. Cheung N, Mitchell P, Wong TY. Diabetic retinopathy. Lancet. 2010;376(9735):124–36.

38. El-Asrar AM, Al-Rubeaan KA, Al-Amro SA, Moharram OA, Kangave D. Retinopathy as a predictor of other diabetic complications. Int Ophthalmol. 2001;24(1):1–11.

39. He F, Xia X, Wu XF, Yu XQ, Huang FX. Diabetic retinopathy in predicting diabetic nephropathy in patients with type 2 diabetes and renal disease: a meta-analysis. Diabetologia. 2013;56(3):457–66.

40. Amoah E, Glickman JL, Malchoff CD, Sturgill BC, Kaiser DL, Bolton WK. Clinical identification of nondiabetic renal disease in diabetic patients with type I and type II disease presenting with renal dysfunction. Am J Nephrol. 1988;8(3):204–11.

41. Penno G, Solini A, Bonora E, Fondelli C, Orsi E, Zerbini G, et al. HbA1c variability as an independent correlate of nephropathy, but not retinopathy, in patients with type 2 diabetes: The Renal Insufficiency And Cardiovascular Events (RIACE) Italian multicenter study. Diabetes Care. 2013;36(8):2301–10.

42. Desai AS, Toto R, Jarolim P, Uno H, Eckardt KU, Kewalramani R, et al. Association between cardiac biomarkers and the development of ESRD in patients with type 2 diabetes mellitus, anemia, and CKD. Am J Kidney Dis. 2011;58(5):717–28.

43. Niewczas MA, Gohda T, Skupien J, Smiles AM, Walker WH, Rosetti F, et al. Circulating TNF receptors 1 and 2 predict ESRD in type 2 diabetes. J Am Soc Nephrol. 2012;23(3):507–15.

44. Gohda T, Niewczas MA, Ficociello LH, Walker WH, Skupien J, Rosetti F, et al. Circulating TNF receptors 1 and 2 predict stage 3 CKD in type 1 diabetes. J Am Soc Nephrol. 2012;23(3):516–24.

45. Brosius FC, Saran R. Do we now have a prognostic biomarker for progressive diabetic nephropathy? J Am Soc Nephrol. 2012; 23(3):376–7.

46. Kanbay M, Segal M, Afsar B, Kang DH, Rodriguez-Iturbe B, Johnson RJ. The role of uric acid in the pathogenesis of human cardiovascular disease. Heart. 2013;99(11):759–66.

47. Johnson RJ, Nakagawa T, Jalal D, Sanchez-Lozada LG, Kang DH, Ritz E. Uric acid and chronic kidney disease: which is chasing which? Nephrol Dial Transplant. 2013;28(9):2221–8.

48. Ficociello LH, Rosolowsky ET, Niewczas MA, Maselli NJ, Weinberg JM, Aschengrau A, et al. High-normal serum uric acid increases risk of early progressive renal function loss in type 1 diabetes: results of a 6-year follow-up. Diabetes Care. 2010;33(6): 1337–43.

49. Jalal DI, Rivard CJ, Johnson RJ, Maahs DM, McFann K, Rewers M, et al. Serum uric acid levels predict the development of albuminuria over 6 years in patients with type 1 diabetes: findings from the Coronary Artery Calcification in Type 1 Diabetes study. Nephrol Dial Transplant. 2010;25(6):1865–9.

50. Thomson SC, Vallon V, Blantz RC. Kidney function in early diabe-

tes: the tubular hypothesis of glomerular filtration. Am J Physiol Renal Physiol. 2004;286(1):F8–15.

51. Zerbini G, Bonfanti R, Meschi F, Bognetti E, Paesano PL, Gianolli L, et al. Persistent renal hypertrophy and faster decline of glomerular filtration rate precede the development of microalbuminuria in type 1 diabetes. Diabetes. 2006;55(9):2620–5.

52. Youssef DM, Fawzy FM. Value of renal resistive index as an early marker of diabetic nephropathy in children with type-1 diabetes mellitus. Saudi J Kidney Dis Transpl. 2012;23(5):985–92.

53. Freedman BI, Spray BJ, Tuttle AB, Buckalew Jr VM. The familial risk of end-stage renal disease in African Americans. Am J Kidney Dis. 1993;21(4):387–93.

54. Wasser WG, Tzur S, Wolday D, Adu D, Baumstein D, Rosset S, et al. Population genetics of chronic kidney disease: the evolving story of APOL1. J Nephrol. 2012;25(5):603–18.

55. Freedman BI, Kopp JB, Langefeld CD, Genovese G, Friedman DJ, Nelson GW, et al. The apolipoprotein L1 (APOL1) gene and nondiabetic nephropathy in African Americans. J Am Soc Nephrol. 2010;21(9):1422–6.

56. Caramori ML, Canani LH, Costa LA, Gross JL. The human peroxisome proliferator-activated receptor gamma2 (PPARgamma2) Pro12Ala polymorphism is associated with decreased risk of diabetic nephropathy in patients with type 2 diabetes. Diabetes. 2003; 52(12):3010–3.

57. Grzeszczak W, Moczulski DK, Zychma M, Zukowska-Szczechowska E, Trautsolt W, Szydlowska I. Role of GLUT1 gene in susceptibility to diabetic nephropathy in type 2 diabetes. Kidney Int. 2001;59(2):631–6.

58. Ng DP, Tai BC, Koh D, Tan KW, Chia KS. Angiotensin-I converting enzyme insertion/deletion polymorphism and its association with diabetic nephropathy: a meta-analysis of studies reported between 1994 and 2004 and comprising 14,727 subjects. Diabetologia. 2005;48(5):1008–16.

59. Currie D, McKnight AJ, Patterson CC, Sadlier DM, Maxwell AP, UK Warren 3/GoKinD Study Group. Investigation of ACE, ACE2 and AGTR1 genes for association with nephropathy in type 1 diabetes mellitus. Diabet Med. 2010;27(10):1188–94.

60. Hadjadj S, Belloum R, Bouhanick B, Gallois Y, Guilloteau G, Chatellier G, et al. Prognostic value of angiotensin-I converting enzyme I/D polymorphism for nephropathy in type 1 diabetes mellitus: a prospective study. J Am Soc Nephrol. 2001;12(3):541–9.

61. Freedman BI, Bostrom M, Daeihagh P, Bowden DW. Genetic factors in diabetic nephropathy. Clin J Am Soc Nephrol. 2007;2(6): 1306–16.

62. Vionnet N, Tregouet D, Kazeem G, Gut I, Groop PH, Tarnow L, et al. Analysis of 14 candidate genes for diabetic nephropathy on chromosome 3q in European populations: strongest evidence for association with a variant in the promoter region of the adiponectin gene. Diabetes. 2006;55(11):3166–74.

63. McKnight AJ, Patterson CC, Pettigrew KA, Savage DA, Kilner J, Murphy M, et al. A GREM1 gene variant associates with diabetic nephropathy. J Am Soc Nephrol. 2010;21(5):773–81.

64. Liu ZH, Guan TJ, Chen ZH, Li LS. Glucose transporter (GLUT1) allele (XbaI-) associated with nephropathy in non-insulin-dependent diabetes mellitus. Kidney Int. 1999;55(5):1843–8.

65. Janssen B, Hohenadel D, Brinkkoetter P, Peters V, Rind N, Fischer C, et al. Carnosine as a protective factor in diabetic nephropathy: association with a leucine repeat of the carnosinase gene CNDP1. Diabetes. 2005;54(8):2320–7.

66. Shimazaki A, Kawamura Y, Kanazawa A, Sekine A, Saito S, Tsunoda T, et al. Genetic variations in the gene encoding ELMO1 are associated with susceptibility to diabetic nephropathy. Diabetes. 2005;54(4):1171–8.

67. Alvarez ML, DiStefano JK. Towards microRNA-based therapeutics for diabetic nephropathy. Diabetologia. 2013;56(3):444–56.

68. Szeto CC, Ching-Ha KB, Ka-Bik L, Mac-Moune LF, Cheung-Lung CP, Gang W, et al. Micro-RNA expression in the urinary sediment

69. of patients with chronic kidney diseases. Dis Markers. 2012; 33(3):137–44.

69. Langham RG, Kelly DJ, Cox AJ, Thomson NM, Holthofer H, Zaoui P, et al. Proteinuria and the expression of the podocyte slit diaphragm protein, nephrin, in diabetic nephropathy: effects of angiotensin converting enzyme inhibition. Diabetologia. 2002; 45(11):1572–6.

70. Jim B, Ghanta M, Qipo A, Fan Y, Chuang PY, Cohen HW, et al. Dysregulated nephrin in diabetic nephropathy of type 2 diabetes: a cross sectional study. PLoS One. 2012;7(5):e36041.

71. Wang G, Lai FM, Lai KB, Chow KM, Li KT, Szeto CC. Messenger RNA expression of podocyte-associated molecules in the urinary sediment of patients with diabetic nephropathy. Nephron Clin Pract. 2007;106(4):c169–79.

72. Wang G, Lai FM, Lai KB, Chow KM, Kwan BC, Li PK, et al. Urinary messenger RNA expression of podocyte-associated molecules in patients with diabetic nephropathy treated by angiotensin-converting enzyme inhibitor and angiotensin receptor blocker. Eur J Endocrinol. 2008;158(3):317–22.

73. Gambara V, Mecca G, Remuzzi G, Bertani T. Heterogeneous nature of renal lesions in type II diabetes. J Am Soc Nephrol. 1993; 3(8):1458–66.

74. Hodgin JB, Nair V, Zhang H, Randolph A, Harris RC, Nelson RG, et al. Identification of cross-species shared transcriptional networks of diabetic nephropathy in human and mouse glomeruli. Diabetes. 2013;62(1):299–308.

75. Otu HH, Can H, Spentzos D, Nelson RG, Hanson RL, Looker HC, et al. Prediction of diabetic nephropathy using urine proteomic profiling 10 years prior to development of nephropathy. Diabetes Care. 2007;30(3):638–43.

76. Alkhalaf A, Zurbig P, Bakker SJ, Bilo HJ, Cerna M, Fischer C, et al. Multicentric validation of proteomic biomarkers in urine specific for diabetic nephropathy. PLoS One. 2010;5(10):e13421.

77. Yoshioka K, Tohda M, Takemura T, Akano N, Matsubara K, Ooshima A, et al. Distribution of type I collagen in human kidney diseases in comparison with type III collagen. J Pathol. 1990; 162(2):141–8.

78. Kasinath BS, Mujais SK, Spargo BH, Katz AI. Nondiabetic renal disease in patients with diabetes mellitus. Am J Med. 1983; 75(4):613–7.

79. Haider DG, Peric S, Friedl A, Fuhrmann V, Wolzt M, Horl WH, et al. Kidney biopsy in patients with diabetes mellitus. Clin Nephrol. 2011;76(3):180–5.

80. Akimoto T, Ito C, Saito O, Takahashi H, Takeda S, Ando Y, et al. Microscopic hematuria and diabetic glomerulosclerosis—clinicopathological analysis of type 2 diabetic patients associated with overt proteinuria. Nephron Clin Pract. 2008;109(3):c119–26.

81. Mann JF, Anderson C, Gao P, Gerstein HC, Boehm M, Ryden L, et al. Dual inhibition of the renin-angiotensin system in high-risk diabetes and risk for stroke and other outcomes: results of the ONTARGET trial. J Hypertens. 2013;31(2):414–21.

82. Mann JF, Schmieder RE, McQueen M, Dyal L, Schumacher H, Pogue J, et al. Renal outcomes with telmisartan, ramipril, or both, in people at high vascular risk (the ONTARGET study): a multicentre, randomised, double-blind, controlled trial. Lancet. 2008; 372(9638):547–53.

83. Parving HH, Persson F, Lewis JB, Lewis EJ, Hollenberg NK, Avoid Study Investigators. Aliskiren combined with losartan in type 2 diabetes and nephropathy. N Engl J Med. 2008;358(23): 2433–46.

84. Parving HH, Brenner BM, McMurray JJ, de Zeeuw D, Haffner SM, Solomon SD, et al. Cardiorenal end points in a trial of aliskiren for type 2 diabetes. N Engl J Med. 2012;367(23):2204–13.

85. de Leeuw PW. Aliskiren increased adverse events in patients with diabetes and kidney disease who were receiving ACE inhibitors or ARBs. Ann Intern Med. 2013;158(6):JC7.

86. Bakris GL, Weir MR, Shanifar S, Zhang Z, Douglas J, van Dijk DJ,

et al. Effects of blood pressure level on progression of diabetic nephropathy: results from the RENAAL study. Arch Intern Med. 2003;163(13):1555–65.

87. ACCORD Study Group, Cushman WC, Evans GW, Byington RP, Goff Jr DC, Grimm Jr RH, et al. Effects of intensive blood-pressure control in type 2 diabetes mellitus. N Engl J Med. 2010; 362(17):1575–85.

88. Hansen MB, Jensen ML, Carstensen B. Causes of death among diabetic patients in Denmark. Diabetologia. 2012;55(2):294–302.

89. Haller H, Ito S, Izzo Jr JL, Januszewicz A, Katayama S, Menne J, et al. Olmesartan for the delay or prevention of microalbuminuria in type 2 diabetes. N Engl J Med. 2011;364(10):907–17.

90. Palmer AJ, Chen R, Valentine WJ, Roze S, Bregman B, Mehin

N, et al. Cost-consequence analysis in a French setting of screening and optimal treatment of nephropathy in hypertensive patients with type 2 diabetes. Diabetes Metab. 2006;32(1): 69–76.

91. Howard K, White S, Salkeld G, McDonald S, Craig JC, Chadban S, et al. Cost-effectiveness of screening and optimal management for diabetes, hypertension, and chronic kidney disease: a modeled analysis. Value Health. 2010;13(2):196–208.

92. Kessler R, Keusch G, Szucs TD, Wittenborn JS, Hoerger TJ, Brugger U, et al. Health economic modelling of the cost-effectiveness of microalbuminuria screening in Switzerland. Swiss Med Wkly. 2012;142:w13508.

第 8 章

糖尿病肾病非典型症状和新疗法

Louis J. Imbriano, John K. Maesaka, Joseph Mattana,
Shayan Shirazian, George Jerums

糖尿病肾病传统和非传统概念的概述

　　糖尿病肾病是终末期肾病(ESRD)的主要原因,1型或2型糖尿病(T1DM或T2DM)中有20%~25%的患者可进展至糖尿病肾病。之前,"典型"糖尿病肾病的经典定义为持续性大量清蛋白尿(>300mg/24h或>200μg/min),并发糖尿病视网膜病变及无非糖尿病肾脏疾病。数十年来,清蛋白尿一直被认为是肾小球疾病的标志,据推测其随肾小球基底膜的损伤而成比例增加。然而,目前糖尿病和清蛋白尿的关联性已被质疑,因为人们日益认识到糖尿病肾病正常清蛋白尿的"非典型"案例。

　　由于T1DM发病诊断的确定性较大,因此与T2DM相比,随着时间的进展,T1DM并发糖尿病肾病的监测及确诊更精确。"典型"T1DM患者自然病程被分为经

L.J. Imbriano, M.D. (✉) • S. Shirazian, M.D.
Department of Medicine, Winthrop-University Hospital,
200 Old Country Road, Suite 135, Mineola, NY 11501, USA
e-mail: limbriano@winthrop.org; sshirazian@winthrop.org

J.K. Maesaka, M.D. • J. Mattana, M.D.
Department of Medicine, Division of Nephrology
and Hypertension, 200 Old Country Road, Suite 135,
Mineola, NY 11501, USA
e-mail: JMaesaka@winthrop.org; jmattana@winthrop.org

G. Jerums, M.D.
Austin Health, Endocrine Centre of Excellence, Heidelberg
Repatriation Hospital, Heidelberg West, VIC 3081, Australia
e-mail: ah-endo@unimelb.edu.au

典的不同阶段,各阶段疾病的病理生理及临床改变都会有进一步发展。糖尿病发病后5~10年内肾脏结构及功能发生"沉默性"变化,包括肾小球肥大、增生,伴肾小球滤过率(GFR)增加的超滤状态(HF)及肾脏体积的增大。"典型"的病理改变包括肾小球系膜细胞肥大、增生,系膜基质增加,肾小球基底膜和肾小管基底膜(TBM)增厚,以及不同程度的肾小管间质损伤和纤维化。微量清蛋白尿,定义为24h尿清蛋白含量在30~300mg或尿清蛋白排泄率为20~200μg/min,被认为是肾病发展的一个强有力预测指标。T1DM发病10年后,40%~50%的微量清蛋白尿阳性患者清蛋白排泄量开始增至大量清蛋白尿(>300mg/24h或>200μg/min)。这与GFR进行性下降有关,从超滤状态到"正常"到最后的降低状态。清蛋白尿表面上归因于GBM的增厚和变形,且是导致肾小管及肾间质损伤的独立因素。约50%并发大量清蛋白尿的T1DM患者于15~20年后出现ESRD,病史少于10年的T1DM患者很少被诊断为糖尿病肾病(见表8.1与表8.2)。

　　2型糖尿病患者无临床症状及未确诊状态持续的时间较长,因此2型糖尿病肾病的进展还缺乏明确的解释。约3%"新诊断出的"2型糖尿病患者已并发明显的肾病和大量清蛋白尿,反映出疾病确诊的延迟。然而,据估计,T1DM与T2DM糖尿病发病到并发清蛋白尿的时间,以及清蛋白尿到并发ESRD的时间相似[1]。总体来说,T1DM患者在诊断后的5~10年内有30%~50%的患者并发糖尿病肾病,而T2DM在相当长的未确诊状态后有20%~30%的患者并发糖

表8.1 蛋白尿的分类

蛋白尿与蛋白尿种类的关系			
	种类		
测量	轻到中度的增加(A1)	中度增加(A2)	严重增加(A3)
AER(mg/24h)	<30	80~300	>300
PER(mg/24h)	<150	150~500	>500
ACR(mg/mmol)	<3	3~30	>30
(MG/G)	<30	30~300	>300
PCR			
(mg/mmol)	<15	15~50	>50
(mg/g)	<150	150~500	>500
蛋白质试剂条	−	+	+或更高

尿病肾病。

过去的20年中,T1DM和T2DM许多"非典型"的特征越来越明显。据报道,正常清蛋白尿的2型糖尿病患者并发GFR低于60mL/(min·1.73m²)的发病率为39%[2]。因肾素-血管紧张素系统抑制剂(RAS)的使用,该发病率降至23%。另一项研究表明,肾功能受损与尿清蛋白排泄率之间具有相对较高的不一致性,该研究发现,22%的调查人群出现GFR估计值低于60mL/(min·1.73m²),而其中有17%的人群清蛋白尿正常[3]。据报道,GFR在60~89mL/min的高血糖患者中有51%的患者清蛋白尿正常[4]。值得注意的是,因为清蛋白尿被认为与糖尿病肾病和肾功能不全的进展有相关性,清蛋白尿与GFR下降甚至是肾脏病理变化的不一致提示肾脏损伤的其他机制,以及利用清蛋白尿作为糖尿病肾脏疾病的生物学标记物可能是不可靠的。糖尿病肾病早期,清蛋白排泄率(AER)与GFR可能相互独立变化。尽管清蛋白尿与GFR缺乏相关性,Jerums等研究发现,随着患者蛋白尿的增加,GFR下降的速率也逐步增加。清蛋白尿通常被归因于肾小球滤过膜通透性的改变。Russo等研究发现,"外观正常"的肾小球有可能滤过大量清蛋白,而清蛋白尿可能是由近曲小管(PCT)重吸收清蛋白的能力下降所致[5]。上述理论可能阐明肾小球超微结构变化和清蛋白尿之间的不一致性,但仍存在争议。尽管如此,PCT畸变可能在糖尿病肾病的诱发及进展中发挥重要作用[6]。我们打算讨论一些有关糖尿病肾病常见但不典型的特征,这些特征并非遵循传统的发病流程包括肾小球超滤、微量清蛋白尿、大量清蛋白尿及肾功能的逐步丧失。然而,据推断,这些病情进展可能始于高血糖。高血糖影响PCT功能并诱发出现肾小球超滤状态。

超滤和肾脏增生

一旦患上糖尿病,每天的高血糖环境[7]会引起一系列变化,包括诱导多种生长因子刺激PCT细胞增生及随之而来的近端小管的肥大和延长[8]。除PCT细胞增大外,还会引起葡萄糖所依赖的转运体的上调,如表达于早期PCT细胞的SGLT2和PCT细胞更远端位

表8.2 GFR和蛋白尿分类对CKD的预后:KDIGO 2012

				持续性蛋白尿的分类		
				描述与范围		
				A1	A2	A3
				轻到中度增加	中度增加	重度增加
				<30mg/g	30~300mg/g	>300mg/g
				<3mg/mmol	3~30mg/mmol	>30mg/mmol
GFR的分级[mL/(min·1.73m²)] 描述与范围	G1	正常或高	≥90	低风险	中等风险	高风险
	G2	轻度减少	60~89	低风险	中等风险	高风险
	G3a	轻到中度减少	45~59	中等风险	高风险	极高风险
	G3b	中到重度减少	30~44	高风险	极高风险	极高风险
	G4	严重减少	15~29	极高风险	极高风险	极高风险
	G5	肾衰竭	<15	极高风险	极高风险	极高风险

点的 SGLT1，增加钠依赖性葡萄糖和其他溶质(如氨基酸磷酸)的转运[9]。因此，相对较小的钠滤过负荷被传递到远端部位如致密斑，激活管球反馈(TGF)机制，扩张入球小动脉(通过一氧化氮介导的腺苷抑制)，增加肾血流量(RBF)及 GFR，以纠正感知到的低钠负荷。在清蛋白尿出现前，入球小动脉的扩张增加 RBF 及肾小球内部压力[10]。这些变化较常发生于 T1DM 患者。入球小动脉扩张通过增加肾脏血流量引起肾小球内静脉压增大，刺激生长因子如血小板衍生生长因子的分泌，血小板衍生生长因子可引起肾小球体积增大并增加 GFR 引起肾小球超滤状态[11]。肥大的 PCT 细胞引起原尿中溶质及滤液的重吸收增加，降低鲍氏囊(BC)内压，从而增加滤过膜两侧压力梯度引起超滤状态[12,13]。晚期糖化终产物(AGE)也可能有助于超滤状态的形成。通过大鼠体内注射早期糖基化产物以模拟血糖控制不佳的糖尿病患者，发现大鼠 RBF、GFR 及肾小球内压增加[14]。此外，肾小管暴露于高糖状态下可引起鸟氨酸脱羧酶(ODC)的过度表达，而研究表明，ODC 可诱导 PCT 细胞增生和肥大，从而引起 PCT 细胞对钠盐重吸收的增加而引发 HF[15]。ODC 诱导的肾脏增生及 PCT 细胞对钠盐重吸收的增加可被二氟甲基鸟氨酸———一种 ODC 抑制剂所减缓[16]。Thomson 等关于 HF 提出了"肾小管中心论"模式，该理论认为 HF 主要因为 PCT 细胞对钠盐的重吸收增加，导致运送至远端小管的钠盐减少，从而引发 TGF，导致入球小动脉扩张[17]。糖尿病患者中 PCT 对盐摄入的应答可能自相矛盾，低盐饮食引起血管扩张而高盐饮食引起血管收缩，即所谓的盐悖论[18,19]。显然 HF 反映出糖尿病患者 PCT 功能的根本缺陷。之后 HF 可能会增加发展至微量清蛋白尿或大量清蛋白尿的风险，该并发症有望通过严格的血压和血糖控制来改善[20]。血压降低可能会降低剪切应力对扩张的入球小动脉及肾小球毛细血管的损伤。我们可以得出结论，HF 的病因仍然不典型，并且可能由几种不同的机制共同作用引起。

基于蛋白尿的糖尿病肾病典型及非典型定义

随着病情进展，基于典型清蛋白尿的糖尿病肾病可分为四个连续阶段：①发病早期，肾脏肥大和早期出现的 HF，伴 GFR 增加和正常清蛋白尿；②T1DM 患者由间歇性清蛋白尿逐渐发展至持续性微量清蛋白尿，可持续多年，期间肾脏结构逐渐发生改变；③持续

性微量清蛋白尿可能伴有高血压，逐渐转变为大量清蛋白尿，而 GFR 可能正常，但比 HF 的早期阶段下降；④大量清蛋白尿水平进一步增加并伴有 GFR 下降，甚至进展至 ESRD 即 GFR<15mL/min。然而，HF、清蛋白尿与 GFR 下降之间的关系尚不完全清楚。例如，一项研究用血清胱抑素 C 倒数的方程评测 HF，发现 HF 并不能评估 T1DM 患者出现微量清蛋白尿的风险[21]。这次有分歧的发现可能与多年良好的血糖、血压及血脂控制有关，从而使 HF 预测微量清蛋白尿的作用最小化。研究表明，微量清蛋白尿预测价值较低，甚至 25%~40% 出现微量清蛋白尿的患者可自发缓解[22]。另外，甚至正常清蛋白尿的 T1DM 或 T2DM 患者也可能出现 GFR 逐渐下降[23]，与清蛋白尿诱发进行性肾功能不全的观念相矛盾。一些并发清蛋白尿的糖尿病患者肾功能尚稳定；一些患者出现微量清蛋白尿的复原，而另一部分患者可能在未出现清蛋白尿的情况下逐步发展至肾功能不全。清蛋白尿可能具有肾小管毒性，但清蛋白尿阴性的 2 型糖尿病患者仍能发展至 ESRD，尽管当他们的 eGFR 降至 60mL/(min·1.73m²) 后再下降的速率减慢。GFR 小于 60mL/min 的 2 型糖尿病患者正常清蛋白尿、微量清蛋白尿及大量清蛋白尿的发病率分别为 39%、35% 及 26%。排除血管紧张素转化酶(ACE)抑制剂用药史，正常清蛋白尿的发病率为 23%[2]。清蛋白尿与 GFR 的不一致性使尿 AER 作为肾脏受损标记物遭到质疑[24,25]，并引导人们寻找其他的糖尿病肾病生物标记物。为进一步放大清蛋白尿与正常清蛋白尿之间的矛盾，Russo 等表示由肾小球滤过的清蛋白可能比以前认为的更大，并且清蛋白尿的发现可能主要是由于清蛋白在 PCT 细胞的重吸收受阻所致[5]。然而，这一提议并未强调一些并发肾功能不全的 2 型糖尿病患者清蛋白尿正常。研究发现，一种清蛋白尿正常的 2 型糖尿病动物模型 (科恩糖尿病大鼠)在未并发蛋白尿的情况下，可出现进行性肾功能不全并伴典型的糖尿病性肾小球硬化症[26]。类似的，据报道，清蛋白尿阴性但 GFR 下降的 T1DM 患者可出现典型糖尿病肾病的变化。在过去 5 年内，有关肾小球滤过屏障(足细胞、裂隙膜、GBM)和 PCT 细胞在清蛋白尿中扮演角色的讨论相当多[27]。资料表明，足细胞裂隙膜上孔隙的大小比之前了解的更大，大到足够允许清蛋白通过[28]。一些研究表明，PCT 细胞重吸收滤过的蛋白质，包括清蛋白，最大限度地减少蛋白尿[29-31]。如果属实，难道是这种回收/重吸收系统在蛋白尿阴性糖尿病患者中发挥作用？利用糖尿病大鼠的进一步研究可能

阐明蛋白尿阴性糖尿病肾病的假定机制。

清蛋白尿阴性糖尿病肾病

与平行对照组（正常清蛋白尿）相比，HF 更易发展至微量清蛋白尿和大量清蛋白尿，危险比为 2.3[32]。但 HF 可预测 GFR 下降的证据尚不足[1]。传统上，大部分 T1DM 和 T2DM 患者，微量清蛋白尿（试纸阴性）与进展至大量清蛋白尿（试纸阳性）密切相关。另有研究表明，仅 30%~45% 的微量清蛋白阳性患者进展至肾脏疾病的更严重阶段[33]。乔斯林临床研究纳入 386 例微量清蛋白尿阳性患者，并随访 6 年，58% 受试者出现微量清蛋白尿的复原，特别是年轻患者、微量清蛋白尿持续时间短、HbA1c<8%，收缩压低于 115mmHg，胆固醇低于 5.12mmol/L（92mg/dL）及甘油三酯小于 1.64mmol/L（29mg/dL）。有趣的是，ACE 抑制剂的使用与微量清蛋白的复原并无相关性[34]。相反，墨尔本糖尿病肾病研究组调查发现，54% 正常血压的 T1DM 患者当使用 ACE 抑制剂（培哚普利）时出现微量清蛋白尿的复原[35]。未使用 ACE 抑制剂情况下转变至清蛋白尿阴性的原因（乔斯林研究），以及使用 ACE 抑制剂情况下转变至清蛋白尿阴性的原因（墨尔本研究）仍无法解释，但可能与血流动力学因素、葡萄糖毒性的降低、微循环完整性的改进有关，或由于糖尿病的独立表型，这或许可以解释旨在通过减轻清蛋白排泄以挽救肾功能的治疗措施失败的原因[36]。一项纳入 79 例 T1DM 患者的队列研究（均是随访 4 年后才诊断为微量清蛋白尿的患者）后续随访 12 年并追踪评估其通过肾脏病膳食改良后的 GFR 的变化。GFR 和微量清蛋白尿程度之间没有一致性。该研究中，23 例患者中有 11 例患者发展至慢性肾脏疾病 3~5 期，但始终未出现显性蛋白尿，且与是否使用 ACE 抑制剂无关。Perkins 等的研究也表明肾功能的下降与蛋白尿无关[37]。Yokoyama 等研究发现，清蛋白尿正常的 T2DM 患者可能伴肾功能不全[eGFR < 60mL/(min·m²)]。该临床表现更易出现在老年、女性、糖尿病病史较长、高血压、高脂血症、糖尿病性神经病变及心血管疾病的易感人群。他们将这些发现归因于年龄相关的衰老、肾间质纤维化、肾动脉硬化和（或）胆固醇栓子导致的肾缺血[4,38,39]。在另一项研究中表明，正常清蛋白尿患者与微量清蛋白尿患者相比，糖尿病病史的长短、BMI、视网膜病变的发生率、血管疾病、吸烟史、HbA1c 水平、舒张压、总胆固醇（LDL 或甘油三酯）或 RAS 阻断剂

的用药史均无明显差异[40]。有观点表明，入球小动脉血管内的病变可能有助于构建正常清蛋白尿模型，但一项纳入 GFR <60mL/min 的 T2DM 患者的研究发现，无论患者是否出现蛋白尿，肾脏多普勒扫描均提示肾内血管阻力被提高至类似程度，说明清蛋白尿正常的 CKD 患者不可能是由血管疾病所致。一项类似研究观察蛋白尿阴性的年轻 T1DM 患者进展至 CKD 的过程，结果表明由肾内血管疾病所致的可能性较小，进一步支持肾内血管疾病并非清蛋白阴性 CKD 患者的重要致病因素这一概念。肾脏多普勒阻力指数（RI）与 AER、收缩压、HbA1c 水平或胆固醇水平（总胆固醇、LDL、HDL 或甘油三酯水平）无关。并发 CKD 的 T2DM 患者无论清蛋白尿的程度（正常清蛋白尿、微量清蛋白尿或大量清蛋白尿）或是否有 RAS 抑制剂用药史，其 RI 均增加至相同程度。因此，血流动力学改变或微血管病不足以解释正常清蛋白尿糖尿病患者并发 CKD 的原因[40]。Yokoyama 等基于血肌酐连续测量，研究正常清蛋白尿的糖尿病或高血压患者与正常清蛋白尿的非糖尿病或高血压患者 eGFR 变化的速率[38]。该研究发现，与正常清蛋白尿非糖尿病患者相比，正常清蛋白尿糖尿病患者 eGFR 下降的速率（每年 eGFR 下降的百分率）更快。另外，甚至在正常清蛋白尿 T2DM 患者中高血糖的程度及 HbA1c 水平可加重 HF，并加速 GFR 的下降[41]。作者的结论是用以解释 T2DM 患者 GFR 的下降与 UAE 相关性的肾脏病理生理机制还未较好地特征化，因为它们不能阐明 T2DM 患者 GFR 的下降与 UAE 的关系。总之，许多但并非全部 T2DM 患者，甚至包括 T1DM 患者在其一生中会发展至肾衰竭。随着对无清蛋白尿糖尿病肾病认识的逐渐深入，蛋白尿的恶化是进行性肾功能不全原因之一的经典概念已被改写。研究者正寻求可能预测不良后果的其他风险因素及生物标记物，以开发早期干预的策略。

糖尿病肾病非典型病理学

慢性高血糖是糖尿病肾病的主要病因。一系列循环因子[生长因子、血管紧张素 II、转化生长因子-β（TGF-β）、内皮素（ET）、AGE 和氧化剂]及肾小球 HF 伴肾小球毛细血管静水压力增加最终导致糖尿病肾病结构改变，包括伴肾小球系膜细胞增生的系膜扩张和细胞外基质蛋白沉积的增加，如 IV 和 V 型胶原蛋白、层粘连蛋白及纤维连接蛋白。系膜扩张限制肾小

球毛细血管管腔并降低滤过表面积。随后，由于均匀无细胞胶原结节发展至糖尿病肾小球硬化结节（DNG），肾小球系膜细胞结构逐渐减少。DNG 的特点是细胞外系膜基质无细胞结节状堆积（Kimmelstiel Wilson 病变）、弥散性系膜硬化、GBM 和 TBM 的弥散性增厚、慢性间质性炎症、肾小管间质纤维化及瘢痕、中度至重度动脉内膜和内侧硬化以及肾小球入球小动脉和出球小动脉的透明变性。然而，肾脏活检提示存在多异质性。34 例 eGFR>90mL/(min·1.73m²)，微量清蛋白尿阳性且 GFR 保持恒定的 T2DM 患者肾活检提示存在几乎标准的肾脏结构改变，即不成比例的肾小管间质严重病变，进展性肾小球动脉玻璃样变性，以及球形肾小球硬化，但仅不到 1/3 的患者具有典型糖尿病肾病[41]。考虑到与较为年轻的 T1DM 患者相比，这些早期 T2DM 患者的活检结果可能与年龄、高血压及动脉粥样硬化等因素有关。此外，微量清蛋白尿对糖尿病肾病的诊断无特异性，也可能是非糖尿病肾病患者微血管及内皮损伤的表现。此外，据估计，10%~30% 并发大量清蛋白尿的 T2DM 患者可有非糖尿病性肾脏形态学改变，而多数 eGFR<60mL/(min·1.73m²) 并发微量清蛋白或大量清蛋白尿的 T2DM 患者肾活检呈现典型糖尿病肾病。并发微量清蛋白尿的早期糖尿病患者的肾脏活检提示肾小球及系膜体积中度增加，无法与具有相同糖尿病病史但清蛋白尿正常患者的肾脏活检结果相区分。T2DM 患者蛋白尿、复原至无清蛋白尿、肾脏形态学改变及 GFR 进展性下降之间的确切关系仍不清楚，因为各种肾小球变化模式并不总是与 GFR 下降的速率相关[42]。数据表明，GFR 进展性下降与清蛋白尿在糖尿病肾病中是各自独立的事件。这种对糖尿病肾病传统概念的打破引发我们思考可改变清蛋白滤过和（或）分泌的其他因素，包括裂隙膜蛋白改变的可能性[43,44]或 PCT 细胞重吸收能力的改变。

糖尿病肾病的遗传学

影响 2 型糖尿病进展的基因变异普遍未知。全基因组关联研究已经确定个体易患糖尿病肾病的基因靶点。一项关于日本 2 型糖尿病患者的研究，前田及其团队证明转录作用因子 7 类似物 2（TCF7L2）介导部分 Wnt 信号通路并定位至染色体 10q250[45]。他们还发现白人 2 型糖尿病患者中 SLC12A3（其编码噻嗪敏感性肾脏钠-氢共同转运体）的多态性[46]。他们还证明了吞噬和细胞运动-1 基因（ELMO1）的过表达与白人

T1DM 患者糖尿病肾病的发展有关。ELMO1 表达的增加可能提高细胞外基质蛋白的表达[47]。Pezzolesi 等在 GoKinD 横断面队列研究中表明，糖尿病肾病易感性与两个基因座相关，即 FRMD3（染色体 9q21-22）和 CARS（染色体 11p15.5）。FRMD3 包含维持红细胞（RBC）形状及保持几种细胞类型胞膜机械性能的基因，而 CARS 负责编码氨基酸与其同源转移体（t)0052NA 同源家族的连接码[48]。遗传易感性也可能包括 ACE 基因基因表型的作用。T2DM 患者伴发 DD 多态性可增加罹患糖尿病肾病、更严重的蛋白尿及 ESRD 的风险[49]。Granhall 阐明了作为 1 号染色体上一个主要葡萄糖控制区域——Niddm1i 区域上的几种不同位点，证实了在非肥胖自发性糖尿病 Goto-Kakizaki（GK）大鼠中存在胰岛素分泌的各种缺陷[50]。该缺陷并非由胰腺 β 细胞数量的减少引起，而是由于葡萄糖刺激的钙依赖性胰岛素释放的改变及 β 细胞线粒体葡萄糖处理能力的降低，以上均取决于缺陷基因位点的不同。类似的，Andersson 等也曾表明胞吐基因表达的改变加速胰岛素分泌受损[51]。有趣的是，转录因子 TCF7L2 的基因编码位于 Niddm1i 基因座，并且最近已被确定为人类 T2DM 相关的候选基因[52]。Esguerra 证实，GK 大鼠胰岛中紊乱的 miRNA 网络可能有助于减少胰岛素胞吐机制关键蛋白质的生成[53]。miRNA 是参与许多基本生物过程的短链调控 RNA，其可增加或减少功能蛋白质的表达，如沉默胰岛细胞中的胰腺十二指肠同源框 1（PDX-1）。Yang 等已经表明，与非糖尿病患者相比，T2DM 患者胰岛 PDX-1 的表达降低是由胰岛细胞中 PDX-1 相关 DNA 甲基化的增加所致[54]。他们还表明，高血糖和糖化血红蛋白（HbA1c）的升高与 mRNA 的表达及人胰岛 PDX-1 相关 DNA 甲基化的增加呈负相关。T2DM 还包括外周部位的胰岛素抵抗。研究表明，单独的胰岛素抵抗并不能导致 T2DM，除非伴有 β 细胞不能通过分泌适当过量的胰岛素以代偿胰岛素抵抗[55]。遗传易感性和环境（肥胖）可联合损害胰岛素信号通路，并导致不同程度的胰岛素抵抗和 T2DM。非酯化脂肪酸（NEFA）水平的增加影响胰岛素信号通路[56]。脂肪组织正常分泌脂肪细胞因子如瘦素和脂联素，其可加速 FFA 螯合成甘油三酯储存形式，减少循环游离脂肪酸的不利影响并提高胰岛素敏感性[57]。糖尿病遗传的多基因性质，如很多胰岛基因可损害 β 细胞的葡萄糖代谢、胰岛 K⁺通道功能和转录因子的表达，以及大量环境因素使对糖尿病和糖尿病肾病遗传基础的理解得到缓慢进展。除了葡萄糖毒性及其对系膜细胞和

足细胞的影响，还有研究证实了肾脏肾病蛋白表达的先天性或遗传性降低及肾脏裂隙膜的减少[58]。遗传易感性可能还包括 ACE 基因基因表型的作用。T2DM 患者伴发 DD 多态性可增加患糖尿病肾病、更严重的蛋白尿及 ESRD 的风险[49]。糖尿病肾病只是导致糖尿病的多态性遗传改善的一个靶点。这是否是由于 miRNA 表达的改变，脂联素的缺陷，或与负责肾小球系膜正常功能、胶原蛋白组装或蛋白质处理的大量蛋白质中的一个有关因素仍有待确定。

葡萄糖毒性引发的炎症和氧化应激影响

由于清蛋白尿正常但 eGFR<60mL/(m·1.73m²) 的糖尿病患者可发展至 CKD，因此必须考虑导致这些患者并发 CKD 的其他机制。高血糖症已被证实与炎症相关[59]。高血糖抑制单核细胞膜受体(CD-33)，其通常下调细胞因子的产生，从而增加炎性细胞因子 TNFα (肿瘤坏死因子-α)、IL-1β(IL-1-beta)和 IL-8 的生成[60]。糖尿病患者之所以患病是由于 TNFα 抑制胰岛素的生成[61]。高血糖症还会导致糖酵解的增强和线粒体超氧离子(O_2^-)及其他活性氧(ROS)的过量生成，这些活性氧可直接激活蛋白激酶 C(PKC)和核因子 κ(kappa)B(NF-κB)[62,63]。反过来，葡萄糖活化的 PKC 增加细胞外基质的生成，增加通透性及血管细胞增生，导致肾脏和视网膜异常。Niewczas 发现在 T1DM 患者中，炎症介质(TNF-α 及 Fas)水平与基于半胱氨酸蛋白酶抑制剂 C 估计的 GFR(cC-GFR)之间存在很强相关性，且独立于蛋白尿的程度[64]。TNF-α 及 Fas 分别介导炎症反应和细胞凋亡。TNF-α 通过 TNF 受体 1 和 2 (TNFR-1、TNFR-2)介导其信号，该受体为细胞膜结合受体也可为可溶性循环受体。受体感应后释放广谱炎性物质包括 IL-8(CXCL-8)、单核细胞趋化蛋白-1 (MCP-1 或 CCL-2)、干扰素 γ 诱导蛋白-10 (CXCL-10)及血管细胞黏附分子-1(VCAM-1)。动物实验模型证实，TNF-α 增加肾脏通透性(和 PKC 作用类似)，并降低 GFR[65,66]。肾脏细胞暴露于 TNF-α 或 sTNFR-1，增加了肾小管间质 TNFR mRNA 的表达，从而诱导细胞死亡[67]。TNFR1 和 2 循环的水平(而非游离或总 TNF-α 水平)与 T2DM 患者并发 ESRD 的风险呈强相关性，与相关临床协变量无关，且无论患者是正常清蛋白尿或大量清蛋白尿[68]。TNF-α 及 TNFR1 和 2 的水平似乎与 GFR 的降低无关，因为 Niewczas 的研究中

大部分患者的肾脏功能正常，并且通过人为造成肾功能下降(单侧肾脏切除动物实验)甚至都不能增加血清 TNFR 浓度[69]。因此，糖毒性似乎是在出现蛋白尿之前引起炎症、肾小管间质的改变及 GFR 的降低，并可能解释即使是轻度 HbA1c 水平的增加也与 CKD 的进展有强烈相关性的原因[70]。

免疫球蛋白轻链对糖尿病肾病的"贡献"

有证据表明，免疫球蛋白轻链在糖尿病肾病发病中可能也发挥一定作用。游离轻链(FLC)证实了清蛋白内吞作用诱导 PCT 生成细胞因子而加速肾小管间质性肾炎的可能性[71]。通过回顾总结关于 FLC 比清蛋白对近端小管细胞功能损害更大的研究，使得 FLC 与炎性细胞因子级联生成的相关性变得明显。免疫球蛋白轻链是 22 000 道尔顿的多肽，由浆细胞合成并与重链组装形成不同类型的完整免疫球蛋白，如免疫球蛋白 G(IgG)和免疫球蛋白 A(IgA)。浆细胞通常产生多的轻链，可通过 FLC 放射免疫法进行测定。其循环水平在正常成人体内相当恒定；正常范围为 κ(卡帕)3.3~19.4mg/L，λ(拉姆达)5.71~26.3mg/L，因此 κ(卡帕)/λ(拉姆达)比值范围为 0.25~1.65。血清 FLC 可能在慢性炎症状态下会升高，如类风湿关节炎、多发性硬化症或当恶性 B 细胞或浆细胞产生单克隆 FLC。κ(卡帕)-FLC 主要以单体形式存在(约 22.5kDa 分子量)，而 λ(拉姆达)-FLC 以共价结合的二聚体形式存在，分子量约为 45 kDa。较小的 κ(卡帕)-FLC 比较大的 λ(拉姆达)-FLC 具有更高的肾脏清除率，可解释正常尿液中较高的 κ(卡帕)/λ(拉姆达)比值(2.04~10.37)。肾脏是轻链代谢的主要部位。FLC 通过 megalin/cubilin 受体被 PCT 细胞吞并，并最终在溶酶体内分解代谢，因此正常尿液中仅存在极微量的 FLC[72]。

尿液中 FLC 增加可能是由于生成增加如多发性骨髓瘤或淋巴瘤，或近端小管刷状缘受体功能的损伤所致。患副蛋白血症的患者产生大量单克隆肾小球病变轻链，其分子结构已改变并伴有错误折叠，导致轻链沉积病或淀粉样变性；或产生单克隆肾小管病变轻链，其可导致管型肾病或骨髓瘤肾病。

有研究表明，骨髓瘤轻链可由 PCT 细胞内吞，激活 NF-κB，并诱导 IL-6、IL-8 及单核细胞趋化蛋白-1 (MCP-1)的生成和释放[73]。6 种不同类型骨髓瘤轻链对炎症的诱导存在差异，尽管其对炎性细胞因子的

诱导比相等剂量清蛋白高出 10 倍多[73]。另一项研究也提示类似结果，骨髓瘤轻链比清蛋白对炎症的诱导效力更大，研究还表明其通过激活 PCT 细胞内 MAP 激酶 ERK1、ERK2、JNK 和 P38 诱导产生 IL-6 和 MCP-1 以实现炎症的发生[74]。患有浆细胞恶性肿瘤的患者体内的轻链还可诱导过氧化氢和 MCP-1 的生成，上述作用可被二硫代氨基甲酸吡咯烷——一种 NF-κB 抑制剂所阻断[75]。人血清蛋白对细胞因子的产生没有影响。这表明，与清蛋白相比，轻链更可能激发肾小管间质炎症和纤维化，并加速其进展，提示轻链可能比肾小球的变化指标更能预测 CKD 的进展风险[76]。注意到 FLC 对 PCT 细胞的作用，FLC 对糖尿病肾病的影响越来越引人注目。T2DM 患者在并发蛋白尿或 GFR 降低之前已出现血浆中多克隆 FLCs 的增加[77]。这种增长可对 PCT 细胞产生潜在的深远影响，因为随之而引起的 HF。如上所述，高血糖依次引起 PCT 增生、肥大、近曲小管延长和肾小球 HF。血清 FLC 和 HF 的增加会导致 FLC 滤过负载的增加，由于代偿性近端小管延长以增加 megalin 和 cubilin 受体而实现 FLC 的大量吞并。与等量的清蛋白相比，内吞的 FLC 将通过激活 NF-κB 和 MAP 激酶以增加更大量的 ROS、IL-6、IL-8 和 MCP-1，这些炎症介质将导致肾脏间质性炎症、纤维化和细胞凋亡[73]。该过程处于糖尿病肾病的早期，可能促进 GFR 最终的降低及增加进展至 CKD 的风险，该推断是合理的。全肾 GFR 的下降有望通过血管扩张剂(如前列腺素 I2 以及可能的前列腺素 E2 和 D2)扩张入球小动脉引起剩余肾小球的 HF 来代偿[78]。随着患者由 CKD 第 1 期进展至 CKD 第 5 期，全肾 GFR 逐渐降低，尽管存在肾单位的超滤代偿机制，多克隆 FLC 的滤过负荷也将逐渐增加至更高水平。此外，研究已表明 FLC 在糖尿病相关的 CKD 患者中显著高于其他原因引起的 CKD 患者[77]。与整体 CKD 受试者相比(平均 eGFR 29.4mL/min)，糖尿病肾病患者(平均 eGFR 25mL/min)血清和尿液中多克隆 κ(卡帕)、和 λ(拉姆达)FLC 平均值均显著增加。随着 CKD 各个阶段的进展，血清 FLC 水平逐步增加，发展至透析前阶段时，血清 FLC 可增加 5 倍。糖尿病组 FLC 的排泄分数也较高，表明近曲小管功能的缺陷[6]。在糖尿病的早期阶段，血浆中逐步增加的 FLC 水平以及肾小球最大的超滤状态显著增加单个肾单位 FLC 的滤过负荷。在这种情况下，FLC 诱导的炎症性细胞因子将在更大程度上增加细胞凋亡、间质性炎症和纤维化，有助于甚至有可能加速 CKD 的进展。基于糖尿病患者 CKD 早期

已增加的 FLC 血清水平及 CKD 各期逐渐增加的 FLC 血清水平，有理由推断不论是否存在清蛋白尿或全肾 GFR 的降低 FLC 均促进糖尿病肾病的发生。一般认为，PCT 对这一过程的贡献是 PCT 为糖尿病患者肾脏疾病始发及进展的主要位点。尽管已知单克隆 FLC 的肾毒性，多克隆 FLC 的毒性尚未彻底明确。多克隆 FLC 可能对肾小管细胞有毒害作用。Groop 等研究表明新诊 T1DM，病程较长 T1DM 或 T2DM 患者 κ(卡帕)轻链尿中排泄增加但血清浓度正常，意味着尿液中增加的 κ(卡帕)轻链是肾源性的，尽管它还可以通过 κ(卡帕)轻链较高的排泄分数来解释，综上所述，尿中 κ(卡帕)轻链的增加，或由于其生成的增加或由于近端小管重吸收能力的下降，暗示 PCT 细胞的早期功能障碍[79]。清蛋白尿阳性及正常清蛋白尿的 T2DM 患者在并发肾脏疾病之前，尿中 IgLC 已较正常对照组增加[80]。

免疫球蛋白轻链的抗原刺激能诱发血浆外渗、皮肤肿胀和肥大细胞脱颗粒，而当含受体的 IgLC 被抗原交联结合时可导致肥大细胞脱颗粒，促炎介质 IL-8 的释放并诱发局部炎症反应[81,82]。免疫球蛋白轻链和 IgE 可通过多形核细胞(中性粒细胞)发挥相似的促炎症效应[82]。非克隆 FLC 不仅仅是附带产物，还是作用于多种细胞系的炎性介质，具有抗血管生成、蛋白水解及补体激活等活性。因此，单克隆和多克隆 FLC 对细胞功能的影响可能具有类似的模式，再次提示多克隆 FLC 可以诱发，甚至有可能加速糖尿病肾病的进展。还需要后期研究以证明这一可能性。

Ⅳ型肾小管性酸中毒

糖尿病肾病患者中经常出现低肾素血症性醛固酮减少症或Ⅳ型肾小管酸中毒(RTA)。Ⅳ型 RTA 的特征在于由于肾素和(或)醛固酮释放的减少而导致 H^+ 和 K^+ 两者的分泌均受损，而引起代谢性酸中毒和高钾血症。高血钾通过减少 NH_4^+ 的合成和排泄以加重酸中毒的程度。血浆 HCO_3^- 浓度维持在 15mEq/L 以上提示轻度代谢性酸中毒。尿液 pH 值通常低于 5.3，不像远端小管 RTA(RTA-Ⅰ)，其尿液 pH 值几乎总是超过 5.5。它通常表现为极为严重的代谢异常，而 GFR 仅轻度到中度降低。近期无研究评估其患病率或相关因素。基于正常血钾浓度是 3.5~5.0mmol/L，对 1764 例门诊糖尿病患者的随访研究发现 369 例(21%)患者血钾>5mmol/L；而 4% 的患者出现低钾血症，但这 67 例患者中的 14 例(20%)由于服用保钾药物而出现血钾

浓度超过 5.4mmol/L，另外 12 例（18%）的血肌酐 >140μmol/L 或 1.58mg/dL[82]。高钾血症似乎在未纳入糖尿病门诊患者中比较常见，医生必须考虑到处方药物有增加血钾的危险性[83]。Ⅳ型 RTA 的治疗包括低钾饮食、聚苯乙烯磺酸酯、氟氢可的松、碳酸氢钠和袢利尿剂。

糖尿病和肾肿瘤

基于瑞典 1965—1983 年间诊断为糖尿病的住院患者的回顾性队列研究，随访至 1989 年，提示肾细胞癌的发病率增加（267 比 182.4，基于年龄、性别及病程特征化的标准化发病率、SIR 评估而得）。在整个 25 年的观察期间，女性（SIR=1.7，95%CI=1.4~2.0）及男性（SIR=1.3，95%CI=1.1~1.6）患病风险均增加。研究还发现，肾癌死亡的风险较高（女性 SMR=1.9，95%CI=1.7~2.2；男性 SMR1.7，95%CI=1.4~1.9）。与普通人群相比，DM 患者患肾癌的风险增加[84]。Habib 等在南得克萨斯州的一项回顾性分析研究，入选 473 例接受肾切除术的 RCC（肾细胞癌）患者，发现糖尿病患者实体瘤的发生率明显增加[85]。473 例肾细胞癌患者中，120 例（25.4%）有糖尿病史，与白人和其他种族相比，更多见于女性和拉美裔美国人。大多数患者是 50~59 岁。这些糖尿病 RCC 患者中近 90% 的患者为透明细胞癌。98% 的透明细胞癌患者中，透明细胞亚型是由于体细胞 3 号染色体短臂 3p25 上 VHL 肿瘤抑制基因的突变引起[86-88]。VHL 的突变激活缺氧诱导因子-1（HIF-1），其可导致促血管生成因子表达增加，包括 PDGF 和 VEGF，这些因子在肾细胞肿瘤的发生中发挥关键作用。糖尿病患者肾肿瘤的发病率可能与长时间暴露于 IGF-1 同源的促胰岛素生成因子、其他生长因子、增加的内源性雌激素水平或高血压有关[84]。研究者发现，肿瘤大小在 1~5cm 的患者的 HbA1c 值显著高于肿瘤大于 10cm 的患者，提示在小 RCC 和无临床症状 RCC 出现明显临床症状之前，HbA1c 可能有助于早期检测。西班牙人肥胖、2 型糖尿病和高脂饮食的发病率较高，这些因素可能在肾癌发病率的增加中发挥一定作用。有证据表明，肥胖和肾癌风险之间存在相关性[89]。

糖尿病性膀胱病变

糖尿病性膀胱病变（DC）是用于神经源性膀胱的一个较新术语，特指膀胱逼尿肌和整个收缩装置的运动及感觉失调。尿排空障碍可逐渐进展至尿急、急迫性尿失禁及溢出性尿失禁。无视网膜病变的糖尿病患者及无主观泌尿系统症状的患者也被发现并发膀胱功能障碍[90]。2011 年一项纳入 52 例伴有下尿路症状（LUTS）糖尿病男性患者的研究，其描述了纳入者尿动力学简况，入选患者平均年龄为 61 岁，平均糖尿病病程为 11 年。23% 的患者排尿感觉受损（>250mL），25% 的患者最大膀胱容量增加（>600mL），79% 的患者出现逼尿肌收缩力低下，38.5% 的患者逼尿肌过度活跃，65% 患者排尿后膀胱高残余量（>1/3 容量），29% 的患者出现膀胱出口梗阻。进一步研究发现，这些患者是运动和感觉神经传导速度异常相关的运动和感觉性糖尿病膀胱病变。Bansal 等总结表明，运动或感觉神经病变的电生理证据可预测大部分糖尿病患者膀胱病变的存在[91]。

肾乳头坏死

肾乳头坏死（RPN）是肾髓质椎体及其顶端——肾乳头的凝固性坏死。RPN 可在一定条件下，由药物或毒素共同诱导局部缺血引起。由于在肾脏缺血乳头坏死期间有多种机制维持肾脏氧合，因此通常患者同时满足若干条件才会发生 RPN[91]。当血容量不足、缺氧，或休克并存时，并发血红蛋白病或微血管病变（脉管炎、糖尿病）的患者对缺血显得异常敏感。多数情况下 RPN 发生于五六十岁年龄阶段人群，发病年龄低于 40 岁或在儿童期非常罕见，除非他们同时具备若干条件，如镰状细胞病、联合非甾体类药物的使用和（或）血容量不足。RPN 可急性发病也可慢性发病。其常为双侧发病。临床严重性取决于缺血的程度[92]、涉及肾乳头的数目、并存的血流动力学状态/药物及是否存在梗阻。

糖尿病和造影剂肾病

糖尿病患者在暴露于放射性对比染料时并发造影剂肾病（CIN）的风险增加。CIN 是指输入造影剂后出现的急性肾损伤（AKI）。没有相关危险因素的患者出现 CIN 的风险小于 1%，而具有危险因素（糖尿病、充血性心力衰竭、慢性肾病、骨髓瘤或脱水）患者出现 CIN 的风险增至 10%~20%[93]。与 CIN 相关的典型形态学改变是急性肾小管坏死（ATN）。CIN 一般在 3~6 天内是可逆的，不像其他类型的 ATN 需要长达 3~5 周才逐渐恢复。CIN-ATN 的机制尚不清楚；ATN 可能由肾血管收缩引起(由内皮素和腺苷介导),由此导致缺氧/缺血;或 ATN 是造影剂细胞毒性的直接结果,诱导产生氧自由基和活性氧。CIN 的快速恢复可能与其对肾小管细胞破坏性较小有关。蛋白质排泄不存在或可忽略不计。在暴露于造影剂的 24~36h 内,通过试纸难以对尿液蛋白进行检测,因为用于检测蛋白质的试纸法或磺基水杨酸法,碘造影剂可引起假阳性。CIN-ATN 与滤过钠排泄分数(FENa)小于 1% 相关,但大部分患者仍然是非少尿型的原因仍然不得而知。糖尿病患者并发 CIN 的风险增加,可能与一氧化氮生成受损有关[94]。并发 CKD 的糖尿病患者(肌酐>1.69mg/dL)相比肌酐>1.69mg/dL 的非糖尿病 CKD 患者并发 CIN 的风险增加。静脉注射造影剂后进行 CT 扫描,糖尿病 CKD 患者 CIN 的发病率为 8.8%,而非糖尿病 CKD 患者的发病率仅为 4.4%[95]。肾功能正常的糖尿病患者并未增加 CIN 的风险[96]。普遍认为糖毒性和高血糖可导致细胞内活性氧的生成与天然抗氧化剂防御之间的失衡。高血糖可导致肾小球系膜细胞(MCs)的逐渐恶化。Wasaki 等研究发现,正常葡萄糖和高糖介质培养的大鼠系膜细胞(MC)对泛影葡胺(一种高渗造影剂)与碘海醇(一种低渗造影剂)的响应[97]。通过 MC 对中性红的摄取量来监测细胞毒性作用。在基础葡萄糖培养条件下,两种造影剂均使预培养的细胞存活率下降。高糖条件下,两种造影剂均通过提高细胞内过氧化物的水平以增加预培养细胞的毒性。有趣的是,高糖培养条件下,通过与抗氧化剂(D-α-生育酚)(Toc)预培养处理,降低了泛影葡胺的细胞毒性。Toc 未能降低碘海醇的细胞毒性作用。上述表明高糖培养的 MC 已处于氧化应激状态,对造影剂的细胞毒性更敏感。近期研究着眼于短期高剂量阿托伐他汀单药治疗或与 N-乙酰半胱氨酸联合治疗对 AKI 的疗效,表明在低到中危患者中,阿托伐他汀可显著降低造影剂诱发 AKI 的发病速率[98-100]。阿托伐他汀已被证明通过抑制 Nox-2 发挥即时抗氧化及抗血小板作用。高胆固醇血症患者被指派到低胆固醇饮食组或阿托伐他汀组(40mg/d)。阿托伐他汀组氧化应激(通过血清 Nox-2 和尿异前列腺素评估)及血小板聚集(通过血小板招募、血小板异前列腺、Nox2 及 PKC 评估)减少,而低胆固醇饮食组未见明显改变[101]。许多研究都致力于研究口服 N-乙酰半胱氨酸联合,或不联合静脉输入等渗盐水或碳酸氢钠以降低高危患者并发造影剂肾病的风险。Mueller 等表明,在预防造影剂相关肾病方面等渗盐水水化作用优于半等渗盐水[102]。这种治疗方法的疗效差别很大,与造影剂注射部位特异性代谢途径、造影剂类型及造影剂剂量等有关[103-106]。一般情况下,各种预防措施可单独或联合降低造影剂肾病的风险。①影像学检查替换,如超声、无造影剂 CT、MRI;②较低剂量造影剂,最好小于 30mL;③低渗或等渗造影剂(碘克沙醇);④避免 72h 内反复造影剂研究;⑤避免血容量不足;⑥避免非甾体抗炎药;⑦静脉输注等渗盐水或碳酸氢钠;⑧应用抗氧化剂,如 N-乙酰半胱氨酸及阿托伐他汀。

糖尿病并发非糖尿病肾病

由于认识到糖尿病患者肾功能的丧失不一定与清蛋白尿有关,因此当某些参数表明肾功能异常与糖尿病无关时,区分当下肾功能紊乱的原因显得越来越重要。通过肾活检筛查糖尿病患者中非糖尿病性肾小球疾病的主要指征:①T1DM 发病 5 年内并发蛋白尿,因为大量清蛋白尿的潜伏期通常为诊断后 10~15 年,估计 T2DM 发病的精确时间通常比较困难,但潜伏期很可能类似;②异常尿沉渣如红细胞、红细胞管型或棘形红细胞的存在;③肾功能急性恶化;糖尿病肾病表现为 GFR 缓慢进展性下降;④T1DM 患者未并发视网膜病变或神经病变;相比之下,视网膜病变相对少见于肾活检证实并发糖尿病肾病的 T2DM 患者[107];⑤另一种系统疾病的体征和症状;⑥使用血管紧张素拮抗剂 2 个月内 GFR 下降超过 30%[108];⑦在未并发视网膜病变情况下,清蛋白尿逐渐加重并伴每年 GFR 下降大于 10mL/min;⑧高钙血症。

糖尿病肾病的治疗措施

除外应用批准的药物治疗糖尿病,相关研究正探索一些新型糖尿病药物,但结果喜忧参半。

降压治疗

RAS 拮抗剂已被证实可减少蛋白尿及延缓糖尿病肾病的进展。这一概念的延伸,特别是 RA 系统的双重抑制如 ACE 抑制剂联合 ARB 或 ACE 抑制剂联合肾素抑制剂[109],还未表现出保存肾功能或预防卒中的效益[110,111]。双重拮抗实际上增加需要透析的风险,且另一项研究表明其可增加心血管事件的风险。

醛固酮拮抗剂

醛固酮拮抗剂具有阻断足细胞上盐皮质激素受体的理论优势[112,113]，可能比 ARB 更能有效地减少蛋白尿[114]。血钾的升高可能限制醛固酮受体阻断剂的应用，不论是其单药治疗或联合 ACE 抑制剂或 ARB 治疗。

内皮素受体拮抗剂

阿伏生坦可降低清蛋白/肌酐比值达 45%，当联合应用 ACE 抑制剂时可降低血压，但因增加水肿和心力衰竭等不良事件而中止试验[115]。

SGLT2 抑制剂

SGLT2 抑制剂是一类新型口服 2 型糖尿病降糖药物，目前处于 Ⅱ 期临床研究[116]。该药物通过阻断 PCT 细胞上钠-葡萄糖转运体-2 实现过量滤过的葡萄糖经尿液排泄——有效地降低血糖水平、HbA1c，还可能降低 BP。全身性高血糖的降低可能具有肾脏保护作用。这是不依赖于胰岛素的降血糖方式。该类药物不仅使血糖得到改善，还可减轻体重，降低血压，且低血糖的风险较小。达格列净组的 HbA1c 水平平均降低 0.58%~0.89%，而对照组仅降低 0.23%[117]。收缩压平均降低 3~5mmHg，而舒张压约降低 2mmHg，这有可能带来更多的心血管益处。SGLT-2 抑制剂的应用可能增加尿路感染（UTI）的概率[118]。生殖道感染（阴道炎/龟头炎）更常见。

抑制晚期糖化终产物的生成与活化

晚期糖基化蛋白质的累积可能在微血管和大血管并发症的进展中发挥作用[119,120]。研究发现，抑制晚期糖化终产物（AGE）生成的非特异性拮抗剂是不安全的[121,122]。通过阻断 AGE 受体（RAGE）发挥作用的新型药物正在研究中[123,124]。

抑制炎症反应

与炎症有关的代谢途径在糖尿病的进展中发挥显著作用。研究发现，巨噬细胞可调节胰岛素抵抗[125]。脂肪组织的巨噬细胞可通过调节多种细胞因子以影响胰岛素抵抗[126]。脂联素，一种脂肪细胞来源的激素，可激活能量传感酶——AMPK，而 AMPK 可通过抑制 NF-κB 活化和 NADPH 氧化酶的生成以抑制炎症反应[127,128]。

动物实验表明，MCP-1（趋化因子 CC 基序配体-2 [CCL-2]）可募集巨噬细胞至糖尿病肾脏[129,130]。MCP-1 或其受体 CCR-2 的拮抗剂可能对糖尿病肾脏疾病的进展发挥作用。其他炎性细胞因子在糖尿病肾病模型中是不受调控的，包括 TNF-α、IL-6、IL-1β 和 IL-18。临床前期实验表明霉酚酸酯和己酮可可碱能够减少细胞因子的生成[131]。

m-Tor 通路的修饰

通过 AMPK 激活剂、AICAR、小檗碱[132-135]、白藜芦醇[136,137]、限制热量摄入、运动、二甲双胍或罗格列酮等激活 AMPK 具有肾脏及心血管保护作用，而与磺胺类药物相比，二甲双胍和罗格列酮可延缓肾功能下降的速率[138]。二甲双胍激活 AMPK（AMP 激活的蛋白激酶），并调节三磷腺苷（ATP）消耗与生成的通路。二甲双胍通过 AMPK 的磷酸化抑制肝糖原异生、降低血糖、并延缓肾脏肥大（非依赖于血糖的控制）[133]。mTOR 作为西罗莫司在哺乳动物的作用靶点，位于 AMPK 的下游并在糖尿病肾脏肥大中发挥重要作用。西罗莫司能抑制小鼠和大鼠模型肾脏肥大[139-141]。mTOR 是一种丝氨酸/苏氨酸蛋白激酶，可通过对能量的响应（通过 AMPK）控制细胞生长和代谢。西罗莫司与细胞内受体——FK-506 结合蛋白 FKBP12 结合通过拮抗 mTORC1 抑制细胞生长。糖尿病与 mTORC1 活性增加相关，因此抑制 mTORC1 可能对足细胞功能障碍具有保护作用[142]。糖尿病性肾脏肥大和高血糖对肾小球系膜细胞的影响已与 mTOR 活性及其下游效应蛋白、mTORC1、mTORC2 及 4E-BP1 密切相关[143]。

抑制纤维化与氧化应激

巴多索隆，一种抗感染和抗氧化剂，着眼于 Nrf-2 信号通路和线粒体氧化应激，可上调多种抗氧化剂分子（SOD、GPX 及过氧化氢酶）[144,145]。一项临床试验发现，在并发 CKD 糖尿病患者中应用巴多索隆可降低血肌酐并提高 GFR[146]。该疗效可能与氧化性损伤的阻断、血流动力学效应或 AMPK 结合 mTOR 的诱导有关[147,148]。不幸的是，该药在提高 GFR 的同时也会增加蛋白尿[149]。其他副作用如低镁、低磷及肝酶增加。然而最近巴多索隆的灯塔研究透露其存在过多副作用，过高的死亡率，因此该研究已被中止，使得巴多索隆有望改善糖尿病肾病的希望破灭[150]。

吡非尼酮

动物实验研究发现另一种抗感染、抗纤维化剂——吡非尼酮对肾脏疾病有一定疗效[151-153]。其抗 TGF-β 介导的抗纤维化途径已在肾脏疾病小鼠模型中被证实[154,155]。一项关于抗 TGF-β₁ 特异性抗体药物作用于糖尿病肾病的多中心 2 期临床研究正在进行中（临床注册号 #NCT01113801）。

microRNA 治疗

miRNA 如 miR-192 在糖尿病患者中出现上调现象，这可能由高血糖和（或）TGF-β 引起。miR-192 是其他关键肾脏 miRNA 及下游基因的主要调控因子，miR-192 可通过调控 TGF-β 信号通路调节肾小球系膜细胞纤维化[156]。通过作用于基因和非编码 RNA 以控制疾病的 RNA 治疗药物，如化学修饰的寡核苷酸（低聚）小干扰 RNA（siRNA）和抗 miRNA 已被应用于治疗[157]。锁核酸（LNA）修饰的寡核苷酸在小干扰 RNA 及 miRNA 疗法领域中有治疗前景。通过 LNA 反义 miRNA-192 治疗可下调细胞外基质相关的关键促纤维化基因 mRNA 的表达，这些促纤维化基因包括胶原 Iα2（COLA42）、COLA41、TGF-β、结缔组织生长因子和纤维连接蛋白。LNA 反义 miRNA-192 的累积效应在能够减轻肾脏损伤并改善蛋白尿[156]。

别嘌呤醇

给予 CKD 患者别嘌呤醇治疗以降低血清尿酸水平，发现其可能减缓肾功能下降的速率。并发 CKD 和蛋白尿 T1DM 患者的相关长期随访研究正在进行中[158]。

结论

糖尿病肾病的发病机制可能通常被认为由高血糖引起，但随着研究的深入，逐渐发现其由多种非典型机制相互作用引起。最早发生的变化是 PCT 细胞的增生及肾小球入球小动脉的扩张导致的肾脏超滤状态。一些理论将肾脏超滤与 ODC 的过表达、钠重吸收的增加、转化生长因子或 AGE 相联系。DN 与清蛋白尿"经典"的关联性已被证明不能用于诊断，因为许多清蛋白尿阴性的糖尿病患者可能进展至肾衰竭。基因变异增加糖尿病和 DN 的易感性。十几个或更多的细胞因子与激素相互作用并呈现炎症状态。上述情况可能导致 FLC 生成及滤过增加，为使 FLC 的重吸收增加，PCT 细胞代偿性增大及 PCT 代偿性延长。也有可能是轻链过度的重吸收损伤了 PCT 细胞导致肾脏病理的改变，并反过来减少 FLC 的重吸收，从而增加 FLC 的排泄。肾损伤可能表现为肾小管间质损伤，这有可能解释糖尿病患者肾活检中存在的差异及大多数患者缺乏典型 DNG 表现的原因。高血糖独自诱导几种细胞因子的生成，包括 TNF-α、IL-1β、IL-8、TGF-β、ROS 和 VEGF。高血糖症也可能导致核蛋白质的重排，引起基质和纤维化相关蛋白编码的增加。慢性炎症状态可诱导血管内皮细胞损伤，并伴细胞外微粒（EMP）水平的增加，其可能是糖尿病并发进展性微血管和大血管并发症的一种标记物。我们希望本章能够为糖尿病患者诊断和治疗的提高提供临床和实验资料。这种全身性疾病的发病率越来越高，且其多效性与临床症状的不典型性驱使我们继续严格探索，以揭示导致肾损伤和死亡的病理生理机制。

（宫祎慧　毋帆　译）

参考文献

1. Ritz E, Orth SR. Nephropathy in patients with type 2 diabetes mellitus. N Engl J Med. 1999;341:1127.
2. MacIsaac RJ, Tsalamandris C, Panagiotopoulos S, Smith TS, McNeil KJ, Jerums G. Nonalbuminuric renal insufficiency in type 2 diabetes. Diabetes Care. 2004;27:195–200.
3. Parving HH, Lewis JB, Ravid M, Wajman A, Tadgell C, Remuzzi G, et al. Prevalence and risk factors for microalbuminuria in type 2 diabetic patients: a global perspective. Diabetologia. 2004;47 Suppl 1:A64.
4. Bakris G, McGill JB, Chen S, Li S, Collins A, Brown W. Microalbuminuria and hyperglycemia: the changing landscape of chronic kidney disease (CKD). Diabetes. 2005;54 Suppl 1:A54.
5. Russo LM, Sandoval RM, McKee M, Osicka TM, Collins AB, Brown D, Molitoris BA, Comper WD. The normal kidney filters nephrotic levels of albumin retrieved by proximal tubule cells; retrieval is disrupted in nephrotic states. Kidney Int. 2007;71:505–13.
6. Vallon V. The proximal tubule in the pathophysiology of the diabetic kidney. Am J Physiol Regul Integr Comp Physiol. 2011;300(5):R1009–22.
7. Brocco E, Firoetto P, Maurer M, et al. Renal structure and function in non-insulin dependent diabetic patients with microalbuminuria. Kidney Int Suppl. 1997;63:S40–4.
8. Rasch R, Dorup J. Quantitative morphology of the rat kidney during diabetes mellitus and insulin treatment. Diabetologia. 1997;40:802–9.
9. Vallon V, Richter K, Blantz RC, Thomson S, Osswald H. Glomerular hyperfiltration in experimental diabetes mellitus: potential role of tubular reabsorption. J Am Soc Nephrol. 1999;10:2569–76.
10. Jin Y, Moriya T, Tanaka K, Matsubara M, Fujita Y. Glomerular hyperfiltration in non-proteinuric and non-hypertensive Japanese type 2 diabetic patients. Diabetes Res Clin Pract. 2006;71(3):264–71.
11. Jerums G, Premaratne E, Panagiotopoulos S, MacIsaac RJ. The clinical significance of hyperfiltration in diabetes. Diabetologia. 2010;53(10):2093–104.
12. Persson P, Hansell P, Palm F. Tubular reabsorption and diabetes-induced glomerular hyperfiltration. Acta Physiol (Oxf). 2010;200(1):3–10.
13. Hannedouche TP, Delgado AG, Gnionsahe DA, et al. Renal hemodynamics and segmental tubular reabsorption in early type I dia-

betes. Kidney Int. 1990;37:1126.

14. Sabbatini M, Sansone G, Uccello F, et al. Early glycosylation products induce glomerular hyperfiltration in normal rats. Kidney Int. 1992;42:875.

15. Thomson SC, Deng A, Bao D, Satriano J, Blantz RC, Vallon V. Ornithine decarboxylase, kidney size, and the tubular hypothesis of glomerular hyperfiltration in experimental diabetes. J Clin Invest. 2001;107:217–24.

16. Pedersen SB, Flyvbjerg A, Richelsen B. Inhibition of renal ornithine decarboxylase activity prevents kidney hypertrophy in experimental diabetes. Am J Physiol. 1993;264:C433–56.

17. Vallon V, Blantz RC, Thomson S. Glomerular hyperfiltration and the salt paradox in early type 1 diabetes mellitus: a tubulo-centric view. J Am Soc Nephrol. 2003;14:530–7.

18. Vallon V, Wead LM, Blantz RC. Renal hemodynamics and plasma and kidney angiotensin II in established diabetes mellitus in rats: effect of sodium and salt restriction. J Am Soc Nephrol. 1995;5: 1761–7.

19. Miller JA. Renal responses to sodium restriction in patients with early diabetes mellitus. J Am Soc Nephrol. 1997;8:749–55.

20. Ruggenenti P, Porrini EL, Gaspari F, Motterlini N, Cannata A, et al. Glomerular hyperfiltration and renal disease progression in type II diabetes. Diabetes Care. 2012;35(10):2061–8. Epub 2012 Jul 6.

21. Ficociello LH, Perkins BA, Roshan B, et al. Renal hyperfiltration and the development of microalbuminuria in type 1 diabetes. Diabetes Care. 2009;32:889–93.

22. Yokoyama H, Kanno S, Takahashi S, Yamada D, Itoh H, Saito K, Sone H, Haneda M. Determinants of decline in glomerular filtration rate in non-proteinuric subjects with or without diabetes and hypertension. Clin J Am Soc Nephrol. 2009;4:1432–40.

23. Tsalamandris C, Allen TJ, Gilbert RE, Sinha A, Panagiotopoulos S, Cooper ME, Jerums G. Progressive decline in renal function in diabetic patients with and without albuminuria. Diabetes. 1994;43: 649–55.

24. Molitch ME, Steffes M, Sun W, Rutledge B, Cleary P, De Boer IH, Zinman B, Lachin J. Development and progression of renal insufficiency with and without albuminuria in adults with type 1 diabetes in the Diabetes Control and Complications Trial (DCCT) and the Epidemiology of Diabetes Interventions and Complications Study (EDIC). Diabetes Care. 2010;33(7):1536–43.

25. Perkins BA, Ficociello LH, Ostrander BE, et al. Microalbuminuria and the risk for early progressive renal function decline in type 1 diabetes. J Am Soc Nephrol. 2007;18:1353–61.

26. Yagil C, Barak A, Ben-Dor D, Rosenmann E, Bernheim J, Rosner M, et al. Non-proteinuric diabetes-associated nephropathy in the Cohen rat model of type 2 diabetes. Diabetes. 2005;54:1487–96.

27. Remuzzi A, Sangalli F, Fassi A, Remuzzi G. Albumin concentration in the Bowman's capsule: multiphoton microscopy vs micropuncture technique. Kidney Int. 2007;72:1410–1.

28. Gagliardini E, Conti S, Benigni A, Remuzzi G, Remuzzi A. Imaging of the porous ultrastructure of the glomerular epithelial filtration slit. J Am Soc Nephrol. 2010;21:2081–9.

29. Amsellem S, Gburek J, Hamard G, Nielsen R, Willnow TE, Devuyst O, Nexo E, Verroust PJ, Christensen EI, Kozyraki R. Cubilin is essential for albumin reabsorption in the renal proximal tubule. J Am Soc Nephrol. 2010;21:1859–67.

30. Rangel-Filho A, Sharma M, Datta YH, Moreno C, Roman RJ, Iwamoto Y, Provoost AP, Lazar J, Jacob HJ. RF-2 gene modulates proteinuria and albuminuria independently of changes in glomerular permeability in the fawn-hooded hypertensive rat. J Am Soc Nephrol. 2005;16:852–6.

31. Sidaway JE, Davidson RG, McTaggart F, Orton TC, Scott RC, Smith GJ, Brunskill NJ. Inhibitors of 3-hydroxy-3methylglutaryl-CoA reductase reduce receptor-mediated endocytosis in opossum kidney cells. J Am Soc Nephrol. 2004;15:2258–65.

32. Magee GM, Bilous RW, Caldwell CR, et al. Is hyperfiltration associated with the future risk of developing diabetic nephropathy? A meta-analysis. Diabetologia. 2009;52:691–7.

33. Caramori ML, Fioretto P, Maurer M. The need for early predictors of diabetic nephropathy risk: is albumin excretion rate sufficient? Diabetes. 2000;49:1300–408.

34. Perkins BA, Ficociello LH, Silva KH, et al. Regression of microalbuminuria in type 1 diabetes. N Engl J Med. 2003;348:2285–93.

35. Jerums G, Allen TJ, Campbell DJ, Cooper ME, Gilbert RE, Hammond JJ, et al. Long term comparison between perindopril and nifedipine in normotensive patients with type 1 diabetes and microalbuminuria. Am J Kidney Dis. 2001;37:890–9.

36. Jerums G, Panagiotopoulos S, Premaratne E, Power DA, MacIsaac RJ. Lowering of proteinuria in response to antihypertensive therapy predicts improved renal function in late but not in early diabetic nephropathy: a pooled analysis. Am J Nephrol. 2008;28:614–27.

37. Perkins BA, Ficociello LH, Roshan B, Warram JH, Krolewski AS. In patients with type 1 diabetes and new onset microalbuminuria the development of advanced chronic kidney disease may not require progression to proteinuria. Kidney Int. 2010;77(1):57–64.

38. Yokoyama H, Hirohito S, Oishi M, Kawai K, Fukumoto Y, Kobayashi M. Prevalence of albuminuria and renal insufficiency and associated clinical factors in type 2 diabetes: the Japan Diabetes Clinical Data Management study (JDDM15). Nephrol Dial Transplant. 2009;24:1212–9.

39. Ritz E. Type 2 diabetes: absence of proteinuria does not preclude loss of renal function. J Am Soc Nephrol. 2004;16:284–5.

40. MacIsaac RJ, Panagiotopoulos S, McNeil KJ, et al. Is non-albuminuric renal insufficiency in type 2 diabetes related to an increase in intra-renal vascular disease? Diabetes Care. 2006; 29:1560.

41. Fioretto P, Maurer M, Brocco E, Velussi M, Frigato F, Muollo B, Sambataro M, Abaterusso C, Baggio B, Crepaldi G, Nosadini R. Patterns of renal injury in NIDDM patients with microalbuminuria. Diabetologia. 1996;39:1569–76.

42. Ruggenenti P, Gambara V, Perna A, Bertani T, Remuzzi G. The nephropathy of non-insulin dependent diabetes: predictors of outcome relative to diverse patterns of renal injury. J Am Soc Nephrol. 1998;9:2336–43.

43. Bonnet F, Cooper ME, Kawachi H, Allen TJ, Boner G, Cao Z. Irbesartan normalizes the deficiency in glomerular nephrin expression in a model of diabetes and hypertension. Diabetologia. 2001;44:874–7.

44. Langham RG, Kelly DJ, Cox AJ, Thomson NM, Holthofer H, Zaoui P, et al. Proteinuria and the expression of the podocyte slit diaphragm protein, nephrin, in diabetic nephropathy: effects of angiotensin converting enzyme inhibition. Diabetologia. 2002;45: 1572–6.

45. Maeda S, Osawa N, Hayashi T, Tsukada S, Kobayashi M, Kikkawa R. Genetic variations associated with diabetic nephropathy and type II diabetes in a Japanese population. Kidney Int Suppl. 2007; 106:S43–8.

46. Ng DP, Nurbaya S, Choo S, Koh D, Chia KS, Krolewski AS. Genetic variation at the SLC12A3 locus is unlikely to explain risk for advanced diabetic nephropathy in Caucasians with type II diabetes. Nephrol Dial Transplant. 2008;23:2260–4.

47. Shimazaki A, Tanaka Y, Shinosaki T, Ikeda M, Watada H, Hirose T, Kawamori R, Maeda S. ELMO-1 increases expression of extracellular matrix proteins and inhibits cell adhesion to ECMs. Kidney Int. 2006;70:1769–76.

48. Pezzolesi MG, Poznik GD, Mychaleckyj JC, Paterson AD, Barati MT, Klein JB, Ng DP, Placha G, Canani LH, Bochenski J, Waggott D, Merchant ML, Mirea L, Wanic K, Katavetin P, Kure M, Wolkow P, Dunn JS, Smiles A, Walker WH, Boright AP, Bull SB, DCCT/EDIC Research Group, Doria A, Rogus JJ, Rich SS, Warram JH, Krolewski AS. Genome-wide association scans for

diabetic nephropathy susceptibility genes in type 1 diabetes. Diabetes. 2009;58:1403–10.

49. Jeffers BW, Estacio RO, Ranolds MV, Schrier RW. Angiotensin converting enzyme gene polymorphism in non-insulin dependent diabetes mellitus and its relationship with diabetic nephropathy. Kidney Int. 1997;52:473.

50. Granhall C, Park HB, Fakhrai-Rad H, Luthman H. High-resolution quantitative trait locus analysis reveals multiple diabetes suscepti-bility loci mapped to intervals<800 kb in the species-conserved Niddm1i of the GK rat. Genetics. 2006;174:1565–72.

51. Andersson SA, Olsson AH, Esguerra JL, Heimann E, Ladenvall C, Edlund A, Salehi A, Taneera J, Degerman E, Groop L, Ling C, Eliasson L. Reduced insulin secretion correlates with decreased expression of exocytotic genes in pancreatic islets from patients with type 2 diabetes. Mol Cell Endocrinol. 2012;364(1–2):36–45.

52. Grant SF, Thorleifsson G, Reynisdottir I, Benediktsson R, Manolescu A, Sainz J, Helgason A, Stefansson H, Emilsson V, Helgadottir A, Styrarsdottir U, Magnusson KP, Walters GB, et al. Variant of transcription factor 7-like 2 (TCF7L2) gene confers risk of type 2 diabetes. Nat Genet. 2006;38:320–3.

53. Esguerra JL, Bolmeson C, Cilio CM, Eliasson L. Differential glucose-regulation of micro-RNAs in pancreatic islets of non-obese type 2 diabetes model Goto-Kakizaki rat. PLoS One. 2011; 6(4):e18613.

54. Yang BT, Dayeh TA, Volkov PA, Kirkpatrick CL, Malmgren S, Jing X, Renstrom E, Wollheim CB, Nitert MD, Ling C. Increased DNA methylation and decreased expression of PDX-1 in pancre-atic islets from patients with type 2 diabetes. Mol Endocrinol. 2012;26(7):1203–12.

55. Lebovitz HE. Type 2 diabetes: an overview. Clin Chem. 1999;45: 1339–45.

56. Kahn SE, Hull RL, Utzschneider KM. Mechanisms linking obesity to insulin resistance and type 2 diabetes. Nature. 2006;444:840–6.

57. Unger RH. Lipotoxic diseases. Annu Rev Med. 2002;53:319–26.

58. Benigni A, Gagliardini E, Tomasoni S, et al. Selective impairment of gene expression and assembly of nephrin in human diabetic nephropathy. Kidney Int. 2004;65:2193.

59. Esposito K, Nappo F, Marfella R, Giugliano G, Giugliano F, Ciotola M, Quagliaro L, Ceriello A, Giugliano D. Inflammatory cytokine concentrations are acutely increased by hyperglycemia in humans: role of oxidative stress. Circulation. 2002;106:2067–72.

60. Gonzalez Y, Herrera MT, Soldevila G, Garcia-Garcia L, Fabian G, Perez-Armendariz EM, Bobadilla K, Guzman-Beltran S, Sada E, Torres M. High glucose concentrations induce TNF-α production through the down-regulation of CD33 in primary human mono-cytes. BMC Immunol. 2012;13:19.

61. Pickup JC. Inflammation and activated innate immunity in the pathogenesis of type 2 diabetes. Diabetes Care. 2004;27:813–23.

62. Nishikawa T, Edelstein D, Du XL, Yamagishi S, Matsumura T, Kaneda Y, Yorek MA, Beebe D, Oates PJ, Hammes HP, et al. Normalizing mitochondrial superoxide production blocks three pathways of hyperglycaemic damage. Nature. 2000;404:787–90.

63. Orie NN, Zidek W, Tepel M. Increased intracellular generation of reactive oxygen species in mononuclear leukocytes from patients with diabetes type 2. Exp Clin Endocrinol Diabetes. 2000;108: 175–80.

64. Niewczas MA, Ficociello LH, Johnson AC, Walker W, Rosolowsky ET, Roshan B, Warram JH, Krolewski AS. Serum concentrations of markers of TNFα and Fas-mediated pathways and renal func-tion in nonproteinuric patients with type 1 diabetes. Clin J Am Soc Nephrol. 2009;4(1):62–70.

65. Navarro JF, Mora-Fernandez C. The role of TNFα in diabetic nephropathy: pathogenic and therapeutic implications. Cytokine Growth Factor Rev. 2006;17:441–50 [PubMed17113815].

66. Ortiz A, Lorz C, Egido J. The Fas ligand/Fas system in renal injury. Nephrol Dial Transplant. 1999;14:1831–4 [PubMed

10462254].

67. Al Lamki RS, Wang J, Vandenabeele P, Bradley JA, Thiru S, Luo D, Min W, Pober JS, Bradley JR. TNFR1- and TNFR2-mediated signaling pathways in human kidney are cell type-specific and differentially contribute to renal injury. FASEB J. 2005;19:1637–45 [PubMed 16195372].

68. Niewczas MA, Gohda T, Skupien J, Smiles AM, Walker WH, Rosetti F, Cullere X, Mayadas TN, Warram JH, Krolewski AS. Circulating TNF receptors 1 and 2 predict ESRD in type 2 diabe-tes. J Am Soc Nephrol. 2012;23:507–15.

69. Bemelmans MH, Gouma DJ, Buurman WA. Tissue distribution and clearance of soluble murine TNF receptors in mice. Cytokine. 1994;6:608–15.

70. Bash LD, Selvin E, Steffes M, Coresh J, Astor BC. Poor glycemic control in diabetes and the risk of incident chronic kidney disease even in the absence of albuminuria and retinopathy: the athero-sclerosis risk in communities (ARIC) study. Arch Intern Med. 2008;168(22):2440–7.

71. Abbate C, Corna M, Capitanio M, Bertani T, Remuzxi G. In pro-gressive nephropathies, overload of tubular cells with filtered pro-teins translates glomerular permeability dysfunction into cellular signals of interstitial inflammation. J Am Soc Nephrol. 1998;9: 1213–24.

72. Li M, Balamuthusamy S, Simon EE, Batuman V. Silencing mega-lin and cubilin genes inhibits myeloma light chain endocytosis and ameliorates toxicity in human renal proximal tubule epithelial cells. Am J Physiol Renal Physiol. 2008;295(1):F82–90.

73. Sengul S, Zwizinski C, Simon EE, Kapasi A, Singhal PC, Batuman V. Endocytosis of light chains induces cytokines through activa-tion of NF-κB in human proximal tubule cells. Kidney Int. 2002;62:1977–88.

74. Sengul S, Zwizinski C, Batuman V. Role of MAPK pathways in light chain-induced cytokine production in human proximal tubule cells. Am J Physiol Renal Physiol. 2003;284:F1245–54.

75. Wang PX, Sanders PW. Immunoglobulin light chains generate hydrogen peroxide. J Am Soc Nephrol. 2007;18(4):1239–45.

76. Gilbert RE, Cooper ME. The tubulo-interstitium in progressive diabetic kidney disease; more than an aftermath of glomerular injury? Kidney Int. 1999;56:1627–37.

77. Hutchison CA, Harding S, Hewins P, Mead GP, Townsend J, Bradwell AR, Cockwell P. Quantitative assessment of serum and urinary polyclonal free light chains in patients with chronic kidney disease. Clin J Am Soc Nephrol. 2008;3:1684–90.

78. Hostetter TH, Nath KA. Role of prostaglandins in experimental renal disease. Contrib Nephrol. 1989;75:13–8.

79. Groop L, Makipernaa A, Stenman S, DeFronzo RA, Teppo AM. Urinary excretion of kappa light chains in patients with diabetes mellitus. Kidney Int. 1990;37:1120–5.

80. Hassan SB, Hanna MOF. Urinary κ and λ immunoglobulin light chains in normoalbuminuric type 2 diabetes mellitus patients. J Clin Lab Anal. 2011;25:229–32.

81. Redegeld FA, van der Heijden MW, Kool M, Heijdra BM, Garssen J, Kraneveld AD, Van Loveren H, Roholl P, Saito T, Verbeek JS, Claassens J, Koster AS, Nijkamp FP. Immunoglobulin-free light chains elicit immediate hypersensitivity-like responses. Nat Med. 2002;8(7):694–701.

82. Rijnierse A, Kroese ABA, Redegeld FA, Blokhuis BRJ, van der Heijdan MW, Koster AS, Timmermans JP, Nijkamp FP, Kraneveld AD. Immunoglobulin-free light chains mediate antigen-specific responses of murine dorsal root ganglion neurons. J Neuroimmunol. 2009;208(1):80–6.

83. Jarman PR, Kehely AM, Mather HM. Hyperkalaemia in diabetes: prevalence and associations. Postgrad Med J. 1995;71:551–2.

84. Lindblad P, Chow WH, Chan J, Bergstrom A, Wolk A, Gridley G, McLaughlin JK, Nyren O, Adami HO. The role of diabetes mel-litus in the aetiology of renal cell cancer. Diabetologia. 1999;42(1):

107–12.

85. Habib SL, Prihoda TJ, Luna M, Werner SA. Diabetes and risk of renal cell carcinoma. J Cancer. 2012;3:42–8.

86. Giovannucci E. Insulin, insulin like growth factors and colon cancer: a review of the evidence. J Nutr. 2001;131:3109S–20.

87. Bruce WR, Giacca A, Medline A. Possible mechanisms relating diet and risk of colon cancer. Cancer Epidemiol Biomarkers Prev. 2000;9:1271–9.

88. Lowrance WT, Thompson RH, Yee DS, Kaag M, Donat SM, Russo P. Obesity is associated with a higher risk of clear-cell renal carcinoma than with other histologies. BJU Int. 2009;105:16–20.

89. Hjartaker A, Langseth H, Weiderpass E. Obesity and diabetes epidemics: cancer repercussions. Adv Exp Med Biol. 2008;630: 72–93.

90. Ueda T, Yoshimura N, Yoshida O. Diabetic cystopathy: relationship to autonomic neuropathy detected by sympathetic skin responses. J Urol. 1997;157(2):580–4.

91. Bansal R, Agarwal MM, Modi M, Mandal AK, Singh SK. Urodynamic profile of diabetic patients with lower urinary tract symptoms: association of diabetic cystopathy with autonomic and peripheral neuropathy. Urology. 2011;77(3):699–705.

92. Evans R, Eppel GA, Michaels S, Burke SL, Nematbakhsh M, Head GA, Carroll JF, O'Connor PM. Multi-mechanisms act to maintain kidney oxygenation during renal ischemia in anesthetized rats. Am J Physiol Renal Physiol. 2010;298:F1235–43.

93. Aspelin P, Aubry P, Fransson SG, et al. Nephrotoxic effects in high-risk patients undergoing angiography. N Engl J Med. 2003;348:491.

94. Agmon Y, Peleg H, Greenfeld Z, et al. Regional alterations in renal haemodynamics and oxygenation: a role in contrast medium-induced nephropathy. Nephrol Dial Transplant. 2005;20 Suppl 1:i6.

95. Parfrey PS, Griffiths SM, Barrett BJ, et al. Contrast material-induced renal failure in patients with diabetes mellitus, renal insufficiency, or both. A prospective controlled study. N Engl J Med. 1989;320:143.

96. Rudnick MR, Goldfarb S, Wexler L, et al. Nephrotoxicity of ionic and nonionic contrast media in 1196 patients: a randomized trial. The Iohexol Cooperative Study. Kidney Int. 1995;47:254.

97. Wasaki M, Sugimoto J, Shirota K. Glucose alters the susceptibility of mesangial cells to contrast media. Invest Radiol. 2001;36(7): 355–62.

98. Patti G, Ricottini E, Nusca A, Colonna G, Pasceri V, D'Ambrosio A, Montinaro A, DiSciascio G. Short term high dose atorvastatin pre-treatment to prevent contrast-induced nephropathy in patients with acute coronary syndrome undergoing percutaneous coronary intervention (from ARMYDA-CIN—atorvastatin for reduction of myocardial damage during angioplasty—contrast induced nephropathy) trial. Am J Cardiol. 2011;108(1):1–7.

99. Ozhan H, Erden I, Ordu S, Aydin M, Caglar O, Basar C, Yalein S, Alemdar R. Efficacy of short-term high dose atorvastatin for prevention of contrast-induced nephropathy in patients undergoing coronary arteriography. Angiology. 2010;61(7):711–4.

100. Quintavalle C, Fiore D, DeMicco F, Visconti G, Focaccio A, Golia B, Ricciardelli B, Donnarumma E, Bianco A, Zabatta MA, Troncone G, Colomo A, Briguori C, Condorelli G. Impact of a high loading dose of atorvastatin on contrast-induced kidney injury. Circulation. 2012;126(25):3008–16.

101. Pignatelli P, Carnevale R, Pastori D, Napoleone L, et al. Immediate antioxidant and antiplatelet effect of atorvastatin via inhibition of Nox2. Circulation. 2012;126(1):92–103.

102. Mueller C, Buerkle G, Buettner HJ, Petersen J, Perruchoud AP, Eriksson U, Marsch S, Roskamm H. Prevention of contrast media-associated nephropathy. Arch Intern Med. 2002;162:329–36.

103. Leone AM, DeCaterina AR, Sciabasi A, Aurelio A, Basile E, Porto I, Trani C, Burzotta F, Niccoli G, Mongiardo R, Mazzari MA, Buffon A, Panocchia N, Romagnoli E, Lioy E, Rebuzzi AG, Crea

F. Sodium bicarbonate plus N-acetylcysteine to prevent contrast-induced nephropathy in primary and rescue percutaneous coronary interventions: the BINARIO study. EuroIntervention. 2012;8(7):839–47.

104. Briguori C. Renalguard system in high-risk patients for contrast-induced acute kidney injury. Minerva Cardioangiol. 2012;60(3): 291–7.

105. Duong MH, MacKenzie TA, Malenka DJ. N-acetylcysteine prophylaxis significantly reduces the risk of radiocontrast-induced nephropathy: comprehensive meta-analysis. Catheter Cardiovasc Interv. 2005;64(4):471–9.

106. Momeni A, Mirhoseini M, Beigi FM, Esfahani MR, Kheiri S, Amiri M, Seidain Z. Effect of N-acetylcysteine in prevention of contrast nephropathy on patients under intravenous pyelography and contrast CT. Adv Biomed Res. 2012;1:28. Epub 2012 July 6.

107. Parving HH, Gall MA, Scott P, et al. Prevalence and causes of albuminuria in non-insulin dependent diabetic patients. Kidney Int. 1992;41:758.

108. KDOQI. KDOQI clinical practice guidelines and clinical practice recommendations for diabetes and chronic kidney disease. Am J Kidney Dis. 2007;49:S12.

109. Wood S. ALTITUDE halted: adverse events when aliskiren added to ACE, ARB therapy. Heart Wire. Available at: http://www.the-heart.org/article/1331173.co. Accessed 3 July 2012.

110. Titan SM, Vieira J Jr M, Dominguez WV, Barros RT, Zatz R. ACEI and ARB combination therapy in patients with macro-albuminuric diabetic nephropathy and low socioeconomic level: a double-blind randomized clinical trial. Clin Nephrol. 2011;76:273–83.

111. Krairittichai U, Chaisuvannarat V. Effects of dual blockade of renin-angiotensin system in type Shibata S, Fujita T: mineralocorticoid receptors in the pathophysiology of chronic kidney diseases and the metabolic syndrome. Mol Cell Endocrinol 350: 273–280, 20122 diabetes patients with diabetic nephropathy. J Med Assoc Thai. 2009;92:611–7.

112. Shibata S, Fujita T. Mineralocorticoid receptors in the pathophysiology of chronic kidney diseases and the metabolic syndrome. Mol Cell Endocrinol. 2012;350:273–80.

113. Nagase M, Fugita T. Aldosterone and glomerular podocyte injury. Clin Exp Nephrol. 2008;12:233–42.

114. Medhi UF, Adams-Huet B, Raskin P, Vega GL, Toto RD. Addition of angiotensin receptor blockade or mineralocorticoid antagonism to maximal angiotensin-converting enzyme inhibition in diabetic nephropathy. J Am Soc Nephrol. 2009;20:2641–50.

115. Mann JF, Green D, Jamerson K, Ruilope LM, Kuranoff SJ, Littke T, Viberti G, ASCEND Study Group. Avosentan for overt diabetic nephropathy. J Am Soc Nephrol. 2010;21(3):527–35.

116. MacEwen A, McKay GA, Fisher M. Drugs for diabetes: part 8, SGLT2 inhibitors. Br J Cardiol. 2012;19:26–9.

117. Ferannini E, Ramos SJ, Salsali A, Tang W, List JF. Dapagliflozin monotherapy in type 2 diabetes patients with inadequate glycaemic control by diet and exercise: a randomized, double-blind, placebo-controlled phase III trial. Diabetes Care. 2010;3:217–24.

118. Abdul-Ghani MA, Norton L, DeFronzo RA. Efficacy and safety of SGLT-2 inhibitors in the treatment of type 2 diabetes mellitus. Curr Diab Rep. 2012;12(3):230–8. Review.

119. Brownlee M, Cerami A, Vlassara H. Advanced glycosylation end products in tissue and the biochemical basis of diabetic complications. N Engl J Med. 1988;318:1315–21.

120. Makita Z, Radoff S, Rayfield EJ, Yang Z, Skolnik E, Delaney V, Friedman EA, Cerami A, Vlassara H. Advanced glycosylation end products in patients with diabetic nephropathy. N Engl J Med. 1991;325:836–42.

121. He C, Sabol J, Mitsuhashi T, Vlassara H. Dietary glycotoxins: inhibition of reactive products by aminoguanidine facilitates renal clearance and reduces tissue sequestration. Diabetes. 1999;48: 1308–15.

122. Freedman BI, Wuerth JP, Cartwright K, Bain RP, Dippe S, Hershon K, Mooradian AD, Spinowitz BS. Design and baseline characteristics for the aminoguanidine Clinical Trial in Overt Type 2 Diabetic Nephropathy (ACTION II). Control Clin Trials. 1999;20:493–510.

123. Ramasamy R, Yan SF, Schmidt AM. Advanced glycation end-products: from precursors to RAGE: round and round we go. Amino Acids. 2012;42:1151–61.

124. D'Agati V, Yan SF, Ramasamy R, Schmidt AM. RAGE, glomerulosclerosis and proteinuria. roles in podocytes and endothelial cells. Trends Endocrinol Metab. 2010;21:50–6.

125. Olefsky JM, Glass CK. Macrophages, inflammation and insulin resistance. Annu Rev Physiol. 2010;72:219–46.

126. Fan W, Morinaga H, Kim JJ, Bae E, Spann NJ, Heinz S, Glass CK, Olefsky JM. Fox01 regulates Tlr- 4 inflammatory pathway signaling in macrophages. EMBO J. 2010;29:4223–36.

127. Sharma K, Ramachandrarao S, Qiu G, Usui HK, Zhu Y, Dunn SR, Ouedraogo R, Hough K, McCue P, Chan L, Falkner B, Goldstein BJ. Adiponectin regulates albuminuria and podocyte function in mice. J Clin Invest. 2008;118:1645–56.

128. Shirwany NA, Zou MH. AMPK in cardiovascular health and disease. Acta Pharmacol Sin. 2010;31:1075–84.

129. Darisipudi MN, Kulkami OP, Sayyed SG, Ryu M, Migliorini A, Sagrinati C, Parente E, Vater A, Eulberg D, Klussmann S, Romagnani P, Anders HJ. Dual blockade of the homeostatic chemokine CXCLl2 and the pro-inflammatory chemokine CCL2 has additive protective effects on diabetic kidney disease. Am J Pathol. 2011;179:116–24.

130. Giunti S, Barutta F, Perin PC, Gruden G. Targeting the MCP-1/CCR2 system in diabetic kidney disease. Curr Vasc Pharmacol. 2010;8:849–60.

131. Ortiz-Munoz G, Lopez-Parra V, Lopez-Franco O, Fernandez-Vizarra P, Mallavia B, Flores C, Sanz A, Blanco J, Mezzano S, Ortiz A, Egido J, Gomez-Guerrero C. Suppressors of cytokine signaling abrogate diabetic nephropathy. J Am Soc Nephrol. 2010;21:763–72.

132. Wang Q, Zhang M, Liang B, Shirwany N, Zhu Y, Zou MH. Activation of AMP-activated protein kinase is required for berberine-induced reduction of atherosclerosis in mice: the role of uncoupling protein 2. PLoS One. 2011;6:e25436.

133. Lee MJ, Feliers D, Mariappan MM, Sataranatarajan K, Mahimainathan L, Musi N, Foretz M, Viollet B, Weinberg JM, Choudhury GG, Kasinath BS. A role for AMP-activated protein kinase in diabetes-induced renal hypertrophy. Am J Physiol Renal Physiol. 2007;292:F617–27.

134. Eid AA, Ford BM, Block K, Kasinath BS, Gorin Y, Ghosh-Choudhury G, Barnes JL, Abboud HE. AMP-activated protein kinase (AMPK) negatively regulates Nox4-dependent activation of p53 and epithelial cell apoptosis in diabetes. J Biol Chem. 2010;285:37503–12.

135. Decleves AI, Mathew AV, Cunard R, Sharma K. AMPK medicates the initiation of kidney disease induced by a high fat diet. J Am Soc Nephrol. 2011;22:1846–55.

136. Lee MJ, Feliers D, Sataranatarajan K, Mariappan MM, Li M, Barnes JL, Choudhury GG, Kasinath BS. Resveratrol ameliorates high glucose-induced protein synthesis in glomerular epithelial cells. Cell Signal. 2010;22:65–70.

137. Pearson KJ, Baur JA, Lewis KN, Peshkin L, Price NL, Labinskyy N, Swindell WR, Kamara D, Minor RK, Perez E, Jamieson HA, Zhang Y, Dunn SR, Sharma K, Pleshko N, Woollett LA, Csiszar A, Ikeno Y, Le Couteur D, Elliott PJ, Becker KG, Navas P, Ingram DK, Wolf NS, Ungvari Z, Sinclair DA, de Cabo R. Resveratrol delays age-related deterioration and mimics transcriptional aspects of dietary restriction without extending life span. Cell Metab. 2008;8:157–68.

138. Hung AM, Roumie CL, Greevy RA, Liu X, Grijalva CG, Murff HJ, Ikizler TA, Griffin MR. Comparative effectiveness of incident oral anti-diabetic drugs on kidney function. Kidney Int. 2012;81:698–706.

139. Sakaguchi M, Isono M, Isshiki K, Sugimoto T, Koya D, Kashiwagi A. Inhibition of mTOR signaling with rapamycin attenuates renal hypertrophy in the early diabetic mice. Biochem Biophys Res Commun. 2006;340:296–301.

140. Chen JK, Chen J, Thomas G, Kozma SC, Harris RC. S6 kinase 1 knockout inhibits uni-nephrectomy- or diabetes-induced renal hypertrophy. Am J Physiol Renal Physiol. 2009;297:F585–93.

141. Lloberas N, Cruzado JM, Franquesa M, Herrero-Fresneda I, Torras J, Alperovich G, Rama I, Vidal A, Grinyo JM. Mammalian target of rapamycin pathway blockade slows progression of diabetic kidney disease in rats. J Am Soc Nephrol. 2006;17:1395–404.

142. Godel M, Hartleben B, Herbach N, Liu S, Zschiedrich S, Lu S, Debreczeni-Mór A, Lindenmeyer MT, Rastaldi MP, Hartleben G, Wiech T, Fornoni A, Nelson RG, Kretzler M, Wanke R, Pavenstadt H, Kerjaschki D, Cohen CD, Hall MN, Ruegg MA, Inoki K, Walz G, Huber TB. Role of mTOR in podocyte function and diabetic nephropathy in humans and mice. J Clin Invest. 2011;121:2197–209.

143. Kasinath BS, Mariappan MM, Sataranatarajan K, Lee MJ, Ghosh-Choudhury G, Feliers D. Novel mechanisms of protein synthesis in diabetic nephropathy-role of mRNA translation. Rev Endocr Metab Disord. 2008;9:255–66.

144. Wu QQ, Wang Y, Senitko M, Meyer C, Wigley WC, Ferguson DA, Grossman E, Chen J, Zhou XL, Hartono J, Winterberg P, Chen B, Agarwal A, Lu CY. Bardoxolone methyl (BARD) ameliorates ischemic AKI and increases expression of protective genes Nrf2, PPARy, and HO-1. Am J Physiol Renal Physiol. 2011;300:F1180–92.

145. Pareek TK, Belkadi A, Kesavapany S, Zaremba A, Loh SL, Bai L, Cohen ML, Meyer C, Liby KT, Miller RH, Sporn MB, Letterio JJ. Triterpenoid modulation of IL-17 and Nrf-2 expression ameliorates neuro-inflammation and promotes re-myelination in autoimmune encephalomyelitis. Sci Rep. 2011;1:201.

146. Pergola PE, Raskin P, Toto RD, Meyer CJ, Huff JW, Grossman EB, Krauth M, Ruiz S, Audhya P, Christ-Schmidt H, Wittes J, Wamock DG. BEAM Study Investigators: bardoxolone methyl and kidney function in CKD with type 2 diabetes. N Engl J Med. 2011;365:327–36.

147. Saha PK, Reddy VT, Konopleva M, Andreeff M, Chan L. The triterpenoid 2-cyano-3, 12-dioxooleana-1,9-dien-28-oic-acid methyl ester has potent anti-diabetic effects in diet-induced diabetic mice and Lepr(db/db) mice. J Biol Chem. 2010;285:40581–92.

148. Yore MM, Kettenbach AN, Sporn MB, Gerber SA, Liby KT. Proteomic analysis shows synthetic oleanane triterpenoid binds to mTOR. PLoS One. 2011;6:e22862.

149. Tayek JA, Kalantar-Zadeh K. The extinguished BEACON of bardoxolone: not a Monday quarterback story. Am J Nephrol. 2013;37(3):208–11.

150. Reata Pharmaceuticals press release, October 18, 2012: Reata halts its phase 3 trial of bardoxolone secondary to mortality in the treatment arm.

151. Al-Bayati MA, Xie Y, Mohr FC, Margolin SB, Giri SN. Effect of pirfenidone against vanadate induced kidney fibrosis in rats. Biochem Pharmacol. 2002;64:517–25.

152. Shimizu T, Fukagawa M, Kuroda T, Hata S, Iwasaki Y, Nemoto M, Shirai K, Yamanchi S, Margolin SB, Shimizu F, Kurokawa K. Pirfenidone prevents collagen accumulation in the remnant kidney in rats with partial nephrectomy. Kidney Int Suppl. 1997;63:S239–43.

153. Sharma K, Ix JH, Mathew AV, Cho M, Pflueger A, Dunn SR, Francos B, Sharma S, Falkner B, McGowan TA, Donohue M, Ramachandrarao S, Xu R, Fervenza FC, Kopp JB. Pirfenidone for diabetic nephropathy. J Am Soc Nephrol. 2011;22:1144–51.

154. Sharma K, Jin Y, Guo J, Ziyadeh FN. Neutralization of TGF-beta by anti-TGF-beta antibody attenuates kidney hypertrophy and the

enhanced extracellular matrix gene expression in STZ-induced diabetic mice. Diabetes. 1996;45:522–30.

155. Ziyadeh FN, Hoffman BB, Han DC, Iglesias-De La Cruz MC, Hong SW, Isono M, Chen S, McGowan TA, Sharma K. Long-term prevention of renal insufficiency, excess matrix gene expression, and glomerular mesangial matrix expansion by treatment with monoclonal anti-transforming growth factor-beta antibody in db/db diabetic mice. Proc Natl Acad Sci U S A. 2000;97:8015–20.

156. Putta S, Lanting L, Sun G, Lawson G, Kato M, Natarajan R. Inhibiting MicroRNA-192 ameliorates renal fibrosis in diabetic nephropathy. J Am Soc Nephrol. 2012;23:458–69.

157. Krutzfeldt J, Rajewsky N, Braich R, Rajeef KG, Tuschl T, Manoharan M, Stoffel M. Silencing of microRNAs in vivo with "antagomirs". Nature. 2005;438:685–9.

158. Goicoechea M, de Vinuesa SG, Verdalles U, Ruiz-Caro C, Ampuero J, Rincon A, Arroyo D, Luno J. Effect of allopurinol in chronic kidney disease progression and cardiovascular risk. Clin J Am Soc Nephrol. 2010;5:1388–93.

159. KDIGO Board Members; Eknoyan G, Lameire N, Eckardt KU, Kasiske B, Wheeler DC, Abboud OI, Adler S, Agarwal R, Andreoli SP, Becker GJ, Brown F, Cattran DC, Collins AJ, Coppo R, Coresh J, Correa-Rotter R, Covic A, Craig JC, de Francisco Angel LM, de Jong PE, Figueiredo A, Gharbi MB, Guyatt G, Harris D, Hooi LS, Imai E, Inker LA, Jadoul M, Jenkins S, Kim S, Kuhlmann MK, Levin NW, Li PKT, Liu ZH, Massari P, McCullough PA, Moosa R, Riella MC, Rizvi AH, Rodriguez-Iturbe B, Schrier R, Silver J, Tonelli M, Tsukamoto Y, Vogels T, Wang A Yee-Moon, Wanner C, Zakharova E. KDIGO 2012 clinical practice guidelines for the evaluation and management of chronic kidney disease. Kidney Int Suppl. 2013;3(1):1–50.

第 9 章

糖尿病相关清蛋白尿 - 蛋白尿

Surya V. Seshan, Alluru S. Reddi

健康受试者 24h 尿蛋白质的含量<150mg。这些蛋白质中清蛋白仅占 10%~20%，其余部分由免疫球蛋白、酶、低分子量蛋白质、多肽及 Tamm-Horsfall 蛋白组成。因此，正常清蛋白的排泄量非常小。常规使用的试纸仅测量清蛋白，而且仅当清蛋白的浓度超过 300mg 才能检测到。因此，常规检测尿微量清蛋白需要使用化学法，或对极低清蛋白特异性识别的试纸法。

最近研究表明，美国和欧洲人群蛋白尿(包括清蛋白尿)的主要病因是糖尿病肾脏疾病或糖尿病性肾病(DN)，而非原发性肾小球疾病[1,2]。肾小球来源的蛋白尿是肾脏疾病最重要且具有特异性的标志，预示临床 DN 阶段的来临。清蛋白尿比蛋白尿的特异性更高，且通常为 DN 最早期阶段的标志。特别指出的是，对于 1 型糖尿病和新诊 2 型糖尿病患者，尿清蛋白在 30~300mg/d 范围内被诊断为糖尿病肾病。尿清蛋白量低于 30mg/d 被认为是正常的，其对糖尿病肾脏疾病进展的预后意义还不太清楚。应当指出的是，对于近 35%~50% 的 2 型糖尿病患者及少数 1 型糖尿病患者，蛋白尿可能是非糖尿病肾脏疾病的早期表现，或其叠加在典型 DN 的早期表现[3,4]。

S.V. Seshan, M.D.
Department of Pathology and Laboratory Medicine, Weill Cornell Medical College, 525 East 68th Street, New York, NY, USA
e-mail: SVS2002@med.cornell.edu

A.S. Reddi, M.D. (✉)
Department of Medicine, Division of Nephrology & Hypertension, Rutgers New Jersey Medical School, 185 South Orange Avenue, Newark, NJ 07103, USA
e-mail: reddias@njms.rutgers.edu

糖尿病肾病中蛋白尿状态的定义

糖尿病患者 DN 的诊断标准首选尿清蛋白排泄量或清蛋白尿[5]。清蛋白尿早期阶段采取潜在有效的干预措施可完全逆转、部分逆转或不能逆转 DN。后者通常与非糖尿病性肾脏疾病相关，尤其当未并发糖尿病视网膜病变时。早期研究表明，糖尿病患者，特别是 1 型糖尿病患者 DN 的进展过程中呈现出不同程度的清蛋白尿-蛋白尿。为了对 DN 进行恰当的管理，这种演变历程被划分为不同分期[6,7]。

1 期和 2 期通常发生在诊断糖尿病后的 5 年内，是指正常清蛋白尿状态，定义为 24h 清蛋白排泄量低于 30mg。

3 期也被称为早期糖尿病肾病，35%~40% 的患者在糖尿病诊断后的 6~15 年进展至该阶段。其特征是清蛋白排泄量为 30~300mg/24h(20~200μg/min)，也被称为微量清蛋白尿。微量清蛋白尿代表 DN 最早期临床症状，对因代谢和血压控制不佳导致的肾功能的进一步恶化和高血压进展的预测具有重要意义。由正常清蛋白尿向微量清蛋白尿的转变是 DN 进展的一个关键步骤，因为 35%~44% 的糖尿病患者可能在诊断后的 15~25 年内进展至肾衰竭。

4 期是显性 DN，通常发生在诊断后的 15~25 年内，诊断标准包括蛋白尿大于 500mg/24h 或清蛋白尿大于 300mg/24h，可由尿常规试纸法检测，伴发高血压及肾小球滤过率估计值(eGFR)的下降。

随着肾脏疾病的进展，蛋白尿幅度可能增至肾病范围(3~3.5g/d)或肾病范围清蛋白尿(2.2g/d),在随后的 5~10 年内,一部分 1 型糖尿病患者可进展至终末期肾病(ESRD)。然而,一些研究表明某些 1 型糖尿病患者更倾向于出现微量清蛋白尿的好转而非进展至显性(临床)蛋白尿或 ESRD[8]。2 型糖尿病患者进展至 ESRD 的速度更快,但与种族、年龄、男性,并发视网膜病变及清蛋白排泄基线值的增加有关[8]。

值得注意的是,清蛋白尿阴性或微量清蛋白尿未进展至显性蛋白尿的 1 型和 2 型糖尿病患者也可以出现肾功能障碍[9]。

我们是否应该使用术语 "微量清蛋白尿和显性蛋白尿"

一些研究者[10,11]和共识小组[12]提出应停止对术语微量清蛋白尿和显性蛋白尿的使用,提倡使用清蛋白尿、清蛋白尿-蛋白尿来代替。该建议基于一些研究发现——即使是极低的尿清蛋白排泄率也与心血管事件高风险具有相关性[10-14]。此外,清蛋白尿是一个连续变量,应被视为可引起全身性并发症的内皮功能障碍的显著标记物。一些研究者认为微量清蛋白尿用词不当,意味着"小体积"清蛋白分子而非尿液中清蛋白含量的微少,已限制或禁止其应用。

"清蛋白尿-蛋白尿"似乎是比微量清蛋白尿更有意义的术语[11],因为大多数临床医生对非糖尿病肾脏疾病的管理更倾向于常规测量蛋白尿而非清蛋白尿。临床医生仅给予糖尿病患者检测尿清蛋白,给予非糖尿病患者检测清蛋白/肌酐的比值。因此,使用"清蛋白尿-蛋白尿"一词是有道理的。

应当指出的是,在糖尿病患者中,几乎所有的治疗试验都依赖于正常清蛋白尿、微量清蛋白尿或显性蛋白尿的划分。此外,这种分类是很重要的,因为疾病的进展依赖于清蛋白尿的程度,特别是 1 型糖尿病患者。在进一步研究确定清蛋白尿安全下限之前,我们将在本章保留微量清蛋白尿这个术语,以讨论糖尿病患者蛋白尿的预后和治疗。

尿清蛋白的测定

尿液的收集

大多数研究表明,如果立即进行分析,晨起第一次尿液标本,由于存在极少变性可提供最佳的清蛋白尿结果。如果晨起第一次尿液标本不可用,第二次尿液标本也可用。

尿液的保存

清蛋白的测定优选新鲜样品。然而,这对于大样本的临床研究来说是不可能的。一般建议尿液样本 4℃下可保存至少 1~2 周,-80℃下保存的时间更长。清蛋白在这些温度下似乎是稳定的。

目前清蛋白测定的方法

现有几种方法来测定尿中的少量清蛋白。在实验室,大量样品可在几个小时内完成分析,成本效益较高。最常用的技术是放射免疫测定、免疫比浊法、激光免疫比浊法、酶联免疫测定法及单向环状免疫扩散法。高效液相色谱(HPLC)似乎既可检测清蛋白分子片段,也可检测整个分子,且尿中清蛋白的测定多建议采用该方法。因此,通过 HPLC 法检测的尿清蛋白浓度比其他常规免疫测定方法更高,导致糖尿病患者中清蛋白尿发病率的增加。

研发部门正在开发大量试纸条以测试清蛋白。使用这些试纸分析只需几分钟,但价格昂贵。一些试纸条已用于检测少量清蛋白尿多年,并在初级保健和糖尿病门诊中发挥重要作用。表 9.1 列出了各种研发部门清蛋白的测量方式。

清蛋白尿的报告

之前,尿清蛋白通常以 mg/24h 表示。由于收集 24h 尿液不是对所有患者都是可行的,因此通常以尿清蛋白/肌酐比值(ACR)来代替。然而,混乱源于报告结果的单位,如"毫克清蛋白/毫摩尔肌酐""毫克清蛋白/克肌酐""微克清蛋白/毫克肌酐""克清蛋白/摩尔肌酐"或"毫克清蛋白/毫克肌酐"[12]。由于没有统一

表 9.1　公司和诊室清蛋白的测试方法

名称	测试描述
Micral 试纸条	1min 后将测试结果与色彩匹配条对比
Clinitek 微量清蛋白试纸条	1min 后提供清蛋白、肌酐及清蛋白肌酐比值
ImmunoDip 微量清蛋白试纸条	3min 后将测试结果与色彩匹配条对比
HemoCue 清蛋白 201	将尿液样本加入试管于分析器内分析,90s 后读数

的指导原则,临床医师应遵循各自的实验室报告系统。表 9.2 显示定义清蛋白尿的方法之一。

1 型糖尿病患者清蛋白尿的意义

来自不同实验室的几个前瞻性研究表明,无临床蛋白尿但清蛋白排泄率增加预示着后期发展至临床糖尿病肾病的风险较大[15-19]。从表 9.3 中明显看出,微量蛋白尿患者比正常清蛋白尿患者进展至临床蛋白尿的比例更高。

2 型糖尿病患者清蛋白尿的意义

微量清蛋白尿对 2 型糖尿病患者肾脏的预后价值不像 1 型糖尿病患者那样明确。这可能与一些因素有关,包括糖尿病的发病并发高血压、肥胖症及高胰岛素血症。普遍认为的是,2 型糖尿病患者在诊断时已

并发微量或大量清蛋白尿。此外,大多数患者在诊断时或并发高血压及肥胖或存在高胰岛素血症。此外,一些所谓的 2 型糖尿病患者可能同时患有非糖尿病肾病引起的大量蛋白尿。尽管有上述限制,一些研究已经表明,微量清蛋白尿可以预测 2 型糖尿病患者后期发展至显性蛋白尿的风险(表 9.4)。

最近一项研究证实了如表 9.4 所示的研究结果。Berhane 等[30]的研究纳入 2420 例皮马印第安裔 2 型糖尿病患者,评估清蛋白尿与 eGFR 对 ESRD 的预测价值。基于 ACR,患者被划分为正常清蛋白尿组(ACR<30mg/g)、微量清蛋白尿组(ACR 30~300mg/g)及大量清蛋白尿组(ACR≥300mg/g)。平均随访 10.2年后,287 例患者进展至 ESRD。ESRD 发生率随着清蛋白尿的增加而增加,大量清蛋白尿组的发病率最高。此外,低 GFR 与 ESRD 的最高发病率具有相关性。清蛋白尿和 eGFR 联合作用对 ESRD 的进展具有额外影响。最近一项荟萃分析也证实,清蛋白尿和 eGFR 预示进展至 ESRD 的风险增加[31]。因此,清蛋白尿可以预测 ESRD 的进展。

糖尿病患者清蛋白尿-蛋白尿的发病机制

糖尿病患者清蛋白尿-蛋白尿的发病机制已被广泛深入研究。血流动力学改变、高血糖、激素、肾小球毛细血管壁对滤过分子大小和电荷的选择性、肾小球基底膜(GBM)组成成分的改变、活性氧、蛋白质的糖基化及足细胞生物学的改变相关研究均已开展。系膜细胞病理生理学改变长期以来一直被认为是糖尿病

表 9.2 清蛋白尿的定义

类别	24h 尿 (mg/24h)	时间段尿 (μg/min)	时间点尿 ACR [mg/mg(μg/mg)]
正常清蛋白尿	<30	<20	<0.02(<30)
微量清蛋白尿	30~300	20~200	0.02~0.2(30~300)
显性或临床蛋白尿或大量清蛋白尿	>300	>200	>0.2(≥300)

ACR,清蛋白肌酐比值。

表 9.3 微量清蛋白尿对正常清蛋白尿或微量清蛋白尿 1 型糖尿病患者进展至糖尿病肾病的预测值

研究 [参考文献]	患者 (例数)	随访时间(年)	截止时尿白蛋白排泄率 (μg/min)	进展至临床蛋白尿的比例(%)
Viberti 等[15]	63	14	>30	87
			<30	4
Parving 等[16]	23	6	>28	75
			<28	13
Mogensen 和 Christensen[17]	43	10	>15	86
			<15	0
Mathiesen 等[18]	71	6	>70	100
			<70	5
Almdal 等[19]	118	5	>20	19
			<20	2

表 9.4 2 型糖尿病患者由微量清蛋白尿进展至糖尿病肾病的过程(adapted from[20])

作者[参考文献]	病例数	观察时间(年)	进展至临床蛋白尿的比例(%/年)
Mogensen[21]	59	9	2.4
Nelson 等[22]	50	4	9.3
Ravid 等[23]	49	5	8.4
Ahmad 等[24]	51	5	4.8
Gæde 等[25]	80	4	5.8
Estacio 等[26]	150	5	4.0
HOPE 研究组[27]	1140	4.5	4.5
Parving 等[28]	201	2	7.5
Parving 等[29]	86	5	7.0

患者清蛋白尿和肾小球硬化发展的中心环节。然而，近年来在分子水平上有关足细胞在清蛋白尿和肾小球硬化症的作用已被广泛研究[32-38]。因此，我们旨在讨论足细胞生物学在糖尿病患者清蛋白尿-蛋白尿中的作用。

足细胞的生物学

为了到达鲍曼腔(肾小囊腔)，超滤液需要通过内皮的窗孔、GBM，以及足细胞的裂隙孔或裂孔膜。这些足细胞是高度特化的细胞，具有初级、次级及复杂的三级细胞突起，后者即足突，其与邻近的上皮足突相互交联并坚固地锚定于基底膜上。由于它们是终末分化细胞，因此不能被邻近上皮细胞代偿增殖所替代。

裂孔膜位于足细胞两个足突之间，并形成水和溶质滤过的最终屏障。虽然低分子量蛋白质可较容易地通过这些屏障，但像清蛋白这样的蛋白质则不易被滤过。

研究表明，裂孔膜含有限制清蛋白进入鲍曼腔的一系列蛋白质。第一个被大家认知的是肾病蛋白。肾病蛋白编码基因(NPHS1)的突变可导致芬兰型先天性肾病综合征。其他裂孔膜蛋白质包括 P-钙黏蛋白、Neph1 和 Neph2、FAT1(脂肪酸转运抑癌同源框-1)和 FAT2。足突并不是静态的，而是包含有可收缩的细胞骨架。该细胞骨架包括肌动蛋白、α-辅肌动蛋白-4、突触足蛋白、肌球蛋白Ⅱ、踝蛋白及黏着斑蛋白。足突的细胞骨架同时与 GBM 和裂孔膜相连接。裂孔膜蛋白与细胞骨架的连接涉及多种蛋白质，包括 podocin、CD2AP(CD2 相关蛋白)、ZO-1(紧密连接蛋白-1)及 densin。Podocin 似乎在肾病蛋白信号通路及激活 TRPC6(瞬时受体电位阳离子通道亚家族 C，成员 6)中发挥重要作用。足突通过 α3β1 整合素和肌萎缩蛋白连接到 GBM。整合素二聚体将 TVP 复合物 (踝蛋白、桩蛋白及黏着斑蛋白)特异性结合到 GBM 的层粘连蛋白 11。

除了一些蛋白质，足细胞还表达血管紧张素Ⅱ及许多其他细胞因子和生长因子的受体。因此，旨在阻断这些受体的药物可能会阻止蛋白尿和肾小球硬化的进展。

在糖尿病患者中，足细胞特异性蛋白质的异常已经被报道。例如，糖尿病患者肾小球和足细胞上肾病蛋白、P-钙黏蛋白及 ZO-1 的表达降低[39-42]。这些蛋白合成的减少或丧失已被证明可引起蛋白尿。足细胞受到损伤时，甚至在 DN 早期阶段，可出现结构和功能的联合改变。结构的变化通过电子显微镜观察效果最佳，表现为由于细胞凋亡或不同程度足细胞的分离导致的足细胞数量和(或)密度的降低，足突的增宽导致裂隙膜的变窄、肾病蛋白的减少及负电荷明显的丧失[39-42]。足细胞或足突从 GBM 上剥离归因于高血糖和血管紧张素Ⅱ导致的锚蛋白整合素 α3 的表达抑制及整合素 β1 的过度表达。此外，足细胞内其他肌动蛋白结合蛋白，如 α-辅肌动蛋白-4、突触足蛋白以及阴离子表面蛋白足糖萼均下调，导致足细胞损伤和功能障碍。不论动物实验或是人类试验均表明足细胞这些结构和分子的变化会促进清蛋白尿-蛋白尿[39-42]。高血糖引起的生长因子和细胞因子系统的共同激活、糖基化蛋白质、高血压引起的机械应力及肾脏高血管紧张素Ⅱ联合诱导转化生长因子 β1(TGB-β1)，以及足细胞的渗透性和血管生成因子——血管内皮生长因子 A(VEGF-A)的增加。TGF-β1 引起足细胞的凋亡及细胞外基质沉积的增加[43]。DN 患者足细胞的丧失还可导致 VEGF-A 信使 RNA 表达的降低[44]。因此，足细胞在糖尿病患者清蛋白尿和肾小球硬化的发展中发挥重要作用。

清蛋白尿的肾外表现

清蛋白尿或微量清蛋白尿的患者存在一些肾外相关异常的表现。与正常清蛋白尿糖尿病患者相比，微量蛋白尿患者不仅心血管并发症风险增加，其他微血管并发症，如视网膜病变和神经病变的风险也增加。微量清蛋白尿患者心血管事件死亡率增加的机制还知之甚少。然而，微量清蛋白尿似乎是广泛内皮功能障碍的一个标记物，且微量清蛋白尿患者通常并存大量心血管危险因素。表 9.5 总结了一些微量清蛋白尿患者存在的异常(相关)表现，这些表现预示着他们心血管疾病(CVD)早期发病率和死亡率的增加。

清蛋白尿和心血管疾病

清蛋白尿是 CVD 的危险因素[46]。即使是正常的清蛋白排泄率，即低于 30mg/24h 都与心血管疾病并发症相关。至关重要的是，微量清蛋白尿更能增加 CVD 并发症[14]。早期研究表明，与一般人群相比，并发蛋白尿的 1 型糖尿病患者 CVD 相对死亡率增加 40 倍[47]。随后，对 1 型糖尿病患者分别随访 10 年、18 年和 23 年的研究表明，微量清蛋白尿是早期死亡，特别因心血管

表 9.5 两型糖尿病患者微量清蛋白尿的肾外表现(adapted from[45])

功能参数	改变
血流动力学	
血压	↑
左心室功能	↓
左心室质量	↑
舒张末期容积	↓
最大摄氧量	↓
心血管危险因素	
总胆固醇	↑
极低密度胆固醇	↑
低密度胆固醇	↑
载脂蛋白 B	↑
高密度胆固醇	↓
血浆纤维蛋白原	↑
内皮细胞功能	
血管性血友病因子	↑
PAI	↑
黏附分子	↑
一氧化氮作用	↓
清蛋白 TER	↑
纤维蛋白原 TER	↑
ACE 水平	↑
同型半胱氨酸水平	↑
激血管并发症	
增生性视网膜病变	↑
周围神经病变	↑

↑,增加;↓,降低;PAI,纤溶酶原激活物抑制剂;TER,跨内皮逃逸率;ACE,血管紧张素酶。

事件死亡的强有力危险因素(综述[45])。另一横断面研究[48]对 476 例 1 型成人糖尿病患者随访 5 年。随访过程中,19 例死亡,30 例并发 CV 或肾脏疾病,如心肌梗死(n=8)、卒中(n=3)、截肢(n=6)及肾功能不全(n=13)。单次晨起尿样中尿清蛋白浓度被认为是 CVD 或死亡进展的强有力预后标记物。

心脏预后预防评估(HOPE)研究的研究者们已针对清蛋白尿的程度与心血管风险相关性进行了探索[49]。这是 1994—1999 年进行的队列研究,随访时间中位数为 4.5 年。糖尿病患者微量清蛋白尿的发生率为 32.6%,而非糖尿病患者微量清蛋白尿的发生率仅为 14.8%。结果表明,清蛋白尿的程度是心血管事件如心肌梗死、卒中、心血管死亡或因充血性心力衰竭而住院治疗的一个危险因素。CVD 风险随着 ACR 的增加而增加,在远低于微量清蛋白尿临界线时就已开始。这项研究与之前许多研究结论相一致[45]。

Dinneeen 和 Gerstein[50]客观分析了涉及微量清蛋白尿与 2 型糖尿病患者总患病率,以及心血管发病率和死亡率相关性的文献。选自 264 篇引文的 11 项队列研究纳入分析。这 11 项研究共纳入 2138 例患者,平均随访 6.4 年。糖尿病的特殊时间从初诊到 13 年不等。排除临床蛋白尿患者后的 8 个研究群体中微量清蛋白尿的发生率为 20%~36%。所有研究均提示微量清蛋白与总死亡率及心血管事件发病率和死亡率显著性相关。作者总结为微量清蛋白尿是 2 型糖尿病患者总患病率与心血管事件发病率和死亡率强有力的预测因子。观察发现,清蛋白尿的减少与 CVD 预后的改善相平行,也进一步支持微量清蛋白尿是 CVD 强有力危险因素的观点。

清蛋白尿和高血压

如表 9.5 所示,血压的升高是微量蛋白尿患者伴随的异常情况之一。研究表明,1 型糖尿病患者糖尿病肾病进展中微量清蛋白尿的出现先于血压的升高。此外,研究发现微量蛋白尿患者动脉血压与清蛋白排泄率之间具有显著相关性[51]。显性蛋白尿的男女患者高血压的发病率均超过 80%。

一些研究通过观察血压正常的 1 型糖尿病患者中动态血压监测(ABPM)和微量清蛋白尿之间的相关性,以明确血压和清蛋白排泄率之间的变异性(综述[45])。这些研究显示,微量清蛋白尿患者 24h 血压相比正常清蛋白尿患者显著升高。此外,生理性夜间收缩压下降也减弱。个别研究发现微量清蛋白尿与 ABPM 之间存在相关性,但与常规或诊室血压值无关。这些研究总结为 24h 血压记录是血压正常 1 型糖尿病患者血压异常检测的有用技术,而这些异常在常规血压测量中表现不明显。

表 9.6 概括了血压正常的清蛋白尿阴性及微量清蛋白尿 1 型糖尿病成年患者的 ABPM 情况。此外,这些糖尿病患者及其配对健康对照者的动态血压记录值还与他们诊室的血压值进行了比对。

清蛋白尿的决定因素

一些因素可以影响清蛋白尿或微量清蛋白尿。最重要的决定因素是高血糖和高血压。决定因素如家族

表 9.6　有和无微量清蛋白尿血压正常的 1 型糖尿病患者的动态血压(mmHg)记录(adapted from[45])

研究对象	白天		夜间		24h		诊室	
	SBP	DBP	SBP	DBP	SBP	DBP	SBP	DBP
对照组	122	72	114	60	118	68	116	68
正常清蛋白尿组	122	75	112	63	118	70	118	71
微量清蛋白尿组	128	79	121	70	126	75	122	74

SBP,收缩压;DBP,舒张压。

倾向性蛋白尿、糖尿病持续时间、年龄、内皮细胞功能障碍、血脂异常及吸烟可能参与微量清蛋白尿的发生和发展。

清蛋白尿的筛查

所有患者在进行微量清蛋白尿筛查之前都应该检测尿常规。如果试纸检测提示蛋白尿阳性,则没有必要再进行微量清蛋白尿的筛查,因为患者已经具有显性蛋白尿。如果试纸检测为阴性,则微量清蛋白尿的筛查是有必要的。目前已公认为,1 型糖尿病患者应从青春期和诊断后 5 年开始进行微量清蛋白尿的筛查。尿样收集可以是 24h 尿、晨起尿或对患者来说较为方便的随机尿,并参照表 9.1 中定义清蛋白尿的标准。

任何患者在诊断为清蛋白尿之前,必须排除其他增加或降低清蛋白排泄的因素(见表 9.7)。此外,在

表 9.7　清蛋白排泄增加或降低相关的临床病症

增加	降低
尿路感染	非甾体抗感染药
血尿	ACE 抑制剂或血管紧张素受体阻滞剂
发热	营养不良
24h 内运动	低蛋白饮食
高血糖控制不佳	不足 24h 的尿液收集
高血压控制不佳	隔夜尿液收集
充血性心力衰竭	
高蛋白质摄入	
过度利尿	
直立姿势	
月经和阴道出血	

3~6 个月期间内需重复检测 3 次,且有 2 次提示尿清蛋白增加才能诊断为微量清蛋白尿。1 型或 2 型糖尿病患者微量清蛋白尿筛查的流程图见图 9.1。

非糖尿病性蛋白尿

偶尔,糖尿病患者表现为试纸检测阳性或大量蛋白尿,与高血糖持续时间不相符或与高血糖的控制无关。此外,还可出现肾功能的恶化。这种非典型表现在 2 型糖尿病患者中比 1 型糖尿病患者更为常见。这些患者需要进行全面的蛋白尿相关临床检测。患者通常进行肾活检以诊断 DN,并确定其分期,但同时排查非糖尿病性肾脏疾病或其叠加 DN 的可能性。除了明确诊断,病理组织学结果可提供相关的预后信息,并为适当的治疗和管理指引方向。肾活检的适应证如表 9.8 所示。

当非典型表现的患者进行肾活检时(表 9.8),可发现各种非糖尿病性肾脏疾病。这些肾脏病变要么单独存在,要么叠加于 DN,使得治疗更加困难。如下所示的肾小球病变已被记录。

因此,肾病专家对异常蛋白尿的鉴别诊断应包括非糖尿病性肾脏病变。表 9.9 列出了各种肾小球疾病蛋白尿的临床特征,可能对适当的管理有帮助。

清蛋白尿–蛋白尿的治疗

清蛋白尿治疗的详细综述已超出本章论述的范围,在此仅做概括介绍。几乎所有研究均建议清蛋白尿初始药物首选血管紧张素转换酶抑制剂 (ACE-I) 或血管紧张素受体阻断剂(ARB)。此外,控制血糖实现 HbA1c≤7%在减少清蛋白尿方面具有独立的积极作用。血压控制和血糖控制在预防清蛋白尿和肾功能不全进展中具有额外效果。

与其他抗高血压药物相比,ACE-I 在延缓高水平清蛋白尿患者清蛋白尿的进展及降低 GFR 方面具有选择性优势。此外,研究表明 ACE-I 的使用可减少糖尿病患者的主要心血管事件,如卒中、心肌梗死或死亡。在正常清蛋白尿的 2 型糖尿病患者中,ACE-I 已被证明可延缓微量清蛋白尿的发生。ARB 在血压正常 1 型和 2 型糖尿病患者中对清蛋白尿发病的预防作用最小。然而,研究表明在 2 型糖尿病患者中,ARB 可延缓患者由微量清蛋白尿进展至大量清蛋白尿及 ESRD 的发展。此外,ARB 可预防 2 型糖尿病患者心血管事

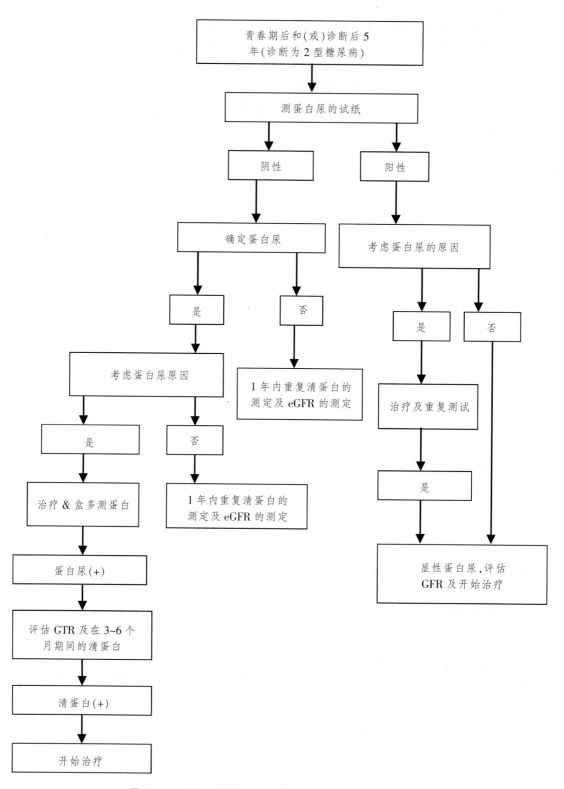

图 9.1 1 型或 2 型糖尿病中蛋白尿的检测及 eGFR 的评估。

件的发生。

目前 ACE-Ⅰ 和 ARB 的联合用药还未被认可,尽管之前的研究发现该联合在两种类型糖尿病中对蛋白尿的降低具有累加效应。此外,联合应用肾素抑制剂也不被建议。对于 eGFR>60mL/min 的患者,ACE-Ⅰ 或 ARB 与醛固酮受体阻滞剂的联合用药对蛋白尿有益。即使这些患者的血钾水平可能略微升高。因此,采取这种联合治疗时必须密切监测血钾。

表 9.8 糖尿病患者伴发肾脏疾病肾活检的适应证

1.突发蛋白尿或肾病综合征,1 型糖尿病发病少于年

2.无视网膜并发症的 1 型糖尿病患者出现蛋白尿和(或)肾功能受损[a]

3.1 型和 2 型糖尿病肾炎综合征相关蛋白尿,特征表现为镜下或肉眼血尿,肾功能不全伴有红细胞管型

4.不明原因的肾衰竭伴或不伴有蛋白尿

5.存在全身性疾病,表现为血清学检查异常及临床肾脏疾病

6.排除肾血管疾病后异常的影像学检查结果,如超声和多普勒检测

7.无泌尿系统疾病或感染

[a] 视网膜病变对 2 型糖尿病 DN 患病率的预测价值较低。

表 9.9 糖尿病和非糖尿病肾脏疾病的鉴别诊断

诊断	蛋白尿	血尿	肌酐	人血清蛋白	血清学	BP	全身症状
糖尿病肾病	变化	Cr30%	逐渐增加	正常或偏低	阴性	变化	病程大于 10 年, 非特异性
微小病变	NRP	无	正常	偏低	阴性	—	—
局灶性阶段性硬化	NRP	无	正常	偏低	阴性	—	—
原发性膜性 GN	NRP	<20%	正常	偏低	PLA2R abs	—	—
继发性膜性 GN	NRP	无-1+	正常	偏低	根据全身疾病	—	疾病特异性
感染后 GN	轻至中度	1~3+	升高	正常或偏低	+或-	变化	感染的证据
IgAN	轻度	1~3+	变化	正常或偏低	阴性	变化	一些病例伴发 MRSA 感染
新月型 GN	轻度	3+	升高	正常	ANCA,抗 GBM	—	皮疹及肺部症状
狼疮性肾炎	变化至 NRP	1~3+	变化	正常或偏低	ANA+	变化	SLE 症状
HCV/HBV 感染	变化至 NRP	1~3+	变化	偏低	HBV+,HCV+	—	肾外或肝脏疾病
纤维性 GN	轻度至 NRP	1+	变化	偏低	阴性	—	根据疾病类型
单克隆蛋白疾病	轻度至 NRP	1~3+	变化	正常或偏低	M-spike	—	根据疾病类型

NRP,肾病范围蛋白尿>3g/24h;变化,肌酐水平可能取决于活动性/增生性 GN 或慢性硬化性改变;GN,肾小球肾炎。

研究发现,其他抗高血压药物如钙通道阻滞剂利尿剂或 β 受体阻滞剂亦可降低蛋白尿。因此,对于正接受 ACE-Ⅰ 或 ARB 类药物治疗的患者可考虑联用上述药物以降低血压。对于不能耐受 ACE-Ⅰ 或 ARB 类药物的患者,上述药物可被用作一线药物。对于使用利尿剂的患者,应定期检测血清电解质、肌酐和血脂谱。

尽管血糖和血压控制良好,以及 ACE-Ⅰ 或 ARB 剂量充足,但蛋白尿仍进展的糖尿病患者,可采用低蛋白饮食[0.8g/(kg·d)]。

目前已采用一些其他治疗方案以改善蛋白尿和 eGFR。表 9.10 总结了曾经取得过不同成果的疗法。

近年来,一些新的治疗药物已尝试用于动物和人类以治疗糖尿病肾病。这些治疗药物的总结如表 9.11 所示[52-56]。

表 9.10 糖尿病肾脏疾病的医疗管理

确定的益处	可能的益处	待确定的益处
血糖的控制	高血脂的控制	醛糖还原酶抑制剂
血压的控制	戒烟	AGE 抑制剂
低蛋白饮食	低盐饮食	抗血小板和相关治疗
		抗氧化剂
		PKC 抑制剂
		舒洛地特
		生长因子抑制剂
		基因治疗

AGE,糖基化终产物;PKC,蛋白激酶 C;GAG,黏多糖。

表 9.11　糖尿病肾病治疗的潜在疗法

治疗药物	推荐的机制
吡非尼酮	抑制 TGF-β1、TNF-α 及胶原的合成
曲尼司特	抑制 TGF-β1
多西环素	抑制基质金属蛋白酶的活性
己酮可可碱结缔	抑制促炎细胞因子
组织生长因子	
(CTGF)	
拮抗剂	抑制基质和 TGF-β1 的生成
抗 TGF-β1	抑制基质的形成
巴多索隆	减少氧化应激
波生坦	内皮素(ET)-a 和 b 拮抗剂
阿曲生坦	ET-a 选择性受体拮抗剂
阿伏生坦	ET-a 拮抗剂
帕立骨化醇	抑制促纤维化细胞因子
别嘌呤醇	抑制黄嘌呤氧化酶
B 族维生素(叶酸、B_6、B_{12})	减少氧化应激和糖基化
脂联素	活化能量传感酶 AMPK
西罗莫司	抑制 mTOR(哺乳动物西罗莫司的靶点)

表 9.12　足细胞特异性药物

药物载体	目标	结果
PKCα 抑制剂	防止肾病蛋白流失	降低蛋白尿
低分子量肝素	结合 RAGE 并灭活	降低清蛋白尿
RAGE 抗体	灭活 RAGE	降低清蛋白尿
BMP7	足细胞过度表达	降低清蛋白尿
BMP7 注射剂	足细胞对 BMP7 的保留	降低清蛋白尿
CTGF-AS-ODN	抵消 CTGF 活性	降低清蛋白尿
sFlt-1	足细胞过度表达	降低清蛋白尿
手柄区域肽(诱饵肽)	抑制肾素原与其受体结合	降低蛋白尿

BMP,骨形态发生蛋白;CTGF-AS-ODN,结缔组织生长因子反义寡核苷酸;PKC,蛋白激酶 C;RAGE,晚期糖基化终产物受体;Flt-1,可溶性 fmslike 酪氨酸激酶 1 或可溶性血管内皮生长受体 1。

足细胞特异性药物

如"清蛋白尿-蛋白尿的机制"章节所述,编码足细胞蛋白基因的合成减少或突变都可导致清蛋白尿。因此,足细胞特异性药物的发展应运而生。在糖尿病动物模型中,许多药物的策略已经尝试成功。这些研究的总结如表 9.12 所示[57,58]。

结论

糖尿病患者清蛋白尿-蛋白尿的存在是早期肾脏疾病的标志,并提示全身血管内皮功能障碍。即使少量的清蛋白尿(<30mg/d)也承载着 CVD 风险。足细胞特异性蛋白的异常似乎是清蛋白尿-蛋白尿的潜在机制。当糖尿病患者并发严重清蛋白尿-蛋白尿时,肾病学家应考虑患者有合并非糖尿病原发性肾小球疾病的可能。这些患者显然需要进一步行肾活检(表 9.8)。

1 型糖尿病患者应从青春期及确诊 5 年后开始清蛋白尿的筛查。尿样可以是 24h 尿、晨起尿或随机尿,其中随机尿相对方便。晨尿 ACR 是门诊代表清蛋白尿排泄的标准方式。研发部及糖尿病门诊可用试纸记录微量清蛋白尿。新确诊 2 型糖尿病患者应该进行清蛋白尿的筛查。

ACE-Ⅰ 或 ARB 类药物是清蛋白尿治疗的首选药物。清蛋白尿的预防可延缓肾脏疾病及 CVD 的进展。不推荐联合应用 ACE-Ⅰ 和 ARB,但两者中任何一种药物与醛固酮拮抗剂的联合应用似乎对肾脏和心血管疾病的预防具有额外益处。许多针对足细胞的新型药物对糖尿病和非糖尿病患者清蛋白尿-蛋白尿的缓解作用正在评价中。希望它们在临床实践中的应用可以带来清蛋白尿-蛋白尿患者发病率和死亡率的减少。

(吴子瑜 张志敏 译)

参考文献

1. Vassalotti JA, Stevens LA, Levey AS. Testing for chronic kidney disease: a position statement from the National Kidney Foundation. Am J Kidney Dis. 2007;50:169–80.
2. Stoycheff N, Stevens LA, Schmid CH, et al. Nephrotic syndrome in diabetic kidney disease: an evaluation and update of the definition. Am J Kidney Dis. 2009;54:840–9.
3. Ruggenenti P, Gambara V, Perna A, et al. The nephropathy of non-insulin-dependent diabetes: predictors of outcome relative to diverse patterns of renal injury. J Am Soc Nephrol. 1998;9:2336–43.
4. Pham TT, Sim JJ, Kujubu DA, et al. Prevalence of nondiabetic renal disease in diabetic patients. Am J Nephrol. 2007;27:322–8.
5. KDOQI. KDOQI clinical practice guidelines and clinical practice recommendations for diabetes and chronic kidney disease. Am J Kidney Dis. 2007;49(2 Suppl 2):S12–54.
6. Mogensen CE, Christensen CK, Vittinghus E. The stages in diabetic renal disease. With emphasis on the stage of incipient diabetic nephropathy. Diabetes. 1983;32 Suppl 2:64–78.
7. Reddi AS. Diabetic nephropathy: theory & practice. East Hanover: College Book Publishers; 2004. Chapter 2, Natural history and clinical course of diabetic nephropathy. p. 5–26.
8. Reutens AT. Epidemiology of diabetic kidney disease. Med Clin North Am. 2013;97:1–18.

9. Dwyer JP, Lewis JB. Nonproteinuric diabetic nephropathy. Med Clin North Am. 2013;97:53–8.

10. Forman JP, Brenner BM. 'Hypertension' and 'microalbuminuria': the bell tolls for thee. Kidney Int. 2006;69:22–9.

11. Ruggenenti P, Remuzzi G. Time to abandon microalbuminuria. Kidney Int. 2006;70:1214–22.

12. Miller WG, Bruns DE, Hortin GL, Sandberg S, Aakre KM, McQueen MJ, et al. Current issues in measurement and reporting of urinary albumin excretion. Clin Chem. 2009;55:24–38.

13. Danziger J. Importance of low-grade albuminuria. Mayo Clin Proc. 2008;83:806–12.

14. Matshushita K, van de Velde M, Astor BC, et al. Association of estimated glomerular filtration rate and albuminuria with all-cause and cardiovascular mortality in general population cohorts: a collaborative meta-analysis. Lancet. 2010;375:2073–81.

15. Viberti GC, Jarrett RJ, Mahmud U, et al. Microalbuminuria as a predictor of clinical nephropathy in insulin-dependent diabetes mellitus. Lancet. 1982;I:1430–32.

16. Parving H-H, Oxenboll B, Svendson PA, et al. Early detection of patients at risk of developing diabetic nephropathy. A longitudinal study of urinary albumin excretion. Acta Endocrinol. 1982;100:550–5.

17. Mogensen CE, Christensen CK. Predicting diabetic nephropathy in insulin-dependent patients. N Engl J Med. 1984;311:89–93.

18. Mathiesen ER, Oxenboll B, Johansen K, et al. Incipient nephropathy in type 1 (insulin-dependent) diabetes. Diabetologia. 1984;26:406–10.

19. Almdal T, Norgaard K, Feldt-Rasmussen B, et al. The predictive value of microalbuminuria in IDDM. A five-year follow-up study. Diabetes Care. 1994;1(7):120–5.

20. Parving H-H, Chaturvedi N, Viberti GC, et al. Does microalbuminuria predict diabetic nephropathy? Diabetes Care. 2002;25:406–7.

21. Mogensen CE. Microalbuminuria predicts clinical proteinuria and early mortality in maturity-onset diabetes. N Engl J Med. 1984;310:356–60.

22. Nelson RG, Bennett PH, Beck GJ, et al. Development and progression of renal disease in Pima Indians with non-insulin-dependent diabetes mellitus. N Engl J Med. 1996;335:1636–42.

23. Ravid M, Lang R, Rachmani R, et al. Long-term renoprotective effect of angiotensin-converting enzyme inhibition in non-insulin-dependent diabetes mellitus. Arch Intern Med. 1996;156:286–9.

24. Ahmad J, Siddiqui MA, Ahmad H. Effect of postponement of diabetic nephropathy with enalapril in normotensive type 2 diabetic patients with microalbuminuria. Diabetes Care. 1997;20:1576–81.

25. Gæde P, Vedel P, Parving H-H, et al. Intensified multifactorial intervention in patients with type 2 diabetes mellitus and microalbuminuria: the Steno type 2 randomised study. Lancet. 1999;353:617–22.

26. Estacio RO, Jeffers BW, Gifford N, et al. Effect of blood pressure control on diabetic microvascular complications in patients with hypertension and type 2 diabetes. Diabetes Care. 2000;23:B54–64.

27. Heart Outcomes Prevention Evaluation Study Investigators. Effects of ramipril on cardiovascular and microvascular outcomes in people with diabetes mellitus: results of the HOPE study and MICRO-HOPE substudy. Lancet. 2000;355:253–9.

28. Parving H-H, Lehnert H, Bröchner-Mortensen J, et al. The effect of irbesartan on the development of diabetic nephropathy in patients with type 2 diabetes. N Engl J Med. 2001;345:870–8.

29. Parving H-H. Diabetic nephropathy: prevention and treatment. Kidney Int. 2001;60:2041–55.

30. Berhane AM, Weil EJ, Knowler WC, et al. Albuminuria and estimated glomerular filtration rate as predictors of diabetic end-stage renal disease and death. Clin J Am Soc Nephrol. 2011;6:2444–51.

31. Gansevoort RT, Matsushita K, van der Velde M, et al. Chronic kidney disease prognosis consortium: lower estimated GFR and higher albuminuria are associated with adverse kidney outcomes. A collaborative meta-analysis of general and high-risk population cohorts. Kidney Int. 2011;80:93–104.

32. Mundel P, Shankland SJ. Podocyte biology and response to injury. J Am Soc Nephrol. 2002;13:3005–13.

33. Pavenstädt H, Kriz W, Kretzler M. Cell biology of the glomerular podocyte. Phys Rev. 2003;83:253–307.

34. Tryggvason K, Patrakka J, Wartiovaara J. Hereditary proteinuria syndromes and mechanisms. N Engl J Med. 2006;354:1387–401.

35. Asanuma K, Yanagida-Asanuma E, Takagi M, et al. The role of podocytes in proteinuria. Nephrology. 2007;12:S15–20.

36. Mundel P, Reiser J. Proteinuria: an enzymatic disease of the podocyte? Kidney Int. 2010;77:571–80.

37. Garg P, Rabelink T. Glomerular proteinuria: a complex interplay between unique players. Adv Chronic Kidney Dis. 2011;18:233–42.

38. Reiser J, Sever S. Podocyte biology and pathogenesis of kidney disease. Annu Rev Med. 2013;64:357–66.

39. Li JJ, Kwak SJ, Jung DS, et al. Podocyte biology in diabetic nephropathy. Kidney Int. 2007;72:S36–42.

40. Jefferson JA, Shankland SJ, Pichler RH. Proteinuria in diabetic kidney disease: a mechanistic viewpoint. Kidney Int. 2008;74:22–36.

41. Ziyadeh FN, Wolf G. Pathogenesis of the podocytopathy and proteinuria in diabetic glomerulopathy. Curr Diabetes Rev. 2008;4:39–45.

42. Weil EJ, Lemley K, Mason CC, et al. Podocyte detachment and reduced glomerular capillary endothelial fenestration promote kidney disease in type 2 diabetic nephropathy. Kidney Int. 2012;82:1010–7.

43. Edelstein MH, Weinstein T, Grafter U. TGFβ1-dependent podocyte dysfunction. Curr Opin Nephrol Hypertens. 2013;22:93–9.

44. Baelde HJ, Eikmans M, Lappin DWP, et al. Reduction of VEGF-A and CTGF expression in diabetic nephropathy is associated with podocyte loss. Kidney Int. 2007;71:637–45.

45. Reddi AS. Diabetic nephropathy: theory & practice. East Hanover: College Book Publishers; 2004. Chapter 4, Microalbuminuria in type 1 diabetes. p. 55–88.

46. Weir MR. Microalbuminuria and cardiovascular disease. Clin J Am Soc Nephrol. 2007;2:581–90.

47. Borch-Johnsen K, Kreiner S. Proteinuria: value as predictor of cardiovascular mortality in insulin-dependent diabetes mellitus. Br Med J. 1987;294:1651–4.

48. Tarffvit O, Agardh C-D. The predictive value of albuminuria for cardiovascular and renal disease. A 5-year follow-up study of 476 patients with type 1 diabetes mellitus. J Diabetes Complications. 1993;7:49–56.

49. Gerstein HC, Mann JFE, Yi Q, et al. Albuminuria and risk of cardiovascular events, death, and heart failure in diabetic and nondiabetic individuals. JAMA. 2001;286:421–6.

50. Dinneeen SF, Gerstein HC. The association of microalbuminuria and mortality in non-insulin-dependent diabetes mellitus. A systematic overview of the literature. Arch Intern Med. 1997;157:1413–8.

51. Wiseman M, Viberti G, Mackintosh D, et al. Glycaemia, arterial pressure and micro-albuminuria in type 1 (insulin-dependent) diabetes mellitus. Diabetologia. 1984;26:401–5.

52. Turgut F, Bolton WK. Potential new therapeutic agents for diabetic kidney disease. Am J Kidney Dis. 2010;55:928–40.

53. Mathew A, Cunard R, Sharma K. Antifibrotic treatment and other new strategies for improving renal outcomes. Contrib Nephrol. 2011;170:217–27.

54. Ruggennent P, Cravedi P, Remuzzi G. Mechanisms and treatment of CKD. J Am Soc Nephrol. 2012;23:1917–28.

55. Shepler B, Nash C, Smith C, et al. Update on potential drugs for the treatment of diabetic kidney disease. Clin Ther. 2012;34:1237–46.

56. Kania DS, Smith CT, Nash CL, et al. Potential new treatments for diabetic kidney disease. Med Clin North Am. 2013;97:115–34.

57. Leeuwis JW, Nguyen TQ, Dendooven A, et al. Targeting podocyte-associated diseases. Adv Drug Deliv Rev. 2010;62:1325–36.

58. Reiser J, Gupta V, Kistler AD. Toward the development of podocyte-specific drugs. Kidney Int. 2010;77:662–8.

第 10 章

糖尿病合并高血压

William J. Elliott

背景介绍

高血压(两次门诊血压≥140/90mmHg)是目前美国人接受医疗保健中最常见的慢性疾病[1]。1994—2010年,美国全国年龄调整后高血压的患病率保持在约30%的相对稳定的水平,但由于老龄化和肥胖,预计到2030年将增加7.2%[1]。糖尿病(传统诊断是两次空腹血糖>125mg/dL,但最近的依据是 A1c>6.5%[2]),尤其是比较常见的 2 型糖尿病,其患病率也与年龄和肥胖显著相关;多份数据资料显示在过去的 30 年,美国糖尿病的发病率增加近 1 倍。美国年龄和性别依赖的高血压和糖尿病患病率(主要来自最新国家健康与营养调查研究,NHANES[1,3])如图 10.1 和 10.2 所示。

高血压、糖尿病以及两者并发的负担是巨大的。例如,来自美国国家卫生统计中心和国家卫生访谈调查 2009—2010 年数据显示,57%的美国女性及54%的美国男性被诊断患有高血压;女性糖尿病的患病率为18%,男性为24%。这些数字可能被低估了,因为根据NHANES 2007—2010 年数据资料发现,6%的美国成年人存在未确诊高血压;而由 2007—2008 年NHANES数据外推至 2010 年,估计约有 2.3%年龄大于 20 岁的美国人患有未确诊糖尿病[4]。2010 年,年龄超过 20 岁

The writing of this manuscript was not supported by any specific entity. For a list of the author's "Real or Potential Conflicts of Interest," see the attached "Standard Financial Disclosure Form."

W.J. Elliott, M.D., Ph.D. (✉)
Division of Pharmacology, Pacific Northwest University of Health Sciences, 200 University Parkway, Yakima, WA 98901, USA
e-mail: wj.elliott@yahoo.com

的美国人确诊及未确诊高血压人数达 7790 万,而确诊及未确诊糖尿病患者数达 2580 万[1,3]。

高血压和糖尿病仅是多数美国人众多心血管危险因素中的两个,其他还包括肥胖和血脂异常(特别是血清甘油三酯水平的升高,或许更重要的是,低密度脂蛋白胆固醇)。根据最近的全国调查数据,从整体美国成人人口推算[1-3](包括 60 岁人群,据 2000—2005 年弗雷明汉心脏研究表示,该年龄是美国糖尿病患者平均年龄的最接近值[4]),上述相互关联危险因素的预计患病率的总结如图 10.3 所示。这些数据最重要的特征之一是 67%~90%的患者同时存在糖尿病及高血压(与年龄、体重指数及肾功能有关),这为改善糖尿病提供了强大人口学动力(见下文)。

在全球范围内,无论是糖尿病还是高血压均大力促进残疾和死亡。2010 年,在世界范围内,高血压被确定是全球疾病负担最大的(最重要的)危险因素,占全球总伤残的 7%,险胜出吸烟(6.3%)和来自固体燃料的家庭空气污染(4.3%)[6]。与 1990 年儿童传染病等更致命的状况相比,目前状况发生了巨大变化,提示着全球范围内心血管疾病(及其危险因素)的发病率越来越高。依据 2002 年现有的流行病学资料,另一研究小组估计 2020 年约有 26.4%的世界人口(约 9.72 亿)患有高血压,且至 2025 年患病比例将达 29.2%(15.6亿)。大部分的增长预计发生在发展中国家[7]。据国际糖尿病联合会估计,到 2030 年糖尿病患病人数将增至 5.52 亿,因为所有接受调查的国家的 2 型糖尿病患病率均正在增加。也许是因为 80%的糖尿病患者生活在低收入和中等收入的国家中,大约半数的糖尿病患者尚未确诊。糖尿病作为死亡的危险因素反映出其重要性(2011 年 460 万例因糖尿病死亡),全球

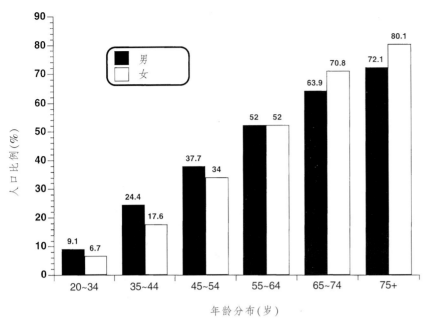

图 10.1　根据 2007—2010 年全国健康和营养调查（Adapted from reference[11].），美国年龄和性别具体化的高血压患病率。值得注意的是，在 60 岁之前男性发病率较女性高，而 60 岁之后情况正好相反。这是否可以归因于存活的效果还未明确。

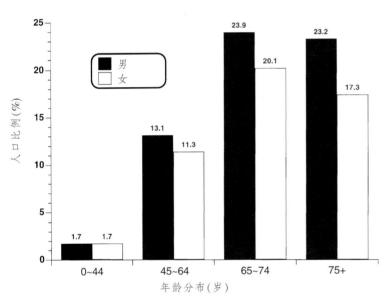

图 10.2　根据慢性病预防和健康促进美国疾病控制和预防国际中心调查，2010 年美国年龄和性别具体化的糖尿病患病率，糖尿病翻译司（data from reference[2].）。

范围内 40~59 岁人群糖尿病的患病率最高[8]。

糖尿病并发高血压的病理生理学

　　虽然可能事情过于简单化，但高血压和糖尿病共同进展的最重要因素之一是胰岛素抵抗。这个问题可利用胰岛素钳夹技术进行最直接的研究，该技术最适宜应用于研究机构，但相关替代方法也已研发，包括空腹及餐后血清胰岛素水平，引导它们应用于包括临床试验在内的大型研究。这些研究的结果表明，近 50% 患有原发性高血压的美国人伴有胰岛素抵抗。遗传学也同样被涉及，因为高血压患者一级亲属即使血压正常，其出现胰岛素抵抗及血脂异常的风险也较大。也许对于大多数美国人来说，更重要的是环境因素，如高脂肪、高能量饮食及久坐不动的生活方式，导致向心性肥胖和异位脂质沉积。这些因素联合增加的胰岛素抵抗风险导致炎症和氧化应激，而后者具有大量负面影响。除了增强肾素-血管紧张素-醛固酮和交感神经系统的活性，还能引起钠/水潴留，导致血管发生多种功能紊乱。这些因素包括血管平滑肌细胞增生、动脉硬化、血管张力和血管内皮功能障碍的增加，以及受到适当的刺激（如一氧化氮）反应时舒张能力

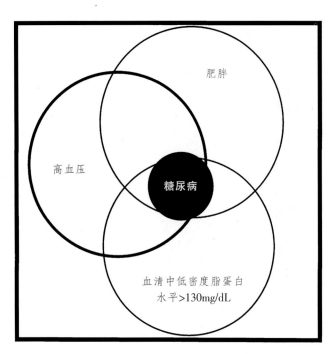

图 10.3 包括 2010 年在内的近期有关美国平民、非制度化成年人口（由方形框区域表示）的全国调查[1-4]，维恩图表示高血压（33%）、糖尿病（11.8%）、肥胖（34.6%）及血清低密度脂蛋白胆固醇水平升高（>130mg/dL，31.1%）的患病率（以及相关重叠程度）。重叠比例来自国家调查数据（如果可用）或参考文献[5]。

下降[9]。这些作用中的一部分似乎由血管平滑肌细胞内钙离子浓度升高所介导，而细胞内钙离子浓度又反过来与维生素 D 水平和代谢的异常有关。有些人认为，更好地理解高血压和糖尿病之间这些病理生理关联有利于两者更好的治疗，如抗高血压药类可能对并发的糖尿病具有一定不良影响，而一些降糖药物可能会升高血压（见下文）。

高血压与 1 型糖尿病

1 型糖尿病（特征是完全缺乏胰岛素）仅占美国糖尿病患者的 6%~8%，而另外 92%~94%的患者是 2 型糖尿病（特征是外周胰岛素敏感性不足）。1 型糖尿病多数是儿童或青少年，由于年龄较小，高血压的风险较低。因此，他们竞争性死亡的风险也较低（与 2 型糖尿病患者相比，如下所述），所以较大比例的 1 型糖尿病患者进展至慢性肾脏疾病（相对于 2 型糖尿病患者）。大多数 1 型糖尿病患者在并发高血压之前已进展至微量清蛋白尿、蛋白尿及随后的肾脏疾病（见本书第 3 章和第 7 章详细介绍）。然而，升高的血压可加

速这些疾病在年轻患者中的进展，并大大增加了糖尿病大血管及微血管并发症发生的风险。

出于这个原因，早期强化降压治疗经常被推荐给患者，特别是应用肾素–血管紧张素系统抑制剂（对此有使用大量清蛋白尿作为终点的临床试验数据）[2]。通常情况下，β–受体阻滞剂最好避免作为 1 型糖尿病患者的降压治疗方案，因为这些患者更容易发生低血糖症，而 β–受体阻滞剂可减弱或掩盖低血糖的症状和体征[2]。除此之外，有关 1 型糖尿病患者血压管理建议与更常见的 2 型糖尿病患者相当类似，而 2 型糖尿病患者血压管理已被更广泛研究（见下文）。

高血压和 2 型糖尿病

我们有更多的数据，也就是更强大的证据（甚至包括一些随机临床试验，见下文）表明血压在 2 型糖尿病患者心血管和肾脏疾病中作用较大。从弗雷明汉心脏研究以来，几乎所有流行病学研究一致认为高血压是心脏疾病、卒中、心血管死亡和终末期肾病的独立危险因素，不论受试者起初是否患有糖尿病。最能揭示高血压对糖尿病患者预后重要性的近期文献可能来自弗雷明汉一项入选 1145 例新确诊糖尿病患者的随访达 4 年的研究，该研究结果提示 125 例患者死亡，204 例患者发生过心血管事件[10]。随后对人口统计学及其他临床变量进行适当调整后，对于新确诊糖尿病患者，高血压显著增加可导致死亡率风险达 72%，而心血管事件风险也增加至近 57%。这些受试者中死亡（30%比 7%）和发生心血管事件（25%比 9%）的人群归因危险度时高血压均较糖尿病高。有人可能提出质疑，认为观察性研究得到的结论本身就比临床试验的效能弱。幸运的是，我们已收集到大量有关使用降压药物治疗的糖尿病患者（与未进行降压治疗糖尿病患者人群相比），以及伴或不伴有糖尿病（基线时）的高血压患者进行降压治疗的临床资料，这些资料一致表明，降低血压对预防心血管和（或）肾脏主要事件具有显著益处。

高血压糖尿病患者与高血压非糖尿病患者的心血管事件

2005 年，降压治疗试验协作组发布了有关降压药物治疗在糖尿病患者与非糖尿病患者的临床试验结果[11]。尽管他们的本意并不是要直接比较糖尿病患者

与非糖尿病患者之间的风险，而是旨在确定相似的降压治疗在这些分组中的益处，有关致死性或非致死性心肌梗死（"冠心病"）的数据已重新整理，如图 10.4 所示。这些数据的随机效应荟萃分析表明，即使使用相似的降压治疗方案，糖尿病患者一致比非糖尿病患者并发冠状动脉心脏疾病的风险高。这些试验中，与非糖尿病患者相比，糖尿病患者（在试验进行期间均接受恰当的其他治疗方法）致命或非致命性心肌梗死风险平均增加达 88%（95%CI,83%~99%）（$P<0.0001$）。类似的结果表明，与非糖尿病患者相比，接受降压药物治疗的糖尿病患者致命或非致命性卒中的风险增加近 43%（95%CI,38%~52%）。同样，糖尿病患者相比非糖尿病患者心血管死亡增加 90%（95%CI,84%~101%）。这些评估与其他许多数据集大致相同，包括来自大型流行病学研究的资料表明，糖尿病通常使发生心血管疾病的长期风险翻倍，无论患者是否并发高血压。

高血压糖尿病患者的肾脏事件

　　虽然有关肾脏和心血管终点事件的随机临床试验资料较少，但大量证据强烈提示高血压是终末期肾病及肾脏疾病进展的一个主要危险因素。这些数据来自美国接受肾脏替代治疗的患者，他们在开始

治疗时需要填写登记表格，且美国肾脏数据系统每年都要对这些数据进行统计总结[12]。据 2012 年报道提示，2010 年诊断为终末期肾病的 114 032 例患者中有 50 305 例患者（占 44.1%）的主要致病原因为糖尿病。另有 28.5% 的患者肾衰竭的主要原因为高血压。然而，这些数据可能存在偏倚，因为登记表格对于一个典型的复杂问题只允许单一的答案，并且选项按字母顺序排列（"糖尿病"排在"高血压"前面）。该登记表格在 2001 年被修改一次，以允许识别导致肾脏替代疗法的多个因素。这一年登记记录表统计显示，进展至终末期肾病的患者中有 15% 仅归因于糖尿病，33% 仅归因于高血压，而 39% 的患者却同时患有高血压和糖尿病。这些至今还未能被复制的数据表明，甚至（或者尤其）在糖尿病患者中，高血压仍是终末期肾病的主要危险因素。

　　除了这些基于人口流行病学的数据显示高血压糖尿病患者终末期肾病的风险显著增加，许多纵向数据库也同样表明高血压糖尿病患者（与正常血压患者相比）患某些肾脏终点事件的风险显著增加。有趣的是，弗雷明汉心脏研究并未对该篇文献提供很大贡献，主要是因为该研究仅入选 5209 例受试者，而这些受试者很可能在进展至终末期肾病之前已因心血管原因死亡。然而，来自多重危险因素干预试验[13]，退伍军人事务医疗中心部[14]及加州北部凯萨医疗机构健康

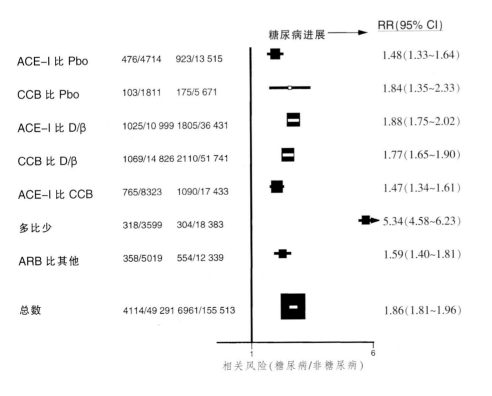

图 10.4　旨在对比降压药物在高血压糖尿病患者和高血压非糖尿病患者疗效差异的随机临床试验关于冠状动脉心脏疾病（致死或非致死性心肌梗死）的荟萃分析。数据来源于参考文献[11]。186 620 例受试者中，糖尿病高血压患者较非糖尿病高血压患者冠状动脉心脏疾病的总比值比是 1.88（95%CI,1.83~1.99）。

计划[15]的大型数据库一致表明,高血压是慢性肾脏疾病和终末期肾病的主要危险因素,甚至(或者尤其)在糖尿病患者中。来自芬兰[16]、中国[17]及挪威[18]的人群长期随访结果也都得到类似的结论。

也许比流行病学数据更能证明糖尿病患者血压升高对肾脏疾病预防重要性的是大量成功的临床试验,详细总结见下文,这些资料已明确减慢肾脏疾病的进展以及预防或延缓终末期肾病发生的主要益处。

糖尿病患者高血压的治疗策略

生活方式的改变

很少有人会质疑用于血压升高的糖尿病患者的强化非药物干预,通常包括饮食和运动[2]。然而,支持这些措施应用于高血压糖尿病患者的近期临床试验资料相对稀缺,可能是因为将糖尿病高血压患者随机分到非饮食和运动治疗组是不符合伦理学要求的。饮食改变对血压影响的总结可参考近期两篇优秀综述[19,20]。许多其他生活方式的改变也对血压有益处,包括近期被美国心脏协会科学声明[21]的增加体力活动(通常是有氧运动)和设备引导的呼吸训练。有氧运动对高血压糖尿病患者的益处可能来源于体重的减轻(无论是否具有饮食计划)及胰岛素敏感性的改善。该观点最好的数据来自芬兰一项大型流行病学研究[22]及芬兰糖尿病预防研究[23]。该数据表明,伴有糖耐量受损的超重患者在随机分配到个体化咨询小组,进行平均达 3.2 年的减少体重和总饱和脂肪酸,以及增加膳食纤维和体力活动相关干预后,患糖尿病的风险降低至 58%;这些益处与是否成功达标直接相关。

烟草回避是一种无须过多讨论的有益的生活方式改变[2]。香烟及其他形式烟草的使用是独立于高血压和糖尿病的动脉粥样硬化心血管疾病的危险因素。虽然糖尿病、高血压或两者并存患者烟草回避的"证据"尚且缺乏(主要原因是建议伴有这些并发症的吸烟患者继续吸烟是违反伦理学的),但目前所有的指南都建议戒烟,因为长期流行病学研究已显示,戒烟可显著降低高血压和糖尿病的主要慢性并发症(包括心血管死亡、心肌梗死、卒中和截肢)的风险。

糖尿病患者降压药物的疗效

虽然降压治疗对高血压患者心血管和肾脏终点

事件的预防均有很大益处,但不同种类降压药对糖耐量(和糖尿病患者)的影响不同。20 世纪 50 年代末,人们发现噻嗪类利尿剂可能增加糖尿病患者胰岛素的需要量,或增加非糖尿病患者的糖尿病发病率。该观点因高血压本身就可增加上述风险的事实而遭到质疑,其机制可能是通过增加超体重以及胰岛素抵抗。值得注意的是,有些 β 受体阻滞剂可能通过限制运动耐量和降低外周动脉血流(以及大块骨骼肌葡萄糖的摄取)同时增加这两个风险。另一方面,随机临床试验已证明血管紧张素转换酶(ACE)抑制剂和血管紧张素受体阻滞剂(ARB)可改善胰岛素敏感性并降低糖尿病患病风险。网状荟萃分析已经被用来比较高血压患者长期随机临床试验中的所有类型降压物导致糖尿病的风险[24]。相关近期资料总结如图 10.5 所示[25]。

这些数据的临床意义有一定争议[24,26]。多重危险因素干预试验[27],以芬兰人口为基础的心血管疾病趋势和决定因素的监测[28],预防心脏病发作的降压和降脂治疗试验(ALLHAT)[29],以及老年收缩期高血压的长期随访试验[30]一致表明,与随访期间血糖正常的个体相比,非糖尿病患者随着随访时间进展而成为糖尿病患者的个体心血管风险并未见明显增加。这一结论可以轻松被推翻,因为随访的时间相对较短,特别是临床试验(如 ALLHAT 试验,初始目的是检测 2 年随访后糖尿病的发病率,因此对进展至后续的心血管疾病有一定限制,因其平均需要 2.9 年)。一项以意大利人群为基础的观察性研究(基于新确诊糖尿病患者

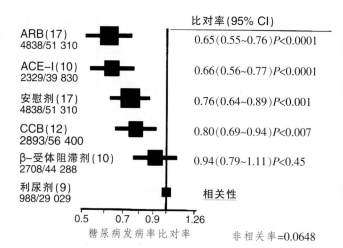

图 10.5　34 项现患糖尿病患者涉及降压药治疗(和安慰剂/未治疗)临床试验的网状荟萃分析结果。每类药物后括号中的数字是其在临床试验中使用的频率;每类药物下方斜线分开的数字分别代表现患糖尿病患者的数量及有患病风险受试者的数量。(Data from reference[25].)

11 项终点事件的研究）表明，新确诊糖尿病患者心血管事件的风险显著增加（相对于非糖尿病患者），在随访 13 年后与基线糖尿病患者相比，新确诊患者的心血管事件发生率并无差异[31]。瑞典哥德堡一项研究认为，新确诊糖尿病患者需要花费 9 年时间使心血管风险达到统计学意义[32]。弗雷明汉心脏研究也得出结论认为现患糖尿病的心血管风险呈时间依赖性，2 型糖尿病患者病程超过 10 年时冠心病的风险才有意义，而冠心病死亡只需病程超过 7 年[33]。该研究和缬沙坦长期应用评价（VALUE）试验结果类似，VALUE 试验中有 1298 例患者在随访期间出现糖尿病，其心脏病发病率介于随机分组时已患糖尿病组（危险比 1.43，95%CI，1.16~1.77）及随访期间血糖始终正常的参照组（危险比 2.20，95%CI，1.95~2.49)之间[34]。

毫无疑问的是，人群中与利尿剂或 β 受体阻滞剂（尽管在统计上有显著意义）相关的糖尿病发病风险的增加，远远超过血压下降带来的益处。即使现患糖尿病患者 10 年内心血管和（或）肾脏并发症风险可能未见明显增加，但糖尿病患者因日常医疗护理而短期增加的花费也是巨大的：监测血糖（以及 1 年 2 次 A1c 检测），降低血脂至较低临界值，监测肾功能（清蛋白尿和血肌酐），以及眼科并发症和糖尿病足的筛查[2]。临床专家们在种种考虑后达成共识，建议大多数糖尿病患者降压药物治疗首选 ACE 抑制剂或 ARB 类药物，因为它们引起血糖水平及胰岛素需要量增加的可能性最小[2]。

糖尿病患者高血压的药物治疗

总论

基本上所有研究一致认为控制血压有益于糖尿病患者[2]，但最近在应该选择哪类药物作为一线药物及血压控制的目标值应为多少两方面出现了分歧。美国糖尿病协会仍建议应用 ACE 抑制剂或 ARB 中的一种，虽然其关于首选治疗方面修正了措辞，并且目前仅建议降压治疗方案包括上述两种药物之一[2]。2005 年，降压治疗试验协作组研究发现与安慰剂组相比，糖尿病患者首选四种类型降压药物（ACE 抑制剂、ARB、钙离子拮抗剂、利尿剂/β 受体阻滞剂）在总的主要心血管事件的预防中具有"可媲美的"差异，在降低血压目标值可降低糖尿病患者主要心血管事件发病率方面表现为"有限的证据"[11]。这最后的结论被控制糖尿病心血管风险行动（ACCORD）降压试验的

研究结果彻底否决[35]，这导致建议糖尿病患者血压控制小于 130/80mmHg 长达 10 年之久的共识被修正[2]，详细讨论见下文。有人表示，有关糖尿病患者首选降压药物问题的争议是(或者应该是)没有实际意义的，因为几乎所有糖尿病患者(在临床试验中，以及在一般的临床实践中) 为达到当前血压目标值小于 140/90mmHg 需要联合两种或更多种降压药物[2]。

28 项涉及 78 754 例糖尿病患者的降压药物随机临床试验，其中并发主要心血管事件(心血管死亡、卒中或心肌梗死的组合) 数量(或评估值)的总结如表 10.1 所示。这些数据的网状荟萃分析结果如图 10.6 所示。这些数据支持(和扩展)2005 年降压治疗试验协作组的分析结果，该结果提示各种随机药物之间的差异较小。这些数据并不能解释以下现象，因为这些研究中大部分安慰剂组患者除随机分配的疗法外，还接受了其他降压药物治疗，但却抵消了活性药物的保护作用。目前多数研究认为这些分析中大多数阳性显著差异(当它们存在时)更可能是由于统计效度不足、研究设计问题及其他技术因素，而非一种药物优于另一种药物。

血管紧张素受体阻滞剂

血管紧张素 II 受体阻滞剂用于 2 型糖尿病患者高血压治疗具有许多优点。它们一般降压效果较好(尤其与利尿剂或钙离子拮抗剂联合应用时)，耐受性良好(在一些非糖尿病患者比较试验中甚至优于安慰剂)，可减少蛋白尿和清蛋白尿(急性和慢性)，能预防主要心血管疾病和肾脏事件，仅在如下条件下才禁止使用：妊娠前或妊娠期间、伴有已知的肾血管性高血压或对该类药物有过敏史。目前一些 ARB 类药物一般可用，尽管目前该药每月最多花费 4 美元，但销量并不可观。

也许验证 ARB 可预防主要心血管事件最好的临床试验证据来源于氯沙坦减少终点事件干预试验(LIFE)中纳入的 2 型糖尿病亚组[36]。批评者也许会辩驳，这项研究仅纳入符合左心室肥大严格标准的患者，因此结果不应该推广到其他没有这种异常的患者。该文献出版两年后，其第一作者指出，LIFE 试验中最初计划比较的药物阿替洛尔是每日一次次优的降压药物[37]。尽管存在这些反对意见，然而，LIFE 试验纳入的 1195 例受试者均患有高血压、2 型糖尿病及心电图检查证明的左室肥大，并随机分配到首选降压药物氯沙坦组或阿替洛尔组，如有需要可加用氢

表 10.1　糖尿病患者降压药物治疗临床试验中观察到(或估计到)的主要心血管事件情况

试验缩写	药物种类	事件/风险	药物种类	事件/风险	药物种类	事件/风险
SHEP	利尿剂	39/283	安慰剂	58/300		
ABCD	CCB	47/235	ACE	29/235		
FACET	CCB	23/191	ACE	14/189		
UKPDS	ACE	94/400	β受体阻滞剂	72/358		
NORDIL	CCB	44/351	β受体阻滞剂	44/376		
Syst–Eur	CCB	13/252	安慰剂	31/240		
MICRO–HOPE	ACE	277/1808	安慰剂	351/1769		
Syst–China	CCB	5/51	安慰剂	10/47		
INSIGHT	CCB	46/649	利尿剂	49/653		
PROGRESS	ACE	82/394	安慰剂	91/368		
IDNT	ARB	138/579	安慰剂	144/569	CCB	128/567
RENAAL	ARB	124/751	安慰剂	118/762		
IRMA–2	ARB	11/194	安慰剂	18/201		
LIFE	ARB	103/586	β受体阻滞剂	139/609		
ALLHAT	利尿剂	906/5393	CCB	555/3214	ACE	521/3129
CONVINCE	CCB	101/1616	β受体阻滞剂	116/1623		
INVEST	CCB	463/3169	β受体阻滞剂	450/3231		
SCOPE	ARB	46/313	安慰剂	51/284		
PERSUADE	ACE	103/721	安慰剂	130/781		
DIAB–HYCAR	ACE	282/2443	安慰剂	276/2469		
DETAIL	ACE	12/130	ARB	150/120		
ASCOT	CCB	246/2565	β受体阻滞剂	257/2572		
ADVANCE	ACE	480/5569	安慰剂	520/5571		
CASE–J	ARB	68/1011	CCB	70/1007		
ONTARGET	ARB	568/3246	ACE	558/3146		
ACCOMPLISH	CCB	170/3347	利尿剂	203/3468		
PRoFESS	ARB	498/2840	安慰剂	511/2903		
TRANSCEND	ARB	211/1059	安慰剂	211/1059		

SHEP,老年收缩期高血压研究[64];ABCD,糖尿病患者适当的控制血压[新英格兰医学杂志. 2000(343):1969];FACET,福辛普利氨氯地平心血管事件试验[糖尿病护理. 1998(21):1779–1780];UKPDS,英国前瞻性糖尿病研究 #39[63];NORDIL,北欧地尔硫䓬研究[柳叶刀. 2000(356):359–365];Syst–Eur,欧洲收缩期高血压试验[新英格兰医学杂志. 1999(340):677–684];MICRO–HOPE,微量清蛋白尿,心血管及肾脏-心脏预后的预防评估[52];Syst–China 中国收缩期高血压试验[内科学文献. 2000(160):211–220];INSIGHT,国际硝苯地平控释片抗高血压干预性研究[高血压. 2003(41):431–6];PROGRESS,培哚普利防止复发性卒中研究[血压. 2004(13):7–13];IDNT,厄贝沙坦糖尿病肾病试验[41];RENAAL,血管紧张素Ⅱ拮抗剂氯沙坦减少非胰岛素依赖型糖尿病终点事件研究[42];IRMA–2,并发微量清蛋白尿 2 型糖尿病患者厄贝沙坦的研究 #2[44];LIFE,氯沙坦干预减少终点事件的研究[36];ALLHAT,降压和降脂以预防心肌梗死试验[53];CONVINCE,维拉帕米对心血管终点事件控制的调查研究[JAMA. 2003(289):2073–2082];INVEST,国际维拉帕米-群多普利拉研究[高血压. 2004(44):637–642];SCOPE,老年认知和预后研究[血压. 2005(14):31–37];PERSUADE,冠心病和糖尿病培哚普利亚组研究[欧洲心脏杂志. 2005(26):1369–1378];DIAB–HYCAR,糖尿病,高血压,微量清蛋白尿或蛋白尿,心血管事件与雷米普利研究[BMJ. 2004(328):495,686];DETAIL,糖尿病患者暴露于替米沙坦和依那普利研究[50];ASCOT,盎格鲁-斯堪的纳维亚心脏转归试验[61];ADVANCE,百普乐联合格列齐特对糖尿病及其血管疾病的控制评价[柳叶刀. 2007(370):829–840];CASE–J,日本坎地沙坦抗高血压生存评估[高血压研究. 2010(33):600–606];ONTARGET,全球性在研替米沙坦单药或联合雷米普利终点试验[56];AC-COMPLISH,通过联合治疗避免收缩期高血压患者心血管事件的发生[62];PRoFESS,为有效避免二次卒中进行的预防治疗[新英格兰医学杂志. 2008(359):1225–1237];TRANSCEND,替米沙坦在并发心血管疾病但血管紧张素转换酶抑制剂不耐受患者中的随机评估研究[柳叶刀. 2008(371):1174–1183]。

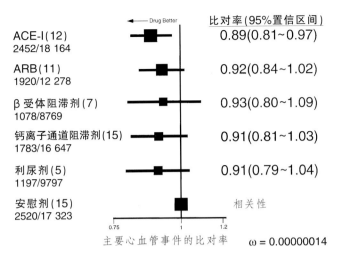

比对率(95%置信区间)

ACE-I(12)
2452/18 164　　　　　0.89(0.81~0.97)

ARB(11)
1920/12 278　　　　　0.92(0.84~1.02)

β 受体阻滞剂(7)
1078/8769　　　　　0.93(0.80~1.09)

钙离子通道阻滞剂(15)
1783/16 647　　　　　0.91(0.81~1.03)

利尿剂(5)
1197/9797　　　　　0.91(0.79~1.04)

安慰剂(15)
2520/17 323　　　　　相关性

主要心血管事件的比对率　　ω = 0.00000014

图 10.6　28 项纳入 78 754 例糖尿病患者涉及各种类型降压药物(安慰剂、利尿剂、β 受体阻滞剂、钙离子拮抗剂、ACE 抑制剂、血管紧张素 Ⅱ 受体阻滞剂)临床试验(不包括 ONTARGET 研究的组合分支)主要心血管事件(心血管死亡、心肌梗死或卒中)风险比较的网状荟萃分析结果。括号内的数字是使用该类药物临床试验的数目。水平方差条表示 95% 置信区间;方块代表比值比(绘制面积与统计资料成正比)。ACE-I,血管紧张素转化酶抑制剂;ARB,血管紧张素受体阻滞剂。药品种类下面斜线所分隔的数字分别代表并发主要心血管事件糖尿病患者的人数及各个临床试验中被随机分配的患者人数。

氯噻嗪及其他降压药物。氯沙坦组由基线血压平均值 177/96mmHg 降至平均值 146/79mmHg,而阿替洛尔组血压平均降至 148/79mmHg。主要复合终点事件是因心血管疾病死亡、卒中或心肌梗死,氯沙坦组这些事件的发生率显著减少(相对风险,0.76;95%CI,0.58~0.98,$P=0.031$),即使在通过弗雷明汉风险评分基线值及左心室肥大程度的统计学调整后。这种不寻常的,通常事后决定的步骤在 LIFE 数据分析方案中被预先具体化,以减少出现 Ⅱ 类统计学错误的可能性,而该类错误最可能来自不平衡随机化过程。氯沙坦组全因死亡率和心血管死亡率显著性减少(分别减少 39% 和 37%)。这些数据与 1995—2005 年普及的建议相一致,该建议认为患者降低血压的方式是结局的一个重要决定因素[38];目前,大多数研究认为降低血压本身比首选何种药物更重要[39,40]。

两项经典的安慰剂对照多中心前瞻性随机临床试验使得 2 型糖尿病肾病成为 ARB 类药物"令人信服的指征",致使 FDA 下达两项有关该指征的批准。许多人并未意识到,在厄贝沙糖尿病肾病试验(IDNT)[41]及血管紧张素 Ⅱ 受体拮抗剂氯沙坦减少非胰岛素依赖型糖尿病终点事件试验(RENAAL)[42]中,可能符合条件的 2 型糖尿病患者在随机给予 ARB 或安慰剂或氨氯地平之前,已接受利尿剂、β 受体阻滞剂和(或)其他降压药物的治疗。两项研究的入选标准略有不同:IDNT 纳入 30~70 岁的 2 型糖尿病患者,血压>135/85mmHg,蛋白尿>900mg/d,女性血肌酐在 1~3mg/dL,男性在 1.2~3.0mg/dL。对于 RENAAL,2 型糖尿病患者必须是 30~70 岁,尿清蛋白/肌酐比值>300mg/g,血肌酐水平在 1.3~3.0mg/dL。该研究结果接连发表在新英格兰医学杂志。IDNT 研究中,血压基线平均值为 159/87mmHg,厄贝沙坦组降至 140/77mmHg,氨氯地平组降至 141/77mmHg,而安慰剂组终点血压平均值为 144/80mmHg。RENAAL 研究中,血压基线平均值 152/82mmHg,氯沙坦组试验终点血压平均值为 140/74mmHg,而安慰剂组血压平均值为 142/74mmHg。两项试验不仅主要复合终点相同(血肌酐、终末期肾病或死亡倍增),ARB 组和安慰剂组主要事件发病率最终的比较 P 值均为 0.02。有关两项里程碑试验传统的荟萃分析结果如图 10.7 所示。没有对死亡率进行整体因素评价可能是意料之中的,因为入选的糖尿病患者的平均年龄接近 60 岁,且在基线水平有近 2/3 的患者并发视网膜病变。但是,主要终点事件总体上的高度延迟,以及需要肾脏替代治疗人数的显著减少令人印象深刻。对这些研究及具有类似结果的研究进行药物经济学分析后发现,对于并发早期或晚期糖尿病肾病的患者,ARB 可为 2 年治疗方案节省成本[43]。

虽然清蛋白尿和(或)蛋白尿还未被美国 FDA 认可作为有效的终点事件替代指标,但其已在 1 型和 2 型糖尿病患者中被广泛研究。几乎在所有的试验中,ARB 类药物可短期有效降低清蛋白尿,以及长期有效抑制清蛋白尿的发展(通常 2~4 年)。也许这方面相关研究最有名的是厄贝沙坦微量清蛋白尿试验[44],该试验与 IDNT 和 RENAAL 研究同时发表。在这项前瞻性试验中,610 例并发微量清蛋白尿(20~200μg/min)的高血压 2 型糖尿病患者被随机分配到安慰剂组或低或高剂量厄贝沙坦组,并随访 2 年以追踪大量蛋白尿的发展情况(≥288mg/d,或由基线值增加≥15%)。各组血压几乎相同(安慰剂组血压平均值 145/84mmHg,150mg/d 厄贝沙坦组血压平均值 143/84mmHg,300mg/d;厄贝沙坦组血压平均值 142/84mmHg),药物治疗组较少有副作用和停药情况。随访 2 年后,仅 300mg/d 厄贝沙坦组蛋白尿的发生率显著减少(70%);低剂量组仅 39% 的减少趋势。最近一项关于肾素–血管紧张素–

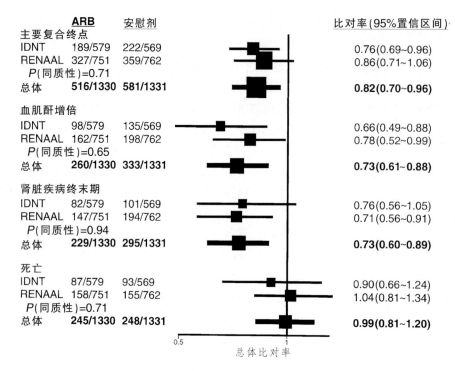

图 10.7　两项有关 2 型糖尿病肾病里程碑试验中，血管紧张素受体拮抗剂（厄贝沙坦或氯沙坦）与安慰剂相比进行传统 Mantel-Haenzsel 荟萃分析结果。数据来源于参考文献[41,42]。水平条代表每次比较的 95% 置信区间；实心方块面积与每个终点事件患病人数成正比（与涉及的主要复合终点事件相比）。ARB，血管紧张素受体拮抗剂；IDNT，厄贝沙坦糖尿病肾病试验，RENAAL，血管紧张素 II 受体拮抗剂氯沙坦减少非胰岛素依赖型糖尿病患者终点事件试验。请注意，这些分析未收录来自 IDNT 氨氯地平分支研究中其他的有效数据。

醛固酮系统抑制剂的荟萃分析表明，其可显著降低 1 型和 2 型糖尿病患者的清蛋白尿，且基线值越高效果越好[45]。

　　众多反对清蛋白尿作为糖尿病肾脏疾病有效或有用替代终点指标中的一部分观点可被重要研究的结论所总结概括。尤其是 1 型糖尿病患者，清蛋白尿的程度变化相当大，这取决于最近的血压控制、血容量状态、膳食中钠的摄入量及其他因素。一项纳入 75 例血压正常、基线时无清蛋白尿并发症 1 型糖尿病患者的前瞻性研究表明，患者在睡眠期间血压的升高可预测微量清蛋白尿的发展。据推测，该问题可通过要求两次连续测量值达到阈值以上而被验证（如在厄贝沙坦微量清蛋白尿试验中所述[44]）。其次，一项纳入 4447 例无清蛋白尿 2 型糖尿病患者，随访达 3.2 年的临床试验，通过比较 40mg 奥美沙坦组与安慰剂组，表明奥美沙坦组血压轻微下降（分别下降 3.1/1.9mmHg），清蛋白尿发病速率降低（降低 23%，95%CI，6%~37%，P=0.01），非致死性心血管事件两组无明显差异（P=0.37），但心血管死亡事件增加（15 比 3，P=0.01）[47]。虽然超额死亡率已被归因于偶然现象、确诊冠心病患者数目的不平衡以及其他因素，许多人会认为对于高血压糖尿病患者，由微量清蛋白尿进展至心血管事件所需的时间通常超过 3.2 年，表明该研究在证实诸如卒中、心肌梗死或心血管死亡这些"硬性终点事件"时效度不足。在未来若干年内，清蛋白尿作为慢性肾脏病预后效果的修饰指标可能还存在争议[48]。

ACE 抑制剂

　　ACE 抑制剂与 ARB 类药物对糖尿病合并高血压的治疗有着许多共同优势，但却面临着慢性干咳（约 13%）和血管性水肿（0.7%）的风险。也许因为它们是第一种通过直接抑制肾素–血管紧张素系统作用的可用药物，它们已在包括糖尿病患者在内的临床试验中得到很好验证。也许最能说明问题的是卡托普利协作研究小组关于卡托普利与安慰剂对 1 型糖尿病肾病疗效的对比研究[49]。该试验入选 409 例尿蛋白排泄>500mg/d，血肌酐<2.5mg/dL 的 1 型糖尿病患者，并使用血肌酐加倍作为主要终点指标。经过 3 年的随访期，各组之间血压差异<2/4mmHg；与安慰剂组相比，卡托普利组血肌酐加倍患者的人数显著较少（25 比 43，P=0.007），或死亡、透析及移植复合的次要终点事件也显著较少（23 比 42，P=0.006）。

　　这一里程碑式的研究使得在 2 型糖尿病患者中进行安慰剂对照的肾脏预后试验的辨别相当困难，因为人们普遍认为类似的益处应该叠加。一项关于 ARB 类药物与 ACE 抑制剂头对头对比试验已在 2 型糖尿病患者中完成，但该研究却替换肾小球滤过率的下降（通过碘海醇清除率测量）作为主要终点指标，在 250 例 2 型糖尿病患者随访达 5 年后，成功得出替米沙坦与依那普利之间统计学"非劣效性"结果[50]。许多人认为该试验的终点指标不如之前肾脏研究所用指标的效度强,有可能因 14% 替米沙坦组患者和 13% 依那普利组患者最后指标的缺失而受影响。许多其他的试验已经明确,在无糖尿病的患者中,ACE 抑制剂具有减少蛋白尿和延缓慢性肾脏疾病发展的独特效果[51]。

ACE 抑制剂有关糖尿病患者心血管疾病的研究相当广泛。也许最乐观的效果来自 3677 例糖尿病患者应用雷米普利后随机心脏预后预防评估(HOPE)结果[52]。虽然比计划提前 6 个月停止了试验,但随机分到雷米普利组的糖尿病患者关于心血管死亡、心肌梗死或卒中主要复合终点事件的相对风险显著减少 25%,以及每个成分事件的相对风险也显著减少。另外,全因死亡率和进展至蛋白尿大于 300mg/d 的概率也减少 24%。后续试验纳入大量糖尿病患者和非糖尿病患者,通过对比培哚普利或群多普利拉与安慰剂,几乎无阳性结果,可能归因于两随机组中关于其他危险因素更广泛和更恰当的治疗(包括具有心肌梗死既往史患者的抗血小板药物、β 受体阻滞剂及降脂药物的治疗)。HOPE 及其糖尿病亚组如此显著的阳性结果可能归因于数据安全和监测委员会对试验停止的不情愿,而与 1999 年相比,如今更有可能中途停止试验(由于很多原因)。

通过与纳入 2 型糖尿病患者最多的降压和降脂预防心肌梗死试验(ALLHAT)[53]研究进行比较(详细介绍见下文),平衡 HOPE 及其糖尿病亚组唯一的阳性结果很重要。该试验纳入 13 101 例糖尿病患者,在任何类型心血管事件的预防中,赖诺普利均未优于氯噻酮,甚至在黑人受试者(无论是否患有糖尿病)中,赖诺普利对卒中的预防显著劣于氯噻酮。

许多关于糖尿病、心力衰竭、慢性肾脏疾病及其他疾病的小型研究表明,联合应用 ACE 抑制剂和 ARB 类药物可能是有益处的。这些益处尤其体现在对糖尿病患者清蛋白尿的减少[54],或对收缩期心力衰竭患者死亡或再住院的预防[55]。然而,有关充分剂量替米沙坦联合雷米普利的大型试验(随机纳入 25 620 例受试者)结果表明,联合治疗组血压仅轻度降低,而心血管事件未见明显改善,但高钾血症和肾功能不全发病率增加[56],并且关于血肌酐增倍、终末期肾病或死亡复合事件的风险显著增加[57]。另一项纳入 9612 例糖尿病患者的研究通过观察这些重要终点事件出现类似趋势(无统计学意义)。这些数据表明,充分剂量的 ACE 抑制剂和充分剂量的 ARB 之间几乎无差异,且两者联合可能对肾脏有害。最近一项研究纳入 1448 例 2

型糖尿病患者给予氯沙坦(100mg/d),这些患者清蛋白/肌酐比值大于 300mg/g 且基线肾小球滤过率估计值(eGFR)在 30~89.9mL/(min·1.73m²)之间,之后随机加用安慰剂或赖诺普利(10~40mg/d)。尽管该研究最初的打算是比较不同治疗方案关于"硬性肾脏终点事件"[对于 eGFR 基线值大于 60mL/(min·1.73m²)的患者 eGFR 首次降至 30mL/(min·1.73m²)以下,也就是 eGFR 下降超过 50%,以及终末期肾病或死亡之间的复合事件]的差异,试验却被提前中止(尽管中止时主要复合终点事件已出现无统计学意义的 12% 降低趋势),因为过度高血钾(联合治疗组与单药治疗组每 1000 人年中分别出现 6.3 和 2.6)和急性肾损伤(每 1000 人年中分别出现 12.2 和 6.7)的出现[58]。这些数据证实了 ACE 抑制剂联合 ARB 治疗在 2 型糖尿病患者中存在潜在的危害,其可增加共同毒性(如高钾血症以及血肌酐的增加)的风险,并且对心血管或肾脏事件的预后无明显益处。

肾素抑制剂

干扰肾素–血管紧张素系统的最新方法通过作用于限速步骤直接抑制肾素:血管紧张素原水解为血管紧张素 I。阿利吉仑,第一代肾素抑制剂,于 2007 年推出,似乎具有 ARB 的很多优势:剂量依赖性血压降低,很好的耐受性,仅禁用于妊娠女性和肾动脉疾病患者。相关初步临床试验纳入 2 型糖尿病高血压患者,这些患者晨起清蛋白/肌酐比值在 300~3499mg/g。实验比较氯沙坦 100mg/d 单独使用,与氯沙坦 100mg/d 联合阿利吉仑 150mg/d 治疗 3 个月增至 300mg/d 后再治疗 3 个月之间的差异[59]。结果相当理想:与氯沙坦单药治疗相比,氯沙坦联合阿利吉仑治疗组血压仅稍微降低(无统计学意义),副作用类似,但对清蛋白/肌酐比值的降低整体达 20%。这引起人们对纳入 8561 例并发慢性肾脏疾病、心血管疾病或两者并存糖尿病患者,以比较 ACE 抑制剂或 ARB 是否加用阿利吉仑对"硬性终点事件"影响的研究抱有很大希望。虽然阿利吉仑加用组血压和清蛋白尿稍微降低,但研究却因该组高血钾、低血压或需要停药治疗的其他副作用的高风险而提前中止[60]。该试验提前中止的消息公布后,其他有关阿利吉仑在糖尿病患者中的临床试验及阿利吉仑联合缬沙坦所有剂型的营销工作均被叫停,并且 FDA 批准的阿利吉仑产品信息也被更新为禁止糖尿病患者联合应用阿利吉仑与 ARB 类药物或 ACE 抑制剂,并限制已服用 ARB 类药物或 ACE 抑制剂且 eGFR 低于 $60mL/(min \cdot 1.73m^2)$ 的患者使用阿利吉仑。

关于对比替米沙坦联合雷米普利与各自单药治疗在 2 型糖尿病患者中疗效研究的事后分析也表明，接受肾素-血管紧张素系统双重抑制剂治疗的患者并发低血压、高钾血症及需要急性透析的风险较高[61]；由退伍军人事务部资助的一项关于氯沙坦联合赖诺普利治疗的临床试验也出现类似风险[58]。总之，这些数据表明，单药治疗比通过干涉肾素-血管紧张素-醛固酮级联系统不同位点的联合治疗更有优势。

钙离子拮抗剂

基于许多临床试验，二氢吡啶和非二氢吡啶类钙离子拮抗剂均已用于许多糖尿病患者以降低血压。非二氢吡啶类钙离子拮抗剂的早期研究表明其可轻至中度降低蛋白尿，因此常将其用于肾素-血管紧张素系统抑制剂的辅助用药，而"单用"二氢吡啶类钙离子拮抗剂具有增加蛋白尿的趋势，并在 IDNT 研究中提示其在肾脏终点事件的预防上劣于 ARB 类药物[41]。结果导致目前大多数医生联合应用钙离子拮抗剂与肾素-血管紧张素系统抑制剂，因为这种情况在 RE-NAAL 研究中很常见[42]。钙离子拮抗剂对葡萄糖或胆固醇代谢无重大不利影响，因此具有良好耐受性，并且该类药物有关糖尿病和非糖尿病高血压患者的随机临床试验取得了丰富数据。

两项临床试验尤其能说明钙离子拮抗剂对糖尿病患者的潜在益处：盎格鲁-斯堪的纳维亚心脏转归试验（ASCOT）和通过联合用药以避免收缩期高血压患者心血管事件（ACCOMPLISH）。前者比较氨氯地平（如有需要可加用培哚普利）与阿替洛尔（如有需要可加用苄氟噻嗪），并使用致命或非致命心肌梗死作为主要终点事件。与此同时，符合条件的受试者被随机分配到阿托伐他汀组或安慰剂组，由于其对主要终点事件的减少效果很理想而提前终止，只剩下该试验的降压亚组，由此导致低于预期的统计效度。这被认为可证实所有预先指定亚组（包括纳入 5137 例糖尿病患者亚组）的主要终点事件相对于总心血管事件或过程存在一定改变[62]。虽然研究方案推荐糖尿病患者血压目标值应小于 130/80mmHg，试验进行一年后，氨氯地平组和阿替洛尔组血压分别降至 143/81mmHg 和 148/84mmHg，而在研究终点，两组血压分别降至 137/76mmHg 和 136/75mmHg。随访期间，糖尿病患者总心血管事件和过程的 Kaplan–Meier 曲线在前 3 年是重

叠的，但之后即分开，表现为氨氯地平治疗组的整体显著优势（$P=0.0261$）。这种差异大概是由于在致死性和非致死性心肌梗死、慢性稳定型心绞痛、非致死性卒中、外周动脉疾病及其他血管重建方面均偏向于氨氯地平组，并且存在显著性差异（$P<0.05$，未经多重比较校正）。但主要终点事件测量指标的比较无统计学意义（$P=0.46$），虽然有偏向氨氯地平的趋势。总体来说，这些糖尿病患者中的观察结果与整个 ASCOT 研究群体所见一致，但也被一些学者所批评，他们认为仅当主要终点指标之间有差异的情况下才能评价次要指标。

ACCOMPLISH 试验纳入 11 505 例高危高血压患者（包括 6946 例糖尿病患者），并随机分至贝那普利初始治疗组和氨氯地平或氢氯噻嗪初始治疗组[63]。主要终点指标是因心血管疾病死亡、心肌梗死、卒中，以及因心绞痛、心搏骤停复苏或冠状动脉血运重建而需住院治疗的复合事件。该试验方案建议所有糖尿病患者的血压目标值小于 130/80mmHg，但随访期间，氨氯地平组和氢氯噻嗪组平均血压为 132/73mmHg 和 133/74mmHg。尽管该试验因氨氯地平组优于氢氯噻嗪组而提前终止，被随机分至前者的糖尿病患者主要终点事件显著减少 23%（$P=0.003$），以及心血管事件（血管重塑及心肌梗死、不稳定型心绞痛或心源性猝死的复合事件）发生率亦显著降低。此外，试验后糖尿病患者肾脏终点事件（血肌酐增加超过 50%或高于参考范围）发生率显著降低 47%（95%CI，36%~55%，$P<0.001$），在非糖尿病患者中降低得甚至更多（62%）。这些数据引起一些指南委员会更偏向于应用钙离子拮抗剂而非氢氯噻嗪作为糖尿病患者二线降压药物，而多数 ALL-HAT 研究者则认为如果替换掉较为短效且较低效的氢氯噻嗪、氯噻酮，可能会产生不同的结果。

β受体阻滞剂

如上所述，目前多数研究仅建议伴有明显指征（如心肌梗死后、左心室功能尚存的心力衰竭）的糖尿病患者使用 β 受体阻滞剂，因为该类药物可掩盖低血糖症状和体征、潜在的高血糖，并减少运动耐受（其可促进体重增加）。在有关阿替洛尔的担忧提出之前[36,37,62]，英国前瞻性糖尿病研究（UKPDS）纳入 1158 例新确诊 2 型糖尿病高血压患者随机分至每天两次卡托普利组或每天一次阿替洛尔组，并进行第二次随机分组（讨论如下）以达到不同血压目标值。9 年随访期间，阿替洛尔组停药人数显著多于卡托普利组，但关于预先设定的几个终点事件，任何治疗组间都无

显著差异[64]。

利尿剂

利尿剂已长期用于降低糖尿病患者的血压；对于多数类似患者，如果没有利尿剂，实现血压目标值是困难的甚至是不可能的。对于多数 2 型糖尿病患者，这些药物普遍可降低血容量、预防心力衰竭，并对抗肾素–血管紧张素系统抑制剂引起的高血钾。其副作用有时包括勃起功能障碍、低钾血症，以及血糖控制日益恶化风险的增加。

目前已有坚实的临床试验证据支持高血压糖尿病患者利尿剂的应用。在老年收缩期高血压试验(SHEP)中，与安慰剂相比，氯噻酮治疗组在降低主要心血管疾病方面具有显著优势，两者同等减少相对风险达 34%，但氯噻酮治疗组对绝对风险的减少是安慰剂组的 2 倍多[65]。包括高血压检测和随访项目、老年高血压欧洲工作组、瑞典老年高血压患者试验及 SHEP 研究在内的降压药干预措施个人数据分析项目的荟萃分析表明，与对照干预组相比，首选利尿剂治疗组的卒中(减少 36%)及主要心血管事件(减少 20%)均显著减少[66]。最后，也可能是最重要的，如上文简要提到的，ALLHAT 试验比其他任何试验都纳入更多糖尿病患者，并得出结论认为试验所选利尿剂氯噻酮，在所有高血压患者以及糖尿病患者中，对一种或多种形式心血管疾病的预防优于其他任何类型降压药物[53]。这一结论基本上是来源于将心力衰竭作为一个独立终点事件的基础上，而非作为复合事件中的一部分(如预先计划)。这原本是颇有争议的。此后，争议被转移至氯噻酮和更受欢迎的氢氯噻嗪之间差异的大小。来自康涅狄格州的研究人员通过选择性较严格的标准纳入 9 项临床试验数据得出结论，在预防心血管事件方面，氯噻酮明显优于氢氯噻嗪[67]；其他研究者从分别纳入 5 项和 83 项临床试验的另外两个荟萃分析中未发现上述两种药物之间的差异[68,69]，尽管关于氯噻酮的临床数据结果(尤其在预防心力衰竭方面)更加丰富[70]。

其他类药物

多数当局认同 ALLHAT 糖尿病研究的结论，即 α-1 肾上腺素受体拮抗剂在预防心力衰竭及复合心血管疾病方面不如低剂量氯噻酮[71]。对于这种差异具有许多可能的解释，包括坐位血压(而非站位血压)的使用，但它增强了临床决策中硬性终点事件的重要性。之前许多研究表明 α-1 受体阻滞剂对血压和糖脂代谢可能有

益处。这也可于 ALLHAT 试验中观察到。但最终发现其在心血管疾病的预防中作用较小。中枢性 α-2 受体激动剂有时被用来控制血压，其代谢性副作用较少，但镇静、口干及其他常见副作用使其在高血压常规治疗中不太受欢迎。醛固酮拮抗剂也偶尔有用，但高钾血症及肾功能损害加重是其常见不良反应。

所有糖尿病患者的血压目标值

目前关于所有糖尿病患者控制血压目标值低于日常水平的说法存在争议。这已成为糖尿病和高血压社区管理多年来的一个基本标准，但最近已被 AC-CORD 试验提出质疑。

支持血压目标值应低于日常水平观点的证据来源于至少 3 项临床试验：UKPDS 研究、高血压最佳治疗研究及丹麦一项小型多项干预试验。早在 1985 年，英国 1148 例新确诊 2 型糖尿病患者被随机分配至"较低血压目标值"组(≤150/85mmHg)或"不太严格控制"组(≤180/100mmHg)，并随访达 8.4 年之久[72]。最终"较低血压目标值"组平均血压控制在 144/84mmHg，而另一组为 154/87mmHg，且前者在糖尿病相关终点事件(主要终点指标，下降达 24%)、死亡(32%)、卒中(44%)及微血管终点事件(37%)发生率上明显减少。基于当时英国医疗费用而进行的正式成本效率分析表明，降低血压至较低目标值既可延长折合的无病寿命，又可节省花费(无终点事件寿命每年可节省 1049英镑)[73]。需要注意的是，UKPDS 研究中两随机分组血压降低值之间的差距(10/5mmHg)正如美国高血压指南委员会一年前所建议的那样(糖尿病患者相对于非糖尿病患者)，当时一项药物经济学分析结果表明血压降至较低目标值整体上可节省开支也同时支持了上述观点[74]。第二项临床试验纳入 1501 例糖尿病患者，随机分至舒张压目标值≤80mmHg、≤85mmHg或≤90mmHg 组，结果提示对于糖尿病患者血压目标值低于日常水平具有显著益处[75]。通过中位数为 3.8年的随访期后，与随机分至舒张压≤90mmHg 组患者相比，随机分配至最低舒张压组的患者主要心血管事件发病风险显著降低达 51%。因此，写于 1998—2012 年间的许多国家和国际指南均参照本试验的结果建议糖尿病患者舒张压目标值降至<80mmHg。该目标值看似被丹麦一项纳入 180 例 2 型糖尿病患者的小型临床试验所验证，该研究表明包括血压目标值降至日常水平以下患者在内接受"强化治疗"的患者心

血管并发症显著减少 55%[76]。后续随访 5.5 年后"强化治疗"组总死亡率显著降低 45%[77]。

糖尿病患者控制血压目标值至较低水平的最大型及最直接的验证是 ACCORD 试验,该研究纳入 10 251 例受试者,并随机分至收缩压目标值<140mmHg 组或<120mmHg 组 [35]。虽然有些人认为收缩压目标值<120mmHg 太低,但该组平均收缩压最终为 119mmHg,证明达到如此低值是有可能的。然而,整个心血管事件的发生率并没有显著差异(P =0.20),尽管较低目标值组相对风险减少达 12%;只有次要终点事件致命或非致命性卒中显著减少(减少 41%,P =0.01)。由于其规模较大,ACCORD 研究结果压倒其他早期试验,并引发指南委员会修改或否决之前的建议而替换成所有糖尿病患者血压目标值需降至日常水平以下。

基于 IDNT 和 RENAAL 研究的事后分析,似乎存在一些证据支持糖尿病肾病患者需要将血压目标值控制在日常水平以下。从预防医学的原则来看这非常有意义,因为与低危组相比,高危组接受推荐疗法的频率更密集(也更有益处)。这一原则可通过分析卒中的预防与降压药物、之前建议的 LDL 胆固醇目标值降至心血管风险区间以下,以及之前通过针刺(可能会传播人类免疫缺陷病毒)进行暴露后预防之间的关系而得到证实。所以近期一些指南建议,如果糖尿病患者[2](以及非糖尿病患者)[48]并发微量清蛋白尿(清蛋白尿/肌酐比值大于 30mg/g),需要控制血压值低于日常水平。尽管有人可能认为这一建议是不完全基于循证医学的,它仅适用于针对疾病转归预测指标的强化治疗方案,同样在其他疾病状态下也很常见。

总之,高血压糖尿病患者降压治疗的最佳手段仍存在争议。但是基于对包括清蛋白尿在内其他风险因素的分析,最佳治疗手段可能包括随时进行生活方式干预、肾素-血管紧张素系统抑制剂的使用,以及其他降压药物充分的应用,以保证患者血压维持在与心血管和肾脏疾病绝对风险成反比的水平上。

(朱江 张军 译)

参考文献

1. Go AS, Mozaffarian D, Roger VL, Benjamin EJ, Berry JD, Borden WB, Bravata DM, Dia S, Ford ES, Fox CS, Franco S, Fullerton HJ, Gillespie C, Hailpern SM, Heit JA, Howard VJ, Huffman MD, Kissela BM, Kittner SJ, Lackland DT, Lichtman JH, Lisabeth LD, Magid D, Marcus GM, Maraelli A, Matchar DB, McGuire DK, Mohler ER, Moy CS, Mussolino ME, Nichol G, Paynter NP, Schreiner PJ, Sorlie PD, Stein J, Turan TN, Virani SS, Wong ND, Woo D, Turner MB, on behalf of the American Heart Association Statistics Committee and Stroke Statistics Subcommittee. Heart disease and stroke statistics—2013 update: a report from the American Heart Association. Circulation. 2013;127:e6–245.

2. American Diabetes Association. Executive summary: standards of medical care in diabetes—2013. Diabetes Care. 2013;36 Suppl 1: S11–66.

3. US Centers for Disease Control and Prevention's National Center for Chronic Disease Prevention and Health Promotion, Division of Diabetes Translation. Detailed data for diagnosed diabetes. www.cdc.gov/diabetes/statistics/prev/national/tprevmage.htm, and www.cdc.gov/diabetes/statistics/prev/national/tprevfemage.htm. Accessed 20 May 13.

4. Centers for Disease Control and Prevention. National diabetes fact sheet: national estimates and general information on diabetes and prediabetes in the United States, 2011. Atlanta, GA: US Department of Health and Human Services, Centers for Disease Control and Prevention; 2011. http://www.cdc.gov/diabetes/pubs/pdf/ndfs_2011.pdf. Accessed 11 May 13.

5. Preis SR, Pencina MJ, Hwang S-J, D'Agostino Sr RB, Savage PJ, Levy D, Fox CS. Trends in cardiovascular risk factors in individuals with and without diabetes in the Framingham Heart Study. Circulation. 2009;120:212–20.

6. Lim SS, Vos T, Flaxman AD, Danael G, Shibuya K, Adair-Rohani H, et al. A comparative risk assessment of burden of disease and injury attributable to 67 risk factors and risk factor clusters in 21 regions, 1990-2010: a systematic analysis for the Global Burden of Disease Study 2010. Lancet. 2012;380:2224–60.

7. Kearney PM, Whelton M, Reynolds K, Muntner P, Whelton PK, He J. Global burden of hypertension: analysis of worldwide data. Lancet. 2005;365:217–23.

8. International Diabetes Federation. Diabetes atlas: The global burden. Available at www.idf.org/diabetesatlas/5e/the-global-burden, Accessed 21 May 13.

9. Matheus AS, Tannus LR, Cobas RA, Palma CC, Negrato CA, Gomes Mde B. Impact of diabetes on cardiovascular disease: an update. Int J Hypertens. 2013;2013:653789. doi: 10.1155/2013/653789. Epub 2013 Mar 4.

10. Chen G, McAlister FA, Walker RL, Hemmelgarn BR, Campbell NRC. Cardiovascular outcomes in Framingham participants with diabetes: the importance of blood pressure. Hypertension. 2011;57: 891–7.

11. Turnbull F, Neal B, Algert C, Chalmers J, Chapman N, Cutler J, Woodward M, MacMahon S; Blood Pressure Lowering Treatment Trialists' Collaboration. Effects of different blood pressure-lowering regimens on major cardiovascular events in individuals with and without diabetes mellitus: results of prospectively designed overviews of randomized trials. Arch Intern Med. 2005;165:1410–9.

12. US Renal Data System. USRDS 2012 annual report. Atlas of chronic kidney disease and end-stage renal disease in the United States. Bethesda, MD: National Institutes of Health, National Institute of Diabetes and Digestive and Kidney Diseases; 2012. http://www.usrds.org/2012/pdf/v1_ch1_12.pdf. Accessed 11 May 13.

13. Ishani A, Grandits GA, Grimm Jr RH, Svendsen KH, Collins AJ, Prineas RJ, Neaton JD. Association of single-measurements of dipstick proteinuria, estimated glomerular filtration rate, and hematocrit with 25-year incidence of end-stage renal disease in the Multiple Risk Factor Intervention Trial. J Am Soc Nephrol. 2006;17:2444–52.

14. Perry Jr HM, Miller JP, Fornoff JR, Baty JD, Sambhi MP, Rutan G, Moskowitz DW, Carmody SE. Early predictors of 15-year end-stage renal disease in hypertensive patients. Hypertension.

1995;25:587–94.

15. Hsu C, Iribarren C, McCulloch CE, Darbinian J, Go AS. Risk factors for end-stage renal disease: 25-year follow-up. Arch Intern Med. 2009;169:342–50.

16. Kastarinen M, Juutilainen A, Kastarinen H, Salomaa V, Karhapää P, Tuomilehto J, Gröhangen-Riska C, Jousilahti P, Finne P. Risk factors for end-stage renal disease in a community-based population: 26-year follow-up of 25,821 men and women in Eastern Finland. J Intern Med. 2009;267:612–20.

17. Reynolds K, Gu D, Muntner P, Kusek JW, Chen J, Wu X, Duan X, Chen CS, Klag MJ, Whelton PK, He J. A population-based prospective study of blood pressure and risk for end-stage renal disease in China. J Am Soc Nephrol. 2007;18:1928–35.

18. Munkhaugen J, Lydersen S, Wilderoe TE, Hallan S. Prehypertension, obesity and risk of kidney disease: 20-year follow-up of the HUNT 1 study in Norway. Am J Kidney Dis. 2009;54:638–46.

19. Appel LJ, Brands MW, Daniels SR, Karanja N, Elmer PJ, Sacks FM. Dietary approaches to prevent and treat hypertension: a scientific statement from the American Heart Association. Hypertension. 2006;47:296–308.

20. Appel LJ, Giles TD, Black HR, Izzo Jr JL, Materson BJ, Oparil S, Weber MA. ASH position paper: dietary approaches to lower blood pressure. J Am Soc Hypertens. 2010;4:79–89.

21. Brook RD, Appel LJ, Rubenfire M, Ogedegbe G, Bisognano JD, Elliott WJ, Fuchs FD, Hughes JW, Lackland DT, Staffileno BA, Townsend RR, Rajagopalan S. Beyond medications and diet: alternative approaches to lowering blood pressure: a scientific statement from the American Heart Association. Hypertension. 2013;61:1360–83.

22. Hu G, Barengo NC, Tuomilehto J, Lakka TA, Nissinen A, Jousilahti P. Relationship of physical activity and body mass index to the risk of hypertension: a prospective study in Finland. Hypertension. 2004;43:25–30.

23. Tuomilehto J, Lindström J, Eriksson JG, Valle TT, Hämäläinen H, Ilanne-Parikka P, Keinänen-Klukaanniemi S, Laakso M, Louheranta A, Rastas M, Salminen V, Uusitupa M, for the Finnish Diabetes Prevention Study Group. Prevention of type 2 diabetes mellitus by changes in lifestyle modification among subjects with impaired glucose tolerance. N Engl J Med. 2001;344:1343–50.

24. Elliott WJ, Meyer PM. Incident diabetes in clinical trials of antihypertensive drugs: a network meta-analysis. Lancet. 2007;369:201–7. Erratum in Lancet. 2007;369(9572):1518.

25. Elliott WJ, Meyer PM, Basu S. Incident diabetes with antihypertensive drugs: updated network and Bayesian meta-analyses of clinical trial data. J Clin Hypertens (Greenwich). 2011;13 Suppl 1:A82.

26. Staessen JA, Richart T, Wang Z, Thijs L. Implications of recently published trials of blood pressure-lowering drugs in hypertensive or high-risk patients. Hypertension. 2010;55:819–31.

27. Eberly LE, Cohen JD, Prineas R, Yang L. Impact of incident diabetes and incident nonfatal cardiovascular disease on 18-year mortality: the multiple risk factor intervention trial experience. Diabetes Care. 2003;26:848–54.

28. Qiao Q, Jousilahti P, Eriksson J, Tuomilehto J. Predictive properties of impaired glucose tolerance for cardiovascular risk are not explained by the development of overt diabetes during follow-up. Diabetes Care. 2003;26:2910–4.

29. Barzilay JI, Davis BR, Cutler JA, Pressel SL, Whelton PK, Basile J, Margolis KL, Ong St, Sadler LS, Summerson J, for the ALLHAT Collaborative Research Group. Fasting glucose levels and incident diabetes mellitus in older nondiabetic adults randomized to receive 3 different classes of antihypertensive treatment: a report from the Antihypertensive and Lipid-Lowering Treatment to Prevent Heart Attack Trial (ALLHAT). Arch Intern Med. 2006;166:2191–201.

30. Kostis JB, Wilson AC, Freudenberger RS, Cosgrove NM, Pressel SL, Davis BR. Long-term effect of diuretic-based therapy on fatal outcomes in subjects with isolated systolic hypertension with and without diabetes. Am J Cardiol. 2005;95:29–35.

31. Verdecchia P, Reboldi G, Angeli F, Borgioni C, Gattobigio R, Filippucci L, Norgiolini S, Bracco C, Porcellati C. Adverse prognostic significance of new diabetes in treated hypertensive subjects. Hypertension. 2004;43:963–9.

32. Almgren T, Wilhelmsen L, Samuelsson O, Himmelmann A, Rosengren A, Andersson OK. Diabetes in treated hypertension is common and carries a high cardiovascular risk: results from a 28-year follow-up. J Hypertens. 2007;25:1311–7.

33. Fox CS, Sullivan L, D'Agostino RB, Sr, Wilson PW, for the Framingham Heart Study. The significant effect of diabetes duration on coronary heart disease mortality: the Framingham Heart Study. Diabetes Care. 2004;27:704–8.

34. Aksnes TA, Kjeldsen SE, Rostrup M, Omvik P, Hua TA, Julius S. Impact of new-onset diabetes mellitus on cardiac outcomes in the Valsartan Antihypertensive Long-term Use Evaluation (VALUE) trial population. Hypertension. 2007;50:467–73.

35. Cushman WC, Evans GW, Byington RP, Goff Jr JC, Grim Jr RH, Cutler JA, Simons Morton DG, Basile JN, Corson MA, Probstfield JL, Katz L, Peterson KA, Friedewald WA, Buse JB, Bigger JT, Gerstein HC, Ismail-Bigi F, on behalf of The Action to Control Cardiovascular Risk in Diabetes (ACCORD) Study Group. Effects of intensive blood-pressure control in type 2 diabetes mellitus. N Engl J Med. 2010;362:1575–85.

36. Lindholm L, Ibsen H, Dahlöf B, Devereux RB, Beevers G, de Faire U, Fyhrquist F, Julius S, Kjeldsen SE, Kristiansson K, Lederballe-Pedersen O, Nieminen MS, Omvik P, Oparil S, Wedel H, Aurup P, Edelman J, Snapinn S, et al., for the LIFE Study Group. Cardiovascular morbidity and mortality in patients with diabetes in the Losartan Intervention For Endpoint reduction in hypertension study (LIFE): a randomised trial against atenolol. Lancet. 2002;359:1004–10.

37. Carlberg B, Samuelsson O, Lindholm LH. Atenolol in hypertension: is it a wise choice? Lancet. 2004;364:1684–9.

38. Sever PS, Poulter NR. Blood pressure reduction is not the only determinant of outcome. Circulation. 2006;113:2754–63.

39. Elliott WJ, Jonsson C, Black HR. It is not beyond the blood pressure; it is the blood pressure. Circulation. 2006;113:2763–74.

40. Mancia G, Laurent S, Agabiti-Rosei E, Ambrosioni E, Burner M, Caulfield MJ, Cifkova R, Clément D, Coca A, Dominiczak A, Erdine S, Fagard R, Farsang C, Grassi G, Haller H, Heagerty A, Kjeldsen SE, Kiowski W, Mallion JM, Manolis A, Narkiewicz K, Nilsson P, Olsen MH, Rahn KH, Redon J, Rodicio J, Ruilope L, Schmieder RE, Strujker-Boudier HA, van Zwieten PA, Viigimaa M, Zanchetti A. Reappraisal of European guidelines on hypertension management: a European Society of Hypertension Task Force document. J Hypertens. 2009;27:2121–58.

41. Lewis EJ, Hunsicker LG, Clarke WR, Berl T, Pohl MA, Lewis JB, Ritz E, Atkins RC, Rohde R, Raz I; Collaborative Study Group. Renoprotective effect of the angiotensin-receptor antagonist irbesartan in patients with nephropathy due to type 2 diabetes. N Engl J Med. 2001;345:851–60.

42. Brenner BM, Cooper ME, de Zeeuw D, Keane WF, Mitch WE, Parving HH, Rumuzzi G, Snapinn SM, Zhange G, Shahinfar S. Effects of losartan on renal and cardiovascular outcomes in patients with Type 2 diabetes and nephropathy. Reduction of Endpoints in Non-Insulin Dependent Diabetes Mellitus with the Angiotensin II Antagonist Losartan (RENAAL) Study Group. N Engl J Med. 2001;345:861–9.

43. Boersma C, Atthobari J, Gansevoort RT, de Jong-Van den Berg LT, de Jong PE, de Zeeuw D, Annemans LJ, Postma MJ. Pharmacoeconomics of angiotensin II antagonists in type 2 diabetic patients with nephropathy: implications for decision making. Pharmacoeconomics. 2006;24:523–35.

44. Parving H-H, Lehnert H, Brochner-Mortensen J, Gomis R, Andersen S, Arner P; The Irbesartan in Patients with Type 2 Diabetes and Microalbuminuria Study Group. The effect of irbesartan on the development of diabetic nephropathy in patients with type 2 diabetes. N Engl J Med. 2001;345:870–8.

45. Hirst JA, Taylor KS, Stevens RJ, Blacklock CL, Roberts NW, Pugh

CW, Farmer AJ. The impact of renin-angiotensin-aldosterone system inhibitors on type 1 and type 2 diabetic patients with and without early diabetic nephropathy. Kidney Int. 2012;81:674–83.

46. Lurbe E, Redon J, Kesani A, Pascual JM, Tacons J, Alvarez V, Battle D. Increase in nocturnal blood pressure and progression to microalbuminuria in type 1 diabetes. N Engl J Med. 2002; 347:797–805.

47. Haller H, Ito S, Izzo Jr JL, Januszewicz A, Katayama S, Menne J, Mimran A, Rabelinki TJ, Ritz E, Ruilope LM, Rump LC, Viberti G, for the ROADMAP Trial Investigators. Olmesartan for the delay or prevention of microalbuminuria in type 2 diabetes. N Engl J Med. 2011;364;907–17.

48. Stevens PE, Levin A, for the Kidney Disease: Improving Global Outcomes Chronic Kidney Disease Guideline Development Work Group Members. Evaluation and management of chronic kidney disease: synopsis of the kidney disease: improving global outcomes 2012 clinical practice guideline. Ann Intern Med. 2013;158: 825–30.

49. Lewis EJ, Hunsicker LG, Bain RP, Rohde RD; The Captopril Collaborative Study Group. The effect of angiotensin-converting-enzyme inhibition on diabetic nephropathy. N Engl J Med. 1993;329:1456–62.

50. Barnett AH, Bain SC, Bouter P, Karlberg B, Madsbad S, Jervell J, Mustonen J, for the Diabetics Exposed to Telmisartan and Enalapril Study Group. Angiotensin-receptor blockade versus converting-enzyme inhibition in type 2 diabetes and nephropathy. N Engl J Med. 2004;351:1952–61.

51. Jafar TH, Stark PC, Schmid CH, Landa M, Maschio G, de Jong PE, de Zeeuw D, Shahinfar S, Toto R, Levey AS. Progression of chronic kidney disease: the role of blood pressure control, proteinuria, and angiotensin-converting enzyme inhibition: a patient-level meta-analysis. Ann Intern Med. 2003;139:244–52.

52. Effects of ramipril on cardiovascular and microvascular outcomes in people with diabetes mellitus: The HOPE study and MICRO-HOPE substudy. Heart Outcomes Prevention Evaluation (HOPE) Study Investigators. Lancet. 2000;355:253–9.

53. Whelton PK, Barzilay J, Cushman WC, Davis BR, Iliamathi E, Kostis JB, Leenen FH, Louis GT, Margolis KL, Mathis DE, Moloo J, Nwachuku C, Panebianco D, Parish DC, Parish DC, Pressel S, Simmons DL, Thadani U, for the ALLHAT Collaborative Research Group. Clinical outcomes in antihypertensive treatment of type 2 diabetes, impaired fasting glucose concentration, and normoglycemia: Antihypertensive and Lipid-Lowering Treatment to Prevent Heart Attack Trial (ALLHAT). Arch Intern Med. 2005;165: 1401–9.

54. Mogensen CE, Neldam S, Tikkanen I, Oren S, Viskoper R, Watts RW, Cooper ME. Randomised controlled trial of dual blockade of renin-angiotensin system in patients with hypertension, microalbuminuria, and non-insulin dependent diabetes: the Candesartan and Lisinopril Microalbuminuria (CALM) study. BMJ. 2000;321:1440–4.

55. McMurray JJV, Östergren J, Swedberg K, Granger CG, Held P, Michelson EL, Olofsson B, Yusuf S, Pfeffer MA; CHARM Investigators and Committees. Effects of candesartan in patients with chronic heart failure and reduced left-ventricular systolic function taking angiotensin-converting-enzyme inhibitors: the CHARM-Added trial. Lancet. 2003;362:767–71.

56. ONTARGET Investigators. Telmisartan, ramipril or both in patients at high risk for vascular events. N Engl J Med. 2008;358:1547–59.

57. Mann JFE, Schmieder RE, McQueen M, on behalf of the ONTARGET Investigators. Renal outcomes with telmisartan, ramipril, or both, in people at high vascular risk (the ONTARGET study): A multicentre, randomised, double-blind, controlled trial. Lancet. 2008;372:547–53.

58. Fried LF, Emanuele N, Zhang JH, Brophy M, Conner TA, Duckworth W, Leehey DJ, McCullough PA, O'Connor T, Palevsky PM, Reilly RF, Seliger SL, Warren SR, Watnick S, Peduzzi P, Guarino P, for the VA NEPHRON-D Investigators. Combined angiotensin inhibition for the treatment of diabetic nephropathy. N Engl J Med. 2013;369:1892–903.

59. Parving H-H, Persson F, Lewis JB, Lewis EJ, Hollenberg NK, for the AVOID Study Investigators. Aliskiren combined with losartan in type 2 diabetes and nephropathy. N Engl J Med. 2008;358:2433–46.

60. Parving H-H, Brenner BM, McMurray JJV, de Zeeuw D, Haffner SM, Solomon SD, Chaturvedi N, Persson F, Desai AS, Nicolaides M, Richard A, Xiang Z, Brunel P, Pfeffer MA, for the ALTITUDE Investigators. Cardiorenal end points in a trial of aliskiren for type 2 diabetes. N Engl J Med. 2012;367:2204–13.

61. Mann JFE, Anderson C, Gao P, Gerstein HC, Boehm M, Rydén L, Sleight P, Teo KK, Yusuf S, on behalf of the ONTARGET Investigators. Dual inhibition of the renin-angiotensin system in high-risk diabetes and risk for stroke and other outcomes: results of the ONTARGET trial. J Hypertens. 2013;31:414–21.

62. Östergren J, Poulter NR, Sever PS, Dahlöf B, Wedel H, Beevers G, Caulfield M, Collins R, Kjeldsen SE, Kristinsson A, McInnes GT, Mehlsen J, Nieminen M, O'Brien E, for the ASCOT Investigators. The Anglo-Scandinavian Cardiac Outcomes Trial: Blood pressure-lowering limb: Effects in patients with type 2 diabetes. J Hypertens. 2008;26:2103–11.

63. Weber MA, Bakris GL, Jamerson K, Weir M, Kjeldsen SE, Devereux RB, Velazquez EJ, Dahlöf B, Kelly RY, Hua TA, Hester A, Pitt B, for the ACCOMPLISH Investigators. Cardiovascular events during differing hypertension therapies in patients with diabetes. J Am Coll Cardiol. 2010;56:77–85.

64. Efficacy of atenolol and captopril in reducing the risk of macrovascular and microvascular complications in type 2 diabetes: UKPDS 39. UK Prospective Diabetes Study Group. BMJ. 1998;317:713-720.

65. Curb JD, Pressel SL, Cutler JA, Savage PJ, Applegate WB, Black H, Camel G, Davis BR, Frost PH, Gonzalez N, Guthrie G, Oberman A, Ruttan GH, Stamler J, for the Systolic Hypertension in the Elderly Program Cooperative Research Group. Effect of diuretic-based antihypertensive treatment on cardiovascular disease risk in older diabetic patients with isolated systolic hypertension. JAMA. 1996;276:1886–92.

66. Lièvre M, Gueyffier F, Ekbom T, Fagard R, Cutler J, Schron E, Marre M, Boissel JP. Efficacy of diuretics and beta-blockers in diabetic hypertensive patients. Results from a meta-analysis. The INDANA Steering Committee. Diabetes Care. 2000;23 Suppl 2:B65–71.

67. Roush GC, Holford TR, Guddati AK. Chlorthalidone compared with hydrochlorothiazide in reducing cardiovascular events: systematic review and network meta-analysis. Hypertension. 2012;59:1110–7.

68. Psaty BM, Lumley T, Furberg CD. Meta-analysis of health outcomes of chlorthalidone-based vs nonchlorthalidone-based low dose diuretic therapies [research letter]. JAMA. 2004;292:43–4.

69. Elliott WJ, Childers WK, Meyer PM, Basu S. Outcomes with different diuretics in clinical trials in hypertension: Results of network and Bayesian meta-analyses [abstract]. J Clin Hypertens (Greenwich). 2012;14 Suppl 1:A58–9.

70. Elliott WJ, Basu S, Meyer PM. Network meta-analysis of heart failure prevention by antihypertensive drugs [letter]. Arch Intern Med. 2011;171:472–3.

71. Barzilay JL, Davis BR, Bettencourt J, Margolis KL, Goff Jr DC, Black H, Habib G, Ellsworth A, Force RW, Wiegmann T, Ciocon JO, Basile JN, for the ALLHAT Collaborative Research Group. Cardiovascular outcomes using doxazosin vs. chlorthalidone for the treatment of hypertension in older adults with and without glucose disorders: a report from the ALLHAT Study. J Clin Hypertens (Greenwich). 2004;6:116–25.

72. Tight blood pressure control and risk of macrovascular and microvascular complications in type 2 diabetes: UKPDS 38: UK Prospective Diabetes Study Group. BMJ. 1998;317:703–13.

73. Raikou M, Gray A, Briggs A, Stevens R, Cull C, McGuire A, Feen

P, Stratton I, Holman R, Turner R. Cost-effectiveness analysis of improved blood pressure control in hypertensive patients with type 2 diabetes: UKPDS 40. UK Prospective Diabetes Study Group. BMJ. 1998;317:720–6.

74. Elliott WJ, Weir DR, Black HR. Cost-effectiveness of lowering treatment goal of JNC VI for diabetic hypertensives. Arch Intern Med. 2000;160:1277–83.

75. Hansson L, Zanchetti A, Carruthers SG, Dahlöf B, Elmfeldt D, Julius S, Ménard J, Rahn KH, Wedel H, Westerling S. Effects of intensive blood pressure lowering and low-dose aspirin in patients with hypertension: Principal results of the Hypertension Optimal Treatment (HOT) randomised trial: The HOT Study Group. Lancet. 1998;351:1755–62.

76. Gaede P, Vedel P, Larsen N, Jensen GVH, Parving HH, Pedersen O. Multifactorial intervention and cardiovascular disease in patients with type 2 diabetes. N Engl J Med. 2003;348:383–93.

77. Gaede P, Lund-Andersen H, Parving HH, Pedersen O. Effect of a multifactorial intervention on mortality in type 2 diabetes. N Engl J Med. 2008;358:580–91.

第 11 章

糖尿病肾病并发心血管疾病

L. Lee Hann, Tina K. Thethi, Kathleen S. Hering-Smith

糖尿病及慢性肾脏病(CKD)导致心血管疾病发病增多。这两种疾病共同发病,甚至引发更多心血管风险,进而导致更高的发病率和死亡率。实际上,糖尿病肾病患者最终发展为不良心血管疾病比终末期肾病(ESRD)更多。糖尿病、慢性肾脏病和心血管疾病逐渐成为主要的公共健康问题,参见图 11.1 中关于这些疾病流行性与花费的说明。本章将回顾糖尿病肾病并发心血管疾病患者的某些内容,由于该领域文献众多,因此参考文献具有选择性与代表性。

糖尿病并发心血管疾病

众所周知,糖尿病通常引起额外的心血管疾病[1],这大多以检验冠心病发展为心肌梗死的发病率为依据。实际上,全美胆固醇教育计划认为糖尿病与冠心病同等重要[2,3]。这种认知来源于一个事实,即 2 型糖尿病患者发生心肌梗死的风险与有心肌梗死病史患者再发风险相同。很多研究已经从多方面验证过这个

L.L. Hamm, M.D. (✉)
Dean's Office, Tulane Medical School, New Orleans, LA, USA
e-mail: lhamm@tulane.edu

T.K. Thethi, M.D., M.P.H.
Section of Endocrinology, Department of Medicine, Tulane
University Health Sciences Center, New Orleans, LA, USA

Southeast Louisiana Veterans Health Care, New Orleans, LA, USA

K.S. Hering-Smith, M.S., Ph.D.
Section of Nephrology and Hypertension, Department
of Medicine, Tulane University Health Sciences Center,
New Orleans, LA, USA

关系。弗雷明汉心脏研究和多危险因素干预试验(MRFIT)表明,排除年龄和其他危险因素,包括高血压、吸烟、高脂血症及左心室肥大的干扰,男性糖尿病患者发生心血管疾病的风险仍提高 2 倍,而女性患者甚至高达 3 倍[4,5]。虽然 1 型糖尿病患者的患病风险也许更高,但是 2 型糖尿病的流行性更高,因此 2 型糖尿病对公共健康的影响更大。

例如,甚至在未被确诊为糖尿病时的葡萄糖耐受不良也与额外的心血管疾病风险有关系[6]。除糖尿病和糖耐量受损导致的直接危险因素,糖尿病患者仍然有较高的其他心血管危险因素发生率,诸如高血压、肥胖、高脂血症和纤维蛋白原升高。我们把肥胖症、高血压、糖尿病和高脂血症的合并症称为代谢综合征,也称为 X 综合征[7]。肥胖症相关炎症也许是这些关系的一环机制[8]。在糖尿病肾病早期发生的微量清蛋白尿,与在糖尿病和非糖尿病患者中心血管疾病发病率升高都相关,这一理论已被许多研究证明,包括 HOPE(心脏结果预防评估)试验[9]。随着微量清蛋白尿水平的增加,而发病风险逐步增高,英国前瞻性糖尿病研究(UKPDS)也做过相关报道[10]。一些研究表明,微量清蛋白尿和肾小球滤过率(GFR)降低是心血管疾病和糖尿病的独立危险因素[11]。

传统心血管危险因素并没有充分说明与糖尿病和肥胖症相关的心血管危险。除高血压和脂质代谢异常的作用外,很多机制可以导致糖尿病的心血管疾病风险,这些潜在机制包括内皮功能紊乱、炎症、血小板激活和其他凝血功能异常。

从临床的角度来看,这些因素都导致糖尿病患者

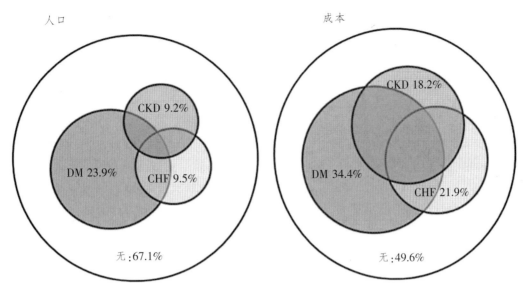

图 11.1　2011 年 ,65 岁以上确诊糖尿病、CHF 和 CKD 的患者时点患病率分布和医疗保险的年度成本 (有偿服务)。改编自 2013 年 USRDS 报告[39]。使用时点患病率模型从 5% 的医疗样本估计人群。人群进一步限制在 65 岁以上无 ESRD 的患者。糖尿病、CHF 和 CKD 的费用根据 2011 年理赔资料。DM, 糖尿病 ;CKD, 慢性肾脏病 ;CHF, 充血性心力衰竭。

走上一条共同的道路,他们有很高的患心脏病的可能性并且需要积极治疗。此外,人们认识到糖尿病患者往往比非糖尿病患者的冠心病症状少,这在很大程度上继发于心脏去自主神经支配。

慢性肾脏病并发心血管疾病

　　CKD 与心血管疾病的增加独立相关,它可以被通过 USRDS(美国肾脏数据系统) 数据再次证实,参见图

11.2。近 10 年来,许多研究结果表明,心血管疾病的发病率和死亡率随着 GFR 的降低及尿清蛋白升高而升高[12,13]。这对糖尿病患者和非糖尿病患者皆适用。在血液透析患者中心血管疾病的增加普遍被认知已有数十年,然而 CKD 数据仅仅收集了 10~12 年。心血管疾病因冠状动脉性心脏病和全部心血管疾病的死亡率而显著增高。死亡率的增加开始出现于 GFR 低于 $60mL/(min \cdot 1.73m^2)$[12,14]。实际上,大多数心血管疾病的死亡率,对于患有 ESRD 的 CKD 患者来说是

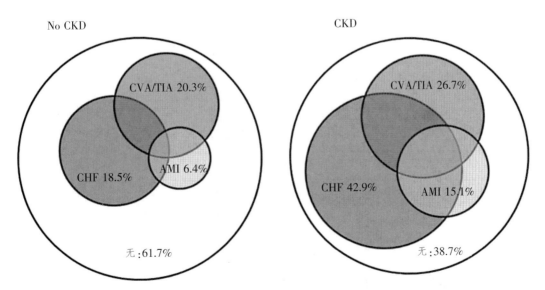

图 11.2　有或无 CKD 的心血管疾病患者。时点患病医疗保险参保 66 岁以上的 CVD, 有偿服务覆盖范围为 2011 年全年。改编自 2013 USRDS 报告[39]。CHF, 充血性心力衰竭 ;AML, 急性心肌梗死 ;CVA/TLA, 脑血管意外 / 短暂性脑缺血发作。

"互竟风险"——许多 CKD 患者包括糖尿病患者，甚至没有发展到 ESRD 就死亡[15,16]，这种现象在老年患者中尤为突出。许多 CKD 患者有一些其他心血管危险因素，所以这些危险因素都需要精确统计，其中诸如高血压、代谢综合征、糖尿病、血脂异常等与肾脏疾病的严重程度相对应。此外，一些非传统风险因素在 CKD 和心血管（CV）疾病中流行，包括炎症的介质或炎症标志物、氧化应激、内皮功能紊乱、凝血和微量清蛋白尿缺陷等。

肾脏疾病患者在经历许多心血管事件后预后很差，如心肌梗死和经皮冠状动脉手术[13,17]。预后差的原因可能有很多种，其中包含其他合并症。遗憾的是，也有数据表明肾脏疾病患者积极预防心血管事件可能性较小。部分患者可能是由于肾脏疾病被许多临床试验排除，也可能存在治疗虚无主义（病情复杂的患者认为治疗是无效的）。

尽管 CKD 和心血管疾病之间有许多关联，将肾脏疾病纳入心血管疾病患者的风险评估在许多层面上并没有出现。研究对于 CKD 的定义及 GFR 的测量或评估各异，因此，CKD 作为心血管疾病的一个危险因素这一观点被完全认同仍存在一些限制，它并未纳入风险预测的大多数通用模式，如 Framingham 评分。

另一方面，肾功能纳入危险评估复杂化的原因是肾脏功能的评判很复杂。目前肾功能的最佳评估标准是 GFR 估算方程。最常用的方程是 MDRD（肾脏疾病饮食改良）方程，该方程使用血肌酐、年龄、性别和种族的倒数组成的函数来估算 GFR；可惜的是这个方程式有种种限制，尤其是对于大比例 GFR 计算的不准确性。慢性肾脏病流行病学合作（CKD-EPI）方程是最新研发的估算方程，它也是基于肌酐水平但是更加精确[18]。近来，一些研究证明胱抑素 C 相较于其他 GFR 估算方法，可能是 GFR 降低（或者至少 CV 风险与CKD 的关系）的一个最佳标志[19,20]。在其他研究中，公式或预测模型纳入胱抑素 C 与其他参数可得到 CKD 与 ESRD 或死亡等后续事件的最佳估算[21]。

糖尿病肾病并发心血管疾病

如前所述，糖尿病和 CKD 均与心血管发病率、死亡率的增长有关。糖尿病和 CKD 并发，特别是大多数情况下发生于糖尿病肾病，会导致心血管疾病的发病率和死亡率大幅上升。在美国，大约 40% 的确诊及未确诊的糖尿病患者患有 CKD[22]。并且 CKD 基本上使 2 型糖尿病患者心血管疾病发病率和死亡率的风险加倍[23]，这种递增甚至倍增效应如图 11.3 所示。最近的一些数据表明，大部分糖尿病引起的心血管疾病风险增加实际上是由 CKD 导致的[24-26]，这点通用于 1 型糖尿病和 2 型糖尿病。换言之，与糖尿病合并 CKD 相比，糖尿病本身与心血管疾病风险增加无关。一些研究也证明了 GFR 的降低和尿蛋白的增加是独立危

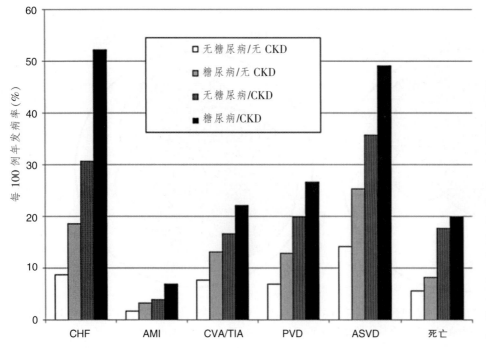

图 11.3 比较 1998 年和 1999 年美国医疗人口 5% 的样品中在动脉粥样硬化性血管疾病，充血性心力衰竭，肾脏替代治疗和死亡的相对发生率（n=1 091 201）。(Derived from data in Foley RN, et al. J Am Soc Nephrol. 2005;16: 489-495 [23].) CHF，充血性心力衰竭；AMI，急性心肌梗死；VA/ TIA，脑血管意外/短暂性脑缺血发作；PVD，周围血管疾病；ASVD，动脉粥样硬化性血管疾病。ASVD 定义为第一次出现 AMI、CVD/TIA 或 PVD。

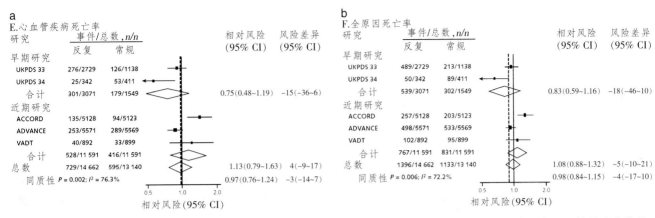

图 11.4 评价强化治疗控制血糖的效果 (a) 心血管疾病死亡率和 (b) 全因死亡率。ACCORD,控制糖尿病心血管风险的措施,ADVANCE,糖尿病和心血管病行动,Preterax 和达美康缓释控制评价;UKPDS33/34,英国糖尿病前瞻性研究;VADT,退伍军人糖尿病试验。(From Kelly TN, Bazzano LA, Fonseca VA, Thethi TK, Reynolds K, He J.系统性回顾:2 型的糖尿病血糖控制和心血管疾病。Ann Intern Med 2009;151(6):394–403。Reprinted with permission from The American College of Physicians.)

因素[11,12,24,27,28],这两个危险因素共同存在对心血管疾病风险的增加不只是累加效应,而是更加不利的复合效应[24]。

肾脏疾病增加心血管疾病风险的机制很明显包括相关危险因素,如高血压、胰岛素抵抗、内皮功能障碍、氧化应激及炎症。但是也许仍存在其他方面,尤其与肾脏功能不全相关的危险因素,其中 FGF-23 是提高心血管疾病发病率的肾脏特异性危险因素之一。已明确证实在 CKD 和 ESRD 患者中,其与心血管疾病发病率升高相关[29-31]。FGF-23 是反映早期 CKD 与矿物质代谢相关的激素水平紊乱的最早异常指标之一。另外,它尤其与充血性心力衰竭相关,亦与动脉粥样硬化相关[29]。FGF-23 可直接导致心脏异常[32]。此外,与未患糖尿病的 CKD 患者相比,并发糖尿病的 CKD 患者的 FGF-23 异常情况更严重[33]。在 CKD 和终末期肾病患者中可能仍存在其他因素使心血管疾病发病率增高,但迄今尚未被模型及人体试验明确。

糖尿病肾病患者关于心血管疾病风险的防控措施包括控制血糖、治疗血脂异常、戒烟、抗血小板治疗及使用肾素–血管紧张素系统抑制剂控制血压。醛固酮拮抗剂可能也有一定作用,但是仍未被证实。他汀类药物对 CKD 有一定疗效,但是对于非 CKD 患者的效果还不明确,而且大多 ESRD 患者的作用有限[34]。控制血糖、血压等治疗明确证实延缓糖尿病微血管并发症(如视网膜病变、神经病变)和肾脏疾病的进程。然而,最近的强化血糖控制试验未能成功证明它能预防糖尿病大血管并发症。例如,对众多 2 型糖尿病患者强化治疗降低血糖的研究进行分析,未能证明全因死

亡率或者心血管疾病死亡率的改善[35,36](图 11.4);针对一些特定心血管疾病预后的益处与严重低血糖症发病风险增加相抵消。实际上,一些药剂可能与心血管疾病预后不良相关,如磺胺类药物、罗格列酮、胰岛素。但是一些试验证实了药物治疗的益处,如 UKPDS 对于二甲双胍的相关研究[37]。近期在 Look A-HEAD 研究证实,减重和运动对心血管事件的发病率无改善[38]。毫无疑问,部分甚至大多数干预后效果不显著是由于在疾病开始后很久才进行了干预措施。幸运的是,仍有很多正在进行的大型动力试验可能洞察新的治疗方法来控制血糖和改变心血管预后。

总而言之,心血管疾病是糖尿病肾病患者发病率和死亡率的常见原因。关于其错综复杂的机制和最佳治疗方案的研究仍在紧密进行,尤其是考虑到重大的健康影响和巨大的人口健康的影响。

(毋帆 李爽雯 译)

参考文献

1. Seshasai SR, Kaptoge S, Thompson A, Di AE, Gao P, Sarwar N, et al. Diabetes mellitus, fasting glucose, and risk of cause-specific death. N Engl J Med. 2011;364(9):829–41.
2. Third Report of the National Cholesterol Education Program (NCEP) Expert Panel on Detection, Evaluation, and Treatment of High Blood Cholesterol in Adults (Adult Treatment Panel III) final report. Circulation 2002;106(25):3143–421.
3. De BG, Ambrosioni E, Borch-Johnsen K, Brotons C, Cifkova R, Dallongeville J, et al. European guidelines on cardiovascular disease and prevention in clinical practice. Atherosclerosis. 2003; 171(1):145–55.
4. Kannel WB, McGee DL. Diabetes and cardiovascular risk factors: the Framingham study. Circulation. 1979;59(1):8–13.
5. Stamler J, Vaccaro O, Neaton JD, Wentworth D. Diabetes, other

risk factors, and 12-yr cardiovascular mortality for men screened in the Multiple Risk Factor Intervention Trial. Diabetes Care. 1993; 16(2):434–44.

6. Coutinho M, Gerstein HC, Wang Y, Yusuf S. The relationship between glucose and incident cardiovascular events. A metaregression analysis of published data from 20 studies of 95,783 individuals followed for 12.4 years. Diabetes Care. 1999;22(2):233–40.

7. Laguardia HA, Hamm LL, Chen J. The metabolic syndrome and risk of chronic kidney disease: pathophysiology and intervention strategies. J Nutr Metab. 2012;2012:652608. doi:10.1155/2012/652608. Epub@2012 Feb 22.:652608.

8. DeBoer MD. Obesity, systemic inflammation, and increased risk for cardiovascular disease and diabetes among adolescents: a need for screening tools to target interventions. Nutrition. 2013;29(2):379–86.

9. Gerstein HC, Mann JF, Yi Q, Zinman B, Dinneen SF, Hoogwerf B, et al. Albuminuria and risk of cardiovascular events, death, and heart failure in diabetic and nondiabetic individuals. JAMA. 2001; 286(4):421–6.

10. Adler AI, Stevens RJ, Manley SE, Bilous RW, Cull CA, Holman RR. Development and progression of nephropathy in type 2 diabetes: the United Kingdom Prospective Diabetes Study (UKPDS 64). Kidney Int. 2003;63(1):225–32.

11. Ninomiya T, Perkovic V, de Galan BE, Zoungas S, Pillai A, Jardine M, et al. Albuminuria and kidney function independently predict cardiovascular and renal outcomes in diabetes. J Am Soc Nephrol. 2009;20(8):1813–21.

12. Matsushita K, van der Velde M, Astor BC, Woodward M, Levey AS, de Jong PE, et al. Association of estimated glomerular filtration rate and albuminuria with all-cause and cardiovascular mortality in general population cohorts: a collaborative meta-analysis. Lancet. 2010;375(9731):2073–81.

13. Sarnak MJ, Levey AS, Schoolwerth AC, Coresh J, Culleton B, Hamm LL, et al. Kidney disease as a risk factor for development of cardiovascular disease: a statement from the American Heart Association Councils on Kidney in Cardiovascular Disease, High Blood Pressure Research, Clinical Cardiology, and Epidemiology and Prevention. Circulation. 2003;108(17):2154–69.

14. Go AS, Chertow GM, Fan D, McCulloch CE, Hsu CY. Chronic kidney disease and the risks of death, cardiovascular events, and hospitalization. N Engl J Med. 2004;351(13):1296–305.

15. Keith DS, Nichols GA, Gullion CM, Brown JB, Smith DH. Longitudinal follow-up and outcomes among a population with chronic kidney disease in a large managed care organization. Arch Intern Med. 2004;164(6):659–63.

16. Patel UD, Young EW, Ojo AO, Hayward RA. CKD progression and mortality among older patients with diabetes. Am J Kidney Dis. 2005;46(3):406–14.

17. Reinecke H, Trey T, Matzkies F, Fobker M, Breithardt G, Schaefer RM. Grade of chronic renal failure, and acute and long-term outcome after percutaneous coronary interventions. Kidney Int. 2003;63(2):696–701.

18. Levey AS, Coresh J. Chronic kidney disease. Lancet. 2012; 379(9811):165–80.

19. Shlipak MG, Sarnak MJ, Katz R, Fried LF, Seliger SL, Newman AB, et al. Cystatin C and the risk of death and cardiovascular events among elderly persons. N Engl J Med. 2005;352(20):2049–60.

20. Astor BC, Shafi T, Hoogeveen RC, Matsushita K, Ballantyne CM, Inker LA, et al. Novel markers of kidney function as predictors of ESRD, cardiovascular disease, and mortality in the general population. Am J Kidney Dis. 2012;59(5):653–62.

21. Shlipak MG, Matsushita K, Arnlov J, Inker LA, Katz R, Polkinghorne KR, et al. Cystatin C versus creatinine in determining risk based on kidney function. N Engl J Med. 2013;369(10):932–43.

22. Plantinga LC, Crews DC, Coresh J, Miller III ER, Saran R, Yee J, et al. Prevalence of chronic kidney disease in US adults with undiagnosed diabetes or prediabetes. Clin J Am Soc Nephrol. 2010;5(4):673–82.

23. Foley RN, Murray AM, Li S, Herzog CA, McBean AM, Eggers PW, et al. Chronic kidney disease and the risk for cardiovascular disease, renal replacement, and death in the United States Medicare population, 1998 to 1999. J Am Soc Nephrol. 2005;16(2):489–95.

24. Afkarian M, Sachs MC, Kestenbaum B, Hirsch IB, Tuttle KR, Himmelfarb J, et al. Kidney disease and increased mortality risk in type 2 diabetes. J Am Soc Nephrol. 2013;24(2):302–8.

25. Groop PH, Thomas MC, Moran JL, Waden J, Thorn LM, Makinen VP, et al. The presence and severity of chronic kidney disease predicts all-cause mortality in type 1 diabetes. Diabetes. 2009;58(7): 1651–8.

26. Orchard TJ, Secrest AM, Miller RG, Costacou T. In the absence of renal disease, 20 year mortality risk in type 1 diabetes is comparable to that of the general population: a report from the Pittsburgh Epidemiology of Diabetes Complications Study. Diabetologia. 2010;53(11):2312–9.

27. Hemmelgarn BR, Manns BJ, Lloyd A, James MT, Klarenbach S, Quinn RR, et al. Relation between kidney function, proteinuria, and adverse outcomes. JAMA. 2010;303(5):423–9.

28. van der Velde M, Matsushita K, Coresh J, Astor BC, Woodward M, Levey A, et al. Lower estimated glomerular filtration rate and higher albuminuria are associated with all-cause and cardiovascular mortality. A collaborative meta-analysis of high-risk population cohorts. Kidney Int. 2011;79(12):1341–52.

29. Scialla JJ, Xie H, Rahman M, Anderson AH, Isakova T, Ojo A, et al. Fibroblast growth factor-23 and cardiovascular events in CKD. J Am Soc Nephrol. 2014;25(2):349–60.

30. Isakova T, Xie H, Yang W, Xie D, Anderson AH, Scialla J, et al. Fibroblast growth factor 23 and risks of mortality and end-stage renal disease in patients with chronic kidney disease. JAMA. 2011;305(23):2432–9.

31. Gutierrez OM, Mannstadt M, Isakova T, Rauh-Hain JA, Tamez H, Shah A, et al. Fibroblast growth factor 23 and mortality among patients undergoing hemodialysis. N Engl J Med. 2008;359(6):584–92.

32. Faul C, Amaral AP, Oskouei B, Hu MC, Sloan A, Isakova T, et al. FGF23 induces left ventricular hypertrophy. J Clin Invest. 2011;121(11):4393–408.

33. Wahl P, Xie H, Scialla J, Anderson CA, Bellovich K, Brecklin C, et al. Earlier onset and greater severity of disordered mineral metabolism in diabetic patients with chronic kidney disease. Diabetes Care. 2012;35(5):994–1001.

34. Slinin Y, Ishani A, Rector T, Fitzgerald P, MacDonald R, Tacklind J, et al. Management of hyperglycemia, dyslipidemia, and albuminuria in patients with diabetes and CKD: a systematic review for a KDOQI clinical practice guideline. Am J Kidney Dis. 2012;60(5): 747–69.

35. Boussageon R, Bejan-Angoulvant T, Saadatian-Elahi M, Lafont S, Bergeonneau C, Kassai B, et al. Effect of intensive glucose lowering treatment on all cause mortality, cardiovascular death, and microvascular events in type 2 diabetes: meta-analysis of randomised controlled trials. BMJ. 2011;343:d4169. doi:10.1136/bmj. d4169.:d4169.

36. Kelly TN, Bazzano LA, Fonseca VA, Thethi TK, Reynolds K, He J. Systematic review: glucose control and cardiovascular disease in type 2 diabetes. Ann Intern Med. 2009;151(6):394–403.

37. Holman RR, Paul SK, Bethel MA, Matthews DR, Neil HA. 10-year follow-up of intensive glucose control in type 2 diabetes. N Engl J Med. 2008;359(15):1577–89.

38. Wing RR, Bolin P, Brancati FL, Bray GA, Clark JM, Coday M, et al. Cardiovascular effects of intensive lifestyle intervention in type 2 diabetes. N Engl J Med. 2013;369(2):145–54.

39. Collins AJ, Foley RN, Herzog C, Chavers B, Gilbertson D, Herzog C, et al. US renal data system 2012 annual data report. Am J Kidney Dis. 2013;61(1 Suppl 1):A7, e1-A7, 476.

第 12 章

糖尿病和慢性肾脏病的血脂异常

Armand Krikorian, Joumana T. Chaiban

前言

慢性肾脏病（CKD）和糖尿病（DM）患者心血管（CV）事件的发病风险尤其高。CKD 在美国成人中相当普遍，据估计，20 岁以上的美国公民患有 CKD 的风险为 10%（http://www.cdc.gov/diabetes/pubs/fact-sheets/kidney.htm）。患有 CKD 的成人因心血管疾病（CVD）及全病因引起的早逝明显高于未患 CKD 的成人。患有 CKD 的个体比终末期肾病（ESRD）死亡性高 16~40 倍（CDC，www.cdc.gov）。另一方面，35% 的 20 岁以上的糖尿病患者并发 CKD。DM 是肾衰竭和 ESRD 的主要原因（www.cdc.gov）[1]。患 CKD 风险与心血管疾病发病率与死亡率的显著增高有关[2]，并且导致大量的人身和经济成本[美国肾脏数据系统 2012 年度数据报告（ADR），www.usrds.org.，2013 年 8 月 7 日通过]。美国老龄群体与日俱增的糖尿病流行性[3]与惊人攀高的 CKD 发病率[4]将会更进一步加重糖尿病肾病的负担。

A. Krikorian, M.D., F.A.C.E. (✉)
Internal Medicine, Endocrinology and Metabolism,
Advocate Christ Medical Center, 4440 West 95th Street,
Oak Lawn, IL 60453, USA
e-mail: Armand.Krikorian@advocatehealth.com

J.T. Chaiban, M.D.
Internal Medicine, Endocrinology and Metabolic Diseases, Saint Vincent Charity Medical Center, Cleveland, OH, USA

Case Western Reserve University, Cleveland, OH, USA
e-mail: joumanachaiban@yahoo.com

众所周知，高水平 LDL、低水平 HDL 及高甘油三酯血症是冠状动脉疾病（CAD）的危险因素。在普通人群中，血浆 LDL 水平与 CAD 的发病风险与死亡率呈持续的正相关[5]。这一章节旨在明确 DM 和 CKD 患者血脂异常的病理生理学并探索它对 CV 死亡率的影响。考核评价指南与治疗方法将在下文概述。

病理生理学

CKD 患者血脂异常改为似乎与肾功能不全和蛋白尿的程度有关（表 12.1）[6]。在糖尿病患者中，大量的证据证实脂质通过一种糖尿病血脂异常的模式对 CVD 的发生核心作用。此外，在血管内皮层有促炎环境，这是由于晚期糖基化终末产物的累积刺激加速动脉粥样硬化。大量研究表明，糖尿病患者血脂具有一种内在的致动脉粥样硬化因素，而该因素不存在于非糖尿病患者[7]。

高甘油三酯血症在 2 型糖尿病患者和蛋白尿血脂异常患者中普遍存在。在 2 型糖尿病患者中，这主要是由于循环中葡萄糖和 FFA（游离脂肪酸）的增加及 VLDL 的脂解作用下降。在 CKD 中，高甘油三酯血症的机制似乎是多因素的，并且受蛋白尿存在的影响。LPL（脂蛋白脂肪酶）活性显著降低，部分原因是循环中抑制剂的存在[8]。ApoC-Ⅲ是一种人类 LPL 抑制剂[9]，由于降解减少而在 CKD 患者中水平升高[10]。最近的证据还指向糖基磷脂酰肌醇锚定的高密度脂蛋白结合蛋白-1（GPIHBP1）分子的下调，该分子负责将 LPL 锚定于内皮和乳糜微粒[11]。两项研究表明，在 CKD 患者

表 12.1 伴或不伴有蛋白尿的 CKD 患者的血脂异常

	CKD1~2 期		CKD3 期		CKD4~5 期	
	不伴有蛋白尿	伴有蛋白尿	不伴有蛋白尿	伴有蛋白尿	不伴有蛋白尿	伴有蛋白尿
总胆固醇	正常	升高	正常	升高	正常	升高
LDL	正常或降低	升高	正常或降低	升高	正常或降低	升高
HDL	正常降低	正常降低	降低	正常降低	降低	降低
TG	正常升高	升高	升高	升高	升高	升高

表 12.2 DM 和(或)CKD 患者与正常人群血脂异常的比较

	非 DM/CKD 的血脂异常	糖尿病的血脂异常	CKD 的血脂异常	CKD 和 DM 的血脂异常
总胆固醇	正常或升高	正常或升高	正常或降低	升高
LDL-C	升高	升高	正常	升高
HDL-C	降低	降低	降低	降低
甘油三酯	正常	升高	升高	升高

中,甲状旁腺激素水平升高导致甘油三酯(TG)升高[12,13],在原发性甲状旁腺功能亢进患者中似乎也发现了这个作用[14]。

CKD 患者相较对照组 HDL 水平一致降低。HDL 的两个主要脂蛋白组成颗粒,血清 apoA-1 和 A-2,在患有 CKD 的糖尿病患者中降低[15]。血清 LCAT(卵磷脂胆固醇酰基转移酶)水平同样降低,其可以通过处理氧化脂肪酸 HDL 成熟[6]。最近的证据表明,ESRD 患者中有效的 HDL 存在功能性损伤[16]。

据报道,在 CKD 不同分期,LDL-胆固醇水平维持正常[17,18]。然而,LDL 的成分显著改变,以小密度 LDL 居多[19,20],提示评估 CVD 与小密度 LDL 更加相关。由于 CKD 肝脂肪酶活性降低导致 IDL 转换为 LDL 受损[21]。一些研究指出,随着 CKD 患者 Lp(a)水平升高,患病率增加[22,23]。

CKD 个体进展到肾病综合征,脂质含量显著改变。此外,有蛋白尿的糖尿病患者比无蛋白尿的患者发生血脂异常的概率更高[24]。在一项肾病综合征不伴随 DM 的患者研究中,Joven 等证实 VLDL 和 LDL 升高而 HDL 正常[25]。他们还证实 apo C Ⅲ 水平升高,进一步说明 LPL 抑制是 VLDL 分解代谢降低和 TG 水平升高的一个因素。最近的一项大鼠肾病综合征研究发现,脂肪酸合成酶和酰基辅酶 A 羧化酶上调,脂肪酸合成增加为肝源性原因[26]。

在 ESRD 患者中,蛋白尿减少可能导致 CKD 血脂异常恢复到的正常水平。在这些患者中,一些额外因素可能导致血脂异常。HDL 颗粒作为反向胆固醇转运蛋白和抗感染作用功能失调[16]。前 β-HDL 是一种血清 LPL 抑制剂,在尿毒症患者体内不能清除,同样会引起高甘油三酯血症[8]。

患者接受腹膜透析(PD)不同于血液透析(HD),会出现一些脂质异常。PD 液体含有高浓度的葡萄糖,作为基质进一步进行胆固醇合成[27]。与 HD 依赖性患者相比 PD 患者持续清除蛋白质,使其与肾病综合征患者血脂相似[28]。

胰岛素抵抗(IR)的产生,无论是原发于 CKD 或继发于 2 型 DM,都会进一步加剧脂质异常。IR 在非 DM 患者中可诱发 CKD[29],被认为是继发性受体后缺陷[30]。继发性甲状旁腺功能亢进有可能是 CKD 患者 IR 的病因[31]。IR 在 2 型 DM 患者脂类代谢中的作用更加突出,它导致 TGs 升高,HDL 降低,小密度 LDL 和 apo-B 增加,LDL 轻微升高(表 12.2)[32]。

虽然大多数研究集中在 2 型糖尿病合并 CKD 的患者,但 1 型糖尿病患者的 CCT/EDIC 群组血脂分析表现出一种特殊的 CKD 脂谱,它的特点是高 TG 水平,主要在 VLDL 亚类[2]。

血脂异常、CKD、DM 与心血管疾病

国家胆固醇教育计划(NCEP)中,专家小组关于成年人高血胆固醇的检测、评估和治疗的第三份报告(成人治疗组 Ⅲ 或 ATP Ⅲ)认为,DM 相当于 CAD[33]。

糖尿病患者的 CVD 死亡率是非糖尿病患者人群的 2~3 倍[34]。DM 已被定义为 CAD 风险等同物，因为未来事件的可能性与患心肌梗死的非糖尿病患者相近[33]。几乎类似的风险引起 CKD 发病[35]。尽管弗雷明汉研究[36]并未证明基线肾功能和 CVD 事件发病率的相关性，而且第一次全国健康与营养评价调查[37]结果未证实中度肾功能不全是 CVD 的独立危险因素，但大量证据得出相反结论，也就是 CKD（定义为血肌酐大于1.5mg/dL（133μmol/L）及肾小球滤过率（GFR）小于60mL/（min·1.73m²）构成 CVD 的一个危险因素。大量的观察性研究表明，社区人群 GFR 和蛋白尿减少与心血管事件风险增加独立相关[38-42]。Rashidi 等证实，9 年来在 1899 名有心肌梗死史但无糖尿病或 CKD 史、有糖尿病史但无心肌梗死或 CKD 史、有 CKD 史但无心肌梗死或糖尿病史的患者中，死于心血管疾病的比例分别为 15.7%、15.8% 和 13%[43]。心血管健康研究对志愿者进行随访 5 年，血肌酐水平大于 133μmol/L（1.5mg/dL）与全因死亡率的风险增加 70% 相关[44]。TNT（治疗新目标）研究中，17.4% 的 2 型 DM 和慢性肾脏病患者经历了主要 CV 事件，而正常 eGFR 的 2 型 DM 患者为 13.4%[45]。因此，除其他一些研究外[38,46]，美国国家肾脏基金会和美国心脏病学会（ACC）/美国心脏协会（AHA）建议将 CKD 也视为等效 CAD 风险[47,48]。

当 DM 并发 CKD 时，心血管疾病患病风险显著升高。在微量清蛋白尿的早期阶段该风险就升高[40]。微量清蛋白尿的糖尿病患者的 CVD 风险是正常清蛋白尿的糖尿病患者的 2 倍，并且随着蛋白尿的进展、GFR 恶化，CVD 风险也逐渐升高[2]。CKD 患者死于 CVD 远比进展为 ESRD 更快速[38,49,50]。张等证实糖尿病和 ESRD 对 CV 相关风险尤其对于急性心肌梗死和卒中，有协同效应，与无糖尿病或 ESRD 人群相比，调整后的风险比（95% 置信区间）分别为 5.24（4.83~5.68）和4.83（2.32~2.55）[51]。新发糖尿病发展到 ESRD 后有类似的效应，aHR 分别为 4.12（3.49~4.87）和 3.49（1.57~1.95）[51]。此外，DM 合并 CKD 患者的血脂异常也会增加蛋白尿，并且加速糖尿病肾病进展[2]。

他汀类药物被广泛使用，因为已证实他汀类药物在患病风险增加的不同患者人群中可以减少心血管事件的发病率和死亡率[52-54]。关于 CKD 和 DM 患者使用他汀类药物治疗血脂异常的数据主要依赖事后分析和大型的他汀类药物试验进行的亚组分析。

肾脏疾病患者生存质量（KDOQI）临床实践指南介绍了由国家肾脏基金指导肾病患者血脂异常管理，以治疗患者的肾脏疾病和血脂异常。最近更新的 KDIGO（改善全球肾脏病预后组织）指导方针强调，CKD 患者并未发生很多他汀类药物恰当治疗相关的不良事件。然而医学界虽然，承认这些患者发生大血管并发症风险非常高，但担心药物副作用和有效性而不愿治疗的情况并不少见。

几项研究已经证实他汀类药物对肾脏功能有益。CARDS（阿托伐他汀糖尿病合作研究）显示，阿托伐他汀治疗 eGFR 有一定的积极作用[55]。HPS（心脏保护研究）提出，辛伐他汀治疗的 2 型糖尿病患者在平均4.8 年的随访中相较未服用他汀类药物的患者 GFR下降减少[56]。GREACE（希腊阿托伐他汀和冠心病评估）试验中指出，阿托伐他汀治疗与肌酐清除率的改善相关[57]。综合分析 WOSCOPS（苏格兰西部冠心病预防研究）、CARE（胆固醇和复发事件）和 LIPID（普伐他汀长期干预缺血性疾病）试验，普伐他汀对 eGFR 有显著的益处[58]。在 TNT（治疗新目标）研究中，糖尿病患者及所有参与者在服用 80mg 阿托伐他汀时相对于 10mg对于 eGFR 有持续的较大改善[45,59,60]。随后的大型退伍军人整合服务网络数据库（VISN 16）队列分析显示，在 3 年随访中他汀类药物治疗导致肾功能不全的可能性下降 13%[61]，这种效果不可被其他治疗替代。在 ALLHAT（降压和降脂治疗预防心脏病发作试验）中，普伐他汀对 eGFR 没有影响[62]。Strippoli 等[63]的荟萃分析证明，他汀类药物治疗对于肌酐清除率没有明显影响。这些相互矛盾的结果可能是由于临床试验中降压药不同，主要是血管紧张素转换酶抑制剂的使用。这使得 KDOQI 工作组得出结论，他汀类药物治疗是否延缓糖尿病肾病进展并不确定[2]。

大量文献报道了一般人群使用他汀类药物的益处及其心血管保护作用。然而，正如上文所提到的，糖尿病和 CKD 患者受益的数据仍然依赖于大型临床试验的亚组分析。在 CARDS 中，在没有肾功能明显减弱的情况下，阿托伐他汀对 2 型 DM 患者心血管死亡率显著降低[55]。CARDS 调查人员发现，eGFR 为 30~60mL/（min·1.73m²）（即 3 期 CKD）的患者使用阿托伐他汀治疗的 CVD 死亡率同样大幅降低，与全部试验结论一致。26 例这类患者治疗 4 年将防止 1 起首次重大心血管事件，每 1000 名患者中可避免 38 起疾病事件[55]。其他研究也证实，出现肾功能受损后，他汀类药物治疗对预防 CVD 的疗效，包括普伐他汀荟萃研究（PPP）[64]，TNT 研究[45]和 4S（斯堪的纳维亚辛伐他汀生存研究）[65]。使用高剂量阿托伐他汀（80mg）治疗

CKD,与低剂量阿托伐他汀(10mg)相比,患者住院治疗心血管事件、脑血管事件和充血性心力衰竭的风险显著减少[45]。HPS中糖尿病和CVD患者从他汀类药物治疗中受益最大。HPS和普伐他汀荟萃研究[56,64]的数据表明,无动脉闭塞疾病的糖尿病患者中,预计5年的治疗可以防止每1000人中约有45人发生一次重大血管事件(并且,45人中,治疗期间防止大约70次首次或后续事件)[56]。作者在此建议,不论初始胆固醇水平如何,他汀类药物治疗是所有主要血管事件风险高的糖尿病患者的常规治疗[56]。该研究主要结果是既没有CKD也没有糖尿病的个体发病率最低(15.2%),CKD(18.6%)或糖尿病个体发病率次之(21.3%),CKD合并糖尿病个体发病率最高(27.0%)[64]。在CKD和糖尿病存在与否的亚组中,普伐他汀可以相对降低主要结果的可能性,降低程度相似。CKD伴随糖尿病患者主要结果相对风险显著降低25%,非CKD和糖尿病患者则降低24%。然而,由于使用普伐他汀,主要结果绝对风险在CKD合并糖尿病患者降低最多(6.4%),而非CKD和糖尿病降低最少(3.5%)[64]。

晚期或终末期肾病患者心血管结局试验的初步结果提出了在肾清除率降低患者中使用高剂量他汀类药物潜在毒性效应的安全问题。这可能限制了他汀类药物在CKD人群中的使用[60]。然而,到目前为止,大多数研究证实:非心血管死亡、横纹肌溶解和肝功能异常的发生率并未随着他汀类药物的增加而增加,并且小剂量他汀类药物通常对肾脏疾病患者是安全的[2,66]。糖尿病和CKD的KDOQI临床实践指南建议DM和CKD(除5期外)患者应该接受降低LDL-C治疗,并且建议服用他汀类药物的2型糖尿病患者常规检查肝功能或肌酶,除非有特殊情况[2]。最近KDIGO更新的指南重申,即无症状患者常规肝功能或CPK监测不是临床试验的证据来源[66]。

KDOQI指南出版后,Slinin等于2012年发表了一篇关于糖尿病患者高血糖、血脂异常和蛋白尿管理的临床试验的系统综述[67]。他们发现11项研究(n=7,539)对DM和肾脏疾病患者的血脂管理进行评估,并且得出结论:①总的来说,与安慰剂相比,他汀类药物不会降低糖尿病和CKD患病成人的全因死亡率或卒中发病率,他们发现判断他汀类药物对于其他心血管和肾脏临床结局的疗效证据不足;②与低剂量他汀类药物治疗相比,高剂量他汀类药物治疗并没有降低糖尿病和CKD患者全因死亡率、卒中或主要心血管事件的风险;③与安慰剂相比,非诺贝特提升糖尿病和

蛋白尿患者由微量清蛋白尿到正常清蛋白尿的转归;④没有试验报道CKD和糖尿病志愿者亚组不良事件或退出。然而,他们再次指出,这些研究大多数是对肾病和糖尿病患者构成亚组或进行事后分析。

接受血液透析(HD)的患者构成一个独立的类别并且CVD和心肌梗死过早发病的风险大幅上升。基于美国肾脏数据系统协调中心案例充分混合研究的数据,HD患者临床CAD的患病率是40%,心血管疾病死亡率比一般人群高10~30倍[68]。这些患者与一般死于CVD的人群不同,多个因素参与其中,包括心脏猝死(电解质异常和心律失常)[69],以及容量负载引起心力衰竭和心肌病[70-72]。据4D试验报道,接受HD的2型DM患者由CAD进展为心肌梗死或死亡的年平均发生率是8.2%[73]。观察性研究,如美国肾脏数据系统透析发病率和死亡率两项研究[74]和透析预后与实践模式研究(DOPPS I)[75],显示透析患者使用他汀类药物可降低死亡率。这些结果并没有在血液透析患者通过大型随机对照他汀类药物试验证实。4D研究[73]是唯一的随机对照试验,包括接受HD的ESRD与T2DM患者服用20mg阿托伐他汀或安慰剂,结果表明阿托伐他汀与接受HD的2型DM在CVD主要终点事件的不显著降低相关[73]。此外,严重不良事件发生率没有增加,但调查人员指出致命性卒中发病率显著增加。它是第一个服用有效剂量的他汀类药物并没有证实整体受益的大规模心血管终点试验,并且未证实公认假设:LDL-C水平每变化30mg/dL,CAD的相对危险度约改变30%[2]。这项研究使得KDOQI得出证据,"阿托伐他汀治疗并不能强效改善维持血液透析的2型糖尿病患者的心血管结局"。另外,两个随机对照试验研究了接受HD的糖尿病或非糖尿病患者:AURORA[76]和SHARP[77]。在Aurora(评估受试者在常规血液透析使用罗苏伐他汀的一项研究,评估生存和心血管事件)中[76],调查人员研究了与安慰剂相比,接受HD的患者服用10mg罗苏伐他汀的效果,其中2型DM患者731例。与4D类似,他们报道了罗苏伐他汀对全部试验人群的复合心血管和脑血管终点没有影响[78]。SHARP研究(心脏和肾脏保护研究)了评估20mg辛伐他汀联合10mg依泽替米贝与安慰剂的疗效,其包括9270例CKD患者,其中3023例HD和2094例2型DM患者。这是涉及CKD患者服用降胆固醇药物最大型的随机临床研究,其研究结果发表于KDOQI指南出版后。该研究表明,CKD合并2型DM患者的LDL胆固醇降低

（差异至少为 32mg/dL），减少 22% 发展或未发展到 ESRD 患者的主要动脉粥样硬化事件复合结局（定义为非致命性 MI、心脏性猝死、非出血性卒中或动脉血管再生，透析除外）。疗效欠佳可能强调这样一个事实：直至患者已经发展到 ESRD 才使用他汀类药物的效果是有限的。这些证据致使 KDIGO 重申，尽管他汀类药物联合或未联合依泽替米贝治疗可能使 ESRD 患者继续血液透析，药物的继续使用将取决于周期性风险/效益评估[66]。

为了达到疗效最大化，他汀类药物治疗应在肾病和糖尿病早期启动[55]。美国 40% 的透析患者伴随 CKD 和糖尿病[56,64]，肾损伤早期阶段的他汀类药物处方可能减少 ESRD 人群的 CVD 负担[56]。

目前不建议在慢性血液透析患者中使用 ω-3 脂肪酸。OPACH 研究（ω-3 脂肪酸作为长期接受血液透析患者心血管事件的二级预防）是一项随机、双盲、安慰剂对照试验，其中 206 名慢性 HD 患者接受 1.7g/d 的 ω-3 脂肪酸或安慰剂[79]。虽然心血管事件或死亡的主要复合终点未显著降低，但是心肌梗死的风险有 70%（95%CI，0.10~0.92；P =0.036）的降低，不良事件的发生率没有区别。

肾移植受者构成一个还需要特殊考虑的单独类别。许多移植受者在移植时具有预先存在的 CVD 或多个 CV 风险因素。额外的风险因素（包括糖尿病、高血压和高脂血症）可能发展或者加重移植后免疫抑制[80]。许多常用的他汀类药物通过微粒体酶系统 CyP 3A4 代谢，从而大大增加他汀类水平和更高的潜在副作用。氟伐他汀不参与这种相互作用[81]使其可以安全用于移植受者（见表 12.3）。在 ALERT 研究中，调查人员在肾移植患者进行了一项大型干预试验，研究氟伐他汀对心脏死亡或明确的非致死性心肌梗死的影响[82]。ALERT 研究 2012 例患者中 396 例（18.8%）患有糖尿病，并且发现肾移植患者受益于氟伐他汀治疗，心脏死亡、非致死性心肌梗死减少。作者认为，对 31 例肾移植患者进行 5 年治疗防止心脏死亡或非致死性心肌梗死将是必要的[82]。

试验评估贝特类药物治疗 CKD 不如他汀类药物普遍（表 12.3）。在 FIELD 研究中，Davis 等人证明，尽管血浆肌酐初始轻微上升，但非诺贝特最终减少了 2 型 DM 蛋白尿和 GFR 下降的进展[83]。另一个大型双盲随机安慰剂对照临床试验，即控制糖尿病患者心血管风险行动（ACCORD），也证实服用非诺贝特的 2 型糖尿病患者血肌酐早期、持续上升[84]。在两个试验中，非诺贝特安全并且耐受性良好，但在 FIELD 中胰腺炎和肺栓塞发生率略有增加[84,85]。非诺贝特可能不但有脂质介导作用，也有抗氧和抗感染作用[86]。事实上，甘油三酯通过系膜细胞摄取 VLDL，导致泡沫细胞的形成[87]，通过 VLDL 感应纤溶酶原激活物抑制剂-1（PAI-1）调节凝血和肾内微血栓[88]。HDL 未明显改变 PAI-1 释放[89]，但已被证实可能通过抑制炎性细胞黏附分子、抗氧化和反向胆固醇运输[91]保护人类肾脏[90]。过氧化物酶体增生子 α 受体激动剂如非诺贝特对 HDL 和 TG 有积极影响，并可能通过这些机制产生一些效果[83,86]。

表 12.3　CKD 患者服用他汀类和贝特类药物的安全性

药物	CYP 450 代谢	吉非贝齐[a] 相互作用	非诺贝特[a] 相互作用	剂量调整		
				GFR 60~90mL/min	GFR 15~59mL/min	GFR <15mL/min
罗苏伐他汀	否	是	否	否	5~10mg	5~10mg
阿托伐他汀	是	是	否	否	否	否
辛伐他汀	是	是	否	否	否	5mg
洛伐他汀	是	是	无效	否	减少 50%	减少 50%
普伐他汀	否	是	否	否	否	否
氟伐他汀	否	否	否	否	未明确	未明确
吉非贝齐	是	无效	无效	否	否	否
非诺贝特	否	无效	无效	减少 50%	减少 75%	避免

Modified from Harper CR, Jacobson TA. Managing dyslipidemia in chronic kidney disease. J. Am. Coll. Cardiol. [Internet]. 2008 Jun 24 [cited 2013 Oct 25];51(25):2375 - 84. Available from: http://www.ncbi.nlm.nih.gov/pubmed/18565393

[a] 贝特类药物可能导致血肌酐中等的可逆的增加。吉非贝齐不大可能导致此类增加，但是与他汀类药物合用时更可能导致横纹肌溶解（Harper 等）。

评价与评估

KDOQI 2007 和 ATP Ⅲ指南推荐,糖尿病和慢性肾病患者应该检测完整的血脂(总胆固醇、HDL-C 和甘油三酯,并且计算 LDL-C[2,33]。最近 KDIGO 工作组的声明还建议初步评估 LDL 水平,但不同于随访 LDL 水平的常规检测,因为 CKD 患者的 LDL 水平往往很低且与 CVD 风险不显著相关[66]。糖尿病和 CKD 的血脂异常由于残余脂蛋白增多 LDL-C 水平可能没有升高,因此检测非 HDL-C(总胆固醇−HDL-C)在临床上尤为重要。

2 型 DM 或胰岛素抵抗患者被认为 LDL 水平较低[92]。共识声明由美国糖尿病协会和美国心脏病学会支持并倡导心血管代谢失调的高危受试者检测动脉粥样粒子浓度,载脂蛋白 B(apoB)或 LDL 颗粒浓度,评估 CVD 风险和指导药物治疗,结合使用 LDL 和非 HDL 胆固醇,并且建议那些风险最高的患者目标如下:LDL 胆固醇<70mg/dL,非 HDL 胆固醇<100mg/dL,apoB<80mg/dL[93]。各种脂蛋白化验可以根据大小、密度或者电荷区分脂蛋白颗粒,并且提出提高 CVD 的风险评估和指导降脂治疗,特别是 LDL 胆固醇较低或正常的个体[92]。它们可以检测致粥样硬化脂蛋白颗粒浓度(如 apoB 或 LDL 颗粒浓度)和小致密 LDL 颗粒,这被认为是比更大的 LDL 颗粒更加容易导致粥样硬化。然而,标准化缺乏和"黄金标准"技术缺失限制了这些化验的采用及其利用率。目前它们主要用于专门的脂质诊所或调查研究[92]。基于当前的指导方针,糖尿病患者的 LDL-C 和非 HDL-C 仍为降低脂质为基础的风险的主要目标[33]。

管理

大多数临床医生认为降低心血管风险可作为降低脂质治疗的最终目标。普通人群的临床试验表明,高危患者适度的 LDL 胆固醇降低导致心血管事件减少并且是一个主要的可改变的 CVD 危险因素[94]。根据弗雷明汉心脏研究的数据,男性(45mg/dL)和女性(55mg/dL)HDL 水平每低于中间值 5mg/dL(0.13mmol/L)心肌梗死的风险估计约增加 25%,并且高 HDL 水平(>60mg/dL 或 1.6mmol/L)被认为具有心脏保护作用[95]。低 HDL 的糖尿病患者发生心血管疾病的风险更高[96]。高甘油三酯血症本身也会增加 CVD 风险[97]。治疗血脂异常的最新 ACC/AHA 指南强调风险因素的重要性,建

议目标从 LDL 和非 HDL 胆固醇水平转移到他汀类药物强化治疗,针对高危 CVD 患者采取高强度治疗[98]。KDIGO 临床实践指南还建议不要将 LDL 水平作为 CKD 患者的治疗目标[66]。CKD 患者的他汀类药物高剂量强化治疗确实提高相关副作用的风险,临床医生需要小心行事[66]。因为 CKD 和 DM 都被认为是 CVD 的危险因素,因此高强度治疗对于两种疾病合并的患者似乎是合理的。虽然 KDIGO 建议提倡年龄小于 50 岁的 CKD 合并糖尿病患者使用他汀类药物[66],如果有的话,还需要更多的研究来建立 LDL 胆固醇水平最理想的目标和在该人群中脂质降低治疗的效果。现有关于 CKD 和 2 型 DM 患者治疗目标证据的建议归纳于表12.4。他汀类药物治疗不应用于没有特定心血管治疗指征的接受 HD 的 2 型糖尿病患者[2]。

如一般人群一样,他汀类药物对 CKD 患者是有益的[68]。评估药物的相互作用(大环内酯类抗生素、唑类抗真菌药物、二氢吡啶钙通道阻滞剂和环孢霉素 A)对安全很重要。在使用他汀类药物前应排除急性和慢性肝病,但此后没有必要常规检测肝酶筛选肝毒性。市场上有不同的他汀类药物和其他抗高血脂药物,它们用于 CKD 患者的安全剂量不同(表 12.3)。美国FDA 警告,由于疾病的风险和严重药物相互作用禁止使用高剂量辛伐他汀(80mg)(美国食品药品监督管理局网站 http://www.fda.gov/drugs/drugsafety/ucm256581.htm)。除了改善血脂外,他汀类药物可能有额外的多效性,包括改善内皮功能和稳定斑块[4]。

由于严重的高甘油三酯血症可能与急性胰腺炎相关[99]。治疗高 TG 只是 TG 非常高(>500mg/dL 或 5.65mmol/L)的少数患者的主要目标。高甘油三酯血症通常首先通过减肥、饮食和锻炼治疗。指南建议低脂饮食、中链 TG 和鱼油治疗高甘油三酯血症[100]。贝特类药物和烟酸的药物疗法只有当生活方式干预不足时添加[100]。应该寻求高甘油三酯血症继发原因,如糖尿病控制不佳、饮酒过度、甲状腺功能减退、肝病、肾病综合征、免疫抑制剂(糖皮质激素、环孢霉素和西罗莫司)、合成类固醇和其他药物(13-顺式视黄酸、抗痉挛药、高效抗反转录病毒疗法、利尿剂、β 阻滞剂和口服避孕药)。CKD 患者应该谨慎使用贝特类药物,它可能会导致可逆的血肌酐增加[68]。对于 2~4 期 CKD 患者应减少贝特类药物的服用剂量,接受透析治疗的 5 期 CKD 患者应该避免服用(表 12.3)。尽管吉非贝齐是 NKF 贝特类药物的选择,非诺贝特却是合并他汀类药物时的首选[68]。然而,他汀类药物和贝特类药物合用的副作用风险使得 KDIGO

表 12.4　DM 和 CKD 患者的目标脂质水平 *

		LDL 目标	TG 目标	非 HDL 目标
普通人群	0–1 风险因素	<160mg/dL	<150mg/dL	<190mg/dL
	2+ 风险因素	<130mg/dL		<160mg/dL
	CAD 或等同 CAD	<100mg/dL		<130mg/dL
	（10 年风险>20%）			
糖尿病		<100mg/dL 无明显 CVD 的患者	若≥500mg/dL 开始生活方式改变和贝特类药物或烟酸治疗	<130mg/dL
		<100mg/dL 有明显 CVD 的患者		
糖尿病和 CKD1–4 期		<100mg/dL <70mg/dL（随机）	若≥500mg/dL 开始生活方式改变和必要时贝特类药物治疗（小心使用）	<130mg/dL
接受维持性血液透析的糖尿病		<100mg/dL	若≥500mg/dL 开始生活方式改变和必要时贝特类药物治疗	<130mg/dL

* 最近 ACC/AHA 和 KDIGO 建议不提倡使用目标治疗，而是一个"即发即弃"试验。

工作组建议 CKD 患者避免两者联用[66]。

如有必要，胆汁酸螯合剂或依泽替米贝（胆固醇吸收抑制剂）可以添加到他汀类药物中联合治疗。依泽替米贝的胃肠道副作用少于胆汁酸螯合剂，对于中度到重度 CKD 是安全且耐受性良好，除外 GFR 降低时进行剂量调整[68]。

特别注意事项

肾移植受者

这些患者尤其容易患肌肉疾病，因为他们可能接受其他增加他汀类药物毒性的药物（如环孢霉素 A、他克莫司、大环内酯类抗生素、唑类抗真菌药物、贝特类药物、胺碘酮、奈法唑酮、二氢吡啶类钙拮抗剂）。环孢霉素治疗的患者他汀类药物剂量应减少 50%，可能增加血液他汀类药物浓度的添加用药应尽量避免。大多数患病率高的肾移植受者血脂异常是由使用糖皮质激素、环孢霉素 A 和西罗莫司引起的[17]。

血管紧张素系统抑制剂和血脂异常

高胆固醇血症刺激组织中刺激几个肾素血管紧张素系统的成分的表达在动脉粥样硬化的发展起关键作用。它可以刺激循环血管紧张素Ⅱ及 2 型血管紧张素 1 型受体表达[101]。早期研究证实 LDL 胆固醇能够增加 2 型血管紧张素 1 受体基因在血管平滑肌细胞的表达[102]。氧化 LDL 还可以增加其在人类冠状动脉内皮细胞的表达[103]。这些作用可能有助于 3-羟基-3-甲基戊二酰基-CoA 还原酶抑制动脉粥样硬化负担的有益作用。相反的，氯沙坦对高血压干预效果的临床试验（LIFE）表明，使用一种血管紧张素受体阻滞剂与总胆固醇和非 HDL 水平的降低相关。发现另一种血管紧张素受体阻滞剂，厄贝沙坦可显著降低 TG 水平且提高 HDL 水平，并且对代谢综合征患者的影响更加深远[104]。

口服降糖药与脂质

改善 2 型 DM 患者的血糖控制通常会导致血浆 TG 水平降低。一些研究也表明，某些口服降糖药对血脂的有益效果。一项由 Monami 等[105]进行的荟萃分析得出结论，DPP-4（二肽基肽酶 4）抑制剂、磺胺类和吡格列酮均与总胆固醇显著降低相关，并且阿卡波糖、吡格列酮及 DPP-4 抑制剂与 TG 显著降低相关。阿卡波糖和吡格列酮升高 HDL 水平而磺胺类降低 HDL 水平[105]。众所周知，二甲双胍改善胰岛素抵抗，降低胆固醇和 TG 水平并提高 HDL 水平[106]。它也被认为是通过介导活化 AMP 激酶从而抑制 HMG CoA 还原酶活性的机制防止斑块进展[107]。

结论

糖尿病和肾功能不全两个复杂疾病的共同管理，是负责每天提供全面证据为基础治疗的临床医生面临的一个挑战。糖尿病和 CKD 个体血脂异常是注重细节的疾病管理的一方面，并且指南的应用有助于防止所提供护理的差异和改善预后。

（刘芳林　田丁元　译）

参考文献

1. Collins AJ, Foley RN, Herzog C, Chavers B, Gilbertson D, Ishani A, et al. US renal data system 2010 annual data report. Am J Kidney Dis. 2011;57(1 Suppl 1):A8, e1–526. http://www.ncbi.nlm.nih.gov/pubmed/21184928. Accessed 31 Oct 2013

2. KDOQI. KDOQI clinical practice guidelines and clinical practice recommendations for diabetes and chronic kidney disease. Am J Kidney Dis. 2007;49(2 Suppl 2):S12–154. http://www.ncbi.nlm.nih.gov/pubmed/17276798. Accessed 12 Oct 2013.

3. Cooper ME, Jandeleit-Dahm K, Thomas MC. Targets to retard the progression of diabetic nephropathy. Kidney Int. 2005;68(4):1439–45. http://www.ncbi.nlm.nih.gov/pubmed/16164619. Accessed 12 Oct 2013.

4. Olyaei A, Steffl JL, Maclaughlan J, Trabolsi M, Quadri SP, Abbasi I, et al. HMG-CoA Reductase Inhibitors in Chronic Kidney Disease. Am J Cardiovasc Drugs. 2013;13(6):385–98. http://www.ncbi.nlm.nih.gov/pubmed/23975627. Accessed 31 Oct 2013.

5. Lewington S, Whitlock G, Clarke R, Sherliker P, Emberson J, Halsey J, et al. Blood cholesterol and vascular mortality by age, sex, and blood pressure: a meta-analysis of individual data from 61 prospective studies with 55,000 vascular deaths. Lancet. 2007;370(9602):1829–39. http://www.ncbi.nlm.nih.gov/pubmed/18061058. Accessed 26 Nov 2013.

6. Vaziri ND, Norris K. Lipid disorders and their relevance to outcomes in chronic kidney disease. Blood Purif. 2011;31(1–3):189–96. http://www.ncbi.nlm.nih.gov/pubmed/21228589. Accessed 23 Jul 2013.

7. Moin DS, Rohatgi A. Clinical applications of advanced lipoprotein testing in diabetes mellitus. Clin Lipidol. 2011;6(4):371–87.

8. Cheung AK, Parker CJ, Ren K, Iverius PH. Increased lipase inhibition in uremia: identification of pre-beta-HDL as a major inhibitor in normal and uremic plasma. Kidney Int. 1996;49(5):1360–71. http://www.ncbi.nlm.nih.gov/pubmed/8731101. Accessed 12 Oct 2013.

9. Ginsberg HN, Le NA, Goldberg IJ, Gibson JC, Rubinstein A, Wang-Iverson P, et al. Apolipoprotein B metabolism in subjects with deficiency of apolipoproteins CIII and AI. Evidence that apolipoprotein CIII inhibits catabolism of triglyceride-rich lipoproteins by lipoprotein lipase in vivo. J Clin Invest. 1986;78(5):1287–95. http://www.pubmedcentral.nih.gov/articlerender.fcgi?artid=423815&tool=pmcentrez&rendertype=abstract. Accessed 16 Nov 2013.

10. Ooi EMM, Chan DT, Watts GF, Chan DC, Ng TWK, Dogra GK, et al. Plasma apolipoprotein C-III metabolism in patients with chronic kidney disease. J Lipid Res. 2011;52(4):794–800. http://www.pubmedcentral.nih.gov/articlerender.fcgi?artid=3284168&tool=pmcentrez&rendertype=abstract. Accessed 16 Nov 2013.

11. Vaziri ND, Yuan J, Ni Z, Nicholas SB, Norris KC. Lipoprotein lipase deficiency in chronic kidney disease is accompanied by down-regulation of endothelial GPIHBP1 expression. Clin Exp Nephrol. 2012;16(2):238–43. http://www.pubmedcentral.nih.gov/articlerender.fcgi?artid=3417131&tool=pmcentrez&rendertype=abstract. Accessed 12 Oct 2013.

12. Akmal M, Kasim SE, Soliman AR, Massry SG. Excess parathyroid hormone adversely affects lipid metabolism in chronic renal failure. Kidney Int. 1990;37(3):854–8. http://www.ncbi.nlm.nih.gov/pubmed/2313975. Accessed 16 Nov 2013.

13. Vaziri ND, Wang XQ, Liang K. Secondary hyperparathyroidism downregulates lipoprotein lipase expression in chronic renal failure. Am J Physiol. 1997;273(6 Pt 2):F925–30. http://www.ncbi.nlm.nih.gov/pubmed/9435681. Accessed 16 Nov 2013.

14. Hagström E, Lundgren E, Rastad J, Hellman P. Metabolic abnormalities in patients with normocalcemic hyperparathyroidism detected at a population-based screening. Eur J Endocrinol. 2006;155(1):33–9. http://www.ncbi.nlm.nih.gov/pubmed/16793947. Accessed 16 Nov 2013.

15. Attman PO, Knight-Gibson C, Tavella M, Samuelsson O, Alaupovic P. The compositional abnormalities of lipoproteins in diabetic renal failure. Nephrol Dial Transplant. 1998;13(11):2833–41. http://www.ncbi.nlm.nih.gov/pubmed/9829487. Accessed 1 Nov 2013.

16. Yamamoto S, Yancey PG, Ikizler TA, Jerome WG, Kaseda R, Cox B, et al. Dysfunctional high-density lipoprotein in patients on chronic hemodialysis. J Am Coll Cardiol. 2012;60(23):2372–9. http://www.ncbi.nlm.nih.gov/pubmed/23141484. Accessed 12 Oct 2013.

17. Farbakhsh K, Kasiske BL. Dyslipidemias in patients who have chronic kidney disease. Med Clin North Am. 2005;89:689–99.

18. Tsimihodimos V, Dounousi E, Siamopoulos KC. Dyslipidemia in chronic kidney disease: an approach to pathogenesis and treatment. Am J Nephrol. 2008;28(6):958–73. http://www.ncbi.nlm.nih.gov/pubmed/18612199. Accessed 16 Nov 2013.

19. Rajman I, Harper L, McPake D, Kendall MJ, Wheeler DC. Low-density lipoprotein subfraction profiles in chronic renal failure. Nephrol Dial Transplant. 1998;13(9):2281–7. http://www.ncbi.nlm.nih.gov/pubmed/9761510. Accessed 16 Nov 2013.

20. Chu M, Wang AYM, Chan IHS, Chui SH, Lam CWK. Serum small-dense LDL abnormalities in chronic renal disease patients. Br J Biomed Sci. 2012;69(3):99–102. http://www.ncbi.nlm.nih.gov/pubmed/23057155. Accessed 16 Nov 2013.

21. Klin M, Smogorzewski M, Ni Z, Zhang G, Massry SG. Abnormalities in hepatic lipase in chronic renal failure: role of excess parathyroid hormone. J Clin Invest. 1996;97(10):2167–73. http://www.pubmedcentral.nih.gov/articlerender.fcgi?artid=507295&tool=pmcentrez&rendertype=abstract. Accessed 1 Nov 2013.

22. Bairaktari E, Elisaf M, Tsolas O, Siamopoulos KC. Serum Lp(a) levels in patients with moderate renal failure. Nephron 1998;79(3):367–8. http://www.ncbi.nlm.nih.gov/pubmed/9678450. Accessed 1 Nov 2013.

23. Haffner SM, Gruber KK, Aldrete G, Morales PA, Stern MP, Tuttle KR. Increased lipoprotein(a) concentrations in chronic renal failure. J Am Soc Nephrol. 1992;3(5):1156–62. http://www.ncbi.nlm.nih.gov/pubmed/1482754. Accessed 1 Nov 2013.

24. Mattock M, Cronin N, Cavallo-Perin P, Idzior-Walus B, Penno G, Bandinelli S, et al. Plasma lipids and urinary albumin excretion rate in type 1 diabetes mellitus: The EURODIAB IDDM Complications Study. Diabet Med. 2001;18:59–67. http://discovery.ucl.ac.uk/26964/

25. Joven J, Villabona C, Vilella E, Masana L, Albertí R, Vallés M. Abnormalities of lipoprotein metabolism in patients with the nephrotic syndrome. N Engl J Med. 1990;323(9):579–84. http://www.ncbi.nlm.nih.gov/pubmed/2381443. Accessed 12 Oct 2013.

26. Han S, Vaziri ND, Gollapudi P, Kwok V, Moradi H. Hepatic fatty acid and cholesterol metabolism in nephrotic syndrome. Am J Transl Res. 2013;5:246–53. http://www.ncbi.nlm.nih.gov/pubmed/23573368

27. Johansson AC, Samuelsson O, Attman PO, Haraldsson B, Moberly J, Knight-Gibson C, et al. Dyslipidemia in peritoneal dialysis—relation to dialytic variables. Perit Dial Int. 2000;20(3):306–14. http://www.ncbi.nlm.nih.gov/pubmed/10898048. Accessed 12 Oct 2013.

28. Kagan A, Bar-Khayim Y, Schafer Z, Fainaru M. Kinetics of peritoneal protein loss during CAPD: II. Lipoprotein leakage and its

impact on plasma lipid levels. Kidney Int. 1990;37(3):980–90. http://www.ncbi.nlm.nih.gov/pubmed/2313985. Accessed 12 Oct 2013.

29. Alvestrand A. Carbohydrate and insulin metabolism in renal failure. Kidney Int Suppl. 1997;62:S48–52. http://www.ncbi.nlm.nih.gov/pubmed/9350680. Accessed 12 Oct 2013.

30. Mak RH, DeFronzo RA. Glucose and insulin metabolism in uremia. Nephron 1992;61(4):377–82. http://www.ncbi.nlm.nih.gov/pubmed/1501732. Accessed 12 Oct 2013.

31. Mak RH. Insulin secretion in uremia: effect of parathyroid hormone and vitamin D metabolites. Kidney Int Suppl. 1989;27:S227–30. http://www.ncbi.nlm.nih.gov/pubmed/2699996. Accessed 12 Oct 2013.

32. Ginsberg HN, Zhang Y-L, Hernandez-Ono A. Metabolic syndrome: focus on dyslipidemia. Obesity (Silver Spring). 2006;14 Suppl 1:41S–49S. http://www.ncbi.nlm.nih.gov/pubmed/16642962. Accessed 12 Oct 2013.

33. Third Report of the National Cholesterol Education Program (NCEP) Expert Panel on Detection, Evaluation, and Treatment of High Blood Cholesterol in Adults (Adult Treatment Panel III) final report. Circulation 2002;106(25):3143–421. http://www.ncbi.nlm.nih.gov/pubmed/12485966. Accessed 19 Sep 2013.

34. Panzram G. Mortality and survival in type 2 (non-insulin-dependent) diabetes mellitus. Diabetologia 1987;30(3):123–31. http://www.ncbi.nlm.nih.gov/pubmed/3556287. Accessed 16 Sep 2013.

35. Tonelli M, Muntner P, Lloyd A, Manns BJ, Klarenbach S, Pannu N, et al. Risk of coronary events in people with chronic kidney disease compared with those with diabetes: a population-level cohort study. Lancet 2012;380(9844):807–14. http://www.ncbi.nlm.nih.gov/pubmed/22717317. Accessed 10 Oct 2013.

36. Culleton BF, Larson MG, Wilson PW, Evans JC, Parfrey PS, Levy D. Cardiovascular disease and mortality in a community-based cohort with mild renal insufficiency. Kidney Int. 1999;56(6):2214–9. http://www.ncbi.nlm.nih.gov/pubmed/10594797. Accessed 13 Oct 2013.

37. Garg AX, Clark WF, Haynes RB, House AA. Moderate renal insufficiency and the risk of cardiovascular mortality: results from the NHANES I. Kidney Int. 2002;61(4):1486–94. http://www.ncbi.nlm.nih.gov/pubmed/11918756. Accessed 13 Oct 2013.

38. Sarnak MJ, Levey AS, Schoolwerth AC, Coresh J, Culleton B, Hamm LL, et al. Kidney disease as a risk factor for development of cardiovascular disease: a statement from the American Heart Association Councils on Kidney in Cardiovascular Disease, High Blood Pressure Research, Clinical Cardiology, and Epidemiology and Prevention. Circulation. 2003;108(17):2154–69. http://www.ncbi.nlm.nih.gov/pubmed/14581387. Accessed 25 Sep 2013.

39. Muntner P, He J, Hamm L, Loria C, Whelton PK. Renal insufficiency and subsequent death resulting from cardiovascular disease in the United States. J Am Soc Nephrol. 2002;13(3):745–53. http://www.ncbi.nlm.nih.gov/pubmed/11856780. Accessed 13 Oct 2013.

40. Hallan S, Astor B, Romundstad S, Aasarød K, Kvenild K, Coresh J. Association of kidney function and albuminuria with cardiovascular mortality in older vs younger individuals: The HUNT II Study. Arch Intern Med. 2007;167(22):2490–6. http://www.ncbi.nlm.nih.gov/pubmed/18071172. Accessed 13 Oct 2013.

41. Matsushita K, van der Velde M, Astor BC, Woodward M, Levey AS, de Jong PE, et al. Association of estimated glomerular filtration rate and albuminuria with all-cause and cardiovascular mortality in general population cohorts: a collaborative meta-analysis. Lancet 2010;375(9731):2073–81. http://www.ncbi.nlm.nih.gov/pubmed/20483451. Accessed 1 Oct 2013.

42. Mann JFE, Gerstein HC, Dulau-Florea I, Lonn E. Cardiovascular risk in patients with mild renal insufficiency. Kidney Int Suppl. 2003;(84):S192–6. http://www.ncbi.nlm.nih.gov/

pubmed/12694342. Accessed 13 Oct 2013.

43. Rashidi A, Sehgal AR, Rahman M, O'Connor AS. The case for chronic kidney disease, diabetes mellitus, and myocardial infarction being equivalent risk factors for cardiovascular mortality in patients older than 65 years. Am J Cardiol. 2008;102(12):1668–73. http://www.ncbi.nlm.nih.gov/pubmed/19064021. Accessed 13 Oct 2013.

44. Fried LP, Kronmal RA, Newman AB, Bild DE, Mittelmark MB, Polak JF, et al. Risk factors for 5-year mortality in older adults: the Cardiovascular Health Study. JAMA. 1998;279(8):585–92. http://www.ncbi.nlm.nih.gov/pubmed/9486752. Accessed 13 Oct 2013.

45. Shepherd J, Kastelein JJP, Bittner V, Deedwania P, Breazna A, Dobson S, et al. Intensive lipid lowering with atorvastatin in patients with coronary heart disease and chronic kidney disease: the TNT (Treating to New Targets) study. J Am Coll Cardiol. 2008;51:1448–54. http://www.ncbi.nlm.nih.gov/pubmed/18402899

46. Clase CM, Gao P, Tobe SW, McQueen MJ, Grosshennig A, Teo KK, et al. Estimated glomerular filtration rate and albuminuria as predictors of outcomes in patients with high cardiovascular risk: a cohort study. Ann Intern Med. 2011;154(5):310–8. http://www.ncbi.nlm.nih.gov/pubmed/21357908. Accessed 13 Oct 2013.

47. National Kidney Foundation. K/DOQI clinical practice guidelines for chronic kidney disease: evaluation, classification, and stratification. Am J Kidney Dis. 2002;39(2 Suppl 1):S1–266. http://www.ncbi.nlm.nih.gov/pubmed/11904577. Accessed 21 Sep 2013.

48. Antman EM, Anbe DT, Armstrong PW, Bates ER, Green LA, Hand M, et al. ACC/AHA guidelines for the management of patients with ST-elevation myocardial infarction—executive summary: a report of the American College of Cardiology/American Heart Association Task Force on Practice Guidelines (Writing Committee to Revise the 1999 Guidelines for the Management of Patients With Acute Myocardial Infarction). Circulation. 2004;110(5):588–636. http://www.ncbi.nlm.nih.gov/pubmed/15289388. Accessed 20 Sep 2013.

49. Mann JF, Gerstein HC, Pogue J, Bosch J, Yusuf S. Renal insufficiency as a predictor of cardiovascular outcomes and the impact of ramipril: the HOPE randomized trial. Ann Intern Med. 2001;134(8):629–36. http://www.ncbi.nlm.nih.gov/pubmed/11304102. Accessed 16 Oct 2013.

50. Anavekar NS, McMurray JJ, Velazquez EJ, Solomon SD, Kober L, Rouleau J-L, et al. Relation between renal dysfunction and cardiovascular outcomes after myocardial infarction. N Engl J Med. 2004;351(13):1285–95. http://www.ncbi.nlm.nih.gov/pubmed/15385655. Accessed 16 Oct 2013.

51. Chang Y-T, Wu J-L, Hsu C-C, Wang J-D, Sung J-M. Diabetes and end-stage renal disease synergistically contribute to increased incidence of cardiovascular events: a nation-wide follow-up study during 1998-2009. Diabetes Care 2014;37(1):277–85. http://www.ncbi.nlm.nih.gov/pubmed/23920086. Accessed 22 Oct 2013.

52. Baigent C, Keech A, Kearney PM, Blackwell L, Buck G, Pollicino C, et al. Efficacy and safety of cholesterol-lowering treatment: prospective meta-analysis of data from 90,056 participants in 14 randomised trials of statins. Lancet 2005;366(9493):1267–78. http://www.ncbi.nlm.nih.gov/pubmed/16214597. Accessed 27 Sep 2013.

53. Thavendiranathan P, Bagai A, Brookhart MA, Choudhry NK. Primary prevention of cardiovascular diseases with statin therapy: a meta-analysis of randomized controlled trials. Arch Intern Med. 2006;166(21):2307–13. http://www.ncbi.nlm.nih.gov/pubmed/17130382. Accessed 2 Oct 2013.

54. Sever PS, Dahlöf B, Poulter NR, Wedel H, Beevers G, Caulfield M, et al. Prevention of coronary and stroke events with atorvastatin in hypertensive patients who have average or lower-than-average cholesterol concentrations, in the Anglo-Scandinavian Cardiac Outcomes Trial—Lipid Lowering Arm (ASCOT-LLA): a multi-

centre randomised controlled trial. Lancet. 2003;361(9364):1149–58. http://www.ncbi.nlm.nih.gov/pubmed/12686036. Accessed 2 Oct 2013.

55. Colhoun HM, Betteridge DJ, Durrington PN, Hitman GA, Neil HAW, Livingstone SJ, et al. Effects of atorvastatin on kidney outcomes and cardiovascular disease in patients with diabetes: an analysis from the Collaborative Atorvastatin Diabetes Study (CARDS). Am J Kidney Dis. 2009;54(5):810–9. http://www.ncbi.nlm.nih.gov/pubmed/19540640. Accessed 19 Oct 2013.

56. Collins R, Armitage J, Parish S, Sleigh P, Peto R. MRC/BHF Heart Protection Study of cholesterol-lowering with simvastatin in 5963 people with diabetes: a randomised placebo-controlled trial. Lancet 2003;361(9374):2005–16. http://www.ncbi.nlm.nih.gov/pubmed/12814710. Accessed 19 Oct 2013.

57. Athyros VG, Mikhailidis DP, Papageorgiou AA, Symeonidis AN, Pehlivanidis AN, Bouloukos VI, et al. The effect of statins versus untreated dyslipidaemia on renal function in patients with coronary heart disease. A subgroup analysis of the Greek atorvastatin and coronary heart disease evaluation (GREACE) study. J Clin Pathol. 2004;57(7):728–34. http://www.pubmedcentral.nih.gov/articlerender.fcgi?artid=1770346&tool=pmcentrez&rendertype=abstract. Accessed 19 Oct 2013.

58. Tonelli M, Isles C, Craven T, Tonkin A, Pfeffer MA, Shepherd J, et al. Effect of pravastatin on rate of kidney function loss in people with or at risk for coronary disease. Circulation 2005;112(2):171–8. http://www.ncbi.nlm.nih.gov/pubmed/15998677. Accessed 19 Oct 2013.

59. Shepherd J, Kastelein JP, Bittner VA, Carmena R, Deedwania PC, Breazna A, et al. Intensive lipid lowering with atorvastatin in patients with coronary artery disease, diabetes, and chronic kidney disease. Mayo Clin Proc. 2008;83(8):870–9. http://www.ncbi.nlm.nih.gov/pubmed/18674471. Accessed 19 Oct 2013.

60. Shepherd J, Kastelein JJP, Bittner V, Deedwania P, Breazna A, Dobson S, et al. Effect of intensive lipid lowering with atorvastatin on renal function in patients with coronary heart disease: the Treating to New Targets (TNT) study. Clin J Am Soc Nephrol. 2007;2(6):1131–9. http://www.ncbi.nlm.nih.gov/pubmed/17942759. Accessed 19 Oct 2013.

61. Sukhija R, Bursac Z, Kakar P, Fink L, Fort C, Satwani S, et al. Effect of statins on the development of renal dysfunction. Am J Cardiol. 2008;101(7):975–9. http://www.ncbi.nlm.nih.gov/pubmed/18359317. Accessed 19 Oct 2013.

62. Rahman M, Baimbridge C, Davis BR, Barzilay J, Basile JN, Henriquez MA, et al. Progression of kidney disease in moderately hypercholesterolemic, hypertensive patients randomized to pravastatin versus usual care: a report from the Antihypertensive and Lipid-Lowering Treatment to Prevent Heart Attack Trial (ALLHAT). Am J Kidney Dis. 2008;52(3):412–24. http://www.pubmedcentral.nih.gov/articlerender.fcgi?artid=2897819&tool=pmcentrez&rendertype=abstract. Accessed 19 Oct 2013.

63. Strippoli GFM, Navaneethan SD, Johnson DW, Perkovic V, Pellegrini F, Nicolucci A, et al. Effects of statins in patients with chronic kidney disease: meta-analysis and meta-regression of randomised controlled trials. BMJ. 2008;336(7645):645–51. http://www.pubmedcentral.nih.gov/articlerender.fcgi?artid=2270960&tool=pmcentrez&rendertype=abstract. Accessed 19 Oct 2013.

64. Tonelli M, Keech A, Shepherd J, Sacks F, Tonkin A, Packard C, et al. Effect of pravastatin in people with diabetes and chronic kidney disease. J Am Soc Nephrol. 2005;16(12):3748–54. http://www.ncbi.nlm.nih.gov/pubmed/16251235. Accessed 19 Oct 2013.

65. Chonchol M, Cook T, Kjekshus J, Pedersen TR, Lindenfeld J. Simvastatin for secondary prevention of all-cause mortality and major coronary events in patients with mild chronic renal insufficiency. Am J Kidney Dis. 2007;49(3):373–82. http://www.ncbi.nlm.nih.gov/pubmed/17336698. Accessed 19 Oct 2013.

66. KDIGO clinical practice guideline for lipid management in chronic kidney disease. Kidney Int Suppl. 2013;3(3):271–9. http://dx.doi.org/10.1038/kisup.2013.34. Accessed 1 Dec 2013.

67. Slinin Y, Ishani A, Rector T, Fitzgerald P, MacDonald R, Tacklind J, et al. Management of hyperglycemia, dyslipidemia, and albuminuria in patients with diabetes and CKD: a systematic review for a KDOQI clinical practice guideline. Am J Kidney Dis. 2012;60(5):747–69. http://www.ncbi.nlm.nih.gov/pubmed/22999165. Accessed 28 May 2013.

68. Harper CR, Jacobson TA. Managing dyslipidemia in chronic kidney disease. J Am Coll Cardiol. 2008;51(25):2375–84. http://www.ncbi.nlm.nih.gov/pubmed/18565393. Accessed 25 Oct 2013.

69. Karnik JA, Young BS, Lew NL, Herget M, Dubinsky C, Lazarus JM, et al. Cardiac arrest and sudden death in dialysis units. Kidney Int. 2001;60(1):350–7. http://www.ncbi.nlm.nih.gov/pubmed/11422771. Accessed 25 Oct 2013.

70. Herzog CA. How to manage the renal patient with coronary heart disease: the agony and the ecstasy of opinion-based medicine. J Am Soc Nephrol. 2003;14(10):2556–72. http://www.ncbi.nlm.nih.gov/pubmed/14514733. Accessed 25 Oct 2013.

71. Sarnak MJ. Cardiovascular complications in chronic kidney disease. Am J Kidney Dis. 2003;41(5 Suppl):11–7. http://www.ncbi.nlm.nih.gov/pubmed/12776309. Accessed 26 Oct 2013.

72. Baigent C, Burbury K, Wheeler D. Premature cardiovascular disease in chronic renal failure. Lancet 2000;356(9224):147–52. http://www.ncbi.nlm.nih.gov/pubmed/10963260. Accessed 26 Oct 2013.

73. Wanner C, Krane V, März W, Olschewski M, Mann JFE, Ruf G, et al. Atorvastatin in patients with type 2 diabetes mellitus undergoing hemodialysis. N Engl J Med. 2005;353(3):238–48. http://www.ncbi.nlm.nih.gov/pubmed/16034009

74. Seliger SL, Weiss NS, Gillen DL, Kestenbaum B, Ball A, Sherrard DJ, et al. HMG-CoA reductase inhibitors are associated with reduced mortality in ESRD patients. Kidney Int. 2002;61(1):297–304. http://www.ncbi.nlm.nih.gov/pubmed/11786112. Accessed 26 Oct 2013.

75. Mason NA, Bailie GR, Satayathum S, Bragg-Gresham JL, Akiba T, Akizawa T, et al. HMG-coenzyme a reductase inhibitor use is associated with mortality reduction in hemodialysis patients. Am J Kidney Dis. 2005;45(1):119–26. http://www.ncbi.nlm.nih.gov/pubmed/15696451. Accessed 26 Oct 2013.

76. Fellström B, Holdaas H, Jardine AG, Rose H, Schmieder R, Wilpshaar W, et al. Effect of rosuvastatin on outcomes in chronic haemodialysis patients: baseline data from the AURORA study. Kidney Blood Press Res. 2007;30(5):314–22. http://www.pubmedcentral.nih.gov/articlerender.fcgi?artid=2790755&tool=pmcentrez&rendertype=abstract. Accessed 26 Oct 2013.

77. Baigent C, Landray MJ, Reith C, Emberson J, Wheeler DC, Tomson C, et al. The effects of lowering LDL cholesterol with simvastatin plus ezetimibe in patients with chronic kidney disease (Study of Heart and Renal Protection): a randomised placebo-controlled trial. Lancet 2011;377(9784):2181–92. http://www.pubmedcentral.nih.gov/articlerender.fcgi?artid=3145073&tool=pmcentrez&rendertype=abstract. Accessed 26 Oct 2013.

78. Holdaas H, Holme I, Schmieder RE, Jardine AG, Zannad F, Norby GE, et al. Rosuvastatin in diabetic hemodialysis patients. J Am Soc Nephrol. 2011;22(7):1335–41. http://www.pubmedcentral.nih.gov/articlerender.fcgi?artid=3137581&tool=pmcentrez&rendertype=abstract. Accessed 26 Oct 2013.

79. Svensson M, Schmidt EB, Jørgensen KA, Christensen JH. N-3 fatty acids as secondary prevention against cardiovascular events in patients who undergo chronic hemodialysis: a randomized, placebo-controlled intervention trial. Clin J Am Soc Nephrol. 2006;1(4):780–6. http://www.ncbi.nlm.nih.gov/pubmed/17699287. Accessed 26 Oct 2013.

80. Jardine A. Assessing cardiovascular risk profile of immunosuppressive agents. Transplantation 2001;72(12 Suppl):S81–8. http://www.ncbi.nlm.nih.gov/pubmed/11833146. Accessed 29 Oct 2013.

81. Jardine A, Holdaas H. Fluvastatin in combination with cyclosporin in renal transplant recipients: a review of clinical and safety experience. J Clin Pharm Ther. 1999;24(6):397–408. http://www.ncbi.nlm.nih.gov/pubmed/10651972. Accessed 29 Oct 2013.

82. Jardine AG, Holdaas H, Fellström B, Cole E, Nyberg G, Grönhagen-Riska C, et al. Fluvastatin prevents cardiac death and myocardial infarction in renal transplant recipients: post-hoc subgroup analyses of the ALERT Study. Am J Transplant. 2004;4(6):988–95. http://www.ncbi.nlm.nih.gov/pubmed/15147434. Accessed 29 Oct 2013.

83. Davis TME, Ting R, Best JD, Donoghoe MW, Drury PL, Sullivan DR, et al. Effects of fenofibrate on renal function in patients with type 2 diabetes mellitus: the Fenofibrate Intervention and Event Lowering in Diabetes (FIELD) Study. Diabetologia 2011;54(2):280–90. http://www.ncbi.nlm.nih.gov/pubmed/21052978. Accessed 29 Oct 2013.

84. Ginsberg HN, Elam MB, Lovato LC, Crouse JR, Leiter LA, Linz P, et al. Effects of combination lipid therapy in type 2 diabetes mellitus. N Engl J Med. 2010;362(17):1563–74. http://www.pubmedcentral.nih.gov/articlerender.fcgi?artid=2879499&tool=pmcentrez&rendertype=abstract. Accessed 17 Oct 2013.

85. Keech A, Simes RJ, Barter P, Best J, Scott R, Taskinen MR, et al. Effects of long-term fenofibrate therapy on cardiovascular events in 9795 people with type 2 diabetes mellitus (the FIELD study): randomised controlled trial. Lancet 2005;366(9500):1849–61. http://www.ncbi.nlm.nih.gov/pubmed/16310551. Accessed 24 Oct 2013.

86. Han SH, Quon MJ, Koh KK. Beneficial vascular and metabolic effects of peroxisome proliferator-activated receptor-alpha activators. Hypertension 2005;46(5):1086–92. http://www.ncbi.nlm.nih.gov/pubmed/16230515. Accessed 29 Oct 2013.

87. Anami Y, Kobori S, Sakai M, Kasho M, Nishikawa T, Yano T, et al. Human beta-migrating very low density lipoprotein induces foam cell formation in human mesangial cells. Atherosclerosis. 1997;135(2):225–34. http://www.ncbi.nlm.nih.gov/pubmed/9430372. Accessed 29 Oct 2013.

88. Olufadi R, Byrne CD. Effects of VLDL and remnant particles on platelets. Pathophysiol Haemost Thromb. 2006;35(3-4):281–91. http://www.ncbi.nlm.nih.gov/pubmed/16877877. Accessed 29 Oct 2013.

89. Shen GX. Impact and mechanism for oxidized and glycated lipoproteins on generation of fibrinolytic regulators from vascular endothelial cells. Mol Cell Biochem. 2003;246(1–2):69–74. http://www.ncbi.nlm.nih.gov/pubmed/12841345. Accessed 29 Oct 2013.

90. Muntner P, Coresh J, Smith JC, Eckfeldt J, Klag MJ. Plasma lipids and risk of developing renal dysfunction: the atherosclerosis risk in communities study. Kidney Int. 2000;58(1):293–301. http://www.ncbi.nlm.nih.gov/pubmed/10886574. Accessed 29 Oct 2013.

91. Lopes-Virella MF, Carter RE, Gilbert GE, Klein RL, Jaffa M, Jenkins AJ, et al. Risk factors related to inflammation and endothelial dysfunction in the DCCT/EDIC cohort and their relationship with nephropathy and macrovascular complications. Diabetes Care 2008;31(10):2006–12. http://www.pubmedcentral.nih.gov/articlerender.fcgi?artid=2551645&tool=pmcentrez&rendertype=abstract. Accessed 18 Oct 2013.

92. Mora S. Advanced lipoprotein testing and subfractionation are not (yet) ready for routine clinical use. Circulation 2009;119(17):2396–404. http://www.pubmedcentral.nih.gov/articlerender.fcgi?artid=2735461&tool=pmcentrez&rendertype=abstract. Accessed 29 Oct 2013.

93. Brunzell JD, Davidson M, Furberg CD, Goldberg RB, Howard B V, Stein JH, et al. Lipoprotein management in patients with cardiometabolic risk: consensus conference report from the American Diabetes Association and the American College of Cardiology Foundation. J Am Coll Cardiol. 2008;51(15):1512–24. http://www.ncbi.nlm.nih.gov/pubmed/18402913. Accessed 27 May 2013.

94. Stamler J, Wentworth D, Neaton JD. Is relationship between serum cholesterol and risk of premature death from coronary heart disease continuous and graded? Findings in 356,222 primary screenees of the Multiple Risk Factor Intervention Trial (MRFIT). JAMA. 1986;256(20):2823–8. http://www.ncbi.nlm.nih.gov/pubmed/3773199. Accessed 29 Oct 2013.

95. Castelli WP. Cardiovascular disease and multifactorial risk: challenge of the 1980s. Am Heart J. 1983;106(5 Pt 2):1191–200. http://www.ncbi.nlm.nih.gov/pubmed/6637784. Accessed 29 Oct 2013.

96. Laakso M, Lehto S, Penttilä I, Pyörälä K. Lipids and lipoproteins predicting coronary heart disease mortality and morbidity in patients with non-insulin-dependent diabetes. Circulation 1993;88(4 Pt 1):1421–30. http://www.ncbi.nlm.nih.gov/pubmed/8403288. Accessed 29 Oct 2013.

97. Manninen V, Tenkanen L, Koskinen P, Huttunen JK, Mänttäri M, Heinonen OP, et al. Joint effects of serum triglyceride and LDL cholesterol and HDL cholesterol concentrations on coronary heart disease risk in the Helsinki Heart Study. Implications for treatment. Circulation 1992;85(1):37–45. http://www.ncbi.nlm.nih.gov/pubmed/1728471. Accessed 29 Oct 2013.

98. Stone NJ, Robinson J, Lichtenstein AH, Merz CNB, Blum CB, Eckel RH, et al. 2013 ACC/AHA guideline on the treatment of blood cholesterol to reduce atherosclerotic cardiovascular risk in adults: a report of the American College of Cardiology/American Heart Association Task Force on Practice Guidelines. Circulation 2013. http://www.ncbi.nlm.nih.gov/pubmed/24222016. Accessed 13 Nov 2013.

99. Farbakhsh K, Kasiske BL. Dyslipidemias in patients who have chronic kidney disease. Med Clin North Am. 2005;89(3):689–99. http://www.ncbi.nlm.nih.gov/pubmed/15755473. Accessed 29 Oct 2013.

100. National Kidney Foundation. K/DOQI clinical practice guidelines for managing dyslipidemias in chronic kidney disease. Am J Kidney Dis. 2003;41(4):S1–77.

101. Putnam K, Shoemaker R, Yiannikouris F, Cassis LA. The renin-angiotensin system: a target of and contributor to dyslipidemias, altered glucose homeostasis, and hypertension of the metabolic syndrome. Am J Physiol Heart Circ Physiol. 2012;302(6):H1219–30. http://www.pubmedcentral.nih.gov/articlerender.fcgi?artid=3311482&tool=pmcentrez&rendertype=abstract. Accessed 31 Oct 2013.

102. Nickenig G, Sachinidis A, Michaelsen F, Böhm M, Seewald S, Vetter H. Upregulation of vascular angiotensin II receptor gene expression by low-density lipoprotein in vascular smooth muscle cells. Circulation 1997;95(2):473–8. http://www.ncbi.nlm.nih.gov/pubmed/9008466. Accessed 31 Oct 2013.

103. Li D, Saldeen T, Romeo F, Mehta JL. Oxidized LDL upregulates angiotensin II type 1 receptor expression in cultured human coronary artery endothelial cells: the potential role of transcription factor NF-kappaB. Circulation 2000;102(16):1970–6. http://www.ncbi.nlm.nih.gov/pubmed/11034947. Accessed 31 Oct 2013.

104. Kintscher U, Bramlage P, Paar WD, Thoenes M, Unger T. Irbesartan for the treatment of hypertension in patients with the metabolic syndrome: a sub analysis of the Treat to Target post authorization survey. Prospective observational, two armed study in 14,200 patients. Cardiovasc Diabetol. 2007;6:12. http://www.pubmedcentral.nih.gov/articlerender.fcgi?artid=1853076&tool=pmcentrez&rendertype=abstract. Accessed 31 Oct 2013.

105. Monami M, Vitale V, Ambrosio ML, Bartoli N, Toffanello G, Ragghianti B, et al. Effects on lipid profile of dipeptidyl peptidase 4 inhibitors, pioglitazone, acarbose, and sulfonylureas: meta-analysis of placebo-controlled trials. Adv Ther. 2012;29(9):736–46. http://www.ncbi.nlm.nih.gov/pubmed/22923161. Accessed 31

Oct 2013.

106. Giugliano D, De Rosa N, Di Maro G, Marfella R, Acampora R, Buoninconti R, et al. Metformin improves glucose, lipid metabolism, and reduces blood pressure in hypertensive, obese women. Diabetes Care 1993;16(10):1387–90. http://www.ncbi.nlm.nih.gov/pubmed/8269798. Accessed 31 Oct 2013.

107. Fitch K, Abbara S, Lee H, Stavrou E, Sacks R, Michel T, et al. Effects of lifestyle modification and metformin on atherosclerotic indices among HIV-infected patients with the metabolic syndrome. AIDS. 2012;26(5):587–97. http://www.pubmedcentral.nih.gov/articlerender.fcgi?artid=3675446&tool=pmcentrez&rendertype=abstract. Accessed 12 Oct 2013.

第 13 章

糖尿病眼病

Azin Abazari, Nicola G. Ghazi, Zeynel A. Karcioglu

过去 10 年,糖尿病是一种在各年龄、性别、种族中均显著增长的流行性疾病。预计到 2030 年全球将有 366 000 000 糖尿病患者[1]。超过 30% 的糖尿病患者患有某种形式的糖尿病性视网膜病变(DR)。

糖尿病视网膜病变(DR)是工作年龄(20~65 岁)的个体患可预防性失明主要的主要原因,也是老年人视力丧失的主要原因。视力丧失在 DR 并发症之后出现,如玻璃体积血、视网膜脱落、糖尿病性黄斑水肿(DME)及黄斑缺血。

2010 年,世界范围内有 285 000 000 例糖尿病患者。超过 1/3 的患者有 DR 征兆,1/3 的患者有危及视力的视网膜病变,如严重的非增生性 DR(NPDR)、增生性糖尿病视网膜病变(PDR)或糖尿病性黄斑水肿(DME)[2]。视网膜病变的发展可能与 1 型或 2 型糖尿病病程极度相关。在威斯康星州糖尿病视网膜病变的流行病学研究(WESDR)中,10 年总体发病率是 74%,在已有视网膜病变的患者中,64% 的患者发展为严重性视网膜病变,17% 进一步发展为 PDR。25

年后,1 型糖尿病患者视网膜病变发生率为 97%。患有视网膜病变的患者中,42% 发展为 PDR[3],17% 发展为有临床意义的黄斑水肿(CSME)[4]。尽管本章的主要目的是总结各种糖尿病性眼病的临床现状,对糖尿病肾病和糖尿病视网膜病变间的关系进行简要论述,以及对糖尿病视网膜病变的发病机制进行恰当论述。

流行病学证据存在于糖尿病视网膜病变及肾病的形态学相关参数,尤其在疾病早期。已证实 DR 的严重性与肾脏活组织切片形态学检测相对应,如 1 型糖尿病患者的肾小球系膜分数体积和肾小球基底膜宽度[5,6]。肾小球和视网膜的病理学也与 2 型糖尿病和高血压患者的临床特点相关[7]。

DR 中血管"变性"的确切机制尚未为人们所知,但以下是该过程的主要原因:①内皮细胞和周细胞自毁的生化异常导致基底膜异常;②这些死细胞,白细胞和(或)血小板引起的血管腔闭塞;③额外的毛细血管内皮细胞的凋亡继发其他神经视网膜细胞产生的副产物(如神经节细胞及神经胶质细胞)[8]。

除血管病变外,或作为其结果,某些特定炎性变化发生在糖尿病动物和患者的视神经、视网膜及体外高浓度葡萄糖培养的视网膜细胞[9]。视神经、视网膜局部炎症过程影响 DR 发展,这一概念相对新颖,但是支持这一假说的证据正在迅速累积。该领域的研究可能会提供新靶点,在发展到视网膜毛细血管闭塞之前的 DR 早期阶段使用选择性药物炎症介质抑制剂抑制眼部疾病[10,11]。

多项流行病学研究证明,高血糖、高血压、血脂异常及肥胖是 DR 和 CSME 发生发展的高危因素。以下各节将就这些危险因素进行详细讨论。

A. Abazari, M.D. (✉)
Department of Ophthalmology, Stony Brook University,
Stony Brook, NY, USA
e-mail: azin.abazari@stonybrookmedicine.edu

N.G. Ghazi, M.D. (✉)
King Khaled Eye Specialist Hospital,
PO Box 7191, Riyadh 11462, Saudi Arabia

University of Virginia, Charlottesville, VA, USA
e-mail: nghazi@kkesh.med.sa

Z.A. Karcioglu, M.D. (✉)
Department of Ophthalmology,
University of Virginia, 300 Jefferson Park Avenue, OMS 2783,
Charlottesville, VA 22908, USA
e-mail: zak8g@virginia.edu

高血糖

DR 及 DME 最重要的危险因素之一是血糖控制不佳。两个大型随机临床试验，即糖尿病控制和并发症试验(DCCT)及英国前瞻性糖尿病研究(UKPDS)，对更严格的血糖控制可以降低 1 型和 2 型糖尿病患者 DR 发生及发展的风险提供有力证据。

在 DCCT 中，1441 名 1 型糖尿病患者被随机分组进行常规或强化胰岛素治疗，追踪观察 4~9 年。该研究中，与标准治疗组相比，强化胰岛素治疗组的 3 年内视网膜病变发生发展的风险分别降低了 75% 和 54%。来自 DCCT 的数据分析表明，视网膜病变进展的风险随 HbA1C 每降低 10% 而降低 35%~40%[12-16]。随后，来自 DCCT 的患者参加 7 年的随访观察研究，证明在初始随机后开始强化治疗甚至在停止 HbA1C 强化控制之后其视网膜病变进展的风险降低保持平稳[17]。

UKPDS 和控制糖尿病患者心血管风险行动(AC-CORD)研究明确血糖控制对 2 型糖尿病视网膜病变发生发展的显著益处[18-20]。

高血压

高血压是 DR 的重要风险因素。在 UKPDS 中，2 型糖尿病患者严格控制血压(收缩压<150mmHg)使视网膜病变进展的风险降低 34%。UKPDS 表明，服用 β 受体阻滞剂和血管紧张素转化酶(ACE)抑制剂的患者受益于对血压的严格控制，两者在统计学上无显著差异[21]。然而，一些临床试验表明，ACE 抑制剂可能对 DR 有独立于降血压效果之外的益处[22-24]。在控制 DR 进展方面，ACCORD 研究中强化血压控制(收缩压<120mmHg)相较于标准血压控制(收缩压<140mmHg)并没有明显的优势[20]。

高脂血症

一些研究已经证实，胆固醇和甘油三酯的升高在 DR 发生发展中的作用。DCCT 证明视网膜病变的严重程度和甘油三酯的升高负正相关，与 1 型糖尿病 HDL 胆固醇水平呈负相关[25]。ACCORD 证明使用非诺贝特和辛伐他汀的血脂异常强化治疗方案降低了 2 型糖尿病患者的 DR 进展速度[20]。其他研究报道称，血脂水平升高与 DME 进展独立相关[26,27]。

妊娠

DR 可能在妊娠期间由于激素或血糖控制的变化进展加速。在 DCCT 的辅助研究中，有些患者在妊娠期出现暂时性 DR 恶化，甚至达到了增生水平。然而，在研究结束时，妊娠患者的视网膜病变平均水平与未妊娠患者相当[28]。众所周知，妊娠诱导视网膜病变风险暂时性增高[28-30]。因此，妊娠期间及产后第一年应该更加频繁地进行眼科检查。

肾病

多项研究证实，蛋白尿与 1 型糖尿病患者危及视力或 PDR 的风险水平增高相关[3,31]。增生性视网膜病变也是 1 型糖尿病长期性肾病的独立标志[32]。

其他风险因素

一些研究证明，其他因素在糖尿病视网膜病变发生发展过程中的作用，包括贫血[33-35]、睡眠呼吸暂停[36]、炎症标志物、同型半胱氨酸[37]及遗传易感性[38-41]。此外，一些研究报道微量清蛋白尿和 DR 存在/严重程度相关联[42,43]。

糖尿病视网膜病变分类

糖尿病性视网膜病变分为早期阶段、NPDR 和更严重的阶段 PDR。

非增生性糖尿病视网膜病变(NPDR)

NPDR 的视网膜特征包括微动脉瘤(图 13.1a)，表明神经纤维层梗死的棉絮斑(图 13.1a)，硬性渗出，视网膜内出血(图 13.1a,b,d)，视网膜静脉扩张且呈串珠状(图 13.1c)，视网膜内微血管异常(IRMA)(图 13.1c)，以及毛细血管无灌注区域(图 13.1d)。

非增生性糖尿病视网膜病变根据视网膜病变的存在和范围进一步分为 4 级：轻度、中度、重度和极重度。在轻至中度的非增生性病变中，有相对较少的视网膜内出血和微动脉瘤，也可观察到硬性渗出和棉絮斑。严重的 NPDR 在临床是通过评估 4 个中间外围象限的视网膜确诊。

有以下任一特征的患者即确诊严重的 NPDR：

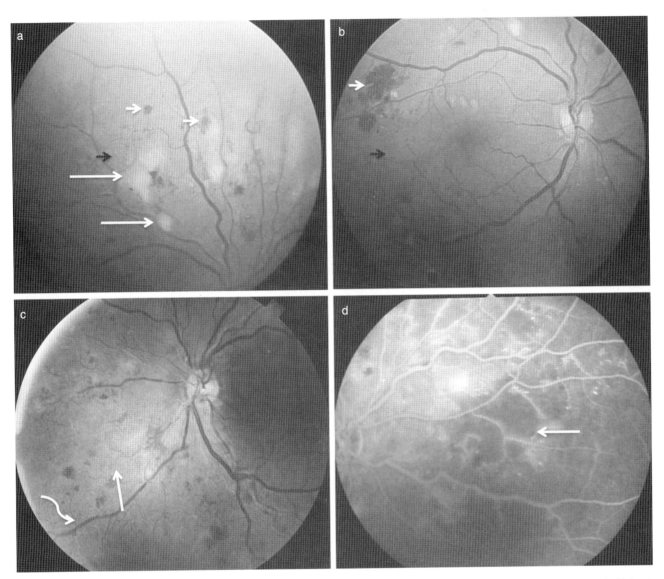

图 13.1　非增生性糖尿病视网膜病变的视网膜变化。(a,b)眼底照片说明视网膜"点和印迹"出血(白色小箭头),视网膜"棉絮"斑(白色大箭头),和集群微动脉瘤(黑色小箭头)。(c)眼底照片描绘了视网膜内微血管病变(直箭头)和静脉串珠(弯箭头)。(d)静脉注射荧光素眼底血管造影片(IVFA)曝光区域的视网膜周边毛细血管无灌注(直箭头)。分散的白色斑点是充满荧光染料的微动脉瘤,该微动脉瘤通常在 IVFA 中比眼底检查或照相更容易看到。(图 a~c 见彩图)

①4 个象限全部有严重的视网膜内出血和微动脉瘤;②2 个或更多象限存在静脉串珠状改变;③至少一个象限有中度 IRMA。如果存在以上任意两个特征,视网膜病变程度即认为是极重度非增殖性。

糖尿病性黄斑水肿

　　血管通透性过度和血-视网膜屏障损害导致液体和血浆组分渗漏到视网膜组织。这通常在视网膜的黄斑区最显著,导致黄斑水肿发生(图 13.2)。DME 可能和糖尿病视网膜病变的任何阶段相关。它可以表现为局灶性或是弥散性的,伴有或不伴有渗出液的视网膜增厚。黄斑水肿是 NPDR 患者视力障碍的最常见原因。在糖尿病视网膜病变早期治疗研究(ETDRS)中,中度视力丧失者(初始视角翻倍或是对数视力表上 15个字母的缺失)3 年内继发黄斑水肿的风险为 32%。ETDRS 的研究者将黄斑水肿按其严重性分类。它与CSME 一样,若有以下任一特征存在即确诊:①在黄斑中心或 500μm 范围之内视网膜增厚;②如果与毗连视网膜增厚相关,在黄斑中心或 500μm 范围内存在硬性渗出;③视网膜增厚区域有 1 个视盘直径(DD)或更大,其任一部分在黄斑中心的一个视盘直径内[44]。除

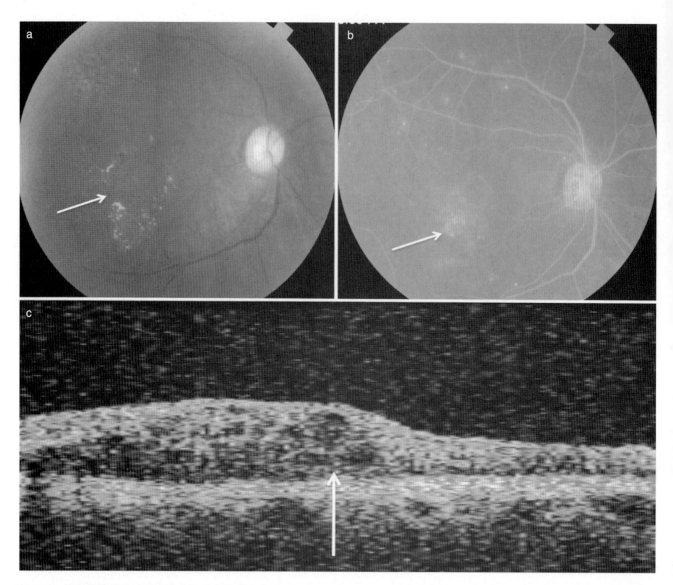

图 13.2 糖尿病视网膜病变在临床上显著的黄斑水肿。(a)眼底照片显示一圈硬性渗出(脂质沉积)已脱离了周边肿胀视网膜区域的视网膜循环(直箭头)。注意,该过程涉及黄斑中心,相应的荧光素血管造影(b)展示一组硬性渗出环中心的渗漏微动脉瘤(直箭头)。(c)光学相干断层扫描(OCT)显示所累及的视网膜肿胀与正常视网膜中央凹轮廓的破坏(直箭头)。(图 a 和图 c 见彩图)

优化糖尿病控制外,CSME 患者也受益于眼部专用治疗,如激光光凝术或者玻璃体内药剂注射。该内容在治疗部分将会进一步讨论。辅助检查,如荧光素血管造影(FA)(图 13.1d 和 13.2b)及光学相干断层扫描(OCT)(图 13.2c)补充临床检查,也有助于检测 DME、指导治疗并监测疗效。

增生性糖尿病视网膜病变

增生性视网膜病变的特征为视网膜缺血诱导的新血管和(或)纤维组织形成。患者可以在视盘上(图 13.3a)视网膜其他部位(图 13.3b)、虹膜(图 13.3c)和(或)前房角(图 13.3d)发现新血管形成;视网膜前和(或)玻璃体积血(图 13.4a,b);玻璃体视网膜牵引(图 13.4c,d);牵拉性视网膜脱离(图 13.4c,d)。PDR 有高风险,如果新血管形成时伴有玻璃体/视网膜前出血,或者它位于视盘并且即使没有玻璃体积血也占了至少 1/3 盘区。新生血管性青光眼,一种潜在不可逆且致盲的并发症,可源于虹膜及前房角结构新血管形成(图 13.3c,d)。高危 PDR 患者或虹膜/前房角新生血管形成需要及时进行全视网膜激光光凝术(PRP),以减少严重视力丧失的可能性。

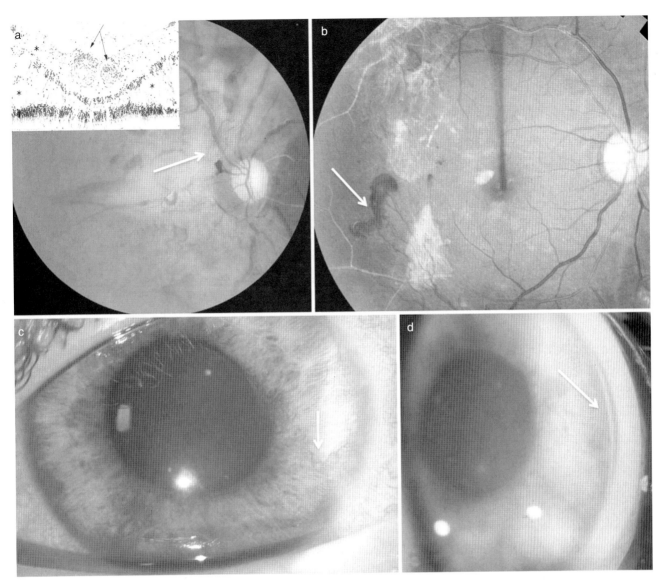

图 13.3 增生性糖尿病视网膜病新血管形成的类型。(a)眼底照片示出在视盘(NVD)新血管的形成(白色箭头)。也可见散在出血和激光瘢痕(黑点)。插图:视网膜新生血管组织的病理学外观,神经视网膜形成血管丛(黑色箭头)。注意视网膜结构完整性大量损失,继发于新形成的异常血管结构的液体(星号)泄漏。视网膜的所有层都发生水肿(星号),包括周围血管簇的血管周隙。视网膜内界膜(ILM)变厚,向内推,并且较大的簇几乎没有完好的。(b)眼底照片显示新生血管形成影响视网膜的其他部分(在某处新生血管形成(NVE),白色箭头)。分散的白色组织也是 NVE,主要是由纤维而不是血管组织组成。(c)裂隙灯照片显示虹膜新生血管形成(白色箭头)。(d)前房角的照片,描绘了新生血管形成(白色箭头)。患者出现新生血管性青光眼,一种糖尿病视网膜病变的严重并发症,可能导致受累眼的视力不可逆丧失。(见彩图)

糖尿病视网膜病变的筛查

由于糖尿病视网膜病可能在有相对较少的视觉症状下进展,因此眼科常规检查及随后的早期干预对于所有糖尿病患者来说必不可少。1 型糖尿病患者的眼科检查可以推迟到糖尿病确诊 3~5 年后,因为据报道视网膜病变在确诊前四年的患病率为 1%[45,46]。另一方面,2 型糖尿病的发病时间常常难以确定,并且可能先于诊断许多年。因此,2 型糖尿病应在确诊时便进行眼科检查。表 13.1 总结了美国眼科学会推荐的眼科检查频率[47]。

糖尿病视网膜病变的治疗

大型随机试验表明系统性治疗对糖尿病视网膜

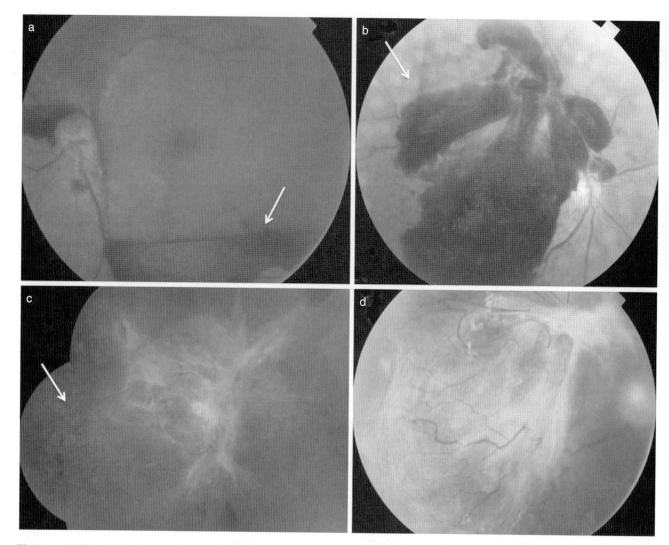

图 13.4　眼底照片说明糖尿病视网膜病变对视力的威胁。(a)玻璃体和视网膜前或透明膜下(白色箭头)出血。出血有时是非常密集的,底层视网膜的视觉模糊。(b)透明膜下大出血覆盖整个后极和黄斑。还要注意以往的全视网膜光凝术(PRP,白色箭头)的瘢痕。(c,d)纤维带和纤维血管组织的大量增殖,导致牵拉黄斑和视网膜脱离。注意前面的全视网膜光凝术的疤痕(PRP,图 c中白色箭头)。(见彩图)

表 13.1　美国眼科学会建议的糖尿病视网膜病变不同阶段的眼科检查频率

视网膜病变的状况	随访频率(月)
无视网膜病变	12
无黄斑水肿的轻度到中度 NPDR	6~12
有 CSME 的轻度/中度 NPDR	2~4
严重/非常严重的 NPDR	2~4
PDR	2~4
无黄斑水肿的不活跃的/复杂的 PDR	6~12

病变的预防和治疗的益处。DCCT 表明,对 1 型糖尿病进行强化的代谢控制使视网膜病变进展的风险降低了 76%,视网膜病变进程减慢了 54%。此外,强化血糖控制与黄斑水肿发病率减少及进行全视网膜和局灶性激光光凝术的要求相关[16]。UKPDS 表明,强化血糖和血压的控制可延缓 2 型糖尿病视网膜病变的进展[18]。

多项研究证实,ACE 抑制剂可降低 1 型糖尿病患者糖尿病视网膜病变进展的发生率和风险[22-24,48]。

如前所述,两个大型临床试验,非诺贝特干预与减少糖尿病事件(FIELD)[49]和 ACCORD[20]试验,证明了以非诺贝特控制高血脂可使视网膜病变进展的风险降低高达 40%。

除了优化代谢状态以及血压控制,有危及视力的并发症(PDR 和黄斑水肿)的糖尿病患者也需要眼科的特殊治疗。糖尿病视网膜病变研究(DRS)是一项前瞻性随机临床试验,它用于评估全视网膜激光光凝(PRP)治疗(图 13.4b,c)一只眼睛患进展性 NPDR 或双眼患 PDR 的患者。主要测量结果是严重视力丧失情况,定义为在 4 个月的随访检查中连续两次视敏度均小于 5/200。DRS 证实在超过 5 年的随访中,与未经治疗的对照组相比,通过 PRP 治疗的患者严重视力丧失发生率降低 50%,甚至更多[50]。在这项研究中,高危 PDR 患者受益最大。

ETDRS 表明,治疗糖尿病性临床显著性黄斑水肿(CSME)的焦/网格激光光凝术大幅降低中度视力丧失的风险。此外,它增加了视力改善的机会,降低持续性黄斑水肿的频率,并且只会引起轻微的视野缺损[44]。

大量的科学证据涉及 DME 病理生理学中的血管内皮生长因子(VEGF)。多项研究表明,玻璃体内注射抗-VEGF 抗体,如贝伐单抗和兰尼单抗,无论单独还是联合其他治疗时,视敏度平均可改善斯内伦视力表 1~2 行,两年后 25%~45% 的患者可以获得三行甚至更多行的改善。这些结果显著优于单独的激光治疗[51-55]。

众所周知,糖皮质激素可减少视网膜炎症,并且可能具有恢复血-视网膜屏障完整性的作用。因此,多项研究尝试通过玻璃体内注射类固醇治疗 DME。玻璃体内注射曲安奈德治疗 DME 的疗效模棱两可[56-58]。已证实,醋酸氟轻松玻璃体内植入剂有效地改善黄斑区视网膜增厚的难治性 DME 患者的视力与分辨率[59-61]。然而,在 4 年的随访中,超过 60% 的植入眼患者发展为青光眼,其中超过半数需要进行青光眼手术。此外,超过 90% 的患者发展为需要进行白内障摘除术的视觉显著性白内障[59]。地塞米松玻璃体内给药系统也被证实可有效改善顽固 DME 的视力,并且在较小副作用下减小中央视网膜的厚度[62]。

除了激光和药物疗法外,一部分 DR 患者需要进行手术治疗来恢复视力或阻止进一步的视力丧失。密集且未清除的玻璃体积血、累积黄斑的牵拉性视网膜脱离、与玻璃体黄斑牵拉相关的弥散性 DME,或牵拉性和裂孔性(源自希腊破裂一词,意味着破裂或断裂)视网膜脱离(RRD),患者需要进行睫状体平坦部玻璃体切割术,包括手术切除玻璃体混浊和增生性视网膜牵拉膜。RRD RD 的最常见类型,当视网膜撕裂是并导致流体在视网膜神经上皮层和底层视网膜色素上皮细胞间积聚时发生。

其他眼部临床表现

除了视网膜,糖尿病还可能会影响眼睛的其他部分,包括结膜、泪膜、角膜和虹膜。患者可能表现为结膜微动脉瘤、眼干、角膜感觉减退、角膜创伤修复减弱以及虹膜/前房角新生血管形成。

干眼症继发于泪膜减少、泪液层异常、高泪液渗透压及高血糖水平。伴糖尿病患者常见的继发症[63,64]。干眼症加重可能与糖尿病视网膜病变的严重程度相关[65]。

糖尿病患者也有作为糖尿病性神经病变的一部分的角膜感觉钝化症状。由于角膜的神经支配提供保护和营养功能,糖尿病患者可发展为神经营养性角膜病变。体内共聚焦生物显微镜研究证实角膜神经的数量及分支减少及角膜基底下神经丛的弯曲度增加[66,67]。糖尿病患者角膜基底下神经丛的变化似乎与 DR 和周围神经病变的进展相关。因此,角膜共聚焦显微镜可以作为糖尿病性神经病变早期诊断和评估的辅助技术[68]。

最后,糖尿病性视盘病变,一种相对少见且良性的糖尿性眼部并发症,也是值得一提的[69,70]。视神经缺血可能是该病的一个机制;然而,该病程独立于 DR 引起的缺血[70]。视盘水肿可引起极少的广泛出血和渗出,甚至进展到形成"斑星"的程度。糖尿病性视盘病变的探查可能很麻烦,因为它与颅内压升高和前部缺血性视神经病变(AION)引起的视盘水肿很类似。系统确定或排除检查与颅内压增高有关的原因,如头痛和冲击性噪音可以帮助辨别视盘水肿和糖尿病性视盘病变。当糖尿病性视盘病变是双侧的或者在青少年糖尿病患者中被检测到时,不太可能被误诊为 AION[69]。然而,老年患者中可能会表现为单侧或不对称病变,对这些病例进行区分具有挑战性。急性期可能出现中心视力丧失、盲点增大或其他视野缺陷。然而,不同于 AION,这些表现经常消退并且预后良好没有慢性视力障碍。2 型糖尿病老年患者的预后可能较差[71]。

(王统彩 郑银 译)

参考文献

1. Ho AC, Scott IU, Kim SJ, et al. Anti-vascular endothelial growth factor pharmacotherapy for diabetic macular edema: a report by the American Academy of Ophthalmology. Ophthalmology. 2012;119: 2179–88.
2. Cheung N, Mitchell P, Wong TY. Diabetic retinopathy. Lancet.

2010;376:124–36.

3. Klein R, Knudtson MD, Lee KE, Gangnon R, Klein BE. The Wisconsin Epidemiologic Study of Diabetic Retinopathy: XXII the twenty-five-year progression of retinopathy in persons with type 1 diabetes. Ophthalmology. 2008;115:1859–68.

4. Klein R, Knudtson M, Lee K, Gangnon R, Klein B. The Wisconsin Epidemiologic Study of Diabetic Retinopathy XXIII: the twenty-five-year incidence of macular edema in persons with type 1 diabetes. Ophthalmology. 2009;116:497–503.

5. Klein R, Zinman B, Gardiner R, et al. The relationship of diabetic retinopathy to preclinical diabetic glomerulopathy lesions in type 1 diabetic patients: the Renin-Angiotensin System Study. Diabetes. 2005;54:527–33.

6. Klein R, Knudtson MD, Klein BE, et al. The relationship of retinal vessel diameter to changes in diabetic nephropathy structural variables in patients with type 1 diabetes. Diabetologia. 2010;53:1638–46.

7. Schwartz MM, Lewis EJ, Leonard-Martin T, Lewis JB, Batlle D. Renal pathology patterns in type II diabetes mellitus: relationship with retinopathy. The Collaborative Study Group. Nephrol Dial Transplant. 1998;13:2547–52.

8. Kern TS. Contributions of inflammatory processes to the development of the early stages of diabetic retinopathy. Exp Diabetes Res. 2007;2007:95103.

9. Kern T, Mohr S. Nonproliferative stages of diabetic retinopathy: animal models and pathogenesis. In: Joussen AM, Gardner GM, Kirchhof B, Ryan SJ, editors. Retinal vascular disease. New York: Springer; 2007. p. 303–11.

10. Hammes HP, Federoff HJ, Brownlee M. Nerve growth factor prevents both neuroretinal programmed cell death and capillary pathology in experimental diabetes. Mol Med. 1995;1:527–34.

11. Barber AJ, Lieth E, Khin SA, Antonetti DA, Buchanan AG, Gardner TW. Neural apoptosis in the retina during experimental and human diabetes. Early onset and effect of insulin. J Clin Invest. 1998;102:783–91.

12. Reichard P, Nilsson BY, Rosenqvist U. The effect of long-term intensified insulin treatment on the development of microvascular complications of diabetes mellitus. N Engl J Med. 1993;329:304–9.

13. The absence of a glycemic threshold for the development of long-term complications: the perspective of the Diabetes Control and Complications Trial. Diabetes. 1996;45:1289–98.

14. The relationship of glycemic exposure (HbA1c) to the risk of development and progression of retinopathy in the Diabetes Control and Complications Trial. Diabetes. 1995;44:968–83.

15. The effect of intensive diabetes treatment on the progression of diabetic retinopathy in insulin-dependent diabetes mellitus. The Diabetes Control and Complications Trial. Arch Ophthalmol. 1995;113:36–51.

16. The effect of intensive treatment of diabetes on the development and progression of long-term complications in insulin-dependent diabetes mellitus. The Diabetes Control and Complications Trial Research Group. N Engl J Med. 1993;329:977–86.

17. Writing Team for the Diabetes Control and Complications Trial/Epidemiology of Diabetes Interventions and Complications Research Group. Effect of intensive therapy on the microvascular complications of type 1 diabetes mellitus. JAMA. 2002;287:2563–9.

18. Effect of intensive blood-glucose control with metformin on complications in overweight patients with type 2 diabetes (UKPDS 34). UK Prospective Diabetes Study (UKPDS) Group. Lancet 1998;352:854–65.

19. Intensive blood-glucose control with sulphonylureas or insulin compared with conventional treatment and risk of complications in patients with type 2 diabetes (UKPDS 33). UK Prospective Diabetes Study (UKPDS) Group. Lancet 1998;352:837–53.

20. Chew EY, Ambrosius WT, Davis MD, et al. Effects of medical therapies on retinopathy progression in type 2 diabetes. N Engl J Med. 2010;363:233–44.

21. Tight blood pressure control and risk of macrovascular and micro-

22. Mitchell P, Wong TY. DIRECT new treatments for diabetic retinopathy. Lancet. 2008;372:1361–3.

23. Chaturvedi N, Porta M, Klein R, et al. Effect of candesartan on prevention (DIRECT-Prevent 1) and progression (DIRECT-Protect 1) of retinopathy in type 1 diabetes: randomised, placebo-controlled trials. Lancet. 2008;372:1394–402.

24. Mauer M, Zinman B, Gardiner R, et al. Renal and retinal effects of enalapril and losartan in type 1 diabetes. N Engl J Med. 2009;361:40–51.

25. Lyons TJ, Jenkins AJ, Zheng D, et al. Diabetic retinopathy and serum lipoprotein subclasses in the DCCT/EDIC cohort. Invest Ophthalmol Vis Sci. 2004;45:910–8.

26. Raman R, Rani PK, Kulothungan V, Rachepalle SR, Kumaramanickavel G, Sharma T. Influence of serum lipids on clinically significant versus nonclinically significant macular edema: SN-DREAMS report number 13. Ophthalmology. 2010;117:766–72.

27. Benarous R, Sasongko MB, Qureshi S, et al. Differential association of serum lipids with diabetic retinopathy and diabetic macular edema. Invest Ophthalmol Vis Sci. 2011;52:7464–9.

28. The Diabetes Control and Complications Trial Research Group. Effect of pregnancy on microvascular complications in the Diabetes Control and Complications Trial. Diabetes Care 2000;23:1084–91.

29. Rasmussen KL, Laugesen CS, Ringholm L, Vestgaard M, Damm P, Mathiesen ER. Progression of diabetic retinopathy during pregnancy in women with type 2 diabetes. Diabetologia. 2010;53:1076–83.

30. Vestgaard M, Ringholm L, Laugesen CS, Rasmussen KL, Damm P, Mathiesen ER. Pregnancy-induced sight-threatening diabetic retinopathy in women with Type 1 diabetes. Diabet Med. 2010;27:431–5.

31. Romero-Aroca P, Baget-Bernaldiz M, Reyes-Torres J, et al. Relationship between diabetic retinopathy, microalbuminuria and overt nephropathy, and twenty-year incidence follow-up of a sample of type 1 diabetic patients. J Diabetes Complications. 2012;26:506–12.

32. Karlberg C, Falk C, Green A, Sjolie AK, Grauslund J. Proliferative retinopathy predicts nephropathy: a 25-year follow-up study of type 1 diabetic patients. Acta Diabetol. 2012;49:263–8.

33. Berman DH, Friedman EA. Partial absorption of hard exudates in patients with diabetic end-stage renal disease and severe anemia after treatment with erythropoietin. Retina. 1994;14:1–5.

34. Qiao Q, Keinanen-Kiukaanniemi S, Laara E. The relationship between hemoglobin levels and diabetic retinopathy. J Clin Epidemiol. 1997;50:153–8.

35. Shorb SR. Anemia and diabetic retinopathy. Am J Ophthalmol. 1985;100:434–6.

36. West SD, Groves DC, Lipinski HJ, et al. The prevalence of retinopathy in men with Type 2 diabetes and obstructive sleep apnoea. Diabet Med. 2010;27:423–30.

37. Nguyen TT, Alibrahim E, Islam FM, et al. Inflammatory, hemostatic, and other novel biomarkers for diabetic retinopathy: the multi-ethnic study of atherosclerosis. Diabetes Care. 2009;32:1704–9.

38. Sobrin L, Green T, Sim X, et al. Candidate gene association study for diabetic retinopathy in persons with type 2 diabetes: the Candidate gene Association Resource (CARe). Invest Ophthalmol Vis Sci. 2011;52:7593–602.

39. Abhary S, Hewitt AW, Burdon KP, Craig JE. A systematic meta-analysis of genetic association studies for diabetic retinopathy. Diabetes. 2009;58:2137–47.

40. Arar NH, Freedman BI, Adler SG, et al. Heritability of the severity of diabetic retinopathy: the FIND-Eye study. Invest Ophthalmol Vis Sci. 2008;49:3839–45.

41. Liew G, Klein R, Wong TY. The role of genetics in susceptibility to diabetic retinopathy. Int Ophthalmol Clin. 2009;49:35–52.

42. Cruickshanks KJ, Ritter LL, Klein R, Moss SE. The association of microalbuminuria with diabetic retinopathy. The Wisconsin Epidemiologic Study of Diabetic Retinopathy. Ophthalmology. 1993;100:862–7.

43. Nwanyanwu KH, Talwar N, Gardner TW, Wrobel JS, Herman WH, Stein JD. Predicting development of proliferative diabetic retinopathy. Diabetes Care. 2013;36(6):1562–8.

44. Photocoagulation for diabetic macular edema. Early Treatment Diabetic Retinopathy Study report number 1. Early Treatment Diabetic Retinopathy Study Research Group. Arch Ophthalmol. 1985;103:1796–806.

45. Frank RN, Hoffman WH, Podgor MJ, et al. Retinopathy in juvenile-onset type I diabetes of short duration. Diabetes. 1982;31:874–82.

46. Frank RN, Hoffman WH, Podgor MJ, et al. Retinopathy in juvenile-onset diabetes of short duration. Ophthalmology. 1980;87:1–9.

47. American Academy of Ophthalmology. Preferred practice pattern. Diabetic retinopathy. San Francisco: AAO; 2008.

48. Chaturvedi N, Sjolie AK, Stephenson JM, et al. Effect of lisinopril on progression of retinopathy in normotensive people with type 1 diabetes. The EUCLID Study Group. EURODIAB Controlled Trial of Lisinopril in Insulin-Dependent Diabetes Mellitus. Lancet. 1998;351:28–31.

49. Keech AC, Mitchell P, Summanen PA, et al. Effect of fenofibrate on the need for laser treatment for diabetic retinopathy (FIELD study): a randomised controlled trial. Lancet. 2007;370:1687–97.

50. Photocoagulation treatment of proliferative diabetic retinopathy: the second report of diabetic retinopathy study findings. Ophthalmology 1978;85:82–106.

51. Elman MJ, Aiello LP, Beck RW, et al. Randomized trial evaluating ranibizumab plus prompt or deferred laser or triamcinolone plus prompt laser for diabetic macular edema. Ophthalmology. 2010;117:1064–77.e35.

52. Googe J, Brucker AJ, Bressler NM, et al. Randomized trial evaluating short-term effects of intravitreal ranibizumab or triamcinolone acetonide on macular edema after focal/grid laser for diabetic macular edema in eyes also receiving panretinal photocoagulation. Retina. 2011;31:1009–27.

53. Michaelides M, Kaines A, Hamilton RD, et al. A prospective randomized trial of intravitreal bevacizumab or laser therapy in the management of diabetic macular edema (BOLT study) 12-month data: report 2. Ophthalmology. 2010;117:1078–86.e2.

54. Mitchell P, Bandello F, Schmidt-Erfurth U, et al. The RESTORE study: ranibizumab monotherapy or combined with laser versus laser monotherapy for diabetic macular edema. Ophthalmology. 2011;118:615–25.

55. Nguyen QD, Brown DM, Marcus DM, et al. Ranibizumab for diabetic macular edema: results from 2 phase III randomized trials: RISE and RIDE. Ophthalmology. 2012;119:789–801.

56. Beck RW, Edwards AR, Aiello LP, et al. Three-year follow-up of a randomized trial comparing focal/grid photocoagulation and intravitreal triamcinolone for diabetic macular edema. Arch Ophthalmol. 2009;127:245–51.

57. Gillies MC, McAllister IL, Zhu M, et al. Pretreatment with intravitreal triamcinolone before laser for diabetic macular edema: 6-month results of a randomized, placebo-controlled trial. Invest Ophthalmol Vis Sci. 2010;51:2322–8.

58. Gillies MC, Sutter FK, Simpson JM, Larsson J, Ali H, Zhu M. Intravitreal triamcinolone for refractory diabetic macular edema: two-year results of a double-masked, placebo-controlled, randomized clinical trial. Ophthalmology. 2006;113:1533–8.

59. Pearson PA, Comstock TL, Ip M, et al. Fluocinolone acetonide intravitreal implant for diabetic macular edema: a 3-year multicenter, randomized, controlled clinical trial. Ophthalmology. 2011;118:1580–7.

60. Campochiaro PA, Brown DM, Pearson A, et al. Sustained delivery fluocinolone acetonide vitreous inserts provide benefit for at least 3 years in patients with diabetic macular edema. Ophthalmology. 2012;119:2125–32.

61. Campochiaro PA, Brown DM, Pearson A, et al. Long-term benefit of sustained-delivery fluocinolone acetonide vitreous inserts for diabetic macular edema. Ophthalmology. 2011;118:626–35.e2.

62. Haller JA, Kuppermann BD, Blumenkranz MS, et al. Randomized controlled trial of an intravitreous dexamethasone drug delivery system in patients with diabetic macular edema. Arch Ophthalmol. 2010;128:289–96.

63. Inoue K, Kato S, Ohara C, Numaga J, Amano S, Oshika T. Ocular and systemic factors relevant to diabetic keratoepitheliopathy. Cornea. 2001;20:798–801.

64. Dogru M, Katakami C, Inoue M. Tear function and ocular surface changes in noninsulin-dependent diabetes mellitus. Ophthalmology. 2001;108:586–92.

65. Nepp J, Abela C, Polzer I, et al. Is there a correlation between the severity of diabetic retinopathy and keratoconjunctivitis sicca? Cornea. 2000;19:487–91.

66. Kallinikos P, Berhanu M, O'Donnell C, et al. Corneal nerve tortuosity in diabetic patients with neuropathy. Invest Ophthalmol Vis Sci. 2004;45:418–22.

67. Midena E, Brugin E, Ghirlando A, et al. Corneal diabetic neuropathy: a confocal microscopy study. J Refract Surg. 2006;22:S1047–52.

68. Nitoda E, Kallinikos P, Pallikaris A, et al. Correlation of diabetic retinopathy and corneal neuropathy using confocal microscopy. Curr Eye Res. 2012;37:898–906.

69. Vaphiades MS. The disk edema dilemma. Surv Ophthalmol. 2002;47(2):183.

70. Pavan PR, Aiello LM, Wafai MZ, et al. Optic disc edema in juvenile-onset diabetes. Arch Ophthalmol. 1980;98(12):2193–7.

71. Bayraktar Z, Alacali N. Bayraktar: diabetic papillopathy in type II diabetic patients. Retina. 2002;22(6):752.

第 14 章

妊娠与糖尿病肾病

N. Kevin Krane, Radha Pasala, Adrian Baudy IV

前言

患有慢性肾脏病(CKD)的女性妊娠之后可能导致母体及胎儿发病率及死亡率的提高,包括加快潜在肾脏疾病的进程。因此,患有糖尿病肾病的妊娠女性会格外紧张,尤其因为糖尿病(DM)是 CKD 向终末期肾衰竭转变的常见因素,同时 DM 的发病率持续增长[1,2]。虽然大多数患者年龄较大且患有 2 型糖尿病及各种并发症,许多育龄女性仍被这种疾病所困扰。据估计,13%的 20 岁及以上的美国人口患有高血糖疾病,这些病例也在西班牙牙裔及非洲裔美国人中不均分布。此外,2001 年 Jovanovic 和 Pettitt 报道称妊娠期糖尿病(GD)占到全部妊娠例数的 14%,并且其发病率持续增长[3,4]。因此妊娠期的高血糖症变得普遍。对妊娠女性及胎儿发展结局影响引起了研究人员的格外关注。在关于被确诊为糖尿病肾病(DN)的妊娠女性进一步增加妊娠母体及胎儿患病率及致死率方面,同妊娠本身可能加速肾功能的恶化一样,都引起了更大的关注。

自 20 世纪 50 年代首例报道有严重糖尿病并发症的女性妊娠之后,研究人员不仅在糖尿病的诊断、管理、治疗,而且在高危妊娠的女性管理方面都取得了显著的成就[5-7]。所有女性都应当接受最佳的产前护理,但患有糖尿病肾病的女性还需要接受妊娠前咨询,这样的咨询经常会促成他们对于优化妊娠女性及胎儿的妊娠结局行为方面的重大改变[8]。本章的目的旨在提供有关糖尿病肾病女性患者妊娠之后的一些理解认识,使得治疗这些女性患者的医生们在充分理解本病的风险及潜在的并发症之后,在患者咨询及接受治疗时可以宣传这些理念。

以往的研究已经表明,妊娠时高血糖症可增加胎儿的娩出体重和脐带血血清 C 肽水平[9]。糖尿病女性妊娠后出现产前子痫、早产、先天性胎儿畸形、母体和胎儿死亡率的风险增加[10],尽管这些并发症的发病率在 2 型糖尿病患者中可能低于 1 型糖尿病患者[11]。诊断为糖尿病肾病的女性妊娠后尤其需要得到关注。在正常妊娠中,肾小球滤过率在妊娠后立刻升高,并在妊娠中期达到最高,在妊娠晚期下降约 20%,并于妊娠之后的 3 个月恢复正常。这些变化也同样与肾血流量的显著升高、钠潴留增多、外周血管阻力下降及对血管紧张素 II 的抵抗有关系[12]。妊娠也可能与蛋白分泌及肾血糖阈值的轻微升高有关系。有潜在 CKD 的妊娠女性常合并有蛋白尿增多、高血压和肾小球滤过率下降,以上种种都更取决于潜在肾病的严重程度而不是其病因[13,14]。在管理这些女性患者的方面面临的最大挑战之一就是从与潜在疾病相关的变化区分出重复发作的先兆子痫,虽然基于近期先兆子痫的病因机制研究的新实验对于本病进一步诊断方面的研究有更大的希望[15,16]。幸运的是,在患有轻度潜在 CKD 的女性,

N.K. Krane, M.D. (✉)
Department of Medicine, Section of Nephrology and
Hypertension, Tulane University School of Medicine,
1430 Tulane Avenue, #8020, New Orleans, LA 70112, USA
e-mail: kkrane@tulane.edu

R. Pasala M.D.
Section of Nephrology and Hypertension,
Tulane University School of Medicine, 1430 Tulane Avenue,
SL 45, New Orleans, LA 70112, USA
e-mail: rpasala@tulane.edu

A. Baudy IV, M.D.
Section of Nephrology and Hypertension, Tulane Medical Center,
1430 Tulane Avenue, SL 45, New Orleans, LA 70112, USA
e-mail: abaudy@tulane.edu

许多并发症在分娩之后都可以好转。考虑到管理患有 CKD 妊娠女性的挑战，那些患有隐性糖尿病肾病的女性则需要更多的关注。本综述有关本病的风险及关注是专门针对那些可以为患有糖尿病肾病的女性提供医疗支持的医生而书写的，这样他们可以为这些女性患者在妊娠前、妊娠中及产后提供恰当的建议。

糖尿病肾病总论

糖尿病肾病的临床特点是蛋白尿。DN 都有一个始于微量清蛋白尿的亚临床期及表现为巨清蛋白血症和肾小球滤过率下降的临床期。在亚临床期最初可发现微量清蛋白尿，并且所有糖尿病患者应当通过尿标本来确定尿蛋白分泌量以及测定尿蛋白、肌酐水平来筛查糖尿病肾病[17]。微量清蛋白尿定义为排除其他已知 CKD 可能性，2/3 的样本中尿清蛋白肌酐比值（ACR）升高大于 30mg/g。在患有 CKD 的糖尿病患者中，如果糖尿病肾病及 1 型糖尿病病程超过 10 年并且 ACR 大于 300mg/g（大量清蛋白尿）或 ACR 30~300mg/g（微蛋白清蛋白尿），其病因可归咎于糖尿病[18]。在进展性疾病中，微量清蛋白尿增加至大量清蛋白尿的水平，并且之后会发展为显性肾病综合征。在这一阶段，如果不进行治疗，则会患高血压并且肾小球滤过率开始下降，直至多年后发展成为终末期肾病（ESRD）。治疗的目的旨在阻止或延缓临床疾病的发展及恶化。对于患有 DN 的非妊娠女性的主要治疗是严格控制血糖，使用血管紧张素转换酶（ACE）抑制剂或血管紧张素受体阻滞剂（ARB）严格控制高血压。支持性治疗包括饮食疗法、管理高脂血症和戒烟。DN 的发病机制与肾小球高滤过率，高血糖和过多的糖基化终产物有关[19-22]。其他参与其中的机制包括细胞活化因子活化及肾脏 nephrin 蛋白表达受损[23,24]。这引起人们对 DN 的特殊关注，因为正常妊娠已经与高滤过相关。

源自糖尿病控制和并发症试验研究团队和糖尿病干预和并发症的流行病研究的证据表明，糖化血红蛋白（HbA1c）水平接近 7% 可以减轻部分糖尿病的肾病并发症[25,26]。研究已表明，在 1 型糖尿病与 2 型糖尿病中，血糖调控改善及通过干扰血管紧张素 Ⅱ 降低肾小球毛细血管压力的药物都与微量清蛋白尿发生率降低及阻止或减缓显性糖尿病肾病的发展有关[27-31]。因此，在预防转变为肾病的糖尿病的主要治疗方案中，将监测肾小球滤过率、监控使用 ACE 抑制剂及 ARB（妊娠女性禁用）后微量清蛋白尿的出现，还有血脂管理，必要时戒烟作为主要手段。但对于希望妊娠或已经妊娠的糖尿病女性患者具体方案可能会有所不同。

妊娠前风险及咨询

所有糖尿病女性应该接受妊娠前咨询[8,32-34]。女性糖尿病患者，尤其是糖尿病肾病的女性为了安全妊娠及成功分娩需要到医院接受咨询。因此，护理那些想要妊娠的糖尿病女性的医师必须全面了解临床指南和相关文献，以便针对每个个体提供可以做出决定的必要信息。许多年来，女性糖尿病患者一直被劝阻不要妊娠。尽管并发症风险增高，研究表明，增加护理并仔细监测，女性糖尿病患者可以安全和顺利地妊娠[35,36]。

糖尿病患者的妊娠前咨询应包括在决定备孕前与产科医师及其他各科相关医师讨论母亲或胎儿潜在的健康风险。如果在近一年她们没有进行关于蛋白尿及肾功能的评估，那么这些检查应该在首诊时予以完善[8]。本节主要关注的内容集中在高血压及糖尿病肾病，但是长期患有糖尿病的女性可能也合并其的并发症。另外，对于这些女性，尤其是患有高血压和（或）微量清蛋白尿的女性，医生必须对她们服用的药物有全面的了解，因为她们也许正在服用可能对妊娠产生不利影响的 ACE 抑制剂、ARB 或者其他药物[37,38]。

尽管 ACE 抑制剂和 ARB 是治疗 1 型和 2 型糖尿病肾病的主要药物，但遗憾的是，这组药物在妊娠女性是禁用的[39]。在近期一个针对 49 个样本随机对照试验的荟萃分析发现，ACE 抑制剂和 ARB 不仅阻止糖尿病肾病的发展进程，同时可以扭转微量清蛋白尿[31]。然而，ACE 抑制剂和 ARB 在妊娠期禁用，因其对于胎儿有潜在致畸的风险。因此，改良那些有生育要求女性服用的抗高血压药物非常重要[40-42]。已报道的对胎儿的影响包括严重的羊水过少，肾衰竭，动脉低血压，宫内发育迟缓（IURG），呼吸窘迫综合征，肺发育不全，颅骨未闭，四肢残疾，顽固性动脉导管未闭，脑部并发症和死亡[40]。因此，ACE 抑制剂或 ARB 停服是妊娠前评估的一部分。同样的，当确认妊娠后，服用这些药物的女性应立刻停止服药。当这些药物停服并且需要降压治疗时，可以在妊娠期服用安全性较好的一些药物，如甲基多巴或拉贝洛尔[41]。患有轻度高血压的女性，尤其在妊娠早期，因为生理性低血压的存在可能不需要其他治疗[42]。治疗必须个体化，但是可以在同一指南下进行指引。指南包括建议某些患者应该何时开始降压治疗，尤其那些收缩压 140mmHg 或舒张压 90mmHg

的妊娠期高血压且无蛋白尿或 28 孕周之前存在高血压的女性患者，或有妊娠高血压、蛋白尿或在妊娠任何时期出现症状的女性，或之前就患有高血压和潜在疾病或靶器官损害的女性，以及妊娠之前患有高血压并患有妊娠高血压的女性患者[42-44]。

患有糖尿病肾病的女性很可能同时患有其他严重的疾病，如缺血性心血管疾病或糖尿病性胃轻瘫[45]。此外，尽管所有女性糖尿病患者都有发展为妊娠期高血压或子痫前期的风险，但在妊娠前就有高血压和糖尿病肾病的女性患者出现以上风险的可能性更高[46]。

对于已经患糖尿病肾病的女性患者的咨询需要极具个体化。在该女性群体中，那些仅有微量清蛋白尿的患者，与那些通过蛋白尿和（或）肾小球滤过率降低证实为有显性临床性糖尿病肾病的患者，风险和结局可能有所不同。对于这类女性患者，不但要明白母体与胎儿的风险，而且也要明白潜在肾病加速进展的风险，这些都是很必要的。下面集中讨论在过去 30 年患有糖尿病肾病的妊娠女性的结局。

妊娠期糖尿病

妊娠期糖尿病（GDM）是另一种与糖耐量受损有关的疾病，这种疾病可能在妊娠期发生。国际糖尿病与妊娠研究组（IADPSG）将 GDM 定义为空腹血糖 ≥ 92mg/dL 但是 < 126mg/dL 或者在妊娠 24~28 周经过 75g 口服葡萄糖耐量试验至少一项结果异常：即空腹血糖 > 92mg/mL 但是 < 126mg/dL 或 1h 血糖 > 180mg/dL 或 2h 血糖 > 153mg/dL。如果空腹血糖 > 126mg/dL 或随机血糖 > 200mg/dL 或 HbA1c ≥ 6.5%，可以确诊为显性糖尿病[47]。

根据 2011 年国家糖尿病数据统计可知，会出现 2%~10% 的妊娠女性[48]。孕龄偏大，社会经济地位低，非洲裔美国人或西班牙裔美国人，肥胖和糖尿病家族史与患妊娠期糖尿病的高风险相关。在美国人口中妊娠期糖尿病有更高的发病率[49]。

识别出那些患有妊娠期糖尿病的女性非常重要。因为高血糖与不良妊娠结局（HAPO）的研究表明，口服 75g 葡萄糖耐量试验后，空腹、1h、2h 血糖水平升高与母体和婴儿不良结局相关，包括先兆子痫、胎儿体重异常、脐带血清 C-肽水平升高、初次剖宫产分娩、临床新生儿低血糖、早产和肩难产。对于患有 GDM 的女性，其发展为显性糖尿病的风险增高，同时 GDM 女性娩出的婴儿患有糖耐量受损并发展为肥胖及糖尿病的风险升高[50]。

GDM 对胎儿有显著的副作用。升高的血糖水平可以刺激胎儿的胰岛素释放，并且可以导致胎儿娩出后由于胎肺成熟受抑出现呼吸窘迫。因为胎儿接受过量的葡萄糖。患有 GDM 的女性通常会孕育大于胎龄儿。这样的话会导致葡萄糖向脂肪转化并且储存为脂肪组织。分娩可能伴发剖宫产、产伤如肩难产和神经麻痹概率上升。低血糖是另一个在新生儿中发生的非常严重的并发症[51]。

妊娠期糖尿病的管理和治疗包括饮食调控、锻炼、自我血糖监测及必要时低血糖治疗。在一个包括 958 位女性的大样本随机试验中，对轻度 GDM 的治疗降低了围生期问题的风险，如先兆子痫、妊娠期高血压、巨婴、肩难产等，较之正常对照组在死产和围生期死亡方面无明显差别[52]。在一个随机临床试验中，Crowther 等证实，接受饮食建议、血糖监控、胰岛素治疗干预的妊娠期糖尿病女性，同那些未改变生活方式的女性相比，严重的围生期结局（如死亡、肩难产、骨折和神经麻痹）的风险由 4% 明显下降到 1%。干预组的女性剖宫产后生活质量和总体健康状况也更好[53]。

与单纯控制饮食的女性相比，锻炼配合饮食可以更多地降低 GDM 女性患者的血糖浓度和 HbA1c 水平，帮助减少使用胰岛素治疗的需求[54]。美国糖尿病协会（ADA）推荐针对 GDM 女性患者的营养疗法，其目标应达到正常血糖水平，并且要提供足够的能量以保证母体和胎儿的健康，同时要考虑妊娠期合理的体重增加。饮食应当根据个体营养的需求、血糖水平、血酮体水平进行调整。他们建议应当从每天小到中份的餐食和小吃中提供必需的碳水化合物给妊娠女性[55]。

在回顾性队列研究中，Chen 等通过 31 074 例 GDM 女性患者验证了妊娠期体重增加与围生期结局之间的联系。他们发现那些在妊娠期增重超过医学研究所（IOM）指南的女性，同那些增重在 IOM 指南之内的女性相比，更容易有孕育大于胎龄儿的风险，同时早产、首次剖宫产的风险也上升。他们同时报道在妊娠期增重未达标的女性更容易孕育小于孕周的新生儿，娩出大龄新生儿的概率更小，因为这些女性可以维持饮食控制 GDM[55]。其他研究也报道，过度的增重会增加娩出大龄婴儿的可能[56-60]。

胰岛素治疗应当应用于患有 GDM 且通过饮食和锻炼后血糖水平控制差的女性。ADA 推荐胰岛素治疗应用于那些患有 GDM 的女性，或不能维持空腹血糖 ≤ 105mg/dL 或餐后 1h 血糖 ≤ 155mg/dL 或餐后 2h

血糖水平≤130mg/dL者。胰岛素治疗应当分量使用，与每天使用 2 次相比，当胰岛素每天使用 4 次时围生期并发症会降至最低[61]。口服降糖药物在妊娠期不被 ADA 和 ACOG 所推荐。FDA 规定二甲双胍属于 B 类药物，格列苯脲属于 C 类药物。

41%的患有 GDM 的女性在二次妊娠时再次患 GDM 的风险增加，且继发 2 型糖尿病和心血管疾病的风险也增加[62-64]。患 GDM 的女性应当于产后 6~12 周时接受糖尿病筛查[65]。

GDM 的女性治疗目标是提供最优的支持以保证顺利地分娩。ADA 推荐 GDM 女性的营养疗法的目标应达到正常血糖水平，并且要提供足够的能量以保证母体和胎儿的健康，同时要考虑妊娠期合理的体重增加。饮食应当按照符合个体营养需要的标准、血糖水平，血酮体水平制订。他们推荐应当以每天小到中份的餐食和小吃中提供必需的碳水化合物给妊娠女性[55]。然而，仅饮食控制可能达不到最佳的血糖控制水平。胰岛素是衡量所有疗法的标准。近期的研究回顾了自 2009 年以来发表的 8 个随机试验，这些试验比较了口服二甲双胍和格列苯脲联合胰岛素的使用[66]。虽然这些药物有效，但在个别研究中，药物之间存在一些差异，但总的来说，他们没发现新的副作用事件发生。作者总结认为有必要使用大样本，前瞻性试验充分评估使用口服降糖药的长期安全性。

妊娠糖尿病

早期糖尿病肾病：微蛋白血症

因为生理性高滤出，糖尿病肾病的女性妊娠构成了理论上的难题，尽管很少有证据证实小管内压力升高[67,68]。然而真正令人担忧的是蛋白尿，一个重要的问题是，即蛋白尿，包括微蛋白血症，在这些女性中是否预示着不良结局？ 20 年前，Combs 等看到了蛋白尿对于糖尿病女性妊娠的影响。他们证明当早期妊娠尿蛋白小于 190mg/24h 时，先兆子痫的风险为 7%，当尿蛋白上升到 190~499mg/24h，其风险上升到 31%，当尿蛋白超过 500mg/24h 时，其风险为 38%[68]。10 年之后，Eckbom 等也回顾了糖尿病妊娠的结局，将尿蛋白分泌与蛋白尿的结局相关联。他们证实这类患者会有更高的早产率，很少能娩出正常孕周的婴儿，先兆子痫依赖于是否有正常的蛋白尿、微蛋白尿或明显的肾病，蛋白尿大于 300mg/24h[70]。35%患有微球蛋白尿的

女性在妊娠前就因先兆子痫有早产史，这也与妊娠 2~6 周高水平糖化血红蛋白相关联。此外，这些女性中许多人也患有肾性蛋白尿。这些结果也与 Biesenbach 等人的报道相一致。他们比较了妊娠期和产后的 1 型糖尿病患者蛋白尿分泌。结果显示 30 名女性有正常的尿蛋白，12 名女性妊娠前有轻微的尿蛋白。在两组患者妊娠晚期微量尿蛋白方面，糖尿病女性且之前有微量蛋白尿者同尿蛋白正常者相比，尿蛋白分泌达到最高（近 7 倍），尽管分娩后 12 周两组患者都可以恢复正常。两组患者在妊娠中的肾功能都能维持正常[71]。

使用罗杰斯特回归分析后，Ekbom 等报道，在胰岛素依赖性糖尿病女性患者中，有微量蛋白尿者与尿蛋白正常女性相比，先兆子痫的相关风险是 16。6/10 微蛋白尿女性同 2/54 正常尿蛋白的女性中者患有先兆子痫[72]。类似的，在一项对 846 名糖尿病女性进行的前瞻性研究中，Jensen 等也报道了有微蛋白尿的糖尿病女性同那些蛋白尿正常的女性患者相比，其先兆子痫的发生率显著升高（优势比 4.0）[73]。然而 Nielsen 等报道对于那些接受密切血压及血糖监控的微量尿蛋白女性中，50%的人都没有发生先兆子痫[74]。

早期糖尿病肾病的女性中，只是表现为微量蛋白尿者，患有先兆子痫、早产和妊娠时，蛋白尿分泌明显上升。然而，那些没有肾病或仅有在基线水平微量蛋白尿的患者，妊娠并未发现是患微量蛋白尿或长期肾病恶化的危险因素[74,75]。大量的治疗可能会减少这些并发症。

临床糖尿病肾病：蛋白尿

当患有临床糖尿病肾病（或是尿蛋白>300mg/24h 或肾小球滤过率降低）的女性妊娠时，关于母体的发病率、死亡率，婴儿的结局和妊娠对于隐性肾病进程的影响都受到更多的关注。自 20 世纪 50 年代，关于妊娠期糖尿病肾病的女性的早期报道描述了由于严重的母体发病率和婴儿死亡率导致的妊娠困难[5-7]，因此尤其不建议其妊娠。截至 1977 年，Hare 和 White 回顾一系列患者时，糖尿病肾病的患者娩出的婴儿存活率已经提高至 72%，但是仍较那些有糖尿病却无肾脏疾病的人娩出的胎儿存活率低[76]。在 1986 年，Grenfell 等人报道了自 1974—1984 年在妊娠前及妊娠期有尿蛋白的 20 名女性的 22 例妊娠结局，并将它们同那些无尿蛋白的女性作对比。4 名女性血肌酐上升。有蛋白尿的糖尿病女性患者有更高的早产率，且娩出胎儿孕龄偏小，但是所有患者在妊娠期都非常健

康。1 例患者死于继发性肾衰竭,3 例患者出现肾功能进一步恶化。作者认为在这类患者中由于长期母体的不良结局,妊娠应当终止[77]。

幸运的是,自彼时起,产科和新生儿护理都有显著的改善,同样的糖尿病、高血压,特别是糖尿病肾病在这一时期的管理也有显著的进步,这些都有助于改善临床结局。然而对于临床医师而言,尤其是产科医师和肾病科医师,通过已发表的文献来了解不同的患者最可能发生什么样的结局,以便于他们可以为糖尿病女性提供带来最好的关于妊娠对母体及胎儿风险咨询和建议,同时包括评估引起不可逆转肾损伤的风险,这些都是非常重要的。用这些知识武装自己,医生可以提供恰当的期望和指南,这些都可以帮助患者在了解关于安全和成功妊娠的可能性后做出决定。并且医师可以提高对于患者及医疗护理的潜在难题的意识。

在 1981 年,Kitzmiller 等描述了第一组糖尿病肾病的女性妊娠情况,这些人的结局明显得到改善。就如同在许多早期的研究中,流产率,包括自然流产和计划性流产,高达 25.7%。在保留下的妊娠中,尿蛋白在大多数女性中多有升高,并且高血压和肾功能下降在将近 75% 的妊娠晚期女性中发生。然而早产(早于妊娠 37 周)发生率为 71%,并伴有娩出胎儿低体重,这可能同母体血压和蛋白尿有关。婴儿的存活率为 89%。尿蛋白在 65% 的女性分娩后可以改善,高血压在 43.5% 的分娩后女性中得到缓解。他们报道称,肌酐清除率在分娩后每月可下降 0.81mL/min,这与患糖尿病肾病的非妊娠女性没有差别[78]。后来,Reece 等描述了在耶鲁纽约港口医院就诊的患有糖尿病肾病的 31 例女性患者将近 10 年的妊娠情况。最初,39% 女性的血肌酐高于 1.2mg/dL,45% 在妊娠期上升。这些患者中重度尿蛋白(>3.0g/d)者从 26% 上升到 71%。高血压在这些患者中由 26% 上升到 58%。在分娩后,尿蛋白基本恢复至产前水平并且无潜在的肾功能损害证据。婴儿存活率也在 94%。值得注意的是,肌酐清除率,于妊娠早期及妊娠中期仅在 4 名女性中监测到低于 50mL/min。他们也报道在糖尿病肾病患者中肾功能在妊娠后下降,这类似于由 Kitzmiller 报道的文献,且与那些患肾病且未妊娠的女性并无差别[79]。他们认为,糖尿病肾病的患者之所以可以成功妊娠分娩的可能同那些胰岛素依赖型糖尿病结局相当。2 年后,Reece 提供了 11 例女性患者的随访数据,她们都有轻到中度的糖尿病肾病,但是在肾功能方面没有加速恶化。尽管所有女性患者都有妊娠期血压升高且有蛋白尿增多,但妊娠前肌酐的平均值为 1.3mg/dL,最后一次随访值为 1.2mg/dL,以上并无明显差异。观察到的肾功能下降情况似乎与那些没有妊娠的糖尿病肾病患者所预期的自然进程相一致[80]。在接下来的文献综述中,Reece 报道了 27 例患有糖尿病肾病(尿蛋白>300mg/24h)的妊娠女性大约 95% 的人都可以成功妊娠。医疗护理包括严密的葡萄糖代谢监控和高血压管理。虽然慢性高血压和先兆子痫是母体的常见并发症,但是没有婴儿死亡[81]。Kitzmiller 和 Reece 的数据说明,当妊娠时尽管有如先兆子痫、早产和低体重产儿这些并发症的风险,但以上可能在早期糖尿病肾病的女性更高;成功妊娠且不增加肾功能下降的可能性非常高。尽管患者的数量很小,但这些发现与 Pittsburgh 长达 2 年随访患者以判断妊娠是否加速糖尿病并发症的进程的文献结果相一致[82]。

然而,在有更多严重疾病的糖尿病女性患者中,妊娠结局可有更明显的变化。Biesenbach 等报道在 5 例女性患者中可见到更多与妊娠相关的肾衰竭进程加剧,其中 4 例有肌酐清除率低于 80mL/min 的显著降低、尿蛋白大于 2g/24h 及妊娠前高血压。他们将肾病恶化归咎于妊娠晚期的血压升高[83]。相反的,Mackie 等报道的 17 例女性的妊娠结局中,6 例平均血肌酐为 1.8,然而其余的女性虽有蛋白尿但肾功能尚正常。前者平均的孕周为 31 周,后者则为 36 周,仅有一名新生儿死亡。他们发现在母体肾功能方面无长期影响并认为他们积极的结局更多的是因为新生儿护理改善的原因[84]。

在来自德国的大样本调研中,Kimmerle 等描述了他们中心的 22 例糖尿病肾病女性的 40 次妊娠情况,并将其同 91 例糖尿病女性无肾病者的 110 次妊娠进行比较。4 次妊娠因为恶化的肾功能和严重的高血压在早期终止。在剩下的妊娠中,虽然没有母体死亡,但是早产率为 34%,1/4 的新生儿患有呼吸窘迫,对于肾功能正常的糖尿病女性患者则没有见到此类并发症。尿蛋白增高并达到肾病范畴的占到所有妊娠的 53%。虽然妊娠似乎并未加剧肾病的进展,这些有重度尿蛋白的女性或肾功能损伤严重者,当其妊娠时,似乎有更高的发病风险[85]。Gordon 等随访了他们哥伦比亚,俄亥俄州中心的 45 例患者的 46 次妊娠情况。尽管围生期存活率为 100%,早产的风险在那些最初血肌酐大于 1.5mg/dL 或尿蛋白大于 3g/24h 的患者中较高。他们的患者大部分患有先兆子痫并且超过 1/3 者血肌酐清除率下降超过 15%。在这些随访年限平均达到 2.8 年的女性中,肾功能下降对于那些初始肌酐清除率小于90mL/min 和尿蛋白大于 1g/d 者更明显。并且将近 1/4 的女性将持续存在尿蛋白分泌大于 3g/24h[86]。

在近期的一项研究中,对于糖尿病肾病的女性,Nielsen 和同事在 Copenhagen 随访了患有 1 型糖尿病的 117 例妊娠女性,其中的 10 例有微量尿蛋白,7 例有临床糖尿病肾病(血肌酐 0.5~1.1 且尿蛋白分泌率 450~3290mg/24h)。他们利用一种激进的方法来降低血压,以至于半数的有微量尿蛋白的患者和所有患有糖尿病肾病的患者接受了降压治疗。他们减少了那些有微量尿蛋白的女性先兆子痫和早产的发生率,最终得到了类似于无尿蛋白的糖尿病女性一样的妊娠结局。有糖尿病女性常娩出超重儿且大于孕周,但是同其他组相比较,也有早产出低体重婴儿者。与无尿蛋白的先兆子痫患者(7%)相比,3/7(43%)的糖尿病肾病女性有先兆子痫,他们中无人有微量尿蛋白。所以认为早期的降压治疗和严格的代谢控制会改善妊娠的结局[74,87]。

考虑到这些数据,医师应当期待那些有糖尿病肾病的女性很可能会增加尿蛋白数量。伴有严重尿蛋白的糖尿病患者可能存在患血栓并发症的高风险。皇家妇产科学院颁布的指南推荐,蛋白尿大于 5g/d 的患者考虑使用抗血栓药物[8]。这些女性也有患先兆子痫的风险。一项关于使用抗血小板药物来预防先兆子痫的综述认为,同具有重度风险因素的女性相比,使用低剂量抗血小板药物明显降低了具有高危因素的女性发生先兆子痫的风险[88]。它们也认为抗血小板药物,主要是低剂量阿司匹林,可提供中度益处。然而这篇文献没有关注糖尿病女性。抗血小板药物也与减少娩出低体重产儿、早产和婴儿或新生儿死亡相关联。因此,医师应当特别考虑到对所有患糖尿病肾病的女性,尤其是对那些肾小球滤过率和(或)尿蛋白严重,因此具有先兆子痫的高风险的患者,应用低剂量阿司匹林。

然而肾功能恶化的风险可能很大程度上依赖于产前肾功能情况,在所有患有显性糖尿病肾病的女性中,产前子痫和早产的风险最高。尽管存在这些挑战,但是活产的可能性仍然很高。肾功能和尿蛋白加重的改变与那些妊娠期患有其他慢性肾病的女性相一致。并且在大多数患者,尿蛋白如同高血压和肾功能一样,于分娩后改善,常常可以达到基线水平。许多调查者都强调对获得成功妊娠的患者严格控制血压和血糖的重要性[8,25-29,81,86,87]。然而严密的血糖控制可能会导致母体低血糖风险,这样反而会导致糖调控机制受损。

在一些研究中,母体低血糖和胎儿胚胎病之间的联系尚未被证实。然而,在早期妊娠中低血糖导致的胎儿畸形的风险仍旧不得而知[89]。虽然给予每个患者建议非常具有挑战性,但基于他们妊娠前的尿蛋白和肾功能程度,以确保患者了解潜在的问题是非常必要的。让所有的治疗糖尿病肾病的医生们得到合理的训练和专业背景来为患者整个妊娠期提供恰当的支持和护理是非常重要的,同时他们之间作为一个团队互相交流及一起有效率的工作从而达到最好的结果也是非常重要的。

妊娠是否加速那些隐性糖尿病肾病患者的肾病进展

糖尿病女性妊娠是否会加速糖尿病肾病的发展同时导致早期患有 ESRD,这些是长期以来亟待解决的问题。Reece 等人所描述的合并有轻到中度糖尿病肾病的 11 例妊娠似乎并没有加速肾功能的下降,尽管确实存在妊娠期所有患者血压升高和尿蛋白加重的情况。他们的平均血肌酐在妊娠前为(1.3±0.5)mg/dL且最后一次随访数值为(1.2±0.3)mg/dL,这些并无显著差异。在这些患者中观察到的肾功能下降率似乎同那些未妊娠的糖尿病肾病患者预期的自然过程没有差异[80]。在 Cincinnati 大学出版的丛书中,Miodovnik 等回顾了他们糖尿病妊娠试验的 182 例妊娠女性,在 46 例患者中肾病病程最短为 3 年。他们认为尽管大部分患者最终会患上 ESRD,但是这种风险不是源于妊娠,并且他们也不能明确患 ESRD 的显著危险因素。如同其他研究,从数据上可知,患有糖尿病肾病的女性较那些没有肾病的女性有更高的早产率、高血压和先兆子痫的发生率[90]。

Reece 等在 1998 年回顾了自 1981—1996 年间患有糖尿病肾病的女性的妊娠情况并报道了这次研究的 315 例患者的妊娠结局[80]。慢性高血压见于 42% 的女性,其中 60% 的患者在妊娠晚期血压升高。尿蛋白和平均动脉压明显在妊娠早期到妊娠晚期上升并且先兆子痫见于 41% 的妊娠女性。围生期发病率为 5%,其中早产率占 22%,IUGR 占 15%。他们指出孕龄和产重与妊娠早期和妊娠晚期的肾功能及妊娠晚期蛋白尿和血压存在密切关系。尽管 185 名长期随访(平均35 个月)的患者中 17% 的人患有 ESRD,作者认为妊娠似乎没有加速肾功能恶化。尽管许多女性有一过性的肾功能恶化,但他们确实注意产后有少量蛋白尿,但显著地增加。他们也注意到围生期护理有助于新生儿存活率的提高到 95%[81]。

Dunne 等回顾性地观察了 18 例患有糖尿病肾病的 21 例女性的妊娠情况，根据血肌酐水平低于 1.1、1.1~1.7 及大于 1.7 将其分别归类为轻度、中度或重度组。作者没有将与肾功能相关的结局进行分层，并且尽管有 100% 的活产率，但是与对照组相比，观察组仍有较高的新生儿发病率、围生期发病率和先天性畸形。此外，尽管在 48 个月后的随访中没有提示存在肾功能的恶化，但是尿蛋白和血压升高的风险提高[36]。在 2002 年，Rossing 等报道他们在丹麦的一个长期观察的病例对照研究，该研究针对 1970—1989 年所有糖尿病女性，每个人都达到至少 10 年的随访，并且比较了 26 例确诊糖尿病肾病的女性与 67 例没有肾病的女性的妊娠情况。他们比较了两组的 1/肌酐斜率，发现两组在妊娠相关的肾功能恶化进展方面并无差异。他们描述了一个较低的功能性肾功能下降概率并将其归因为积极的降压治疗。值得注意的是，肾病开始时的平均肌酐水平是 0.9mg/dL，平均尿蛋白是 597mg/24h，仅有 3 名女性在妊娠初期出现血肌酐水平上升。在患有糖尿病肾病的女性中，蛋白尿和高血压是常见症状，1/3 的患病女性在 10 年后死亡或患 ESRD。然而，作者认为如果肾功能在开始妊娠的时候就得到很好的保护，成功妊娠的预后还是很高的[91]。在巴西近期的一项前瞻性观察研究中，Young 和同事随访了 43 名糖尿病女性的妊娠情况，11 名女性患有早期的糖尿病肾病。其平均血肌酐值为 0.8mg/dL，尿蛋白分泌率为 119mg/24h。尽管患有肾病的女性有更高的早产、先兆子痫和孕周偏小分娩的概率，但是作者认为轻度肾功能不全的女性妊娠不会导致糖尿病肾病的进展[92]。

与患有微量蛋白尿或无肾脏疾病的糖尿病女性相比，在患有轻度糖尿病肾病的糖尿病女性患者中，先兆子痫、早产和娩出低体重儿的风险上升，但是他们似乎并不构成加速肾衰竭进展的危险因素。这对于患有更多严重肾病的糖尿病女性似乎并不真实。

Biesencach 等描述了 4/5 的已经存在肾功能受损（肌酐清除率低于 80mL/min）、重度蛋白尿（大于 2g/24h）及高血压的 2 型糖尿病女性妊娠期肾功能出现进一步的下降。在妊娠期，每个月肾小球滤过率平均下降 1.8mL/min，产后每月下降 1.4mL/min，直至开始透析治疗后。他们指出在妊娠期和分娩后糖尿病肾病进程的差异是由于妊娠期血压升高，尤其是在妊娠晚期，尽

管已经强化了降压治疗。他们认为这些患者妊娠后会较那些没有妊娠的患者需要更早的肾脏替代[83]。在其他有轻到重度的糖尿病肾病（以血肌酐大于 1.4mg/dL 为基线）患者中，Puerdy 等随访了 11 名女性以确定妊娠是否对肾脏存在长期（35~138 个月）影响，并将其与没有肾病的妊娠后糖尿病女性相比较。这些女性中有 5 名分娩后出现了永久性肾损害，这比预期的疾病进展和达到 ESRD 水平要快 2 年，其中 3 例患者发生了先兆子痫，这些女性中的 1/4 出现了一过性的肾功能下降，1/4 无明显变化。与之前的报道一致，早产和 IUGR 的概率在所有的女性患者中都很高。作者认为，由于妊娠导致的糖尿病肾病进展加速的风险要远大于 40%[93]。在对 36 名巴基斯坦患有轻到重度肾病（平均血肌酐 1.8mg/dL）、糖尿病视网膜病变的女性的回顾性研究中，Irfan 也报道了肾病的进展的增加[94]。蛋白尿增加见于 79% 的女性，高血压恶化见于 73% 的女性，肾功能一过性恶化见于 27% 的女性，其中 45% 的女性表现出肾功能永久性的恶化。这些患者与相当数量的尚未妊娠的糖尿病女性相比较，肾功能不全程度相当。作者认为在糖尿病肾病的女性中，妊娠可能与肾衰竭进展加速超过 40% 的风险相关联。

总而言之，患有糖尿病肾病的女性有更高的先兆子痫风险，并且更可能经历早产及 IUGR。尿蛋白加重、高血压和一过性肾功能下降非常常见。然而，在那些患有微量尿蛋白或轻度肾病的女性中，妊娠似乎并没有对肾功能产生长期的副作用。轻度或重度糖尿病肾病的女性妊娠后更可能加速肾脏疾病的进展。积极治疗高血压和高血糖可能减少这些风险。并且对于患有糖尿病肾病的女性，妊娠后的管理显得尤其重要。

糖尿病移植患者妊娠

糖尿病肾病和肾-胰腺移植接受者妊娠时在管理和护理方面都存在较大的挑战。这些女性尤其需要由那些有肾和肾-胰腺移植相关经验的医师进行妊娠前咨询和护理。患者不仅需要母体和胎儿风险方面的咨询，还要咨询包括同种异体移植排斥反应或失败的相关风险。建议肾移植受体患者妊娠时要维持极佳和稳定的移植肾功能，少量或无尿蛋白，血压控制良好，如果口服降压药也只是少数几种，妊娠前停服霉酚酸酯和西罗莫司[95]。尽管遵循这些指南的妊娠结局非常理想，但这类患者仍然有很高的早产率、低体重产率和

先兆子痫发生率[96-98]。现在有关糖尿病移植后受体的结局报道文献虽然有限但是逐渐增多 [8,99,100]。一份 1988 年来自国际胰腺移植登记协会的报道描述了 17 名移植后女性的 19 次妊娠情况。她们存在由于分娩后的急性排异反应导致的胰腺功能受损和分娩后 3 个月移植肾功能丧失[99]。但总体的合并肾-胰腺移植患者的妊娠结局是良好的,感染和移植物丧失的高发生率已得到报道[100]。糖尿病患者移植受体考虑妊娠时必须接受恰当的免疫移植治疗、仔细的监测、降压治疗和移植受体功能保护。

结论

如何将以上内容应用于个别糖尿病女性在妊娠前和妊娠期的指导咨询?所有患有糖尿病肾病的女性有更高的早产风险、先兆子痫、小胎龄产儿风险。尽管这种风险可以由充分的血糖和血压控制来降至最小。有亚临床或轻度糖尿病肾病者,或仅有微量蛋白尿或少量蛋白尿且肾小球滤过率良好者,以及血压正常或仅小幅度上升的患者者,他们可能有一过性的蛋白尿增多及血压升高。这些女性并没有显著的肾衰竭进展,但是在妊娠前就存在轻度糖尿病肾病和肌酐清除率下降的患者中,肾功能可能在妊娠期和妊娠后显著恶化且在产后不能完全恢复[93,94]。

本章的那些准备来咨询的妊娠糖尿病女性提供了一些指导。尽管她们所有人都面临类似的风险和困难,差异却存在于那些仅有微量尿蛋白和那些有明显尿蛋白和(或)肾功能下降的人群中。对于那些已妊娠的女性存在相似的风险。积极的血压和血糖控制来降低先兆子痫和其他并发症的风险在这些患者的护理中是必要的。这一过程的关键在于拥有博学多识的医师,他们可以为所有的护理进行积极有效的互相沟通。跨学科分享信息和必要的信息输入对于这些患者尤其重要,这些信息对于使胎儿顺利分娩和母亲获得良好的妊娠结局是非常必要的。

(张志敏 杨珺 译)

参考文献

1. U.S. Renal Data System, USRDS 2009. Annual data report: atlas of end-stage renal disease in the United States. Bethesda, MD: National Institutes of Health, National Institute of Diabetes and Digestive and Kidney Diseases; 2009.

2. Cowie CC, Rust KF, Byrd-Holt DD, Eberhardt MS, Flegal KM, Engelgau MM, Saydah SH, Williams DE, Geiss LS, Gregg EW. Prevalence of diabetes, impaired fasting glucose, and impaired glucose tolerance in U.S. adults. The Third National Health and Nutrition Examination Survey, 1988–1994. Diabetes Care. 2006;29(6):1263–8.

3. Jovanovic L, Pettitt DJ. Gestational diabetes mellitus. JAMA. 2001;286(20):2516–8.

4. Ferrara A. Increasing prevalence of gestational diabetes mellitus a public health perspective. Diabetes Care. 2007;30:S141–6.

5. White P. In: Joslin EP, Root HF, White P, Marble A, editors. The treatment of diabetes mellitus. 9th ed. London: Kimpton; 1952.

6. Clayton SG. The pregnant diabetic; a report on 200 cases. J Obstet Gynaecol Br Emp. 1956;63(4):532–41.

7. Kelsey HA. Pregnancy associated with diabetic nephropathy. J Obstet Gynaecol Br Emp. 1957;64(5):735–7.

8. National Institute for Health and Clinical Excellence. Diabetes in pregnancy: management of diabetes and its complications from pre-conception to the postnatal period. London: NICE; 2008.

9. Hyperglycemia and Adverse Pregnancy Outcome (HAPO) Study Cooperative Research Group. Hyperglycemia and adverse pregnancy outcomes. N Engl J Med. 2008;358(19):1991–2002.

10. Taylor R, Lee C, Kyne-Grzebalski D, Marshall SM, Davison JM. Clinical outcomes of pregnancy in women with type 1 diabetes. Obstet Gynecol. 2002;99(4):537–41.

11. Murphy HR, Steel SA, Roland JM, Morris D, Ball V, Campbell PJ, Temple RC, East Anglia Study Group for Improving Pregnancy Outcomes in Women with Diabetes (EASIPOD). Obstetric and perinatal outcomes in pregnancies complicated by type 1 and type 2 diabetes: influences of glycaemic control, obesity and social disadvantage. Diabet Med. 2011;28(9):1060–7.

12. Krane NK, Hamrahian M. Pregnancy: kidney diseases and hypertension. Am J Kidney Dis. 2007;49(2):336–45.

13. Imbasciati E, Ponticelli C. Pregnancy and renal disease: predictors for fetal and maternal outcome. Am J Nephrol. 1991;11: 353–62.

14. Imbasciati E, Gregorini G, Cabiddu G, Cammaro L, Ambroso G, Del Giudice A, Ravani P. Pregnancy in CKD stages 3 to 5: fetal and maternal outcomes. Am J Kidney Dis. 2007;49(6):753–62.

15. Sunderji S, Gaziano E, Wothe D, Rogers LC, Sibai B, Karumanchi SA, Hodges-Savola C. Automated assays for sVEGF R1 and PlGF as an aid in the diagnosis of preterm preeclampsia: a prospective clinical study. Am J Obstet Gynecol. 2010;202(1):40.e1–7.

16. Rolfo A, Attini R, Nuzzo AM, Piazzese A, Parisi S, Ferraresi M, Todros T, Piccoli GB. Chronic kidney disease may be differentially diagnosed from preeclampsia by serum biomarkers. Kidney Int. 2013;83(1):177–81.

17. Mogensen CE, Chachati A, Christensen CK, Close CF, Deckert T, Hommel E, Kastrup J, Lefebvre P, Mathiesen ER, Feldt-Rasmussen B, et al. Microalbuminuria: an early marker for renal involvement in diabetes. Uremia Invest. 1985–1986;9(2):85–95.

18. Molitch ME, DeFronzo RA, Franz MJ, Keane WF, Mogensen CE, Parving HH, Steffes MW. American Diabetes Association. Nephropathy in Diabetes. Diabetes Care. 2004;27 (Suppl 1):S79–83.

19. Cherney DZ, Scholey JW, Miller JA. Insights into the regulation of renal hemodynamic function in diabetic mellitus. Curr Diabetes Rev. 2008;4(4):280–90.

20. Anderson S, Vora JP. Current concepts of renal hemodynamics in diabetes. J Diabetes Complications. 1995;9(4):304–7.

21. Mishra R, Emancipator SN, Kern T, Simonson MS. High glucose evokes an intrinsic proapoptotic signaling pathway in mesangial cells. Kidney Int. 2005;67(1):82–93.

22. Bucala R, Vlassara H. Advanced glycosylation endproducts in diabetic renal disease: clinical measurement, pathophysiological significance, and prospects for pharmacological inhibition. Blood Purif. 1995;13(3–4):160–70.

23. Wolf G, Ziyadeh FN. Molecular mechanisms of diabetic renal hypertrophy. Kidney Int. 1999;56(2):393–405.

24. Benigni A, Gagliardini E, Tomasoni S, Abbate M, Ruggenenti P, Kalluri R, Remuzzi G. Selective impairment of gene expression and assembly of nephrin in human diabetic nephropathy. Kidney Int. 2004;65(6):2193–200.

25. The Diabetes Control Complications Trial Research Group. The effect of intensive treatment of diabetes on the development and progression of long-term complications in insulin-dependent diabetes mellitus. N Engl J Med. 1993;329(14):977–86.

26. EDIC Research Group. Retinopathy and nephropathy in patients with type 1 diabetes four years after a trial of intensive therapy. N Engl J Med. 2000;342(6):381–9.

27. The DCCT/EDIC Research Group. Intensive diabetes therapy and glomerular filtration rate in type 1 diabetes. N Engl J Med. 2000;342(6):381–9.

28. Ismail-Beigi F, Craven T, Banerji MA, Basile J, Calles J, Cohen RM, Cuddihy R, Cushman WC, Genuth S, Grimm Jr RH, Hamilton BP, Hoogwerf B, Karl D, Katz L, Krikorian A, O'Connor P, Pop-Busui R, Schubart U, Simmons D, Taylor H, Thomas A, Weiss D, Hramiak I, ACCORD Trial Group. Effect of intensive treatment of hyperglycaemia on microvascular outcomes in type 2 diabetes: an analysis of the ACCORD randomised trial. Lancet. 2010;376(9739):419–30.

29. Duckworth W, Abraira C, Moritz T, Reda D, Emanuele N, Reaven PD, Zieve FJ, Marks J, Davis SN, Hayward R, Warren SR, Goldman S, McCarren M, Vitek ME, Henderson WG, Huang GD, VADT Investigators. Glucose control and vascular complications in veterans with type 2 diabetes. N Engl J Med. 2009;360(2):129–39.

30. Lewis EJ, Hunsicker LG, Bain RP, Rohde RD. The effect of angiotensin-converting-enzyme inhibition on diabetic nephropathy. The Collaborative Study Group. N Engl J Med. 1993;329(20):1456–62.

31. Hirst JA, Taylor KS, Stevens RJ, Blacklock CL, Roberts NW, Pugh CW, Farmer AJ. The impact of renin–angiotensin–aldosterone system inhibitors on type 1 and type 2 diabetic patients with and without early diabetic nephropathy. Kidney Int. 2012;81(7):674–83.

32. Allen VM, Armson BA, Wilson RD, Blight C, Gagnon A, Johnson JA, Langlois S, Summers A, Wyatt P, Farine D, Armson BA, Crane J, Delisle MF, Keenan-Lindsay L, Morin V, Schneider CE, Van Aerde J, Society of Obstetricians and Gynecologists of Canada. Teratogenicity associated with pre-existing and gestational diabetes. J Obstet Gynaecol Can. 2007;29(11):927–44.

33. Kitzmiller JL, Block JM, Brown FM, Catalano PM, Conway DL, Coustan DR, Gunderson EP, Herman WH, Hoffman LD, Inturrisi M, Jovanovic LB, Kjos SI, Knopp RH, Montoro MN, Ogata ES, Paramsothy P, Reader DM, Rosenn BM, Thomas AM, Kirkman MS. Managing preexisting diabetes for pregnancy: summary of evidence and consensus recommendations for care. Diabetes Care. 2008;31(5):1060–79.

34. Metzger SJ. Prepregnancy care: a shared responsibility. Diabetes Care. 2010;33(12):2713–5.

35. Vargas R, Repke JT, Ural SH. Type I diabetes mellitus and pregnancy. Rev Obstet Gynecol. 2010;3(3):92–100.

36. Dunne FP, Chowdhury TP, Hartland A, Smith T, Brydon PA, McConkey C, Nicholson HO. Pregnancy outcome in women with insulin-dependent diabetes mellitus complicated by nephropathy. Q J Med. 1999;92(8):451–4.

37. Quan A. Fetopathy associated with exposure to angiotensin converting enzyme inhibitors and angiotensin receptor antagonists. Early Hum Dev. 2006;82(1):23–8.

38. Godfry LM, Erramouspe J, Cleveland KW. Teratogenic risk of statins in pregnancy. Ann Pharmacother. 2012;46(10):1419–24.

39. Cooper WO, Hernandez-Diaz S, Arbogast PG, Dudley JA, Dyer S, Gideon PS, Hall K, Ray WA. Major congenital malformations after first-trimester exposure to ACE inhibitors. N Engl J Med. 2006;354(23):2443–51.

40. Bullo M, Tschumi S, Bucher BS, Bianchetti MG, Simonetti GD. Pregnancy outcome following exposure to angiotensin-converting enzyme inhibitors or angiotensin receptor antagonists novelty and significance a systematic review. Hypertension. 2012;60(2):444–50.

41. Report of the National High Blood Pressure Education Program Working Group on high blood pressure in pregnancy. Am J Obstet Gynecol. 2000;183(1):S1-22.

42. Abalos E, Duley L, Steyn DW, Henderson-Smart DJ. Antihypertensive drug therapy for mild to moderate hypertension during pregnancy. Cochrane Database Syst Rev. 2007;1:CD002252.

43. Rey E, LeLorier J, Burgess E, Lange IR, Leduc L. Report of the Canadian Hypertension Society Consensus Conference: 3. Pharmacologic treatment of hypertensive disorders in pregnancy. CMAJ. 1997;157(9):1245–54.

44. Brown MA, Hague WM, Higgins J, Lowe S, McCowan L, Oats J, Peek MJ, Rowan JA, Walters BNJ. The detection, investigation and management of hypertension in pregnancy: full consensus statement. Aust N Z J Obstet Gynaecol. 2000;40(2):139–55.

45. Hawthorne G. Maternal complications in diabetic pregnancy. Best Pract Res Clin Obstet Gynaecol. 2011;25(1):77–90.

46. Sullivan SD, Umans JG, Ratner R. Hypertension complicating diabetic pregnancies: pathophysiology, management, and controversies. J Clin Hypertens (Greenwich). 2011;13(4):275–84.

47. International Association of Diabetes and Pregnancy Study Groups Consensus Panel. International association of diabetes and pregnancy study groups recommendations on the diagnosis and classification of hyperglycemia in pregnancy. Diabetes Care. 2010;33(3):676–82.

48. Sacks DA, Hadden DR, Maresh M, Deerochanawong C, Dyer AR, Metzger BE, Lowe LP, Coustan DR, Hod M, Oats JJ, Persson B, Trimble ER, HAPO Study Cooperative Research Group. Frequency of gestational diabetes mellitus at collaborating centers based on IADPSG consensus panel-recommend criteria: the Hyperglycemia and Adverse Pregnancy Outcome (HAPO) Study. Diabetes Care. 2012;35(3):526–8.

49. Anna V, van der Ploeg HP, Cheung NW, Huxley RR, Bauman AE. Sociodemographic correlates of the increasing trend in prevalence of gestational diabetes mellitus in a large population of women between 1995 and 2008. Diabetes Care. 2008;31(12):2288–93.

50. HAPO Study Cooperative Research Group. The Hyperglycemia and Adverse Pregnancy Outcome (HAPO) Study. Int J Gynaecol Obstet. 2002;78(1):69–77.

51. Blank A, Grave GD, Metzger BE. Effects of gestational diabetes on perinatal morbidity reassessed. Report of the international workshop on adverse perinatal outcomes of gestational diabetes mellitus, December 3–4, 1992. Diabetes Care. 1995;18(1):127–9.

52. Landon MB, Spong CY, Thom E, Carpenter MW, Ramin SM, Casey B, Wapner RJ, Varner MW, Rouse DJ, Thorp Jr JM, Sciscione A, Catalano P, Harper M, Saade G, Lain KY, Sorokin Y, Peaceman AM, Tolosa JE, Anderson GB, Eunice Kennedy Shriver National Institute of Child Health and Human Development Maternal-Fetal Medicine Units Network. A multicenter, randomized trial of treatment for mild gestational diabetes. N Engl J Med. 2009;361(14):1339–48.

53. Crowther CA, Hiller JE, Moss JR, McPhee AJ, Jeffries WS, Robinson JS, Australian Carbohydrate Intolerance Study in Pregnant Women (ACHOIS) Trial Group. Effect of treatment of gestational diabetes mellitus on pregnancy outcomes. N Engl J Med. 2005;352(24):2477–86.

54. Jovanovic-Peterson L, Durak EP, Peterson CM. Randomized trial of diet versus diet plus cardiovascular conditioning on glucose levels in gestational diabetes. Am J Obstet Gynecol. 1989;161(2):415–9.

55. Franz MJ, Bantle JP, Beebe CA, Brunzell JD, Chiasson JL, Garg A, Holzmeister LA, Hoogwerf B, Mayer-Davis E, Mooradian AD, Purnell JQ, Wheeler M, American Diabetes Association. Evidence-based nutrition principles and recommendations for the treatment and prevention of diabetes and related complications. Diabetes Care. 2003;26 Suppl 1:S51–61.

56. Cheng YW, Chung JH, Kurbisch-Block I, Inturrisi M, Shafer S,

Caughey AB. Gestational weight gain and gestational diabetes mellitus: perinatal outcomes. Obstet Gynecol. 2008;112(5):1015–22.

57. Hedderson MM, Weiss NS, Sacks DA, Pettitt DJ, Selby JV, Quesenberry CP, Ferrara A. Pregnancy weight gain and risk of neonatal complications: macrosomia, hypoglycemia, and hyperbilirubinemia. Obstet Gynecol. 2006;108(5):1153–61.

58. Stotland NE, Hopkins LM, Caughey AB. Gestational weight gain, macrosomia, and risk of cesarean birth in nondiabetic nulliparas. Obstet Gynecol. 2004;104(4):671–7.

59. Rhodes JC, Schoendorf KC, Parker JD. Contribution of excess weight gain during pregnancy and macrosomia to the cesarean delivery rate, 1990–2000. Pediatrics. 2003;111(5 Pt 2):1181–5.

60. Cundy T, Gamble G, Manuel A, Townend K, Roberts A. Determinants of birth-weight in women with established and gestational diabetes. Aust N Z J Obstet Gynaecol. 1993;33(3):249–54.

61. Nachum Z, Ben-Shlomo I, Weiner E, Shalev E. Twice daily versus four times daily insulin dose regimens for diabetes in pregnancy: randomised controlled trial. BMJ. 1999;319(7219):1223–7.

62. Getahun D, Fassett MJ, Jacobsen SJ. Gestational diabetes: risk of recurrence in subsequent pregnancies. Am J Obstet Gynecol. 2010;203(5):467.e1–6.

63. Bellamy L, Casas JP, Hingorani AD, Williams D. Type 2 diabetes mellitus after gestational diabetes: a systematic review and meta-analysis. Lancet. 2009;373(9677):1773–9.

64. Shah BR, Retnakaran R, Booth GL. Increased risk of cardiovascular disease in young women following gestational diabetes mellitus. Diabetes Care. 2008;31(8):1668–9.

65. Committee on Obstetric Practice. ACOG Committee Opinion No. 435: postpartum screening for abnormal glucose tolerance in women who had gestational diabetes mellitus. Obstet Gynecol. 2009;113(6):1419–21.

66. Nicholson W, Baptiste-Roberts K. Oral hypoglycaemic agents during pregnancy: the evidence for effectiveness and safety. Best Pract Res Clin Obstet Gynaecol. 2011;25(1):51–63.

67. Omer S, Shan J, Mulay S, Varma DR, Mulay S. Augmentation of diabetes-associated renal hyperfiltration and nitric oxide production by pregnancy in rats. J Endocrinol. 1999;161(1): 15–23.

68. Sturgiss SN, Dunlop W, Davison JM. Renal haemodynamics and tubular function in human pregnancy. Baillieres Clin Obstet Gynaecol. 1994;8(2):209–34.

69. Combs CA, Rosenn B, Kitzmiller JL, Khoury JC, Wheeler BC, Miodovnik M. Early-pregnancy proteinuria in diabetes related to preeclampsia. Obstet Gynecol. 1993;82(5):802–7.

70. Ekbum P, Damm P, Feldt-Rasmussen B, Feldt-Rasmussen U, Molvig J, Mathiesen ER. Pregnancy outcomes in type I diabetic women with microalbuminuria. Diabetes Care. 2001;24(10):1739–44.

71. Biesenbach G, Zasgornik J, Stoger H, Grafinger P, Hubmann R, Kaiser W, Janko O, Stuby Y. Abnormal increases in urinary albumin excretion during pregnancy in IDDM women with preexisting albuminuria. Diabetologia. 1994;37(9):905–10.

72. Ekbom P, The Copenhagen Pre-eclampsia in Diabetic Pregnancy Study Group. Pre-pregnancy microalbuminuria predicts preeclampsia in insulin-dependent diabetes mellitus. Lancet. 1999;353(9150):377.

73. Jensen DM, Damm P, Ovesen P, Mølsted-Pedersen L, Beck-Nielsen H, Westergaard JG, Moeller M, Mathiesen ER. Microalbuminuria, preeclampsia, and preterm delivery in pregnant women with type 1 diabetes: results from a nationwide Danish study. Diabetes Care. 2010;33(1):90–4.

74. Nielsen LR, Damm P, Mathiesen ER. Improved pregnancy outcome in type 1 diabetic women with microalbuminuria or diabetic nephropathy: effect of intensified antihypertensive therapy? Diabetes Care. 2009;32(1):38–44.

75. Chaturvedi N, Stephenson JM, Fuller JH, EURODIAB IDDM Complications Study Group. The relationship between pregnancy and long-term maternal complications in the EURODIAB IDDM

76. complications study. Diabet Med. 1995;12(6):494–9.

76. Hare JW, White P. Pregnancy in diabetes complicated by vascular disease. Diabetes. 1977;26(10):953–5.

77. Grenfell A, Brudenell JM, Doddridge MC, Watkins PJ. Pregnancy in diabetic women who have proteinuria. Q J Med. 1986;59(228): 379–86.

78. Kitzmiller JL, Brown ER, Phillippe M, Stark AR, Acker D, Kaldany A, Singh S, Hare JW. Diabetic nephropathy and perinatal outcome. Am J Obstet Gynecol. 1981;141(7):741–51.

79. Reece EA, Coustan DR, Hayslett JP, Holford T, Coulehan J, O'Connor TZ, Hobbins JC. Diabetic nephropathy: pregnancy performance and fetomaternal outcome. Am J Obstet Gynecol. 1988;159(1):56–66.

80. Reece EA, Winn HN, Hayslett JP, Coulehan J, Wan M, Hobbins JC. Does pregnancy alter the rate of progression of diabetic nephropathy? Am J Perinatol. 1990;7(2):193–7.

81. Reece EA, Leguizamon G, Homko C. Stringent controls in diabetic nephropathy associated with optimization of pregnancy outcomes. J Matern Fetal Med. 1998;7(4):213–6.

82. Hemachandra A, Ellis D, Lloyd CE, Orchard TJ. The influence of pregnancy on IDDM complications. Diabetes Care. 1995;18(7):950–4.

83. Biesenbach G, Stoger H, Zasgornik J. Influence of pregnancy on progression of diabetic nephropathy and subsequent requirement of renal replacement therapy in female type I diabetic patients with impaired renal function. Nephrol Dial Transplant. 1992;7(2):105–9.

84. Mackie AD, Doddridge MC, Gamsu HR, Brudenell JM, Nicolaides KH, Drury PL. Outcome of pregnancy in patients with insulin-dependent diabetes mellitus and nephropathy with moderate renal impairment. Diabet Med. 1996;13(1):90–6.

85. Kimmerle R, Za R-P, Cupisti S, Somville T, Bender R, Pawlowski B, Berger M. Pregnancies in women with diabetic nephropathy: long-term outcome for mother and child. Diabetologia. 1995;38(2):227–35.

86. Gordon M, Landon MB, Samuels P, Hissrich S, Gabbe SG. Perinatal outcome and long-term follow-associated with modern management of diabetic nephropathy. Obstet Gynecol. 1996;87(3):401–9.

87. Nielsen LR, Muller C, Damm P, Mathiesen ER. Reduced prevalence of early preterm delivery in women with type 1 diabetes and microalbuminuria: possible effect of early antihypertensive treatment during pregnancy. Diabet Med. 2006;23(4):426–31.

88. Duley L, Henerson-Smart DJ, Meher S, King JF. Antiplatelet agents for preventing pre-eclampsia and its complications. Cochrane Database Syst Rev. 2007;2:CD004659.

89. ter Braak EWMT, Evers IM, Erkelens DW, Vissar GHA. Maternal hypoglycemia during pregnancy in type 1 diabetes: maternal and fetal consequences. Diabetes Metab Res Rev. 2002;18(2):96–105.

90. Miodovnik M, Rosenn BM, Khoury JC, Grigsby JL, Siddiqi TA. Does pregnancy increase the risk for development and progression of diabetic nephropathy? Am J Obstet Gynecol. 1996;174(4):1180–9; discussion 1189–91.

91. Rossing K, Jacobsen E, Hommel E, Mathiesen A, Svenningsen A, Possing P, Parving H-H. Pregnancy and progression of diabetic nephropathy. Diabetologia. 2002;45(1):36–41.

92. Young EC, Pires MLE, Marques LPJ, de Oliveira JEP, Zajdenerg L. Effects of pregnancy on the onset and progression of diabetic nephropathy and of diabetic nephropathy on pregnancy outcomes. Diabetes Metab Syndr. 2011;5(3):137–42.

93. Purdy LP, Hantsch CE, Molitch ME, Metzger BE, Phelps RL, Dooley SL, Hou S. Effect of pregnancy on renal function in patients with moderate-to-severe diabetic renal insufficiency. Diabetes Care. 1996;19(10):1067–74.

94. Irfan S, Arain TM, Shaukat A, Shahid A. Effect of pregnancy on diabetic nephropathy and retinopathy. J Coll Physicians Surg Pak. 2004;14(2):75–8.

95. Armenti VT, Constantinescu S, Moritz MJ, Davison JM. Pregnancy after transplantation. Transplant Rev (Orlando).

2008;22(4):223–40.

96. Thompson BC, Kingdon EJ, Tuck SM, Fernando ON, Sweny P. Pregnancy in renal transplant recipients: the Royal Free Hospital experience. Q J Med. 2003;96(11):837–44.

97. Coscia LA, Constantinescu S, Moritz MJ, Radomski JS, Gaughan WJ, McGrory CH, Armenti VT, National Transplantation Pregnancy Registry. Report from the National Transplantation Pregnancy Registry (NTPR): outcomes of pregnancy after transplantation. Clin Transpl. 2003;96(11):837–44.

98. Levidiotis V, Chang S, McDonald S. Pregnancy and maternal outcomes among kidney transplant recipients. J Am Soc Nephrol. 2009;20(11):2433–40.

99. Barrou BM, Gruessner AC, Sutherland DE, Gruessner RW. Pregnancy after pancreas transplantation in the cyclosporine era: report from the International Pancreas Transplant Registry. Transplantation. 1998;65(4):524–7.

100. Jain AB, Shapiro R, Scantlebury VP, Potdar S, Jordan ML, Flohr J, Marcos A, Fung JJ. Pregnancy after kidney and kidney-pancreas transplantation under tacrolimus: a single center's experience. Transplantation. 2004;77(6):897–902.

第 15 章

移植：肾脏、肾脏-胰腺移植

Rubin Zhang, Anil Paramesh

移植免疫学和免疫风险评估

MHC/HLA 分子

当异质器官被移植到相同物种的不完全相同的个体时，器官被称为同种异体移植物。受者对同种异体移植物的免疫应答称为同种免疫应答，这是由 T 细胞识别的异体抗原（同种异体识别）发起的[1-3]。最强移植抗原是由主要组织相容性复合体(MHC)基因编码。在人类中，MHC 分子称为人类白细胞抗原(HLA)并且基因区域位于第 6 染色体的短臂上。父母双方每人提供一个单体型（一组 MHC 相关的基因）作为每个后代的孟德尔共显性遗传。有两类 MHC 或 HLA 分子。Ⅰ类分子(HLA-A、HLA-B 和 HLA-C)是由一个多态型重链(44kDa 的链)和一个非多态型轻链(12kDa 的 β2 微球蛋白)组成。它们表达所有有核细胞，并且通常存在内源性小抗原（通常 9~11 个氨基酸），如在自体 MHC 到 CD8+ T 淋巴细胞背景中的病毒和自体蛋白质片段。Ⅱ类分子(HLA-DP、HLA-DQ 和 HLA-DR)由

多态链(35kDa)和 β 链(31kDa)组成。它们仅在专职抗原呈递细胞(APC)持续表达，包括树突状细胞、巨噬细胞和 B 细胞。但当暴露于促炎细胞因子后它们的表达可能在上皮细胞和血管内皮细胞上调。Ⅱ类分子将来源于胞外蛋白的相对较大的抗原（12~28 个氨基酸）提呈至 CD4+T 细胞[1-4]。供体和受者之间 HLA 的不匹配程度在决定慢性排斥反应和移植物损失的风险中起一定作用。HLA-A、HLA-B，和 HLA-DR(3 对 6 个抗原)通常用于肾脏和（或）胰腺移植前分型和配对。目前 HLA-Cw、HLA-DP 和 HLA-DQ 配型越来越多并且在许多移植中心使用。HLA 相同的活体肾移植手术的长期移植物存活最好。影响主要来自 DR 抗原的匹配，与 HLA 匹配的重要性顺序为 DR> B> A[1,3,4]。

非 HLA 抗原/抗体

急性和慢性移植排斥可能发生在 HLA 相合同胞移植，表明非 HLA 抗原的免疫应答的存在。源自同种异体免疫或自身免疫的几个非 HLA 抗原及其抗体已被报道[5,6]。

ABO 血型抗原不仅表达于红细胞，还表达于血管内皮细胞和其他细胞。由于血凝素 A 和（或）B 抗体的存在，ABO 血型不相容的器官移植引起超急性排斥反应。供体和受者之间的 ABO 血型相容是器官移植必不可少的条件，类似于红细胞输血。从受者循环中除去血凝素 A 和（或）B 的脱敏协议已被用于 ABO 血型不相容的肾移植[1,7]。Rh 因子和其他的红细胞抗原与器官移植不相关，因为它们不表达于内皮细胞。

R. Zhang (✉)
Department of Medicine, Tulane University School of Medicine,
1430 Tulane Avenue, SL-45, New Orleans, LA 70112, USA
e-mail: rzhang@tulane.edu

A. Paramesh
Departments of Surgery and Urology, Tulane Abdominal
Transplant Institute, Tulane University School of Medicine,
New Orleans, LA, USA

次要组织相容性抗原(MiHA)是占据供体 MHC 分子抗原结合位点的内源性小肽。它们一般在自体 MHC 环境被 CD8+细胞毒性 T 细胞识别,从而导致移植物排斥反应。在骨髓移植中,MiHA 在接受 HLA 相匹配细胞的患者的移植物抗宿主(GVH)病中起重要作用[8]。HY MiHA 由男性 Y 染色体编码并且可以诱导男性器官移植到雌性受者时的同种免疫应答[9]。MICA 和 MICB(1 类 MHC 相关的 A 链和 B 链)也在内皮细胞表达。MICA 和(或)MICB 抗体可引起抗体介导的排斥反应(AMR)和移植失败[10]。

报道的导致移植物排斥反应的其他抗体包括抗血管紧张素 2 受体、抗谷胱甘肽 S-转移酶 T1 和抗内皮抗体[11-13]。抗内皮抗体可以通过使用供体用于交叉配型的单核细胞进行检测[13]。一些次要移植抗原可来自线粒体蛋白质和酶。随着我们对移植免疫学认识的提高,未来有可能发现更多的同种异体反应和自身反应性抗体。

同种异体识别途径

同种异体识别可通过直接、间接和半直接途径这三种机制之一发生[14-16]。在直接途径中,受者 T 细胞识别由供体细胞表达的完整的同种异体 HLA,而在间接途径中,T 细胞识别由受者 APC 呈递供体的 HLA 衍生肽。在半直接途径,受者树突状细胞或其他 APC 从供体细胞获得完整的 HLA,并将其呈递给受者 T 细胞。直接和间接途径在器官移植中很好理解,半直接途径的临床重要性是未知的。直接途径在直接移植后期很重要。如果没有进行适当的免疫抑制,随后将会出现强力有效同种异体反应,这主要是由于大量受者 T 细胞识别该移植物抗原并引起急性细胞排斥反应(ACR)。而同种异体识别的间接通路也可能参与急性排斥反应(AR),它通常在排斥反应的后期占主导地位,尤其是慢性排斥反应[14-16]。只要同种异体移植物存在于宿主,受者 APCs 就可以从移植物获得同种异体抗原并发生同种异体免疫反应。因此,需要终身的持续性免疫抑制以防止后期出现排斥反应和慢性排斥反应。

T 细胞活化的三个信号模型

T 细胞活化是同种异体移植物排斥反应的关键过程。T 细胞通过 T 细胞受体(TCR)识别同种异体抗原。胞内信号传导需要被称为 CD3 复合物的附加肽启动,而且抗原特异性信号(信号 1)通过 TCR-CD3 复合物转导[1-3]。T 细胞的完全激活需要两个信号。第二个共刺激信号取决于 T 细胞和 APC 细胞(信号 2)之间的受体-配体相互作用。许多共刺激途径已被描述,这些途径的阻断可导致 T 细胞的抗原特异性灭活或死亡[17-19]。研究最好的是 CD28-B7 和 CD154-CD40 途径。CD28 和 CD154 在 T 细胞表达,它们的配体 B7 和 CD40 在 APC 表达。CD28 有 B7-1 (CD80) 和 B7-2 (CD86)两个配体。T 细胞还表达细胞毒性 T 淋巴细胞相关抗原-4(CTLA-4),它是 CD28 的同源细胞并且比 CD28 有更高的亲和力。然而,当 CTLA-4 结合 B7(包括 CD80 和 CD86)时,它产生一个抑制性信号以终止 T 细胞应答。这种独特的作用使融合蛋白 CTLA-4-Ig (belatacept)作为一种新型免疫抑制剂促进临床进展[19]。CD154-CD40 阻断也证实,包括抗 CD154 抗体和靶向 CD40 的分子防止动物模型同种异体移植物排斥反应[18]。

信号 1 和信号 2 共同激活 3 个下游信号转导途径:钙-钙调磷酸酶通路,RAS-有丝分裂原活化蛋白(MAP)激酶途径和 IKK-核因子 kappa-β(NF-kB)途径。这三种途径进一步激活转录因子,分别包括活化 T 细胞的核因子(NFAT)、激活蛋白-1(AP-1)和 NF-kB。几种新分子和细胞因子,包括 CD25、CD154、IL-2 和 IL-15 随后表达[1-3]。IL-2 和 IL-15 通过哺乳动物西罗莫司靶蛋白(mTOR)途径和磷脂酰肌醇 3-激酶(PI-3K)途径提供生长信号(信号 3),随后触发 T 细胞周期和增殖。完全活化的 T 细胞进行克隆扩增并产生大量的细胞因子和效应 T 细胞,最终产生的 CD8 + T 细胞介导细胞毒性作用,帮助巨噬细胞诱导迟发型超敏反应(DTH)(通过 CD4 + Th1),并帮助 B 细胞产生抗体(通过 CD4 + Th2)。活化 T 细胞的子集成为特异性同种异体抗原记忆 T 细胞[20,21]。

B 淋巴细胞

B 细胞表达克隆限制抗原特异性受体,如在其表面上的免疫球蛋白。当这些受体在辅助 T 细胞(CD4+ Th2)的帮助下与供体 HLA 抗原结合,激活 B 细胞。然后,它们分裂分化成浆细胞并分泌抗体。一些活化 B 细胞成为记忆 B 细胞[22-24]。辅助 T 细胞可以通过与多种受体和配体(如 CD40:CD154)的密切膜接触或通过分泌可溶性细胞因子(如 IL-4)帮助 B 细胞活化[18,23,24]。这些 HLA 抗体结合抗原,并且可以通过激活补体级联(补体依赖性细胞毒性,CDC)或通过在 NK 细胞、嗜中性粒细胞和嗜酸性粒细胞 (抗体依赖性细胞的细胞毒性,ADCC)上的 Fc 受体引起移植物损伤[1,14]。

除了产生抗体，B 细胞也是 APC。B 细胞可向 T 细胞呈递同种异体移植物衍生的抗原，通过同种异体识别的间接通路活化 T 细胞[2-4]。

移植物排斥反应的先天性免疫应答和适应性免疫应答

先天性免疫是指非特异性自然免疫系统，涉及巨噬细胞、中性粒细胞、NK 细胞、细胞因子、toll 样受体和补体成分[25]。同种异体免疫是涉及同种异体抗原识别的适应性免疫，如上文所讨论，通过 T 细胞和 B 细胞赋予抗原特异性和记忆。然而，同种异体免疫反应不仅产生特异性效应 T 细胞和抗体，还分泌趋化因子和细胞因子，得到先天性免疫系统的组分，如补体活化和白细胞从循环进入炎症位点的迁移[1-4]。另一方面，同种异体移植物的缺血性损伤首先激活先天性免疫反应，通过上调 Ⅱ 类 HLA、黏附分子和细胞因子的表达将增加的抗原呈递到 T 细胞[2-4]。因此，先天性免疫和适应性免疫反应密切相关，在同种异体移植物排斥反应和排斥相关的组织损伤中都起重要作用。

致敏和群体反应性抗体

人类致敏是指抗体在受者的血液中出现，对抗一组选定的呈递给供体人群的 HLA 抗原。这被称为群体反应性抗体(PRA)百分比。PRA 估计了潜在捐献者交叉配型阳性的可能性[1,14]。PRA 水平越高，容纳相容肾脏的可能性越低，肾脏候补名单等待的时间越长。致敏由曾暴露于 HLA 的抗原引起，通常是通过以前的器官移植、妊娠或输血。特别是妊娠期间的女性暴露于她们伴侣的 HLA。这导致对抗伴侣直接致敏，可能使伴侣和(或)他们的孩子成为不适合的供体。在个体患者的 PRA 百分比可能从一个测试日期到另一个日期发生变化，要么抗体滴度变化，或在测定中 HLA 抗原用法改变。PRA 分析的技术已从初始的 CDC 测定法、随后的酶联免疫吸附法(ELISA)，进化到当前的基于复用粒子的流式细胞仪(Luminex)。单抗原磁珠越来越多地用于移植之前预形成 HLA 抗体以及移植之后的任何从头发展 HLA 抗体(供体特异性抗体，DSA)的表征[1,26]。

交叉配型和供体特异性抗体

固相 ELISA 或 Luminex 试验可以检测和表征在个体患者中预成型的 HLA 抗体。相应的抗原认为不能被患者接受，并列入了 UNOS 数据库。表达不可接受的 HLA 抗原(虚拟交叉配型阳性)的已故供体不能

向患者提供肾脏。只有那些不是供体直接产生 HLA 抗体的患者出现匹配运行(虚拟交叉配型阴性)。这种"虚拟交叉配型"可以通过在移植前减少交叉配型阳性的风险以提高器官分配的效率[26]。当确定一个潜在的捐赠者后必须执行受者新鲜血浆和供体淋巴细胞的交叉配型，以排除任何能产生超急性 AMR 的预制 DSA。最后交叉配型必须是阴性的，以继续进行移植。常用的两个测试是 CDC 交叉配型和流式细胞仪交叉配型。交叉配型试验的选择仍然是一个有争议的问题。它通常是根据中心的经验和个人移植程序的可用性来决定。

T 细胞只表达 HLA Ⅰ 类抗原，而 B 细胞同时表达 HLA Ⅰ 类和 Ⅱ 类抗原。此外，B 细胞比 T 细胞在数量上更大程度表达 HLA Ⅰ 类抗原。T 细胞交叉配型阳性真实且 DSA 对 HLA Ⅰ 类抗原显著致敏。T 细胞阴性/B 细胞阳性交叉配型可代表 HLA Ⅱ 类抗体或低滴度的 HLA Ⅰ 类抗体。T 细胞阳性/B 细胞阴性很可能是由于非 HLA 抗体的存在[1,3]。

补体依赖性细胞毒性(CDC)交叉配型。供体淋巴细胞(T 细胞、B 细胞或混合性细胞)从血液或淋巴结中被分离，并放置在孔中。然后受者血清随兔子补体一同加入。细胞毒性通过与对照组比较淋巴细胞裂解计数测定。它通常通过加入抗人球蛋白增加灵敏度(AHG-CDC)进行修改，因为抗人球蛋白可诱导抗体的交联，提高表观细胞毒性。

如果初始的 CDC 交叉配型为阳性，它会通过添加二硫苏糖醇(DTT)反复试验，这减少了 IgM 抗体的二硫键。初始的阳性和重复 DTT 阳性测试表明 IgG DSA 的存在，而不是 IgM。IgM 抗体通常不认为是真正的致敏原因。如果继发生细胞毒性 IgG 抗 HLA 抗体(DSA)出现交叉配型阳性，移植不应继续进行。不过，也有可用于涉及存活供体 HLA 不相容移植去除预制 DSA 实现最终交叉配型阴性的各种脱敏协议[27-31]。

流式细胞仪交叉配型(FCXM)。供体 T 和 B 淋巴细胞分离并与受者血清混合，然后加入荧光标记的抗人 IgG 抗体。结合任何受者抗体的细胞被荧光标记的抗人 IgG 抗体染色，并导致该通道在荧光强度下移位(CS)。FCXM 检测低水平抗体比 CDC 或 AHG-CDC 敏感。它不依赖于抗体的补体活化，因此，也可以检测无细胞毒性的抗体。非补体活化或无细胞毒性的抗体在体内的意义还不清楚。单抗原磁珠(Luminex)可用于进一步表征任何存在 DSA，并确定 DSA 是否是流式交叉试验通道移位的原因[1-3]。

此外,这两种交叉试验的敏感程度不同。保守移植程序可能选择敏感的 FCXM,这将显著降低移植后的 AMR 的发生率。然而,它也对临床上不相关的抗体的检测过于敏感。因此,可能丢失一些可行的移植机会。交叉配型试验也可使用受者以前的血清。当前血清阴性、历史血清阳性表明以前的抗体可能滴度减弱,但特异性记忆 B 细胞可迅速扩增并在重新暴露于特定同种异体抗原时产生抗体。虽然这不是一个移植禁忌,但它确实会增加的移植后 AMR 的风险。通常建议密切监测 DSA 滴度并且增加免疫抑制。

免疫抑制治疗

现代免疫协议通常包括诱导治疗和长期维持。抗体诱导需向患者告知免疫风险,但抗体的选择仍存在争议。在美国,约 60% 的肾移植患者在 2011 年进行了 T 细胞耗竭抗体诱导,主要是胸腺细胞球蛋白(ATG)。剩余 40% 的患者接受 IL-2 受体抗体(IL-2R Ab)或无抗体诱导[32]。需要终身维持免疫抑制运行同种异体移植物以防止移植的肾脏发生排斥反应。人们普遍认为,初始给予更大强度的免疫抑制,随后给予较少免疫抑制,从而预防感染和恶性肿瘤的整体风险最小化。维持方案通常包括四类药物中的两类(包含或不含糖皮质激素)组成:①钙调磷酸酶抑制剂(CNI)(他克莫司或环孢霉素);②抗代谢物(霉酚酸酯(MMF)或肠溶霉酚酸钠);③mTOR 抑制剂(西罗莫司或依维莫司);④共刺激阻断剂(贝拉西普)。在美国,在移植开始或移植后 1 年最流行的维持方案仍是皮质类固醇、霉酚酸(MFA)和他克莫司的组合[32]。

抗体诱导制剂

OKT-3 是抗 CD3 分子的鼠单克隆抗体。它结合到 TCR 相关的 CD3 糖蛋白,从而导致初始活化和细胞因子释放,随后阻断功能和 T 细胞耗竭。OKT-3 导致严重的副作用,而 ATG 制剂降低排斥反应的发病率比 OKT-3 更优越并且耐受性更好[33-36]。OKT-3 的使用率随后下降,并导致其于 2009 年停产。

抗胸腺细胞球蛋白(ATG)。有两种形式的 ATG,包括人胸腺细胞免疫的马(ATGAM)或兔(抗胸腺细胞球蛋白)多克隆免疫球蛋白。ATG 结合到多种细胞表面标记物,导致补体依赖性淋巴细胞的裂解。OKT-3,ATGAM,抗胸腺细胞球蛋白和阿仑单抗通常称为淋巴细胞耗竭抗体,常用于具有高免疫排斥反应风险的患者[33]。ATG 的使用与细胞因子释放综合征、骨髓抑制相关,而且很少发生过敏反应。一些研究发现,抗胸腺细胞球蛋白能更有效地防止排斥反应,移植物的存活比 ATGAM 更好[37-39]。抗胸腺细胞球蛋白诱导的剂量为 1~4mg/(kg·d),共 3~10d。抗胸腺细胞球蛋白术中管理与移植肾功能延迟恢复(DGF)发生率较低有关,并能够缩短住院时间[40]。剂量小于 3mg/kg 时可能不能有效地预防急性排斥反应(AR)。高剂量和长时间持续诱导与感染和淋巴瘤风险升高有关。因此,抗胸腺细胞球蛋白诱导的最佳剂量可能是总剂量为 6mg/kg,1.5mg/(kg·d),共注射 3~5d[41,42]。

IL-2 受体抗体(IL-2R Ab)。达利珠单抗和巴利昔单抗是两个 IL-2R Abs。达利珠单抗是一种人源化抗体而巴利昔单抗是嵌合的单克隆抗体。两者结合至 IL-2 受体的 α 链(CD25)并在活化的 T 淋巴细胞表达。它们防止 T 细胞增殖,而不会导致细胞裂解且副作用最小。IL-2R Abs 也被称为非耗竭抗体,并常用于有轻度到中度排斥反应风险的患者[43-46]。巴利昔单抗在移植 4 天之内使用两种剂量,而达利珠单抗则在 8 周内给予 5 个剂量。注射的差异使巴利昔单抗比达利珠单抗应用更频繁。随后,罗氏药品在 2008 年 10 月将达利珠单抗撤出市场。

阿仑单抗是一种人源化抗 CD52 单克隆抗体,触发淋巴细胞(B 和 T 细胞)、NK 细胞和较小程度的单核细胞和巨噬细胞的抗体依赖性裂解。阿仑单抗是 FDA 批准用于治疗 B 细胞淋巴瘤。作为诱导剂,它使淋巴细胞深度耗竭,并产生更频繁和严重的副作用,如中性粒细胞减少、血小板减少症、甲状腺疾病、自身免疫性溶血性贫血和其他自体免疫疾病[47-49]。人们希望阿仑单抗诱导可允许患者维持较低强度免疫抑制的非常规策略,如他克莫司单独治疗[50]、无类固醇[51]、类固醇和无 CNI 方案[52]。

利妥昔单抗是一种抗 CD20 的嵌合单克隆抗体,其表达于大多数 B 细胞。它最早在 1997 年批准用于难治性 B 细胞淋巴瘤,并越来越多地应用于自身免疫性疾病。在肾移植领域,利妥昔单抗与血浆取出法和 IVIG 联合治疗 AMR,以及联合 ABO- 和(或)HLA 不相容肾移植预制抗体治疗脱敏患者[30,53]。

选择抗体诱导治疗的注意事项

抗体选择应通过对免疫的风险、患者并发症、经济负担和维持性免疫抑制方案进行全面评估来指导。近来作者回顾了不同患者群的不同抗体诱导与不同维持性免疫抑制的比较的临床试验[33]。发表的数据与2009 年 KDIGO 指南一致[54]。2009 年 KDIGO 临床实践指南概述推荐淋巴细胞耗竭抗体用于那些高免疫风险的患者(致敏的患者，DSA，ABO 血型不合，HLA 高度不匹配，DGF，冷缺血时间>24h，非洲裔美国人种族，年轻受者，年龄较大的供体)，虽然它增加了感染和恶性肿瘤的风险[54]。对于低或中度风险的患者，IL-2R Ab 诱导减少没有太多副作用的急性排斥反应和移植物失败的发生率，使得这些患者受益[55-57]。IL-2R Ab 诱导也应用于有其他合并症的可能妨碍安全使用耗尽淋巴细胞抗体的高风险患者(恶性肿瘤史，HIV、HBV 或 HCV 病毒感染，白细胞减少症或血小板减少症和老年的血液病)[58-60]。许多非常低风险的患者(非致敏，高加索人，亚洲人，HLA 匹配度良好，供体活体移植)只要结合维持性强效免疫抑制剂可用静脉内类固醇诱导，而无须使用任何抗体。在这些患者中，抗体诱导的益处太小，不足以超过其副作用和经济成本[33,54,61]。临床对照试验未证明任何使用 T 细胞耗竭抗体诱导的低免疫风险患者的移植物或生存获益[33,54]。利妥昔单抗的诱导在 ABO 和(或)HLA 不相容的移植脱敏协议非常有用。阿仑单抗诱导采取低强度维持协议可能更成功。然而，长期的安全性和非常规的策略的效力仍有待确定。

维持性免疫抑制药物

20 世纪 60 年代初，糖皮质激素用于预防和治疗移植物排斥反应。它们有多重作用。除了非特异性抗炎作用，糖皮质激素通过阻断 T 细胞和 APC 源性细胞因子的表达具有强力的免疫抑制效应。糖皮质激素结合细胞质受体形成复合物，易位至细胞核并在细胞因子基因的启动子区结合糖皮质激素反应元件(GRE)。糖皮质激素也抑制转录因子 AP-1 和 NF-kB 易位到细胞核。因此，几种细胞因子的产生(IL-1、IL-2、IL-3、IL-6、TNF-α、γ-干扰素)被抑制[2,62]。大剂量糖皮质激素可作为围术期的诱导治疗(甲泼尼龙 250~500mg，IV)，随后通常口服泼尼松 30~60mg/d。超过 3 个月剂量逐渐减小至 5~10mg/d 的标准维持剂量。其副作用是众所周知的，包括体重增加、白内障、骨质流失、骨折、缺血性坏死、葡萄糖耐受不良、高脂血症和高血压[63,64]。

钙调磷酸酶抑制剂(CNIS)。1978 年引进环孢素进入临床使用，彻底改变了实体器官移植领域。它显著降低急性排斥反应的发生率并且提高早期移植物存活率[65-68]。环孢素是多孔木霉的一个 11 个氨基酸的环

状肽。它结合细胞内的亲环蛋白形成络合物。这种复合物抑制钙调磷酸酶，阻断 NFAT 从细胞质至细胞核的迁移，从而抑制细胞因子(IL-2，IL-4 等)的产生[2,62]。微乳液制剂(环孢素)是与水混溶的且比原来的制剂具有更好的口服生物利用度[66,67]。环孢素的副作用包括急性和慢性肾毒性、电解质紊乱(高钾血症、低镁血症、高尿酸血症)、血栓性微血管病(TMA)、高血压、神经毒性(震颤、感觉迟钝、失眠、头痛)、牙龈增生、先天性遗传多毛症、女性多毛症、移植后新发病糖尿病(NODAT)、高脂血症、骨疼痛综合征。临床监测注射后 2h 的低谷水平或峰值水平以调节环孢素剂量[69]。1994 年 FDA 批准他克莫司(FK506)用于肝移植，并于 1997 年用于肾移植。它是从筑波链霉菌属分离的大环内酯类抗生素。它结合 FK506 结合蛋白(FKBP)，形成比环孢霉素效力更大的抑制钙调磷酸酶的复合物。由于他克莫司的排斥反应发生率较低，它的使用稳步增多，是现在主要的 CNI[70-74]。它的副作用类似于环孢霉素，可以引起急性和慢性肾毒性，TMA 及电解质的问题。但他克莫司具有较低的高血压、高脂血症、化妆品皮肤变化和牙龈增生发生率，以及较高的神经毒性和 NODAT 发生率。NODAT 危险因素包括非洲裔美国人种族、高龄、HCV 感染和肥胖。多毛症是罕见的，但脱发甚至秃头症都与他克莫司的使用有关。监测波谷水平以调整其剂量是必要的。有一个新型释放改良他克莫司的制剂，每日给药一次[75]。所有 CNIS 由细胞色素 P-450 CYP3A4 酶代谢。任何诱导或抑制此酶的药物或营养补充剂可能升高或降低 CNI 水平，需要分别调整 CNI 剂量。这种常见的药物相互作用总结于表 15.1。

抗代谢药。有几个可用的抗代谢药。自 20 世纪 60 年代初硫唑嘌呤作为免疫抑制剂使用[76-78]。它是 6-巯基嘌呤的一种前体药物，通过抑制金属蛋白酶和合成硫鸟嘌呤核苷酸干扰 DNA 合成。它由黄嘌呤氧化酶代谢。由于它可以引起严重的白细胞减少症，因此应避免同时使用别嘌呤醇、非布索坦或任何其他的黄嘌呤氧化酶抑制剂。通常的维持剂量为 2mg/(kg·d)。常见的副作用包括骨髓抑制、白细胞减少、大红细胞症、胰腺炎和肝毒性。

霉酚酸(MFA)来自青霉菌类似菌属。它抑制单磷酸肌苷脱氢酶，从而阻断单磷酸鸟苷核苷酸合成并阻止 T 细胞和 B 细胞的增殖[2,77]。MMF 是一种前体药物，需要在酸性环境水解悉酯释放 MFA[79-82]。因此，质子泵抑制剂可以降低 MMF 的曝光。肠溶 MFA 是一种活性

表 15.1 影响细胞色素 P-450 酶与 CNI 代谢的药物

P-450 诱导及 CNI 水平降低

(1)抗惊厥药:巴比妥,苯妥英钠,卡马西平和扑米酮

(2)抗分枝杆菌药物:利福平,利福布汀,利福喷汀和异烟肼

(3)草药补充:圣约翰草

P-450 抑制及 CNI 水平升高

(1)钙通道阻滞剂:维拉帕米,地尔硫草,尼卡地平和氨氯地平

(2)抗心律失常药:胺碘酮,决奈达隆,奎尼丁和利多卡因

(3)抗真菌药:酮康唑,伊曲康唑,克霉唑,伏立康唑,氟康唑,咪康唑和泊沙康唑

(4)抗菌药:红霉素,克拉霉素,泰利霉素和共杀素

(5)蛋白酶抑制剂:安泼那韦,阿扎那韦,波普瑞韦,地瑞那韦,地拉韦啶,福沙那韦,利托那韦,茚地那韦,沙奎那韦,替拉那韦,特拉匹韦和奈非那韦

(6)抗抑郁药:氟伏沙明

(7)饮食补充:西柚汁

化合物,其吸收不受质子泵抑制剂影响[83-86]。当与环孢霉素联合使用时,MMF 常规剂量为 1000mg 或肠溶 MFA 720mg,每日 2 次,并且环孢霉素可以抑制其吸收 30%~50%。当与他克莫司联合使用时,减小剂量的 MMF 或 MFA 的也有效,因为他克莫司不减少其吸收。MFA 预防肾移植后急性排斥反应优于硫唑嘌呤[81,82]。MFA 和 CNI 联合用药减少移植物排斥反应并且改善移植物存活。MFA 在很大程度上取代硫唑嘌呤,广泛应用于维持方案[79-86]。它的副作用包括胃肠道症状和骨髓抑制。由于胃肠道症状较少,肠溶 MFA 耐受性更好[85-87]。MFA 水平可以被临床监测,但通常不必要。MFA 应在受孕前 6 周停止,因为它会增加妊娠早期胎儿流产以及胎儿先天性畸形(唇腭裂、外耳、四肢、心脏、食道和肾脏的异常)的风险。

来氟米特是一种合成的异恶唑衍生物,它通过抑制二氢乳清酸脱氢酶抑制嘧啶合成。它被批准用于治疗类风湿性关节炎,有时用于 BK 病毒性肾病的移植患者。然而,其对 BK 病毒的疗效仍存在争议[88,89]。副作用包括贫血,胃肠道毒性和肝酶升高。

1999 年,FDA 批准哺乳动物西罗莫司靶蛋白(mTOR)抑制剂西罗莫司(西罗莫司)用于肾移植排斥反应的预防。它是从东莨菪碱中提取的大环内酯类抗生素,其结合 FKBP 形成抑制 mTOR 的复合物。mTOR 抑制剂阻断 IL-2 驱动的 T 细胞增殖[90-92]。依维莫司是西罗莫司的衍生物 [93]。它们都是由细胞色素 P-450 CYP3A4 代谢。因此,它们与 CNI 一样受到类似的药物相互作用,见表 15.1。mTOR 抑制剂的副作用包括高脂血症、白细胞减少、血小板减少、足细胞损伤、蛋白尿、局灶性节段性肾小球硬化、ATN 的延迟复苏、伤口愈合延迟、淋巴囊肿的形成、口腔溃疡、肺炎、胸水和腹水。mTOR 抑制剂和 CNI 联合使用可以增加肾毒性、TMA,和高血压[91,92,94]。然而,mTOR 抑制剂具有抗肿瘤和抗病毒的优点,使恶性肿瘤和病毒性疾病[巨细胞病毒(CMV)和 BKV 感染]发生率更低[90-94]。

贝拉西普是批准的第一个阻断共刺激途径的肾移植维持性免疫抑制剂。贝拉西普是一种融合蛋白,使 CTLA-4 结合 IgG 的 Fc 部分。它通过结合 T 细胞上的 CD80/86 阻断共刺激通路 CD28-CD80/86(信号 2),从而抑制 T 细胞活化[95]。关于巴利昔单抗诱导,MFA 和糖皮质激素维持的临床试验,贝拉西普组比环孢霉素对照组肾功能显著的更好,尽管第一年急性排斥反应的发生率较高[95]。它导致的慢性移植肾肾病较少且心血管代谢更好。贝拉西普初始 2 个月给药比较频繁,之后每月一次静脉内给药。显著副作用是移植后淋巴增生性疾病(PTLD)风险增加,主要涉及无 Epstein-Barr 病毒(EBV)免疫的中枢神经系统的患者。因此,贝拉西普在 EBV 阴性或移植前 EBV 未知的患者中忌用。其他 PTLD 危险因素可能包括 CMV 感染和免疫抑制过度[95-98]。

其他临床用药

IVIG 是从混合的供体血浆制备的。它含有 90% 以上的完整的 IgG,可以中和自身抗体和同种抗体。它阻断效应细胞上 Fc 受体,抑制炎性细胞因子并减少补体介导的损伤。IVIG 还可以通过抑制淋巴细胞增殖和抗体产生达到长期的免疫调节效果[99]。IVIG 常用于治疗 AMR,以及用于 ABO 和(或)HLA 不相容移植的脱敏协议[100-102]。常见的副作用包括发热、寒战、头痛、胸闷、出汗、恶心。含高糖(如免疫球蛋白冻干粉)的 IVIG 制剂偶尔会造成血栓事件和蔗糖肾病引起的 AKI。

硼替佐米是抑制 26S 蛋白酶体的三肽。它防止促凋亡因子的降解,并激活肿瘤细胞的程序性细胞死亡,尤其是浆细胞。硼替佐米批准用于骨髓瘤的治疗。它用于患者移植前用预制 DSA 脱敏及移植之后 AMR 的治疗[103]。

艾库组单抗是抗 C5 补体的人源化抗体。它能抑制 C5 裂解成 C5a 和 C5b,从而防止膜附着复杂体 C5b-9 的形成。艾库组单抗批准用于阵发性睡眠性血红蛋白尿和非典型溶血性尿毒症综合征。报道艾库组

单抗治疗 AMR,尤其是血浆取出法和基于 IVIG 的常规疗法严重的难治性 AMR[104]。

选择维持治疗的注意事项

为特殊患者选择维持免疫抑制治疗方案要考虑几个重要因素。患者的因素包括免疫的风险、临床特点及并发症。服药因素包括药效、特异副作用及费用。理想的论方不仅要有效防止移植排斥反应(包括急性和慢性),还应该负担得起且可忍受,同时提供更好的生活质量、移植物和患者存活。一般情况下,移植后最初几个月的急性排斥反应的风险最高,而严重感染、恶性肿瘤及其他副作用的风险与免疫抑制的总量相关。因此,免疫抑制通常在移植后且没有排斥反应的 6~12 个月内缓慢降低至维持水平。

最小剂量类固醇(类固醇停药或无类固醇)方案已尝试作为一项避免其副作用的战略。FREEDOM 试验包括三组:无类固醇组、类固醇停药组(用药 7 天后)和标准类固醇组(3 个月,剂量逐渐降至 5~10mg/d)。所有分组接受巴利昔单抗诱导及肠溶 MFA 和环孢霉素维持。1 年后,无类固醇组(31.5%)和类固醇停药组(26.1%)的急性排斥反应发生率显著高于标准类固醇组(14.7%)。肾功能、移植物或患者生存没有区别[105]。另一项试验比较长期类固醇停药组 (用药 7 天后)和低剂量类固醇维持的结果。入组患者接受抗胸腺细胞球蛋白(68%)或 IL2R 抗体(32%)诱导。所有患者均接受他克莫司和 MMF 维持。5 年后,早期类固醇停药组活检证实的急性排斥反应(18% 比 11%)和 CAN(0 比 4%)显著增加,而类固醇相关副作用无显著性差异[106]。因此,在维持方案中一般首选类固醇持续治疗,特别是在高风险群体,如非裔美国人患者或致敏患者。最近的研究表明,当使用 T 细胞耗竭抗体强效诱导治疗和(或)联合他克莫司及 MFA 维持时,最小剂量类固醇可能在选定的低危患者中实现[107-109]。

由于急性和慢性肾毒性,无 CNI 或取消方案对移植肾的好处是最理想的。CAESAR 研究发现,环孢霉素移植后 4 个月停药,急性排斥反应发生率比环孢霉素低剂量组或标准剂量组高。三组间 1 年随访的肾功能没有差异[110]。SYMPHONY 研究比较了四种方案:标准剂量环孢素/ MMF/类固醇、达利珠单抗/低剂量环孢素/ MMF、达利珠单抗/ MMF/类固醇/低剂量他克莫司、达利珠单抗/ MMF/类固醇/西罗莫司。结果显示,达利珠单抗/ MMF/类固醇/低剂量他克莫司组效果最佳。在 1 年随访结束时,他克莫司低剂量组(目标波谷水平 3~7ng/mL)的排斥反应发生率最低(12.3%,约为其他组的一半),移植物功能优异且移植物存活显著更好,但 NODAT 发生率高于其他组。有趣的是,环孢霉素低剂量与标准剂量相比,对结果没有任何显著影响[111]。3 年后,他克莫司低剂量组肾功能仍然最佳且移植存活率最好。其他三组结果相似,但不如他克莫司低剂量组[112]。在另一个平均随访 8 年的长期研究中,患者被随机分为他克莫司/ MMF 组、他克莫司/西罗莫司组或环孢霉素/西罗莫司组。受试者全部接受 IL2R 抗体诱导和类固醇维持。与其他两组相比,他克莫司/ MMF 组在第 1 年、2 年、7 年的急性排斥反应的发生率显著较低并且肾功能更好。他克莫司/西罗莫司组比其他两组移植物带肾死亡(DWFG)发生率较高[113]。

试验使用 mTOR 抑制剂西罗莫司替代维持性 MMF 或 CNI 并未证明是有益的,反而导致排斥反应发生率更高且移植物存活较差[91,92,114-116]。因此,低剂量他克莫司联合 MFA 和类固醇似乎维持最有效,结果最佳。新型共刺激阻断剂贝拉西普提供了有效的免疫抑制,同时避免肾毒性和与 CNI 相关的代谢副作用。显著更好的肾功能和心血管改善及代谢曲线证明,这可能是对最终移植物和(或)患者存活更好的一个重要环节[96-98]。

患者的选择和移植手术

受者的选择

由于肾移植排队名单呈指数性增长,选择合适的候选人进行移植变得极为重要。为了最大限度地提高移植的成功率,手术前应进行认真审查并执行对医疗和心理共存并发症的评价。在美国,一旦 ESRD 患者肾小球滤过率(GFR)<20mL/min 或已开始长期透析,他们就有资格获得肾脏移植。抢在透析前移植可以提高受者存活率[117]。受者选择标准的全面审查超出了本章论述的范围。此外,移植中心和保险公司可能对他们的候选人有具体标准。然而,关于移植的社会临床指南已经发表[118],并且获得大多移植中心的拥护。

对移植候选者进行多学科设置评估,涉及内科医生和外科医生,心理学家和社会工作者,财务顾问和营养师。这可能需要数周时间,主要取决于每个患者需要测试的范围。评估结束时,一个多学科的评选委员会面见患者,在公正的环境进行讨论并获得一致表决。受者标准简要总结如下所述。

体格检查

心血管/肺:应当测试心肺功能储备,确保患者将能够耐受腹部大手术。糖尿病和其他动脉粥样硬化性疾病患者可能需要在排队前进行干预治疗。要注意周围血管系统,尤其是有血液透析导管置入术史的患者。髂血管的慢性血栓形成/动脉粥样硬化也可能排除其移植的可能性。

感染:受者通常进行慢性感染血清学检查,如CMV、EBV、肝炎、梅毒和艾滋病毒。其他感染可能根据地方性流行进行检查。这些感染本身可能不是禁忌证,全国一些移植中心仍然对艾滋病毒阳性受者进行移植[59]。

癌症:候选人应进行年龄相适应的癌症筛查。ESRD患者患原发性肾癌风险较高并且应该筛查。近期有癌症史的患者可能需要在排队前等待一段时间,避免移植免疫抑制复发。这个等待期根据不同肿瘤和病理而不同,但侵略性癌症已被报道远程复发,如乳腺癌和黑色素瘤[119]。

HLA分型:候选人必须在国家数据库输入血液HLA分型。在当前数据库中,患者的PRA(群体反应性抗体)水平和不相容抗原(受者无法从潜在的供体接受)也必须登记,尽量减小交叉配型阳性的风险。过敏史、既往移植、、妊娠和输血史,须在评估过程中被记录。

心理/经济

既往依从性较差的患者,特别是那些不按时透析和服药的患者,未来移植失败的风险预防治疗。活性物质滥用、复发性犯罪活动、精神疾病或其他心理情况等可能导致移植后治疗方案理解或遵从能力受损的患者也应被注意。财政约束同移植成功一样重要。必须对每一位患者进行个体化评估和讨论移植程序、免疫抑制剂、实验室检测及临床随访的保险险别、共担额、实际支出。

移植禁忌证

很少有绝对的移植禁忌证,虽然大多数中心不会选择如下移植候选人:
　　—未处理的活动性感染。
　　—目前预期寿命短的恶性肿瘤。
　　—预期寿命缩短或妨碍腹部大手术安全的严重慢性伴发疾病。
　　—活性物质滥用。
　　—可逆的肾衰竭。

活体供体的选择

活体捐赠占美国肾脏捐赠的不到50%。尽管家族成员通常是活体捐赠的主要来源,近来朋友和同事无血缘捐赠有所增加。来自陌生人的无私匿名捐赠的现象也越来越多。为促成更多活体移植,目前全国UNOS正在主办交换不相容的供体。

一个潜在的活体的评估过程应该是全面的、谨慎的,尽量降低只是为了帮助他人的健康个体的风险。为了最大限度地减少偏见,在对受者的移植项目中,现行法律授权不参与受者护理的中心独立完成捐赠,保护供体的最大利益,帮助他们通过捐赠全过程。

评估应确定供体对这个过程了解,他们捐赠的动机及任何并发症的审查。这一过程的短期和长期风险应对候选人明确说明。血型分类和交叉配型以初步检测供体与受者是否匹配。目前确实有不相容的血液和交叉配型移植,但这不是常态也不是本章的重点。

60%的移植中心报道,肾脏捐赠者没有年龄上限[120],只要他们符合捐赠的其他所有标准。然而,大多数移植中心不会使用年龄<18岁的受体。因为他们不是合法的成年人,因此不能给出知情同意书。大多数中心要求捐赠者GFR>80mL/min。虽然这能够根据血液检查结果通过MDRD或CKD-EPI公式计算,但它们并不总是准确的,并且可能低估实际GFR。在不确定的情况下,需要检测24h肌酐清除率或进行同位素核测试。

通常进行尿液、血液和蛋白质检查。大多数中心要求尿液蛋白流失<300mg/d。血尿>10RBC/hpf应进一步做泌尿道检查进行评估[120]。肾结石史应及时检查原因,以确保没有代谢倾向。供体的高血压需要进行控制,可行动态监测。使用一种或两种药物可以良好控制的高血压不是捐赠的禁忌证。

其他检查通常涉及对应年龄的癌症筛查、感染的筛查和其他根据需要测试心肺功能,类似于受者病情检查。供体肾脏影像是以确定解剖并帮助确定安全的捐赠是否是可行的。大约30%的人群具有可能影响捐赠的异常的血管解剖[121]。

心理/社会测试在评价中也是至关重要的。对捐献肾脏进行补偿是非法的,任何强迫的证据必须予以追究。应提供对手术打退堂鼓的保密手段。评估、手术和恢复周期由受者保险支付,因此供体进行此过程没有要求具有保险。移植中心需对供体进行捐赠后2年的随访。然而,重要的是建议供体保持健康的生活方式,尽量减小任何长期并发症的风险。

肾移植手术过程

虽然肾移植是最常见的是实体器官移植,但是受者通常有多种并发症,从而给每一个个体移植带来挑战。此外,ECD肾脏和异常肾脏的异常稳步增多,如马蹄肾、小儿肾脏和肾脏血管解剖异常,所有这些都增加了手术的复杂性。

死者捐赠采购

假如采购死者捐赠器官,肾脏可与其他器官一起采购。该过程包括中断血流并用器官保存液冲洗血管系统。肾脏是分开的,每个肾有一个主动脉袖口。由于右侧肾静脉的长度较短,腔静脉通常经右肾连通左肾。这可使静脉重建(见后文)。每个采购的肾脏输尿管长度必须足够,注意输尿管周围脂肪的保存,其中包含供给输尿管的脉管系统。

活体采购

过去10年活体采购显著增加,尤其是微创手术的到来。虽然大多数可采购的活体都进行腹腔镜,但已有小切口清除,甚至机器人肾脏清除的报道。在大多数情况下采购左肾,因为静脉更长且更容易植入。

修剪准备

在植入前,修剪准备需要清洁可能黏附肾脏的肾周脂肪及肾上腺。然后将血管解剖为短的长度清洁,使吻合术更简单。

静脉可能有需要结扎的分支。在尸体肾脏右静脉短的情况下,可以通过重构与它连通的腔静脉延长静脉长度(图15.1)。

在肾脏具有多条动脉的情况下,动脉可能需要重建,由较小动脉吻合到大动脉的一侧,或通过合并动脉的管腔从而只有一个吻合内腔。重要的是要记住每条动脉都是典型的并且终动脉支链循环最小化。因此,如果可能,保存每条动脉是重要的。

植入

植入操作通常持续2~4h。会在髂窝制造一个切口。在体型较小的儿童身上可以行中线切开。通过向上推腹膜可以创造出一个露出后腹膜髂血管的空间。

动脉和静脉通常以一种端至侧的方式和外部髂血管相连接。在外部髂血管患有显著动脉粥样硬化的情况下,通常髂血管也可以(如果无病变的话)被探明并使用。髂内血管的端至端吻合也已说明(图15.2)。在儿童病患的情况下,髂血管可能小至无法吻合,需要执行到下主动脉和腔静脉。

输尿管和膀胱以可吸收缝合线相连接,以尽量减少留存的缝线成为未来结石形成病灶的风险。在已经无尿多年的患者中,膀胱可能非常小,很难隔离开来。在这种情况下,也可以采用以移植输尿管和天然输尿管的吻合手术。一些外科医生可能在输尿管吻合术中使用输尿管支架。已经有一些文献表明这样可以减少

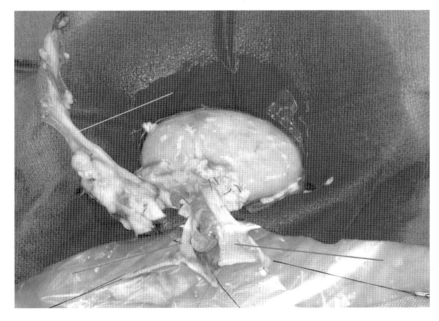

图15.1 修剪重建死者供肾。红线表示动脉与附属主动脉袖口;蓝线表示静脉,静脉已通过使用供体腔静脉延长静脉进行重建;黄线表示输尿管。(见彩图)

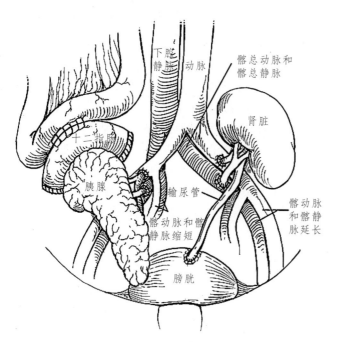

图 15.2　肾和胰腺移植。供体肾动脉和静脉与受者左髂动脉和静脉吻合。供体输尿管与受者膀胱吻合。供体胰腺重建的动脉和静脉与受者右髂动脉和静脉吻合，而供体十二指肠段与受者回肠吻合。

输尿管泄露，但也会增加尿路感染的风险。该支架通常于手术后 4~6 周除去[120]。

手术并发症

肾移植这种复杂的外科手术不是没有特定的并发症，作为这章的目的，这些并发症将被分为血管相关、尿路相关其他情况。

血管

如果对术前准备或是细致的吻合技术没有足够重视的话，再灌注后可能会发生术中大出血。血管的直接收缩可能会隐藏这些出血点，直到术后期间血压峰值可能会重新打开它们，所以在封闭之前对所有吻合口和血管的详细检查是必须的。

血栓形成可能是早期移植物坏死的最常见原因。血栓形成可能发生在动脉或者静脉。可能伴随因无法识别的阳性交叉配型或血型不兼容引起的急性排异反应发生的急性血管栓塞并不常见，但在这种情况下应引起重视。

动脉血栓可能因未辨出的内膜皮瓣导致的沿血管夹层出现，引起栓塞。这也可能使者引起显著的髂血管动脉粥样硬化性疾病。

静脉血栓通常由静脉扭结引起。由于其薄壁，静脉在手术结束时肾脏的最终定位过程中很容易被扭结，这必须引起高度注意。髂静脉本身可能会因之前的腹股沟血液透析导管染病，这也是术前审慎评估的一方面。髂静脉之前形成的静脉血栓可能在静脉吻合术处理这些血管时诱发肺栓塞。

肾动脉狭窄的发生常与动脉疾病或吻合技术不佳相关，移植后数月应高度怀疑为顽固性高血压。再植术或球囊血管成形术已显示成功结果。

输尿管

输尿管吻合术可能会泄漏，造成尿液在腹膜后间隙积聚和尿性囊肿产生。患者可以在肾脏周围使用集液器，这可能会带来痛苦。它指明，该患者的血肌酐水平可能不会下降，实际上可能增加，因为尿被再吸收到血液中。如果患者已有过一次手术泄露，这种情况常被怀疑是尿肌酐值比所述血肌酐值高得多且渗漏流体流量增加的缘故。输尿管支架术可减少泄露的概率。尿液渗漏的治疗方式是再植术（如果少于两周），或是如果较晚诊断的话，可行经皮排水以及顺向支架置入。

输尿管吻合并发症还有一种是狭窄化。输尿管因其脆弱的血液供应，很容易缺血。早期狭窄最可能是吻合口手术错误，或者由于解剖输尿管造成的断流，晚期狭窄多是由于慢性缺血，尽管 BK 病毒感染或是显著的排异反应也有可能导致这点。患者可出现移植物功能不全或是有积水存在的泌尿系统感染。治疗需要先进行经皮排水，并配合恢复过后的肾功能重建计划。短段狭窄可以以重新吻合进行处理，虽然如前所言，这种狭窄已有膨胀；长段狭窄可能需要膀胱皮瓣创造（Boari 皮瓣）以弥补切除的部分。

其他

淋巴囊肿是一个在手术剥离髂动脉期间的来自各处受损淋巴的淋巴液泄露的定点积聚。由于这种聚集是在腹膜外，这种流体聚集不能被排出，因此可引起移植肾受压或是功能缺失，也可能引起感染。治疗手段通常是创造一个腹膜窗口，允许这些液体流出并在腹膜内被吸收。此过程可用腹腔镜进行。

移植肾功能障碍

急性移植物功能障碍的常见原因总结于表 15.2。所述临床检查类似于天然肾脏的 AKI，在肾前肾后两

表 15.2　移植肾功能延迟恢复或急性移植物功能障碍的鉴别诊断

1. 肾前性氮质血症
   血容量不足(利尿剂、吸气不畅、呕吐、腹泻)
   血管收缩(CNI 毒性、NSAID)
2. 肾脏固有疾病
   动脉或静脉狭窄、血栓形成或压缩
   ATN
   急性或加速性排斥反应(细胞的、体液的或两者都有)
   肾盂肾炎
   血栓性微血管病(TMA)
   复发性肾小球疾病(FSGS、aHUS)
3. 肾后梗阻
   尿管堵塞
   Perinephris 积液(尿漏、血肿、淋巴囊肿)
   供体输尿管梗阻(扭曲、狭窄、血栓)
   神经性膀胱功能障碍
   前列腺肥大(BPH、前列腺癌)

个方面。移植肾脏可能发生几种类型的排异反应,在有效的免疫抑制药物期间,急性排异反应率在移植后一年内约为 10%。然而,如果未及时诊断和正确治疗的话[1,14,122,123],它仍是移植损失的重要原因。

超急性排斥反应在移植后立刻发生。它由预先形成的抗供者抗体导致的,通常是抗 HLA(DSA)、抗 ABO,或其他非 HLA 抗体[123]。超急性排斥反应导致不可逆转的血管性排斥反应、血管内血栓形成和移植坏死。移植物还很新,并没有太多尿液。肾扫描显示没有或很少摄入,这一点与 ATN 不同。手术探索和移植物切除表明。所述常规移植前交叉配型和 ABO 血型的阳离子供体和受体之间的兼容性核查可避免大多数超急性排斥反应。

加速急性排斥反应(或延迟超急性排斥反应)可在移植后 24h 内至几天内发生。从现有致敏事件来看,它表明了记忆 B 细胞和 T 细胞的应答机制回应,并可能涉及体液和细胞成分。即使是阴性的移植前交叉配型也可能无法阻止加速急性排斥反应的发展,如预成形的 DSA(或非 HLA 抗体)滴度在肾移植前的检测可能太低[1,123]。

急性排斥反应,无论是细胞、抗体介导的或两者都有,是比超急性排斥反应和加速急性排斥反应更常见的和可逆的。急性排斥反应的发生率在近二十年内一直在稳步下降,这要归功于抗体诱导治疗的广泛使用和有效的新的免疫抑制措施的出现。尽管大多数急性排斥反应发生在第一个 3~6 个月,它也可能在移植肾脏的寿命期内随时发生。在移植手术后,它可能发展为一个已经患有 DGF 的移植物。如果患者的临床情况是无尿或少尿[124,125],这将很难被识别。

然而,任何新的有 DGF 的移植物应该有连续活检检测,排斥反应和隐蔽发展应得到妥善处理。典型的急性排斥反应的症状可以包括低热、全身乏力、尿量减少和移植物压痛。尿液分析可显示有白细胞和红细胞。这些患者被误诊为外源性尿路感染的情况并不少见。然而,多数患者并没有急性排斥反应的这些经典的症状和体征,相反,他们只在实验室监测下表现为无症状性移植物功能缺失。为了做出排异反应的明确诊断,肾活检是必需的。非侵入性生物标志物的使用在预测或诊断急性排斥反应方面仍然是实验性的。另一方面,任何患者出现高热、移植物压痛、系统性症状,应立即着手治疗感染过程,如肾盂肾炎、伤口感染、脓肿或巨细胞病毒病。

当肾小管间质实质(管炎)和血管壁(动脉炎)间存在 T 淋巴细胞浸润组织时,急性细胞排斥反应(ACR)可被确诊。所述班夫分类(表 15.3)提供标准化类型和排斥反应的病理组织学分级定义[122]。脉冲皮质类固醇是 ACR 治疗的一线手段。甲泼尼龙,3~5mg/kg,静脉给药 3~7d。轻度或中度 ACR,如班夫类临界改变,1A 或 1B,激素脉冲治疗通常能有很好的效果。静脉注射后,脉冲类固醇,口服类固醇给药后会迅速攀升到一个维持剂量[126,127]。

耐类固醇 ACR 传统上被定义为静脉脉冲类固醇注射 5~7 天内肾功能缺乏改善。那些具有渐进性尿量减少或是肾功能恶化的患者,尽管有周期性 2~3d 脉冲皮质激素给入情况,可被认为耐类固醇。在这种情况下,我们提前启动多克隆 ATG。此外,严重的 ACR 带有血管介入,如班夫 2A 级以上,往往需要 ATG 疗法,脉冲类固醇不能单独提供血管性排斥反应或代替肾功能的解决方案[128,129]。有两种形式的 ATG,ATGAM 或 thymo 球蛋白。两者之间的直接比较在 ACR 患者间呈现,thymo 球蛋白导致排异反应更快平息,ACR 复发率也更低[128]。thymo 球蛋白的典型的剂量是 3mg/(kg·d),持续 3d,或者 1.5mg/(kg·d),持续 5d。FDA 允许的用于类固醇抗性 ACR 的 thymo 球蛋白治疗总剂量是 10mg/kg。ATG 有严重的副作用。细胞因子释放综合征,可以被类固醇、对乙酰氨基酚和苯海拉明联合给药阻断。为了抗巨细胞病毒感染和卡氏肺囊虫肺炎(PCP),建议在 ATG 治疗[128,129]后使用抗病毒和抗菌

表 15.3 2007 年 Banff 肾移植病理分类

1.正常:组织学正常活检

2.抗体介导的变化

(1)急性 AMR

- Ⅰ型:ATN 样组织学(C4d 阳性),炎症最小
- Ⅱ型:毛细血管肾小球肾炎,着边和(或)血栓形成(C4d 阳性)
- Ⅲ型:动脉透壁性炎症/纤维素的变化(C4d 阳性)

(2)慢性活动性 AMR:肾小球双计数器和(或)PTC 基底膜多层化和(或)IF/ TA 和(或)动脉纤维性内膜增厚且 C4d 阳性。

3.界线变化:疑为急性 T 细胞介导的排斥反应,无动脉内膜炎的小管炎灶(t1、t2 或 t3 和 i0 或 i1)。

4.T 细胞介导的排斥反应

(1)ACR

- Ⅰ A 型:显著的间质性炎症(>25%的实质受到影响,i2 或 i3)和中度小管灶(t2)
- Ⅰ B 型:显著的间质性炎症(>25%的实质受到影响,i2 或 i3)和重度小管炎(t3)
- Ⅱ A 型:轻度至中度动脉炎(v1)
- Ⅱ B 型:>25%管腔面积损失的严重动脉炎(v2)
- Ⅲ型:透壁性动脉炎,和(或)动脉纤维素样改变,淋巴细胞炎症相关的血管内侧平滑肌细胞坏死(v3)

(2)慢性活动性 T 细胞介导的排斥反应:慢性动脉病涉及动脉内膜纤维化伴单核细胞浸润和新内膜的形成。

5.没有任何具体病因学证据的间质纤维化和管萎缩(IF/TA)

- Ⅰ级:轻度 IF/ TA(<25%的皮质区)
- Ⅱ级:中度 IF/ TA(25%~50%的皮质区)
- Ⅲ级:重度 IF/ TA(>50%的皮质区)

药。应时刻注意发展为 PTLD 的风险,患者也应为此并发症进行检查。重复肾活检表明抗类固醇性 ACR 和(或)ATG 可排除其他病变,如并发 ATN、AMR、BK 病毒性肾病,慢性或不可逆的纤维化。突出慢性纤维化可以通过 ACR 间质炎症被标出,通常使其在 ACR 治疗后的重复肾活检中变得更易被识别。

抗体介导的排斥反应(AMR)在病历中被推定为当活检显示严重的血管排异或排异对传统 ACR 治疗手段无响应。C4d 的染色法的问世,以及灵敏法检测 DSA 和典型组织学对 AMR 的发现提高了我们的认识,即排斥反应往往是 AMR 单独或与 ACR 结合[1,122,130,131]。AMR 目前的诊断是基于 3~4 个标准:①移植物功能障碍;②DSA 检测;③组织学特性发现;④毛细血管周围 C4d 的正染色(PTC)。然而,AMR 的风险在预致敏患者中非常高,如在签订脱敏议定书后 HLA 和(或)ABO 血型不合移植,丈夫对妻子或孩子的母亲捐赠,以及患者已知预知 DSA。在这样的高风险的患者中,AMR 应考虑在没有移植物功能障碍的前提下用较少的(在前述四项中的两项)的诊断标准,这样的处理可以无延迟启动。

移植物发生功能障碍后,若 AMR 处在考虑范围内时,应执行 DSA 测试。在 DSA 发展的一开始,常规测试可能在高危患者人群中测出 AMR。C4d 是经典补体途径的降解产物。其独特功能是,它共价结合于内皮基膜,从而可免除组织过程中的切除工作。C4d 作为 AMR 免疫途迹沉积于 PTC 端。这是一个线性模型,也是免疫荧光在冷冻组织中的最佳展示[1,130,132]。但是有些 AMR 患者并没正 DSA 和 C4d 染色同时存在。正 DSA 负 C4d 染色的情况可能导致任何一种技术误差(假阴性),非补体激活的 DSA,或是被高敏感试剂检测到的无临床相关性的低浓度 DSA[1,131]。此外,DSA 生产过程中先有 C4d 在 AMR 源沉积,以及活检太早执行也可能找不到典型的 C4d 沉积。也就是说,AMR 可由导致 C4d 无 DSA 沉积的非 HLA 抗体引起,这种非 HLA 抗体可能包括抗 MICA、抗 MICB 和抗内皮抗体[10,13]。

AMR 治疗往往比 ACR 治疗更难。AMR 最佳疗法仍未被定义,但是通常有多个方式组合而成,如血浆或免疫吸附、IVIG、皮质类固醇、利妥昔单抗、ATG、硼替佐米、艾库组单抗,以及偶尔的脾切除[27,53,100,101,103,133,134]。带有 A 蛋白的血浆置换或是免疫吸附可以去除循环 DSA,但也抑制抗体的产生[27,101]。AMR 和高循环的 DSA 滴度相关,通常证明了血浆或免疫吸附是其治疗的一部分。在血浆置换后,IVIG 常被采用。IVIG 可能

采取的方法包括抗独特型抗体的中和的 DSA、抑制补体结合或激活和抑制的 DSA 合成[100]。利妥昔单抗会耗竭 B 细胞,它一直用于治疗 AMR[53,133]。皮质类固醇和 ATG 滞留是有益的, 因为它们能通过消耗控制 B 细胞应答或抑制辅助性 T 细胞。硼替佐米激活浆细胞的凋亡,因此直接降低 DSA 生产[103]。艾库组单抗现在被用于治疗 AMR,尤其是严重的那些难治性的常规治疗[104]。脾切除术也在其他治疗无效的重度 AMR 患者抢救手段中使用[134]。DSA 应被量化,其趋势相关监测可指导临床措施。重复肾活检常常需要评估治疗的成功,并排除其他并发病理过程,尤其是在那些对合理的治疗措施无反应的情况。

急性排斥反应是 CAN 发展和(或)肾小球移植病的征兆[135]。在排斥后蛋白尿的增加与移植物预后不佳有关。再次诊断和治疗后完全逆转排异并不会影响移植物长期存活[136]。每当排斥被诊断和治疗,它都是不规范或免疫抑制不足可能性的重要追查情况。未能纠正可能的促进因素将增加复发性排斥和(或)慢性排斥的风险。患者不规范用药可能是由于他们无法忍受副作用,或是经济上无法承担。不充足的免疫抑制也可能由于包含(表 15.1)诱导细胞色素 P-450 酶,增加的代谢 CNI 和(或)mTOR 抑制剂的新药或是草药补充剂引起的,这导致药物浓度下降到谷底水平。对顽固性排斥的抢救往往基于他克莫司和(或)MFA 在排斥前使用[137,138]。其他可考虑的抢救措施包括阿仑单抗[139,140]和移植物辐射[141]。

亚临床排斥反应通常是定义为患者出现排斥反应组织学证据,但临床上移植物功能正常或稳定[142-144]。未经治疗的亚临床排斥反应可能是一个慢性排斥反应的前兆[144]。然而,亚临床排斥反应的治疗可能不能预防慢性排斥反应和纤维化病变。对所有的移植患者进行亚临床排斥反应的协议性活检的必要性仍有争议。在许多情况下,亚排斥反应很难从正常移植物的植入情况内辨出。因此,在目前的临床实践中,协议活检或许应该仅限于高风险患者[142,143]。

慢性主动 AMR 常因活检中组合型慢性病变(肾小球双台、PTC 的基底膜多层化、IF/TA、动脉连接的纤维状内膜增厚)和持续的体液活性(正 DSA,在 PTC 中 C4d 染色)被确诊[14,122]。通常这是不可逆的,也并没有有效的急性干预手段。同理治疗可以包括利妥昔单抗和(或)免疫球蛋白来"控制"体液活动。在免疫抑制药物的维持中,也可以增加或调整使用更有效的那些来期冀"稳定"移植肾的功能(图 15.3 至图 15.8)。

慢性移植肾肾病(CAN)是一个在肾移植的一年或更多年后的缓慢的、渐进的肾功能缺失,通常称为慢性排斥、移植肾小球病,或 IF/TA[14,122]。在临床上,它通常是由缓慢上升的血肌酐水平,尿蛋白的提高和高血压的恶化确诊。CAN 代表一个复杂的最终免疫和非免疫学损伤的过程。它是导致移植物丢失的第二大原因,反次于移植物功能正常性死亡。CAN 的理想治疗手段尚未为人所知。慢性移植物功能障碍的其他原因总结于表 15.4。当移植物功能障碍的具体原因被确定,那么适当的治疗可改善或稳定移植物功能。

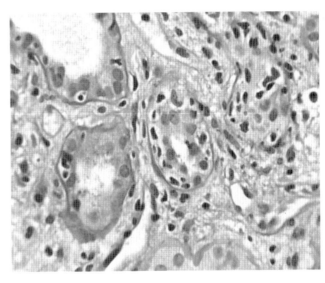

图 15.3　急性细胞排斥反应。肾小管(小管炎)和间质有 T 细胞浸润(Courtesy of Suzanne Meleg-Smith, MD)。(见彩图)

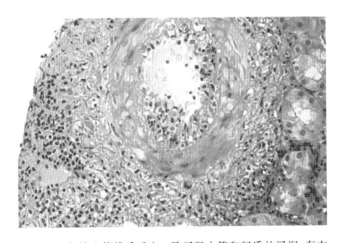

图 15.4　急性血管排斥反应。除了肾小管和间质的浸润,存在动脉内膜也有 T 细胞的浸润(Courtesy of Suzanne Meleg-Smith, MD)。(见彩图)

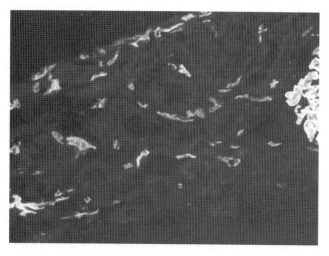

图 15.5 抗体介导的急性排斥反应。在周围毛细血管有阳性 C4d 沉积(Courtesy of Suzanne Meleg-Smith, MD)。(见彩图)

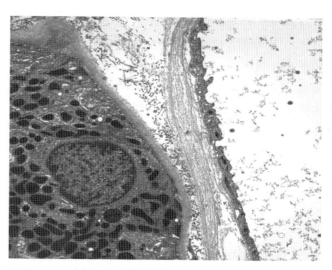

图 15.7 慢性移植肾小球病。电子显微镜显示肾小球基底膜多层化(Courtesy of Suzanne Meleg-Smith, MD)。

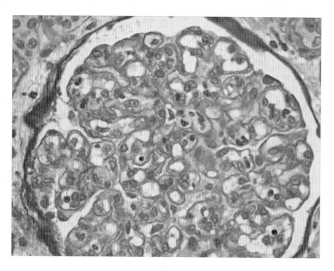

图 15.6 移植肾小球病慢性排斥反应。肾小球毛细血管壁显示"双轨"(Courtesy of Suzanne Meleg-Smith, MD)。(见彩图)

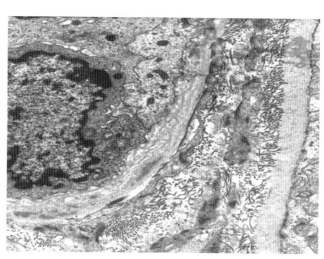

图 15.8 抗体介导的慢性排斥反应。电子显微镜显示肾小管周围毛细血管具有基底膜层叠 (Courtesy of Suzanne Meleg-Smith, MD)。

长期的医疗并发症

肥胖和代谢综合征(MS)

    MS 是包括肥胖、血脂异常、高血压和高血糖症等问题的一个聚类。MS 的核心问题是肥胖,尤其是腹型肥胖,它与胰岛素抵抗以及慢性炎症和血栓前状态相关。肥胖/MS 越来越被认为是 CKD 的一个重要原因。MS 的每个方面都可能引起肾损伤[145-147]。

表 15.4 慢性移植物功能障碍的鉴别诊断

1. 免疫学原因
   慢性活动性排斥反应(细胞的,体液的,或两者都有)
   慢性排斥反应(细胞的,体液的,或两者都有)
2. 非免疫学原因
   慢性 CNI 毒性
   感染(BK 病毒性肾病,慢性肾盂肾炎)
   慢性梗阻/肾积水
   复发或新发性肾小球疾病
   复发或新发性糖尿病肾病
   高血压性肾硬化
   肾动脉狭窄

ESRD 患者的肥胖悖论

相比于相匹配的对照终末期肾病患者的死亡率非常高。流行病学研究表明,在肥胖问题上,存在一个矛盾,终末期肾病患者的身体质量指数和死亡率呈负相关关系(BMI)。透析患者的 BMI 越高,死亡率越低因此被,所以称为"肥胖悖论"或"透析悖论"[148,149]。近日,人们对移植等候名单时间中的透析患者死亡率和体重的变化进行了研究,并发现较低的 BMI 或肌肉质量和(或)无意的重量损失或肌肉损失与较高的死亡率相关[150]。有趣的是,在肾移植后的体重不足有可能存在"遗留效应",因为在体重不足的状态下透析与在肾移植后第一个年度较高的死亡率相关[151]。体重不足或无意减肥可能反映了健康状况不佳和(或)营养不良,这与这些患者高死亡率相关。肥胖患者在肾脏移植准备阶段有意减肥的影响仍然未知。

肥胖患者肾移植

毫无疑问,肥胖直接影响移植效果。肥胖与更高的手术并发症概率相关(伤口感染,切口破裂,愈合延迟),住院时间较长且医疗费用较高[152,153]。肥胖也增加了移植物衰竭和肾移植后患者死亡的风险[153]。尽管相对预后较差,肥胖的 ESRD 患者通常被认为进行肾移植的益处更多。一项研究表明,肾移植可显著降低死亡率,死者捐赠肾体降低 61%,活体肾降低,77%[154]。当 BMI>41kg/m² 以下时,肾移植的生存获益可能下降。

肾移植术后肥胖/MS

成功的肾移植不仅延长了患者的生命,也提高了生活的质量[156]。患者往往自述其胃口更好,因为尿毒综合征已得到解决。许多患者出现新发肥胖/MS,先前存在的肥胖/MS 也可能在肾移植后恶化[157]。肾移植后肥胖/MS 和心血管并发症以及移植失败、患者死亡的风险增加有关[158]。通常使用的免疫抑制药物中,包括糖皮质激素、CNI(环孢素、他克莫司)和 mTOR 抑制剂(西罗莫司、依维莫司)等有不利代谢作用,能引起或导致肥胖/MS 的发展,分析如表 15.5[159,160]。

移植后新发糖尿病患者

NODAT 是肾移植患者的严重并发症,因为它和 CAN、CVD、移植失败和患者的死亡相关[161-163]。NODAT 的风险因素包括,非洲、美国或西班牙裔的糖尿病家族史、移植前葡萄糖不耐症、丙型肝炎感染和免疫抑制药物。肥胖病/MS 是一种独立的发展中 NODAT 征兆[163,164]。通常使用的免疫抑制药物(皮质类固醇、环孢素、他克莫司、西罗莫司和 zortress)会对胰岛素分泌和葡萄糖代谢产生不利影响,以及它们的使用可以引起或导致 NODAT(表 15.5)[159,160]。新生物制剂贝拉西普的目的是提供有效的免疫抑制,同时避免肾毒性及 CNI 相关的代谢产生不良影响[165-167]。BENIFIT 和 BEBEFIT-EXT 研究已经比较了贝拉西普和环孢霉素为基础的方案。在贝拉西普方面,有显著的降低收缩压舒张压效应和更好的降血脂水平。此外,贝拉西普与环孢霉素相比,使用 12 个月后有较低的 NODAT 患病率[165,166]。尽管这些试验中患者和移植物存活率都没有显著差异,但肾功能和心血管病的显著改善可能是最终提高移植物和患者生存率的重要一步[166,167]。该研究和创新将有望导致更多无代谢不良影响的生物制剂的发展,如此肾脏移植的全部潜力和益处可在所有移植的患者身上实现。

移植后感染

感染的风险是免疫抑制和移植患者暴露于流行病中所有风险的累积[168,169]。患者通常会在一年或更长时间内接受抗菌药剂及带有 TMP-SMX 的抗 PCP 预防(在卧床时间每天单强度或隔日双重强度),如果患者不能耐受 TMP-SMX,替代方案可以使用阿托伐醌与左氧氟沙星、喷他脒或氨苯砜[168-170]。由于巨细胞病毒感染的风险,患者服用更昔洛韦或阿昔洛韦以预防疱疹病毒感染(见下文中的巨细胞病毒病)。为了预防皮肤黏膜感染,可在移植后口服克霉唑、制霉菌素、氟康唑(在胰腺移植)数周或数月。流感疫苗接种应于每年实施。出于安全考虑,活疫苗,如鼻流感、水痘、水痘–带状疱疹、MMR、天花、黄热和口腔伤寒,应在移植手术后避免。移植前,患者应完成所有需要的疫苗接种。话疫苗应在移植手术前至少 1 个月(3 个月最低)治疗未服用免疫抑制剂的患者[168]。

BK 病毒性肾病

BK 病毒是一种"小而慢"的多瘤病毒,其结构与 JC 病毒相似,可导致未受累患者进行性多灶性脑病(PML)的产生。65%~90% 的成年人被 BK 病毒感染,它潜藏于肾小管细胞[171,172]。可在肾移植手术后,因免疫抑制和缺乏再灌注损伤而被重新激活。在临床上,它可呈现 BK 病毒尿症、病毒血症、输尿管狭窄/肾积水、

表 15.5 肾移植常用免疫抑制剂的代谢副作用

药物	体重	血压	血糖	TG/LDL-C	HDL-C
皮质类固醇	增加食欲	盐皮质激素受体过度刺激	胰岛素敏感性降低	LDL 降解减少	肝脏生产 HDL-C 减少
	脂肪分布异常（中心性肥胖）	钠潴留	胰岛素分泌减少	刺激肝脏产生 VLDL	
	体重增加	血压升高	血糖升高	VLDL 清除减少 LDL-C 和 TG 升高	低 HDL-C
钙调磷酸酶抑制剂	中性效应	增加交感神经活动	抑制葡萄糖激酶活性	肝脏胆固醇 7α-羟化酶和线粒体类固醇 26-羟化酶降低	减少细胞内胆固醇和磷脂流出到载脂蛋白 A-I
1.环孢霉素		刺激肾素-血管紧张素系统	直接胰岛细胞毒性	抑制脂蛋白脂肪酶	
2.他克莫司		直接收缩血管升高血压	抑制胰岛素释放 血糖升高	胆汁酸合成减少 LDL-C 和 TG 升高	HDL-C 降低
mTOR 抑制剂	中性效应	中性效应	防止 Akt 活化	升高脂肪组织脂肪酶活性	中性效应
1.西罗莫司			抑制葡萄糖转运蛋白表达	降低脂蛋白脂肪酶活性	
2.依维莫司			减少葡萄糖的摄取和在骨骼肌细胞的代谢 升高血糖	刺激肝脏合成 TG 和 VLDL 升高 LDL-C 和 TG	

出血性膀胱炎、无菌脓尿或 BK 病毒性肾病。BK 肾病已经出现在 3%~10% 的肾移植患者中。如果未被识别和治疗，BK 肾病会引起肾功能进一步恶化和移植失败。BK 肾病增加急性排斥的风险，并且它也可以与排斥反应共存[173,174]。在诊断 BK 肾病时，肾脏活检是必要的。活检阳性结果包括体细胞管状病毒、阳性中频抗体染色、阳性原位杂交病毒 DNA 和（或）对 EM 研究病毒颗粒。肾脏活检不能排除 BK 肾病，因为本质上早期阶段的病灶发起于深髓质处。无创检查表明 BK 肾病包括高 BK 病毒血症（>104 拷贝/毫升），病毒尿症（>107 拷贝/毫升），或通过细胞学检查尿诱饵细胞的存在。并没有 FDA 批准的能用于 BK 病毒的抗病毒药物存在。该治疗的基石仍然是降低整体的免疫抑制[168,169,171,172]。通常通过减少或停止抗代谢实现（如 MFA）和（或）更低的 CNI 波谷水平。减少免疫抑制可以通过在血浆和尿液减少病毒载量控制病毒的激活。它可改善或稳定肾功能，但同时也增加了排斥反应的风险。因此，患者应严密监测病毒载量以及肾功能。其他报道过的治疗方法包括小剂量西多福韦（0.25~0.5mg/kg，每隔一周）、来氟米特（40mg/d）、喹诺酮及免疫球蛋白[88,89,175-179]。这些药物的功效还没有得到很好的研究或证实，但它们经常被尝试用于为持续高病毒载量和（或）恶化的肾功能的患者。西罗莫司可能对 BKV 增殖有抗病毒效果[180]。在因 BK 病毒性肾病导致的移植失败后，再次移植可以成功实施[181]。

巨细胞病毒病

CMV 疾病与肾移植术后高发病率和死亡率相关。它不仅直接导致器官感染和组织损害（如巨细胞病毒性肺炎、结肠炎、肝炎、脑炎、肾病），而且还对异体移植物产生间接影响，包括急性排斥反应和 CAN[182-185]。CMV 可能在 CVD 的发病机制和机会性感染中发挥作用。人们普遍人为，供体阳性、受体阴性的血清具有发生 CMV 疾病的高风险，D+/R+ 和 D-/R+ 具有中等风险，D-/R- 具有低风险，接受 T 细胞消耗抗体诱导或否决的患者也处于巨细胞病毒病的高风险中[186-188]。

对于高危患者有两种方法预防 CMV 病：通用化学预防或先发治疗。通用的预防就是在移植规定的时间内，通常为 3~6 个月后的高危期，立即给患者口服更昔洛韦或以缬更昔洛韦。先发治疗方法包括定量分析(CMVPCR),在预定的时间间隔监测患者,一般是第一个三月内的每 1~2 周, 以及积极的抗病毒治疗测定结果。CMV 的预防已被证明可提高移植物存活率[189,190]。我们使用普遍性方法:高危患者(D+/R–不匹配或使用 T 细胞消耗性抗体)目前接受 6 个月的预防,中度风险患者(D+/R+或 D–/ R+),给予 3 个月的缬更昔洛韦以预防。对于那些在低风险(D–/R–)的患者,我们使用阿昔洛韦 3 个月以预防疱疹病毒。

巨细胞病毒病通常是通过临床表现以巨细胞病毒参与诊断,如 CMV 在活检组织中的病毒包涵体、抗原阳性(中性粒细胞早期抗原病毒 pp65)或 DNA 定量测定(巨细胞病毒的病毒载量)。CMV 培养染色鉴定是一种过于缓慢又不敏感的方法, 与此同时 CMV 血清(IgG 或 IgM 滴度)并不可靠,因为患者可能因 CMV 免疫抑制不会产生任何抗体。我们对巨细胞病毒病的治疗包括 2~3 周静脉更昔洛韦(5mg/kg,每日 2 次,以肾功能调整剂量), 直至临床症状消失和病毒血症被清除, 然后 3 个月口服更昔洛韦(1g,每日 3 次)或缬更昔洛韦(900mg,每日 1 次),依肾功能调整剂量。新的数据表明,口服缬更昔洛韦本身便可用于治疗轻度至中度的 CMV 疾病[191]。如果患者治疗无效,应进行巨细胞病毒突变体测定以确定更昔洛韦抗性。膦甲酸钠通常针对大部分 CMV 更昔洛韦耐药株有效, 也可以考虑使用西多福韦[168,169,182]。

EB 病毒感染

EB 病毒主要感染 B 细胞, 也在器官移植后 PTLD 的发展中起着重要作用。PTLD 谱分布范围从良性的多态性和多克隆形式到单克隆抗体和高度恶性疾病[192]。有可能涉及肾移植术、淋巴结、脾脏、肝脏和脑[192,193]。PTLD 危险因素包括 EB 病毒血清失配,如阳性供体器官与阴性移植收件人(D+/R–),及 T 细胞消耗抗体的使用[36]。新的免疫抑制药物贝拉西普已被发现会增加没有 EBV 免疫力的患者患 PTLD 的风险。因此,EBV 阴性患者禁用贝拉西普[165-167]。虽然大多数 PTLD 起源是 B 细胞、T 细胞、自然杀伤细胞和空细胞瘤, 并且它们经常呈 EBV 阴性以及后期 PTLD[194,195]。PET 扫描对定位 PTLD 病变非常敏感,临床上应用通常取决于肿瘤的阶段[196]。免疫抑制部分还原或全部撤除是治疗期的第一措施,它可能会导致 PTLD 倒退,特别是在早多克隆阶段。抗病毒剂,如阿昔洛韦,可用在 EBV 阳性 B 细胞淋巴瘤病例中以控制 EBV 感染。

CD20 阳性 PTLD 病例可以用利妥昔单抗[197,198]进行处理。辐射和(或)CHOP 化疗方案可能需要用于弥散性病变或不完全响应于其他疗法的情况。西罗莫司一直显示出具有抗增殖作用,有利于处理 PTLD[199,200]。对于高风险患者如儿童,在肾移植后,为了及时调整免疫抑制和(或)启动抗病毒治疗,应严密测量 EBV 病毒载量的趋势。

其他恶性肿瘤

恶性肿瘤的发病率在移植受体中节节攀升,恶性肿瘤已成为心血管疾病后的世界第二常见死亡原因。对移植后人群来说所有癌症发病率均比正常人群高[201-203]。临床上观察到最常见的癌症的是非黑色素瘤皮肤癌、天然萎缩性肾脏肾癌、PTLD、宫颈癌、口腔癌和咽癌。癌症的风险可能和免疫抑制对正常的抗肿瘤监视机制的抑制有关。病毒感染也影响到数种癌症, 如 B 病毒对 PTLD;HBV 和丙型肝炎病毒对肝癌;HPV 对宫颈、外阴、口腔、肛门癌 HHV-8 对卡波西肉瘤。病毒可以从供体器官传送到受者,病毒筛查器官供体可以减少病毒感染的风险[204,205]。如何实现免疫抑制和感染、恶性肿瘤风险的长期平衡是一个具有挑战性的任务。一般人群的常规癌症监测指南也用于移植患者当前的护理标准。但高危患者应根据个人情况进行更频繁且具有针对性的检查,如乙肝患者每年肝脏影像学检查,肾脏囊性病变的检查及由皮肤科医生定期检查皮肤[206,207]。mTOR 抑制剂可能具有一定的抗癌作用,因为 mTOR 抑制剂为基础的治疗方案与较低恶性肿瘤率有关 [199,208,209]。这导致临床医师选择 mTOR 抑制剂作为肾移植术会有患病风险的患者的维持治疗方案。

胰腺移植

在 1966 年 Lillehei 博士在明尼苏达大学进行了首次人类胰腺移植[210]。一位年轻的女性糖尿病、肾病患者还同时进行了肾脏移植。不幸的是,患者只能维持无胰岛素状态几个星期。虽然在接下来的几年中也有其他胰腺移植进行,但成功率没有提高多少;基于国际胰腺移植登记(IPTR)数据,到 1977 年,在 64 份报告中,1 年后移植物存活率只有 5%。但改进的外科技术,免疫药物治疗和器官捐献者管理已使胰腺移植成为一个广为接受并经常执行的过程。

胰腺移植适应证

胰腺移植最常见的适应证是胰岛素依赖型糖尿病（IDDM）。在大多数情况下，患者患有典型的 1 型糖尿病，这一种存在抗胰岛素或抗胰岛细胞抗体的自身免疫性疾病。由于这些患者不产生胰岛素，他们通常不具有可测量的 C-肽水平。此类患者也有一个减少刺激胰岛素分泌试验。因胰腺切除或是慢性胰腺炎患 IDDM 的患者也应移植胰腺。

许多患者患有胰岛素依赖型糖尿病破坏性并发症，包括自发性降糖、糖尿病酮症酸中毒及其他器官后遗症，如肾病、视网膜病和神经病。最近，人们已认识到成人发病型糖尿病是胰岛素反应。因此，尽管这些患者可能先前已被表征为 2 型糖尿病患者，他们也有 1 型糖尿病患者的特征，因为他们不肥胖，也会发展出酮症酸中毒和视网膜病变症状。有些甚至表现出迟发性胰岛素抗体的发病。综合征如成人隐匿性自身免疫糖尿病（LADA）[211]和青少年发病型糖尿病（MODY）[212]如前文所述。这些患者之前被分类为 1.5 型糖尿病患者，但辨明这些症状会使其从胰腺移植中受益。

在大多数情况下，胰移植在执行时与肾移植相结合。糖尿病肾脏疾病的存在，导致 GDR<20mL/min 或需要透析，这也是需要肾脏移植的征兆。

移植候选人的处理类似于肾移植接受者，需要很详细的工作（如前所述）。各种糖尿病后遗症的认知要被说明。在大多数中心，候选人通常都较为年轻（< 50 岁）和非肥胖（BMI<30）。老年人或肥胖患者的胰腺移植效果一直不好。

胰腺移植的执行有三种情况。

（1）胰肾联合移植（SPK）：在这种情况下，受者从同一死者捐赠者处在同一手术过程中获得两个器官。此方案的优点是，受者仅经过一次外科手术，器官免疫也相似。这样排斥通常会在这两个器官相伴发生，比较容易诊断。此外，在美国的大部分地区，肾脏是伴随胰腺被分配；因此，相比更长的肾脏等候列表，肾脏在胰腺等候列表中可以被分配得更快。

（2）肾后移植胰腺（PAK）：这种情况下，受者在肾移植手术后再进行一次胰腺移植。这种方案伴随着活体捐献肾的普及变得越来越流行。因此，受者将在获得活体捐赠肾后取得一个死者捐赠胰腺。这种方案的优点是受者通常会获得一个比死者捐赠肾更好的活体捐赠肾。此外，活体供肾时间可以由事先计划决定，

受主无须位列等待单中等待，甚至在他们透析之前就进行了肾移植手术，这也是非常有利的。潜在的缺点是受主必须接受两次手术。两个器官也没有免疫相似，排斥反应可能因任一器官发生，这很难监测。

（3）单独胰腺移植（PTA）：这种方案适用于无肾衰竭的 IDDM 患者，因为他们不需要肾移植。这也许是最有争议的胰腺移植方案。如何治疗复杂的 IDDM 患者并不容易决定。带着胰岛素泵，冒着患糖尿病的风险，或是选择一个外科手术和免疫抑制剂药物治疗，哪种会更好，这个问题很难回答。然而，已有研究表明，在选中的、有低血糖昏迷、密集胰岛素治疗和酮症酸中毒的极脆弱糖尿病患者中，胰腺移植可以挽救其生命。PTA 也可能预防肾衰竭的发生，降低了他们未来肾移植的需求。美国糖尿病协会也支持这种情况下的 PTA[213]。

手术过程

死者捐赠的器官通常包括头部的十二指肠，尾部附有脾脏。十二指肠的保护是必要的，因为它和脾脏的血供应一致，也兼作外分泌腺分泌物引流库。胰腺移植的准备需要切除脾脏，动脉血管系统也需要重建。胰腺有两条动脉供给，头部是肠系膜动脉，尾部和体部由脾动脉供给。血管的两个断端以 Y 型移植物缝合于被捐助器官，髂内外动脉构成单一的动脉导管吻合。

胰腺移植通常位于骨盆，用动脉导管和门静脉（静脉引流胰腺）与受主髂血管吻合（图 15.1）。在一些情况下，门静脉可以与肠系膜静脉吻合，如此一来胰腺可以有一个入口，而不是系统引流，一些人认为这更符合生理学。

异体移植的十二指肠通常与受者肠道吻合，如此一来可以使移植器官的外分泌腺分泌物排出。因为尿液中外分泌碳酸氢的损失之前将外分泌腺分泌物在膀胱引流的尝试常导致较高的出血率、膀胱炎和代谢性酸中毒。

胰腺移植后的监测

一次成功的移植，血糖水平应在手术后数小时内恢复正常。血清淀粉酶和脂肪酶水平是非特异性的，并且可以通过排异、感染或是胰腺的其他原因，如抗排斥药物等升高。重要的是要理解高血糖的发展是一个迟滞现象，它通常代表着胰腺倦怠。C-肽水平的测量可以确定胰腺是否还仍在生产胰岛素。

由于胰腺活检比较困难，所以异体移植排斥反应的诊断也比较困难。如前所述，SPK 的一个好处就是，

排斥往往同时在两个器官出现,因此,可以通过移植肾活检来确定胰腺排斥反应,这会很容易。

胰腺移植有多成功?

胰腺移植后,患者的生活水平有很大提高。糖尿病继发并发症不再发展,甚至消失。胰腺还可以保护肾脏免遭进展的糖尿病肾病侵袭。来自科学注册过的美国移植受者的(SRTR)[214]长期生存数据显示,胰腺移植受者的 1 年和 5 年存活率分别为 87% 和 72%,PAK 受者为 77.1% 和 59% PTA 受者为 85% 和 32%。

胰岛移植

通过注射移植胰岛看来似乎是比重大外科手术更好的一个选项。然而,胰岛移植的长期结果还没有表现出良好的普遍成果。2000 年时,加拿大的埃德蒙顿大学报道 7 例患者在胰岛移植一年后仍保持无须外胰岛素状态[215]。然而,最初的热情在 2005 年被挫伤,同样的研究组声称,尽管 85% 的患者有可测量 C 肽水平,但只有 10% 的患者在 5 年内保持无外胰岛素状态[216]。随后的研究还表明,由于使用肾毒性免疫抑制剂,这些患者患肾衰竭的风险增加[217],而且他们当中的许多人因为外源蛋白的暴露而致敏,致使他们的肾移植手术更难。综上所述,胰岛移植仍有待研究。

胰腺移植的其他进展

利用胰腺远端的活体胰腺移植已在世界各地的几个中心被实现。在明尼苏达大学最大的一批报道中,110 例患者的移植物存活情况与尸体器官移植情况类似[219]。人类骨髓干细胞已被证实可分化为胰岛细胞,肾小球细胞,这可能有助于糖尿病和肾病的治疗[220]。

(牛跃龙 孙剑 译)

参考文献

1. Klein C, Brennan DC. HLA and ABO sensitization and desensitization in renal transplantation. UpToDate [Internet]. 2013. http://uptodate.medcity.net/. Accessed 16 March 2013.
2. Halloran PF. Immunosuppressive drugs for kidney transplantation. N Engl J Med. 2004;351(26):2715–29.
3. Danovitch GM. Handbook of kidney transplantation. 4th ed. Philadelphia: Lippincott Williams and Wilkins; 2005. p. 23–71.
4. Lakkis FG, Sayegh MH. Memory T cells: a hurdle to immunologic tolerance. J Am Soc Nephrol. 2003;14(9):2402–10.
5. Dinavahi R, George A, Tretin A, Akalin E, Ames S, Bromberg JS, Deboccardo G, Dipaola N, Lerner SM, Mehrotra A, Murphy BT, Nadasdy T, Paz-Artal E, Salomon DR, Schröppel B, Sehgal V,
6. Sachidanandam R, Heeger PS. Antibodies reactive to non-HLA antigens in transplant glomerulopathy. J Am Soc Nephrol. 2011;22(6):1168–78.
7. Porcheray F, DeVito J, Yeap BY, Xue L, Dargon I, Paine R, Girouard TC, Saidman SL, Colvin RB, Wong W, Zorn E. Chronic humoral rejection of human kidney allografts associates with broad autoantibody responses. Transplantation. 2010;89(10):1239–46.
7. Montgomery RA. Renal transplantation across HLA and ABO antibody barriers: integrating paired donation into desensitization protocols. Am J Transplant. 2010;10:449–57.
8. Warren EH, Greenberg PD, Riddell SR. Cytotoxic T-lymphocyte-defined human minor histocompatibility antigens with a restricted tissue distribution. Blood. 1998;91(6):2197–207.
9. Scott DM, Ehrmann IE, Ellis PS, Chandler PR, Simpson E. Why do some females reject males? The molecular basis for male-specific graft rejection. J Mol Med (Berl). 1997;75(2):103–14.
10. Hankey KG, Drachenberg CB, Papadimitriou JC, Klassen DK, Philosophe B, Bartlett ST, Groh V, Spies T, Mann DL. MIC expression in renal and pancreatic allografts. Transplantation. 2002;73(2):304–6.
11. Dragun D, Müller DN, Bräsen JH, Fritsche L, Nieminen-Kelhä M, Dechend R, Kintscher U, Rudolph B, Hoebeke J, Eckert D, Mazak I, Plehm R, Schönemann C, Unger T, Budde K, Neumayer HH, Luft FC, Wallukat G. Angiotensin II type 1-receptor activating antibodies in renal-allograft rejection. N Engl J Med. 2005;352(6):558–69.
12. Aguilera I, Alvarez-Marquez A, Gentil MA, Fernandez-Alonso J, Fijo J, Saez C, Wichmann I, Nuñez-Roldan A. Anti-glutathione S-transferase T1 antibody-mediated rejection in C4d-positive renal allograft recipients. Nephrol Dial Transplant. 2008;23(7):2393–8.
13. Sun Q, Cheng Z, Cheng D, Chen J, Ji S, Wen J, et al. De novo development of circulating anti-endothelial cell antibodies rather than pre-existing antibodies is associated with post-transplant allograft rejection. Kidney Int. 2011;79(6):655–62.
14. Khan IE, Zhang R, Simon E, Hamm LL. The alloimmune injury in chronic allograft nephropathy. In: Gööz M, editor. Chronic kidney disease. Rijeka: InTech; 2012. p. 401–14.
15. Liu Z, Colovai AI, Tugulea S, Reed EF, Fisher PE, Mancini D, et al. Indirect recognition of donor HLA-DR peptides in organ allograft rejection. J Clin Invest. 1996;98(5):1150–7.
16. Vella JP, Spadafora-Ferreira M, Murphy B, Alexander SI, Harmon W, Carpenter CB, et al. Indirect allorecognition of major histocompatibility complex allopeptides in human renal transplant recipients with chronic graft dysfunction. Transplantation. 1997;64(6):795–800.
17. Durrbach A, Francois H, Jacquet A, Beaudreuil S, Charpentier B. Co-signals in organ transplantation. Curr Opin Organ Transplant. 2010;15(4):474–80.
18. Denton MD, Reul RM, Dharnidharka VR, Fang JC, Ganz P, Briscoe DM. Central role for CD40/CD40 ligand (CD154) interactions in transplant rejection. Pediatr Transplant. 1998;2(1):6–15.
19. Larsen CP, Pearson TC, Adams AB, Tso P, Shirasugi N, Strobert E, et al. Rational development of LEA29Y (belatacept), a high-affinity variant of CTLA4-Ig with potent immunosuppressive properties. Am J Transplant. 2005;5(3):443–53.
20. Fiorentino DF, Bond MW, Mosmann TR. Two types of mouse T helper cell. IV. Th2 clones secrete a factor that inhibits cytokine production by Th1 clones. J Exp Med. 1989;170(6):2081–95.
21. Tsaur I, Gasser M, Aviles B, Lutz J, Lutz L, Grimm M, et al. Donor antigen-specific regulatory T-cell function affects outcome in kidney transplant recipients. Kidney Int. 2011;79(9):1005–12.
22. Mills DM, Cambier JC. B lymphocyte activation during cognate interactions with CD4+ T lymphocytes: molecular dynamics and immunologic consequences. Semin Immunol. 2003;15(6):325–9.
23. Richards S, Watanabe C, Santos L, Craxton A, Clark EA. Regulation of B-cell entry into the cell cycle. Immunol Rev. 2008;224:183–200.

24. Gatto D, Martin SW, Bessa J, Pellicioli E, Saudan P, Hinton HJ, et al. Regulation of memory antibody levels: the role of persisting antigen versus plasma cell life span. J Immunol. 2007;178(1):67–76.

25. Takeuchi O, Akira S. Pattern recognition receptors and inflammation. Cell. 2010;140(6):805–20.

26. Ren Q, Paramesh AS, Yau CL, Florman S, Killackey M, Slakey DP, Alper B, Simon E, Hamm LL, Zhang R. Kidney transplantation in highly sensitized African Americans. Transpl Int. 2011;24(3):259–65.

27. Lorenz M, Regele H, Schillinger M, Kletzmayr J, Haidbauer B, Derfler K, et al. Peritransplant immunoadsorption: a strategy enabling transplantation in highly sensitized crossmatch-positive cadaveric kidney allograft recipients. Transplantation. 2005;79(6):696–701.

28. Montgomery RA, Lonze BE, King KE, Kraus ES, Kucirka LM, Locke JE, et al. Desensitization in HLA-incompatible kidney recipients and survival. N Engl J Med. 2011;365(4):318–26.

29. Stegall MD, Gloor J, Winters JL, Moore SB, Degoey S. A comparison of plasmapheresis versus high-dose IVIG desensitization in renal allograft recipients with high levels of donor specific alloantibody. Am J Transplant. 2006;6(2):346–51.

30. Vo AA, Lukovsky M, Toyoda M, Wang J, Reinsmoen NL, Lai CH, et al. Rituximab and intravenous immune globulin for desensitization during renal transplantation. N Engl J Med. 2008;359(3):242–51.

31. Warren DS, Zachary AA, Sonnenday CJ, King KE, Cooper M, Ratner LE, et al. Successful renal transplantation across simultaneous ABO incompatible and positive crossmatch barriers. Am J Transplant. 2004;4(4):561–8.

32. US Department of Health and Human Services. 2011 Annual report of the organ procurement and transplantation network and the scientific registry of transplant recipients. Am J Transplant. 2013;13(S1):1–36.

33. Chouhan K, Zhang R. Editorial review: antibody induction therapy in adult kidney transplantation, a controversy continues. World J Transplant. 2012;2(2):19–26.

34. Hibberd PL, Tolkoff-Rubin NE, Cosimi AB, Schooley RT, Isaacson D, Doran M, Delvecchio A, Delmonico FL, Auchincloss Jr H, Rubin RH. Symptomatic cytomegalovirus disease in the cytomegalovirus antibody seropositive renal transplant recipient treated with OKT3. Transplantation. 1992;53(1):68–72.

35. Thistlethwaite Jr JR, Stuart JK, Mayes JT, Gaber AO, Woodle S, Buckingham MR, Stuart FP. Complications and monitoring of OKT3 therapy. Am J Kidney Dis. 1988;11(2):112–9.

36. Swinnen LJ, Costanzo-Nordin MR, Fisher SG, O'Sullivan EJ, Johnson MR, Heroux AL, Dizikes GJ, Pifarre R, Fisher RI. Increased incidence of lymphoproliferative disorder after immunosuppression with the monoclonal antibody OKT3 in cardiactransplant recipients. N Engl J Med. 1990;323(25):1723–8.

37. Brennan DC, Flavin K, Lowell JA, Howard TK, Shenoy S, Burgess S, Dolan S, Kano JM, Mahon M, Schnitzler MA, Woodward R, Irish W, Singer GG. A randomized, double-blinded comparison of Thymoglobulin versus Atgam for induction immunosuppressive therapy in adult renal transplant recipients. Transplantation. 1999;67(7):1011–8.

38. Hardinger KL, Schnitzler MA, Miller B, Lowell JA, Shenoy S, Koch MJ, Enkvetchakul D, Ceriotti C, Brennan DC. Five-year follow up of thymoglobulin versus ATGAM induction in adult renal transplantation. Transplantation. 2004;78(1):136–41.

39. Hardinger KL, Rhee S, Buchanan P, Koch M, Miller B, Enkvetchakul D, Schuessler R, Schnitzler MA, Brennan DC. A prospective, randomized, double-blinded comparison of thymoglobulin versus Atgam for induction immunosuppressive therapy: 10-year results. Transplantation. 2008;86(7):947–52.

40. Goggins WC, Pascual MA, Powelson JA, Magee C, Tolkoff-Rubin N, Farrell ML, Ko DS, Williams WW, Chandraker A, Delmonico FL, Auchincloss H, Cosimi AB. A prospective, randomized, clinical trial of intraoperative versus postoperative thymoglobulin in

41. adult cadaveric renal transplant recipients. Transplantation. 2003;76(5):798–802.

41. Wong W, Agrawal N, Pascual M, Anderson DC, Hirsch HH, Fujimoto K, Cardarelli F, Winkelmayer WC, Cosimi AB, Tolkoff-Rubin N. Comparison of two dosages of thymoglobulin used as a short-course for induction in kidney transplantation. Transpl Int. 2006;19(8):629–35.

42. Stevens RB, Mercer DF, Grant WJ, Freifeld AG, Lane JT, Groggel GC, Rigley TH, Nielsen KJ, Henning ME, Skorupa JY, Skorupa AJ, Christensen KA, Sandoz JP, Kellogg AM, Langnas AN, Wrenshall LE. Randomized trial of single-dose versus divided-dose rabbit anti-thymocyte globulin induction in renal transplantation: an interim report. Transplantation. 2008;85(10):1391–9.

43. Vincenti F, Kirkman R, Light S, Bumgardner G, Pescovitz M, Halloran P, Neylan J, Wilkinson A, Ekberg H, Gaston R, Backman L, Burdick J. Interleukin-2-receptor blockade with daclizumab to prevent acute rejection in renal transplantation. Daclizumab Triple Therapy Study Group. N Engl J Med. 1998;338:161–5.

44. Kahan BD, Rajagopalan PR, Hall M. Reduction of the occurrence of acute cellular rejection among renal allograft recipients treated with basiliximab, a chimeric anti-interleukin-2-receptor monoclonal antibody. United States Simulect Renal Study Group. Transplantation. 1999;67:276–84.

45. Lawen JG, Davies EA, Mourad G, Oppenheimer F, Molina MG, Rostaing L, Wilkinson AH, Mulloy LL, Bourbigot BJ, Prestele H, Korn A, Girault D. Randomized double-blind study of immunoprophylaxis with basiliximab, a chimeric anti-interleukin-2 receptor monoclonal antibody, in combination with mycophenolate mofetil-containing triple therapy in renal transplantation. Transplantation. 2003;75:37–43.

46. Webster AC, Playford EG, Higgins G, Chapman JR, Craig JC. Interleukin 2 receptor antagonists for renal transplant recipients: a meta analysis of randomized trials. Transplantation. 2004;77:166–76.

47. Kirk AD, Hale DA, Swanson SJ, Mannon RB. Autoimmune thyroid disease after renal transplantation using depletional induction with alemtuzumab. Am J Transplant. 2006;6(5 Pt 1):1084–5.

48. Pascual J, Mezrich JD, Djamali A, Leverson G, Chin LT, Torrealba J, Bloom D, Voss B, Becker BN, Knechtle SJ, Sollinger HW, Pirsch JD, Samaniego MD. Alemtuzumab induction and recurrence of glomerular disease after kidney transplantation. Transplantation. 2007;83(11):1429–34.

49. Hanaway MJ, Woodle ES, Mulgaonkar S, Peddi VR, Kaufman DB, First MR, Croy R, Holman J, for the INTAC Study Group. Alemtuzumab induction in renal transplantation. N Engl J Med. 2011;364(20):1909–19.

50. Tan HP, Donaldson J, Basu A, Unruh M, Randhawa P, Sharma V, Morgan C, McCauley J, Wu C, Shah N, Zeevi A, Shapiro R. Two hundred living donor kidney transplantations under alemtuzumab induction and tacrolimus monotherapy: 3-year follow-up. Am J Transplant. 2009;9(2):355–66.

51. Kaufman DB, Leventhal JR, Axelrod D, Gallon LG, Parker MA, Stuart FP. Alemtuzumab induction and prednisone-free maintenance immunotherapy in kidney transplantation: comparison with basiliximab induction—long-term results. Am J Transplant. 2005;5(10):2539–48.

52. Flechner SM, Friend PJ, Brockmann J, Ismail HR, Zilvetti M, Goldfarb D, Modlin C, Mastroianni B, Savas K, Devaney A, Simmonds M, Cook DJ. Alemtuzumab induction and sirolimus plus mycophenolate mofetil maintenance for CNI and steroid-free kidney transplant immunosuppression. Am J Transplant. 2005;5:3009–14.

53. Mulley WR, Hudson FJ, Tait BD, Skene AM, Dowling JP, Kerr PG, et al. A single low-fixed dose of rituximab to salvage renal transplants from refractory antibody-mediated rejection.

Transplantation. 2009;87(2):286–9.

54. Kidney Disease: Improving Global Outcomes (KDIGO) Transplant Work Group. KDIGO clinical practice guideline for the care of kidney transplant recipients. Am J Transplant. 2009;9 Suppl 3:S1–155.

55. Jindal RM, Das NP, Neff RT, Hurst FP, Falta EM, Elster EA, Abbott KC. Outcomes in African-Americans vs. Caucasians using thymoglobulin or interleukin-2 inhibitor induction: analysis of USRD database. Am J Nephrol. 2009;29:501–8.

56. Brennan DC, Daller JA, Lake KD, Cibrik D, Del Castillo D. Rabbit antithymocyte globulin versus basiliximab in renal transplantation. N Engl J Med. 2006;355:1967–77.

57. Patlolla V, Zhong X, Reed GW, Mandelbrot DA. Efficacy of anti IL2 receptor antibodies compared to no induction and to antilymphocyte antibodies in renal transplantation. Am J Transplant. 2007;7:832–1842.

58. Luan FL, Schaubel DE, Zhang H, Jia X, Pelletier SJ, Port FK, Magee JC, Sung RS. Impact of immunosuppressive regimen on survival of kidney transplant recipients with hepatitis C. Transplantation. 2008;85(11):1601–6.

59. Stock PG, Barin B, Murphy B, Hanto D, Diego JM, Light J, Davis C, Blumberg E, Simon D, Subramanian A, Millis JM, Lyon GM, Brayman K, Slakey D, Shapiro R, Melancon J, Jacobson JM, Stosor V, Olson JL, Stablein DM, Roland ME. Outcomes of kidney transplantation in HIV-infected recipients. N Engl J Med. 2010;363(21):2004–14.

60. Patel SJ, Knight RJ, Suki WN, Abdellatif A, Duhart Jr BT, Krauss AG, Mannan S, Nezakatgoo N, Osama GA. Rabbit antithymocyte induction and dosing in deceased donor renal transplant recipients over 60 yr of age. Clin Transplant. 2011;25(3):E250–6.

61. Morton RL, Howard K, Webster AC, Wong G, Craig JC. The cost effectiveness of induction immunosuppression in kidney transplantation. Nephrol Dial Transplant. 2009;24(7):2258–69.

62. Leichtman AB. Balancing efficacy and toxicity in kidney-transplant immunosuppression. N Engl J Med. 2007;357(25):2625–7.

63. Hricik DE, Almawi WY, Strom TB. Trends in the use of glucocorticoids in renal transplantation. Transplantation. 1994;57(7):979–89.

64. Midtvedt K, Hjelmesaeth J, Hartmann A, Lund K, Paulsen D, Egeland T, et al. Insulin resistance after renal transplantation: the effect of steroid dose reduction and withdrawal. J Am Soc Nephrol. 2004;15(12):3233–9.

65. A randomized clinical trial of cyclosporine in cadaveric renal transplantation. Analysis at three years. The Canadian Multicentre Transplant Study Group. N Engl J Med. 1986;314(19):1219–25.

66. Mueller EA, Kovarik JM, van Bree JB, Lison AE, Kutz K. Pharmacokinetics and tolerability of a microemulsion formulation of cyclosporine in renal allograft recipients—a concentration-controlled comparison with the commercial formulation. Transplantation. 1994;57(8):1178–82.

67. Pescovitz MD, Barone G, Choc Jr MG, Hricik DE, Hwang DS, Jin JH, et al. Safety and tolerability of cyclosporine microemulsion versus cyclosporine: two-year data in primary renal allograft recipients: a report of the Neoral Study Group. Transplantation. 1997;63(5):778–80.

68. Ponticelli C, Minetti L, Di Palo FQ, Vegeto A, Belli L, Corbetta G, et al. The Milan clinical trial with cyclosporine in cadaveric renal transplantation. A three-year follow-up. Transplantation. 1988;45(5):908–13.

69. Knight SR, Morris PJ. The clinical benefits of cyclosporine C2-level monitoring: a systematic review. Transplantation. 2007;83(12):1525–35.

70. Knoll GA, Bell RC. Tacrolimus versus cyclosporin for immunosuppression in renal transplantation: meta-analysis of randomised trials. BMJ. 1999;318(7191):1104–7.

71. Hardinger KL, Bohl DL, Schnitzler MA, Lockwood M, Storch GA, Brennan DC. A randomized, prospective, pharmacoeconomic trial of tacrolimus versus cyclosporine in combination with thymoglobulin in renal transplant recipients. Transplantation. 2005;80(1):41–6.

72. Margreiter R, European Tacrolimus vs Ciclosporin Microemulsion Renal Transplantation Study Group. Efficacy and safety of tacrolimus compared with ciclosporin microemulsion in renal transplantation: a randomised multicentre study. Lancet. 2002;359(9308):741–6.

73. Webster AC, Woodroffe RC, Taylor RS, Chapman JR, Craig JC. Tacrolimus versus ciclosporin as primary immunosuppression for kidney transplant recipients: meta-analysis and meta-regression of randomised trial data. BMJ. 2005;331(7520):810.

74. Krämer BK, Del Castillo D, Margreiter R, Sperschneider H, Olbricht CJ, Ortuño J, Sester U, Kunzendorf U, Dietl KH, Bonomini V, Rigotti P, Ronco C, Tabernero JM, Rivero M, Banas B, Mühlbacher F, Arias M, Montagnino G. Efficacy and safety of tacrolimus compared with ciclosporin A in renal transplantation: three-year observational results. Nephrol Dial Transplant. 2008;23(7):2386–92.

75. Silva Jr HT, Yang HC, Abouljoud M, Kuo PC, Wisemandle K, Bhattacharya P, et al. One-year results with extended-release tacrolimus/MMF, tacrolimus/MMF and cyclosporine/MMF in de novo kidney transplant recipients. Am J Transplant. 2007;7(3):595–608.

76. Bergan S, Rugstad HE, Bentdal O, Sodal G, Hartmann A, Leivestad T, et al. Monitored high-dose azathioprine treatment reduces acute rejection episodes after renal transplantation. Transplantation. 1998;66(3):334–9.

77. Remuzzi G, Cravedi P, Costantini M, Lesti M, Ganeva M, Gherardi G, et al. Mycophenolate mofetil versus azathioprine for prevention of chronic allograft dysfunction in renal transplantation: the MYSS follow-up randomized, controlled clinical trial. J Am Soc Nephrol. 2007;18(6):1973–85.

78. Kahan BD. Efficacy of sirolimus compared with azathioprine for reduction of acute renal allograft rejection: a randomised multicentre study. The Rapamune US Study Group. Lancet. 2000;356(9225):194–202.

79. Meier-Kriesche HU, Steffen BJ, Hochberg AM, Gordon RD, Liebman MN, Morris JA, et al. Long-term use of mycophenolate mofetil is associated with a reduction in the incidence and risk of late rejection. Am J Transplant. 2003;3(1):68–73.

80. Neylan JF. Immunosuppressive therapy in high-risk transplant patients: dose-dependent efficacy of mycophenolate mofetil in African-American renal allograft recipients. U.S. Renal Transplant Mycophenolate Mofetil Study Group. Transplantation. 1997;64(9):1277–82.

81. Sollinger HW. Mycophenolate mofetil for the prevention of acute rejection in primary cadaveric renal allograft recipients. U.S. Renal Transplant Mycophenolate Mofetil Study Group. Transplantation. 1995;60(3):225–32.

82. The Tricontinental Mycophenolate Mofetil Renal Transplantation Study Group. A blinded, randomized clinical trial of mycophenolate mofetil for the prevention of acute rejection in cadaveric renal transplantation. Transplantation. 1996;61(7):1029–37.

83. Kofler S, Shvets N, Bigdeli AK, Konig MA, Kaczmarek P, Deutsch MA, et al. Proton pump inhibitors reduce mycophenolate exposure in heart transplant recipients—a prospective case-controlled study. Am J Transplant. 2009;9(7):1650–6.

84. Kiberd BA, Wrobel M, Dandavino R, Keown P, Gourishankar S. The role of proton pump inhibitors on early mycophenolic acid exposure in kidney transplantation: evidence from the CLEAR study. Ther Drug Monit. 2011;33(1):120–3.

85. Bolin P, Tanriover B, Zibari GB, Lynn ML, Pirsch JD, Chan L, et al. Improvement in 3-month patient-reported gastrointestinal symptoms after conversion from mycophenolate mofetil to enteric-coated mycophenolate sodium in renal transplant patients.

Transplantation. 2007;84(11):1443–51.

86. Bunnapradist S, Lentine KL, Burroughs TE, Pinsky BW, Hardinger KL, Brennan DC, et al. Mycophenolate mofetil dose reductions and discontinuations after gastrointestinal complications are associated with renal transplant graft failure. Transplantation. 2006;82(1):102–7.

87. Langone AJ, Chan L, Bolin P, Cooper M. Enteric-coated mycophenolate sodium versus mycophenolate mofetil in renal transplant recipients experiencing gastrointestinal intolerance: a multicenter, double-blind, randomized study. Transplantation. 2011;91(4):470–8.

88. Chong AS, Zeng H, Knight DA, Shen J, Meister GT, Williams JW, et al. Concurrent antiviral and immunosuppressive activities of leflunomide in vivo. Am J Transplant. 2006;6(1):69–75.

89. Josephson MA, Gillen D, Javaid B, Kadambi P, Meehan S, Foster P, et al. Treatment of renal allograft polyoma BK virus infection with leflunomide. Transplantation. 2006;81(5):704–10.

90. Groth CG, Backman L, Morales JM, Calne R, Kreis H, Lang P, et al. Sirolimus (rapamycin)-based therapy in human renal transplantation: similar efficacy and different toxicity compared with cyclosporine. Sirolimus European Renal Transplant Study Group. Transplantation. 1999;67(7):1036–42.

91. Meier-Kriesche HU, Schold JD, Srinivas TR, Howard RJ, Fujita S, Kaplan B. Sirolimus in combination with tacrolimus is associated with worse renal allograft survival compared to mycophenolate mofetil combined with tacrolimus. Am J Transplant. 2005;5(9):2273–80.

92. Meier-Kriesche HU, Steffen BJ, Chu AH, Loveland JJ, Gordon RD, Morris JA, et al. Sirolimus with neoral versus mycophenolate mofetil with neoral is associated with decreased renal allograft survival. Am J Transplant. 2004;4(12):2058–66.

93. Budde K, Becker T, Arns W, Sommerer C, Reinke P, Eisenberger U, et al. Everolimus-based, calcineurin-inhibitor-free regimen in recipients of de-novo kidney transplants: an open-label, randomised, controlled trial. Lancet. 2011;377(9768):837–47.

94. Ciancio G, Burke GW, Gaynor JJ, Ruiz P, Roth D, Kupin W, et al. A randomized long-term trial of tacrolimus/sirolimus versus tacrolimums/mycophenolate versus cyclosporine/sirolimus in renal transplantation: three-year analysis. Transplantation. 2006;81(6):845–52.

95. Vincenti F, Larsen C, Durrbach A, Wekerle T, Nashan B, Blancho G, et al. Costimulation blockade with belatacept in renal transplantation. N Engl J Med. 2005;353(8):770–81.

96. Durrbach A, Pestana JM, Pearson T, Vincenti F, Garcia VD, Campistol J, et al. A phase III study of belatacept versus cyclosporine in kidney transplants from extended criteria donors (BENEFIT-EXT study). Am J Transplant. 2010;10(3):547–57.

97. Vincenti F, Charpentier B, Vanrenterghem Y, Rostaing L, Bresnahan B, Darji P, et al. A phase III study of belatacept-based immunosuppression regimens versus cyclosporine in renal transplant recipients (BENEFIT study). Am J Transplant. 2010;10(3):535–46.

98. Vincenti F, Blancho G, Durrbach A, Friend P, Grinyo J, Halloran PF, et al. Five-year safety and efficacy of belatacept in renal transplantation. J Am Soc Nephrol. 2010;21(9):1587–96.

99. Toyoda M, Pao A, Petrosian A, Jordan SC. Pooled human gammaglobulin modulates surface molecule expression and induces apoptosis in human B cells. Am J Transplant. 2003;3(2):156–66.

100. Luke PP, Scantlebury VP, Jordan ML, Vivas CA, Hakala TR, Jain A, et al. Reversal of steroid- and anti-lymphocyte antibody-resistant rejection using intravenous immunoglobulin (IVIG) in renal transplant recipients. Transplantation. 2001;72(3):419–22.

101. Rocha PN, Butterly DW, Greenberg A, Reddan DN, Tuttle-Newhall J, Collins BH, et al. Beneficial effect of plasmapheresis and intravenous immunoglobulin on renal allograft survival of patients with acute humoral rejection. Transplantation. 2003;75(9):1490–5.

102. Casadei DH, del C Rial M, Opelz G, Golberg JC, Argento JA, Greco G, et al. A randomized and prospective study comparing treatment with high-dose intravenous immunoglobulin with monoclonal antibodies for rescue of kidney grafts with steroid-resistant rejection. Transplantation 2001;71(1):53–8.

103. Everly MJ, Everly JJ, Susskind B, Brailey P, Arend LJ, Alloway RR, et al. Bortezomib provides effective therapy for antibody- and cell-mediated acute rejection. Transplantation. 2008;86(12):1754–61.

104. Locke JE, Magro CM, Singer AL, Segev DL, Haas M, Hillel AT, et al. The use of antibody to complement protein C5 for salvage treatment of severe antibody-mediated rejection. Am J Transplant. 2009;9(1):231–5.

105. Vincenti F, Schena FP, Paraskevas S, Hauser IA, Walker RG, Grinyo J, et al. A randomized, multicenter study of steroid avoidance, early steroid withdrawal or standard steroid therapy in kidney transplant recipients. Am J Transplant. 2008;8(2):307–16.

106. Woodle ES, First MR, Pirsch J, Shihab F, Gaber AO, Van Veldhuisen P, et al. A prospective, randomized, double-blind, placebo-controlled multicenter trial comparing early (7 day) corticosteroid cessation versus long-term, low-dose corticosteroid therapy. Ann Surg. 2008;248(4):564–77.

107. Hanaway MJ, Woodle ES, Mulgaonkar S, Peddi VR, Kaufman DB, First MR, Croy R, Holman J, INTAC Study Group. Alemtuzumab induction in renal transplantation. N Engl J Med. 2011;364(20):1909–19.

108. Chhabra D, Skaro AI, Leventhal JR, Dalal P, Shah G, Wang E, et al. Long-term kidney allograft function and survival in prednisone-free regimens: tacrolimus/mycophenolate mofetil versus tacrolimus/sirolimus. Clin J Am Soc Nephrol. 2012;7(3):504–12.

109. Heilman RL, Younan K, Wadei HM, Mai ML, Reddy KS, Chakkera HA, et al. Results of a prospective randomized trial of sirolimus conversion in kidney transplant recipients on early corticosteroid withdrawal. Transplantation. 2011;92(7):767–73.

110. Ekberg H, Grinyó J, Nashan B, Vanrenterghem Y, Vincenti F, Voulgari A, Truman M, Nasmyth-Miller C, Rashford M. Cyclosporine sparing with mycophenolate mofetil, daclizumab and corticosteroids in renal allograft recipients: the CAESAR Study. Am J Transplant. 2007;7(3):560–70.

111. Ekberg H, Tedesco-Silva H, Demirbas A, Vitko S, Nashan B, Gurkan A, et al. Reduced exposure to calcineurin inhibitors in renal transplantation. N Engl J Med. 2007;357(25):2562–75.

112. Ekberg H, Bernasconi C, Tedesco-Silva H, Vítko S, Hugo C, Demirbas A, Acevedo RR, Grinyó J, Frei U, Vanrenterghem Y, Daloze P, Halloran P. Calcineurin inhibitor minimization in the Symphony study: observational results 3 years after transplantation. Am J Transplant. 2009;9(8):1876–85.

113. Guerra G, Ciancio G, Gaynor JJ, Zarak A, Brown R, Hanson L, et al. Randomized trial of immunosuppressive regimens in renal transplantation. J Am Soc Nephrol. 2011;22(9):1758–68.

114. Srinivas TR, Schold JD, Guerra G, Eagan A, Bucci CM, Meier-Kriesche HU. Mycophenolate mofetil/sirolimus compared to other common immunosuppressive regimens in kidney transplantation. Am J Transplant. 2007;7(3):586–94.

115. Weir MR, Mulgaonkar S, Chan L, Shidban H, Waid TH, Preston D, et al. Mycophenolate mofetil-based immunosuppression with sirolimus in renal transplantation: a randomized, controlled Spare-the-Nephron trial. Kidney Int. 2011;79(8):897–907.

116. Flechner SM, Glyda M, Cockfield S, Grinyo J, Legendre C, Russ G, et al. The ORION study: comparison of two sirolimus-based regimens versus tacrolimus and mycophenolate mofetil in renal allograft recipients. Am J Transplant. 2011;11(8):1633–44.

117. Steinman TI, Becker BN, Frost AE, Olthoff KM, Smart FW, Suki WN, Wilkinson AH, Clinical Practice Committee, American Society of Transplantation. Guidelines for the referral and management of patients eligible for solid organ transplantation. Transplantation. 2001;71(9):1189–204.

118. Kasiske BL, Ramos EL, Gaston RS, Bia MJ, Danovitch GM,

Bowen PA, Lundin PA, Murphy KJ. The evaluation of renal transplant candidates: clinical practice guidelines. Patient Care and Education Committee of the American Society of Transplant Physicians. J Am Soc Nephrol. 1995;6(1):1–34.

119. Penn I. The effect of immunosuppression on pre-existing cancers. Transplantation. 1993;55(4):742–7.

120. Tavakoli A, Surange RS, Pearson RC, Parrott NR, Augustine T, Riad HN. Impact of stents on urologic complications and health care expenditure in renal transplant recipients: results of a prospective, randomized clinical trial. J Urol. 2007;177(6):2260–4.

121. Mandelbrot DA, Pavlakis M, Danovitch GM, Johnson SR, Karp SJ, Khwaja K, Hanto DW, Rodrigue JR. The medical evaluation of living kidney donors: a survey of US transplant centers. Am J Transplant. 2007;7(10):2333–43.

122. Solez K, Colvin RB, Racusen LC, Haas M, Sis B, Mengel M, Halloran PF, Baldwin W, Banfi G, Collins AB, Cosio F, David DS, Drachenberg C, Einecke G, Fogo AB, Gibson IW, Glotz D, Iskandar SS, Kraus E, Lerut E, Mannon RB, Mihatsch M, Nankivell BJ, Nickeleit V, Papadimitriou JC, Randhawa P, Regele H, Renaudin K, Roberts I, Seron D, Smith RN, Valente M. Banff 07 classification of renal allograft pathology: updates and future directions. Am J Transplant. 2008;8(4):753–60.

123. Mauiyyedi S, Crespo M, Collins AB, Schneeberger EE, Pascual MA, Saidman SL. Acute humoral rejection in kidney transplantation: II. Morphology, immunopathology, and pathologic classification. J Am Soc Nephrol. 2002;13(3):779–87.

124. Saidi RF, Elias N, Kawai T, Hertl M, Farrell ML, Goes N. Outcome of kidney transplantation using expanded criteria donors and donation after cardiac death kidneys: realities and costs. Am J Transplant. 2007;7(12):2769–74.

125. Humar A, Matas AJ. Surgical complications after kidney transplantation. Semin Dial. 2005;18(6):505–10.

126. Shinn C, Malhotra D, Chan L, Cosby RL, Shapiro JI. Time course of response to pulse methylprednisolone therapy in renal transplant recipients with acute allograft rejection. Am J Kidney Dis. 1999;34(2):304–7.

127. Gray D, Shepherd H, Daar A, Oliver DO, Morris PJ. Oral versus intravenous high-dose steroid treatment of renal allograft rejection. The big shot or not? Lancet. 1978;1(8056):117–8.

128. Gaber AO, First MR, Tesi RJ, Gaston RS, Mendez R, Mulloy LL, et al. Results of the double-blind, randomized, multicenter, phase III clinical trial of Thymoglobulin versus Atgam in the treatment of acute graft rejection episodes after renal transplantation. Transplantation. 1998;66(1):29–37.

129. Webster AC, Pankhurst T, Rinaldi F, Chapman JR, Craig JC. Monoclonal and polyclonal antibody therapy for treating acute rejection in kidney transplant recipients: a systematic review of randomized trial data. Transplantation. 2006;81(7):953–65.

130. Worthington JE, McEwen A, McWilliam LJ, Picton ML, Martin S. Association between C4d staining in renal transplant biopsies, production of donor-specific HLA antibodies, and graft outcome. Transplantation. 2007;83(4):398–403.

131. Mengel M, Sis B, Haas M, Colvin RB, Halloran PF, Racusen LC, et al. Banff 2011 meeting report: new concepts in antibody-mediated rejection. Am J Transplant. 2012;12(3):563–70.

132. Troxell ML, Weintraub LA, Higgins JP, Kambham N. Comparison of C4d immunostaining methods in renal allograft biopsies. Clin J Am Soc Nephrol. 2006;1(3):583–91.

133. Becker YT, Becker BN, Pirsch JD, Sollinger HW. Rituximab as treatment for refractory kidney transplant rejection. Am J Transplant. 2004;4(6):996–1001.

134. Locke JE, Zachary AA, Haas M, Melancon JK, Warren DS, Simpkins CE, et al. The utility of splenectomy as rescue treatment for severe acute antibody mediated rejection. Am J Transplant. 2007;7(4):842–6.

135. Opelz G, Dohler B, Collaborative Transplant Study Report.

Influence of time of rejection on long-term graft survival in renal transplantation. Transplantation. 2008;85(5):661–6.

136. Madden RL, Mulhern JG, Benedetto BJ, O'Shea MH, Germain MJ, Braden GL, et al. Completely reversed acute rejection is not a significant risk factor for the development of chronic rejection in renal allograft recipients. Transpl Int. 2000;13(5):344–50.

137. Woodle ES, Thistlethwaite JR, Gordon JH, Laskow D, Deierhoi MH, Burdick J, et al. A multicenter trial of FK506 (tacrolimus) therapy in refractory acute renal allograft rejection. A report of the Tacrolimus Kidney Transplantation Rescue Study Group. Transplantation. 1996;62(5):594–9.

138. Briggs D, Dudley C, Pattison J, Pfeffer P, Salmela K, Rowe P, et al. Effects of immediate switch from cyclosporine microemulsion to tacrolimus at first acute rejection in renal allograft recipients. Transplantation. 2003;75(12):2058–63.

139. Clatworthy MR, Friend PJ, Calne RY, Rebello PR, Hale G, Waldmann H, et al. Alemtuzumab (CAMPATH-1H) for the treatment of acute rejection in kidney transplant recipients: long-term follow-up. Transplantation. 2009;87(7):1092–5.

140. Csapo Z, Benavides-Viveros C, Podder H, Pollard V, Kahan BD. Campath-1H as rescue therapy for the treatment of acute rejection in kidney transplant patients. Transplant Proc. 2005;37(5):2032–6.

141. Wahl AO, Small Jr W, Dixler I, Strom S, Rademaker A, Leventhal J, et al. Radiotherapy for rejection of renal transplant allografts refractory to medical immunosuppression. Am J Clin Oncol. 2006;29(6):551–4.

142. Rush D, Arlen D, Boucher A, Busque S, Cockfield SM, Girardin C, et al. Lack of benefit of early protocol biopsies in renal transplant patients receiving TAC and MMF: a randomized study. Am J Transplant. 2007;7(11):2538–45.

143. Nemeth D, Ovens J, Opelz G, Sommerer C, Dohler B, Becker LE, et al. Does borderline kidney allograft rejection always require treatment? Transplantation. 2010;90(4):427–32.

144. Seron D, Moreso F. Protocol biopsies in renal transplantation: prognostic value of structural monitoring. Kidney Int. 2007;72(6):690–7.

145. Zhang R, Lia J, Morse S, Donelon S, Reisin E. Kidney disease in the metabolic syndrome. Am J Med Sci. 2005;330(6):319–25.

146. Zhang R, Thakur V, Morse S, Reisin E. Renal and cardiovascular considerations for the non pharmacological and pharmacological therapies of obesity-hypertension. J Hum Hypertens. 2002;16(12):819–27.

147. Chen J, Muntner P, Hamm LL, Jones DW, Batuman V, Fonseca V, Whelton PK, He J. The metabolic syndrome and chronic kidney disease in U.S. adults. Ann Intern Med. 2004;140(3):167–74.

148. Kalantar-Zadeh K, Block G, Humphreys MH, Kopple JD. Reverse epidemiology of cardiovascular risk factors in maintenance dialysis patients. Kidney Int. 2003;63:793–808.

149. Leavey SF, McCullough K, Hecking E, Goodkin D, Port FK, Young EW. Body mass index and mortality in 'healthier' as compared with 'sicker' haemodialysis patients: results from the Dialysis Outcomes and Practice Patterns Study (DOPPS). Nephrol Dial Transplant. 2001;16:2386–94.

150. Molnar MZ, Streja E, Kovesday CP, Bunnapradist S, Sampaio MS, Jing J, Krishnan M, Nissenson AR, Danovitch GM, Kalantar-Zadeh K. Associations of body mass index and weight loss with mortality in transplant waitlisted maintenance of hemodialysis patients. Am J Transplant. 2011;11:725–36.

151. Chang SH, Coates PT, McDonald SP. Effects of body mass index at transplant on outcomes of kidney transplantation. Transplantation. 2007;84:981–7.

152. Molnar MZ, Kovesdy CP, Musci I, Bunnapradist S, Streja E, Krishnan M, Kalantar-Zadeh K. Higher recipient body mass index is associated with post-transplant delayed kidney graft function. Kidney Int. 2011;80:218–24.

153. Meier-Kriesche H, Arndorfer J, Kaplan B. The impact of body mass index on renal transplant outcomes: a significant indepen-

dent risk factor for graft failure and patient death. Transplantation. 2002;73:70–4.

154. Friedman AN, Miskulin DC, Rosenberg IH. Demographics and trends in overweight and obesity in patients at time of kidney transplantation. Am J Kidney Dis. 2003;41:480–7.

155. Glanton C, Kao T, Cruess D, Agodoa LY, Abbott KC. Impact of renal transplantation on survival in end-stage renal disease with elevated body mass index. Kidney Int. 2003;63:647–53.

156. Kovas AZ, Molnar MZ, Szeifert L. Sleep disorders, depressive symptoms and health related quality of life—a cross sectional comparison between kidney transplant recipients and waitlisted patients on maintenance dialysis. Nephrol Dial Transplant. 2011;26(3):1058–65.

157. Johnson CP, Gallagher-Lepak S, Zhu YR, et al. Factors influencing weight gain after renal transplantation. Transplantation. 1993;56:822–7.

158. Hoogeveen EK, Aalten J, Rothman KJ, Roodnat JI, et al. Effect of obesity on the outcome of kidney transplantation: a 20 year follow up. Transplantation. 2011;91:869–74.

159. Marcén R. Immunosuppressive drugs in kidney transplantation: impact on patient survival, and incidence of cardiovascular disease, malignancy and infection. Drugs. 2009;69:2227–43.

160. Miller L. Cardiovascular toxicities of immunosuppressive agents. Am J Transplant. 2002;1:807–18.

161. Ducloux D, Kazory A, Chalopin JM. Post transplant diabetes mellitus and atherosclerotic events in renal transplant recipients: A prospective study. Transplantation. 2005;79:438–43.

162. Kasiske B, Snyder JJ, Gilbertson D, et al. Diabetes mellitus after kidney transplantation in the United States. Am J Transplant. 2003;3:178–85.

163. Nathaniel B, Cochetti P, Mysore S, et al. Association of metabolic syndrome with development of new-onset diabetes after transplant. Transplantation. 2010;90:861–6.

164. Ajay I, Snyder J, Skeans M, et al. Clinical diagnosis of metabolic syndrome: predicting new-onset diabetes, coronary heart disease, and allograft failure late after kidney transplant. Transpl Int. 2012;25:748–75.

165. Larsen CP, et al. Belatacept-based regimens versus a cyclosporine A-based regimen in kidney transplant recipients: 2-year results from the BENEFIT and BENEFIT-EXT studies. Transplantation. 2010;90:1528–35.

166. Pestana JO, Grinyo JM, Vanrenterghem Y, et al. Three year outcomes from BENEFIT-EXT: a phase III study of belatacept versus cyclosporine in recipients of extended criteria donor kidneys. Am J Transplant. 2012;12(3):630–9.

167. Vanrenterghem Y, Bresnahan B, Campistol J, et al. Belatacept-based regimens are associated with improved cardiovascular and metabolic risk factors compared with cyclosporine in kidney transplant recipients. Transplantation. 2011;91(9):976–83.

168. The AST infectious disease community of practice, American Society of Transplantation, infectious disease guidelines 3rd edition. Am J Transplant. 2013;13 Suppl 4:3–336.

169. Fishman JA. Infection in solid-organ transplant recipients. N Engl J Med. 2007;357(25):2601–14.

170. Fishman JA. Prevention of infection due to Pneumocystis carinii. Antimicrob Agents Chemother. 1998;42(5):995–1004.

171. Hirsch HH, Knowles W, Dickenmann M, Passweg J, Klimkait T, Mihatsch MJ, et al. Prospective study of polyomavirus type BK replication and nephropathy in renal-transplant recipients. N Engl J Med. 2002;347(7):488–96.

172. Schold JD, Rehman S, Kayle LK, Magliocca J, Srinivas TR, Meier-Kriesche HU. Treatment for BK virus: incidence, risk factors and outcomes for kidney transplant recipients in the United States. Transpl Int. 2009;22(6):626–34.

173. Nickeleit V, Hirsch HH, Zeiler M, Gudat F, Prince O, Thiel G, et al. BK-virus nephropathy in renal transplants-tubular necrosis,

MHC-class II expression and rejection in a puzzling game. Nephrol Dial Transplant. 2000;15(3):324–32.

174. McGilvray ID, Lajoie G, Humar A, Cattral MS. Polyomavirus infection and acute vascular rejection in a kidney allograft: coincidence or mimicry? Am J Transplant. 2003;3(4):501–4.

175. Kuypers DR, Vandooren AK, Lerut E, Evenepoel P, Claes K, Snoeck R, et al. Adjuvant low-dose cidofovir therapy for BK polyomavirus interstitial nephritis in renal transplant recipients. Am J Transplant. 2005;5(8):1997–2004.

176. Vats A, Shapiro R, Singh Randhawa P, Scantlebury V, Tuzuner A, Saxena M, et al. Quantitative viral load monitoring and cidofovir therapy for the management of BK virus-associated nephropathy in children and adults. Transplantation. 2003;75(1):105–12.

177. Gabardi S, Waikar SS, Martin S, Roberts K, Chen J, Borgi L, et al. Evaluation of fluoroquinolones for the prevention of BK viremia after renal transplantation. Clin J Am Soc Nephrol. 2010;5(7):1298–304.

178. Leung AY, Chan MT, Yuen KY, Cheng VC, Chan KH, Wong CL, et al. Ciprofloxacin decreased polyoma BK virus load in patients who underwent allogeneic hematopoietic stem cell transplantation. Clin Infect Dis. 2005;40(4):528–37.

179. Sener A, House AA, Jevnikar AM, Boudville N, McAlister VC, Muirhead N, et al. Intravenous immunoglobulin as a treatment for BK virus associated nephropathy: one-year follow-up of renal allograft recipients. Transplantation. 2006;81(1):117–20.

180. Wali RK, Drachenberg C, Hirsch HH, Papadimitriou J, Nahar A, Mohanlal V, et al. BK virus-associated nephropathy in renal allograft recipients: rescue therapy by sirolimus-based immunosuppression. Transplantation. 2004;78(7):1069–73.

181. Dharnidharka VR, Cherikh WS, Neff R, Cheng Y, Abbott KC. Retransplantation after BK virus nephropathy in prior kidney transplant: an OPTN database analysis. Am J Transplant. 2010;10(5):1312–5.

182. Brennan DC. Cytomegalovirus in renal transplantation. J Am Soc Nephrol. 2001;12(4):848–55.

183. Reinke P, Fietze E, Ode-Hakim S, Prosch S, Lippert J, Ewert R, et al. Late-acute renal allograft rejection and symptomless cytomegalovirus infection. Lancet 1994;344(8939–8940):1737–8.

184. Paya CV. Indirect effects of CMV in the solid organ transplant patient. Transpl Infect Dis. 1999;1(S1):8–12.

185. Kotton CN, Kumar D, Caliendo AM. International consensus guidelines on the management of cytomegalovirus infection in solid organ transplantation. Transplantation. 2010;89:775–95.

186. Issa NC, Fishman JA. Infectious complications of antilymphocyte therapies in solid organ transplantation. Clin Infect Dis. 2009;48(6):772–86.

187. Reischig T, Jindra P, Hes O, Svecova M, Klaboch J, Treska V. Valacyclovir prophylaxis versus preemptive valganciclovir therapy to prevent cytomegalovirus disease after renal transplantation. Am J Transplant. 2008;8(1):69–77.

188. Kliem V, Fricke L, Wollbrink T, Burg M, Radermacher J, Rohde F. Improvement in long-term renal graft survival due to CMV prophylaxis with oral ganciclovir: results of a randomized clinical trial. Am J Transplant. 2008;8(5):975–83.

189. Humar A, Lebranchu Y, Vincenti F, Blumberg EA, Punch JD, Limaye AP, et al. The efficacy and safety of 200 days valganciclovir cytomegalovirus prophylaxis in high-risk kidney transplant recipients. Am J Transplant. 2010;10(5):1228–37.

190. Reischig T, Hribova P, Jindra P, Hes O, Bouda M, Treska V, et al. Long-term outcomes of pre-emptive valganciclovir compared with valacyclovir prophylaxis for prevention of cytomegalovirus in renal transplantation. J Am Soc Nephrol. 2012;23(9):1588–97.

191. Asberg A, Humar A, Jardine AG, Rollag H, Pescovitz MD, Mouas H, et al. Long-term outcomes of CMV disease treatment with valganciclovir versus IV ganciclovir in solid organ transplant recipients. Am J Transplant. 2009;9(5):1205–13.

192. Hanto DW, Frizzera G, Gajl-Peczalska KJ, Sakamoto K, Purtilo

DT, Balfour Jr HH, et al. Epstein-Barr virus-induced B-cell lymphoma after renal transplantation: acyclovir therapy and transition from polyclonal to monoclonal B-cell proliferation. N Engl J Med. 1982;306(15):913–8.

193. Cavaliere R, Petroni G, Lopes MB, Schiff D, International Primary Central Nervous System Lymphoma Collaborative Group. Primary central nervous system post-transplantation lymphoproliferative disorder: an International Primary Central Nervous System Lymphoma Collaborative Group Report. Cancer. 2010;116(4):863–70.

194. Leblond V, Davi F, Charlotte F, Dorent R, Bitker MO, Sutton L, et al. Posttransplant lymphoproliferative disorders not associated with Epstein-Barr virus: a distinct entity? J Clin Oncol. 1998;16(6):2052–9.

195. Rajakariar R, Bhattacharyya M, Norton A, Sheaff M, Cavenagh J, Raftery MJ, et al. Post transplant T-cell lymphoma: a case series of four patients from a single unit and review of the literature. Am J Transplant. 2004;4(9):1534–8.

196. Bakker NA, Pruim J, de Graaf W, van Son WJ, van der Jagt EJ, van Imhoff GW. PTLD visualization by FDG-PET: improved detection of extranodal localizations. Am J Transplant. 2006;6(8): 1984–5.

197. Elstrom RL, Andreadis C, Aqui NA, Ahya VN, Bloom RD, Brozena SC, Olthoff KM, Schuster SJ, Nasta SD, Stadtmauer EA, Tsai DE. Treatment of PTLD with rituximab or chemotherapy. Am J Transplant. 2006;6(3):569–76.

198. Trappe R, Oertel S, Leblond V, Mollee P, Sender M, Reinke P, Neuhaus R, Lehmkuhl H, Horst HA, Salles G, Morschhauser F, Jaccard A, Lamy T, Leithäuser M, Zimmermann H, Anagnostopoulos I, Raphael M, Riess H, Choquet S, German PTLD Study Group, European PTLD Network. Sequential treatment with rituximab followed by CHOP chemotherapy in adult B-cell post-transplant lymphoproliferative disorder (PTLD): the prospective international multicentre phase 2 PTLD-1 trial. Lancet Oncol. 2012;13(2):196–206.

199. Salgo R, Gossmann J, Schofer H, Kachel HG, Kuck J, Geiger H, et al. Switch to a sirolimus-based immunosuppression in long-term renal transplant recipients: reduced rate of (pre-)malignancies and nonmelanoma skin cancer in a prospective, randomized, assessor-blinded, controlled clinical trial. Am J Transplant. 2010;10(6):1385–93.

200. Vaysberg M, Balatoni CE, Nepomuceno RR, Krams SM, Martinez OM. Rapamycin inhibits proliferation of Epstein-Barr virus-positive B-cell lymphomas through modulation of cell-cycle protein expression. Transplantation. 2007;83(8):1114–21.

201. Dantal J, Soulillou JP. Immunosuppressive drugs and the risk of cancer after organ transplantation. N Engl J Med. 2005;352(13): 1371–3.

202. Buell JF, Gross TG, Woodle ES. Malignancy after transplantation. Transplantation. 2005;80(2 Suppl):S254–64.

203. Engels EA, Pfeiffer RM, Fraumeni Jr JF, Kasiske BL, Israni AK, Snyder JJ, et al. Spectrum of cancer risk among US solid organ transplant recipients. JAMA. 2011;306(17):1891–901.

204. Zou S, Dodd RY, Stramer SL, Strong DM, Tissue Safety Study Group. Probability of viremia with HBV, HCV, HIV, and HTLV among tissue donors in the United States. N Engl J Med. 2004;351(8):751–9.

205. Fishman JA, Greenwald MA, Grossi PA. Transmission of infection with human allografts: essential considerations in donor screening. Clin Infect Dis. 2012;55(5):720–7.

206. Euvrard S, Kanitakis J, Claudy A. Skin cancers after organ transplantation. N Engl J Med. 2003;348(17):1681–91.

207. Schwarz A, Vatandaslar S, Merkel S, Haller H. Renal cell carcinoma in transplant recipients with acquired cystic kidney disease. Clin J Am Soc Nephrol. 2007;2(4):750–6.

208. Euvrard S, Morelon E, Rostaing L, Goffin E, Brocard A, Tromme I, et al. Sirolimus and secondary skin-cancer prevention in kidney transplantation. N Engl J Med. 2012;367(4):329–39.

209. Campistol JM, Eris J, Oberbauer R, Friend P, Hutchison B, Morales JM, et al. Sirolimus therapy after early cyclosporine withdrawal reduces the risk for cancer in adult renal transplantation. J Am Soc Nephrol. 2006;17(2):581–9.

210. Kelly WD, Lillehei RC, Merkel FK, Idezuki Y, Goetz FC. Allotransplantation of the pancreas and duodenum along with the kidney in diabetic nephropathy. Surgery. 1967;61(6):827–37.

211. Zimmet PZ, Tuomi T, Mackay IR, Rowley MJ, Knowles W, Cohen M, Lang DA. Latent autoimmune diabetes mellitus in adults (LADA): the role of antibodies to glutamic acid decarboxylase in diagnosis and prediction of insulin dependency. Diabet Med. 1994;11(3):299–303.

212. Saudek F, Průhová S, Boucek P, Lebl J, Adamec M, Ek J, Pedersen O, Hansen T. Maturity onset diabetes of the young with end stage nephropathy: a new indication for simultaneous pancreas and kidney transplantation? Transplantation. 2004;77(8): 1298–301.

213. Robertson RP, Davis C, Larsen J, Stratta R, Sutherland DER. Pancreas and islet transplantation in type I diabetes. Diabetes Care. 2006;29(4):935.

214. www.srtr.org. Accessed 15 April 2013.

215. Shapiro AM, Lakey JR, Ryan EA, Korbutt GS, Toth E, Warnock GL, Kneteman NM, Rajotte RV. Islet transplantation in seven patients with type 1 diabetes using a glucocorticoid-free immunosuppressive regimen. N Engl J Med. 2000;343:230–8.

216. Ryan EA, Paty BW, Senior PA, Bigam D, Alfadhli E, Kneteman NM, Lakey JR, Shapiro AM. Five year follow-up after clinical islet transplantation. Diabetes. 2005;54(7):2060–9.

217. Senior PA, Zeman M, Paty BW, Ryan EA, Shapiro AM. Changes in renal function after clinical islet transplantation: four-year observational study. Am J Transplant. 2007;7(1):91–8.

218. Campbell PM, Senior PA, Salam A, LaBranche K, Bigam DL, Kneteman NM, Imes S, Halpin A, Ryan EA, Shapiro AM. High risk of sensitization after failed islet transplantation. Am J Transplant. 2007;7(10):2311–7.

219. Sutherland DE, Gruessner R, Dunn D, Moudry-Munns K, Gruessner A, Najarian JS. Pancreas transplants from living-related donors. Transplant Proc. 1994;26(2):443–5.

220. Lee RH, Seo MJ, Reger RL, Spees JL, Pulin AA, Olson SD, Prockop DJ. Multipotent stromal cells from human marrow home to and promote repair of pancreatic islets and renal glomeruli in diabetic NOD/scid mice. Proc Natl Acad Sci U S A. 2006; 103(46):17438–43.

第 **3** 部分

治疗及预后

第 16 章

血糖控制

Allison J. Hahr, Mark E. Molitch

前言

糖尿病患者(DM)的血糖控制对每一位内科医生来说都是一个挑战。血糖的管理是检验我们治疗成功(以及失败)的标志,并且它在预防糖尿病相关并发症中包括肾脏疾病是非常重要的。慢性肾脏病患者(CKD)的血糖控制在对糖尿病患者的护理上带来了另一个层面的挑战。它需要药物安全使用及肾脏疾病是如何影响这些药物的代谢的详细知识。此外,对每位患者血糖的控制目标值需要个体化,并且我们能去解释这些在肾脏疾病中规定的但可以被改变的数据。

药物治疗

在我们目前理解并已经在使用的安全药物中,糖尿病药物治疗可使用的新治疗方法不断在推进和更新。请参考表 16.1 对 CKD 患者治疗中糖尿病药物剂量的调整。

胰岛素

所有类型的胰岛素都可以在 CKD 患者中使用。然而,胰岛素的种类、剂量和给药方式必须要对每位患者进行个体化调整以达到目标血糖值并减少低血糖出现。有多种可供使用的胰岛素(表 16.2)。

A.J. Hahr, M.D. • M.E. Molitch, M.D. (✉)
Division of Endocrinology, Metabolism and Molecular Medicine,
Medicine Department, Northwestern University Feinberg School
of Medicine, 645 N. Michigan Avenue, Suite 530, Chicago, IL, USA
e-mail: molitch@northwestern.edu

速效胰岛素

有三种速效胰岛素可供使用:门冬胰岛素(Novolog)、赖脯胰岛素(Humalog)和赖谷胰岛素(Apidra)。它们起效速度很快并在注射后 30~90min 达到峰值浓度,整体作用时间比较短,大约 5h。然而,赖谷胰岛素的作用持续时间比门冬胰岛素和赖脯胰岛素稍长。

由于它们达到峰值的速度比较快并且作用时间相对较短,这些胰岛素类似物与生理胰岛素的分泌十分相似,这使得它们对于餐时血糖管理以及高血糖的快速降低是很有必要的。它们在饭前 15min 给予,这对患者来说十分方便。它们也被用作"基础–餐时"治疗方案的一部分,也可被称为每日多次注射胰岛素(MDI)。

对胃轻瘫的患者,饭后注射这些胰岛素类似物有利于胰岛素的峰值水平与膳食葡萄糖吸收相匹配。此外,有食欲不良的患者,通常胰岛素可以在餐后给予,并按照实际进食量按比例调整胰岛素的用量。这些胰岛素类似物也可采用持续胰岛素皮下输注 (CSII)治疗,这也被称为胰岛素泵。

短效胰岛素

普通结晶胰岛素在注射后 30~60min 起效,注射后 2~3h 达到峰浓度,注射后药物作用持续 5~8h。推荐在进餐前 30min 给予短效胰岛素。短效胰岛素与速效胰岛素类似物相比的唯一优势就是极大地降低了成本。

中效胰岛素

低精蛋白锌胰岛素或 NPH(中性鱼精蛋白锌胰岛素) 是目前仅有的中效胰岛素。它在注射后 2~4h 起

表 16.1　对糖尿病合并 CKD 患者胰岛素化合物和药物剂量的调整

药物分类	CKD 第 3 期、第 4 期和透析前期第 5 期	药物分类	CKD 第 3 期、第 4 期和透析前期第 5 期
胰岛素		**噻唑烷二酮类**	
甘精胰岛素	没有剂量调整建议[a]	吡格列酮	没有剂量调整
地特胰岛素	没有剂量调整建议[a]	罗格列酮	没有剂量调整
NPH	没有剂量调整建议[a]	**α−葡萄糖苷酶抑制剂**	
普通胰岛素	没有剂量调整建议[a]	阿卡波糖	血清 Cr>2mg/dL：避免使用
门冬胰岛素	没有剂量调整建议[a]	米格列醇	eGFR<25 或血清 Cr>2mg/dL：避免使用
赖脯胰岛素	没有剂量调整建议[a]	**DPP−4 抑制剂**	
赖谷胰岛素	没有剂量调整建议[a]	西格列汀	eGFR≥50：100mg 每天
第一代磺胺类药物			eGFR 30~49：50mg 每天
乙酰苯磺酰环己脲[b]	避免使用		eGFR<30：25mg 每天
氯磺丙脲	eGFR 50~80：剂量减少 50%	沙格列汀	eGFR>50：2.5mg 或 5mg 每天
	eGFR<50：避免使用		eGFR≤50：2.5mg 每天
甲磺氮草脲	避免使用	利格列汀	没有剂量调整
甲苯磺丁脲	避免使用	阿格列汀	eGFR>60：25mg 每天
第二代磺胺类药物			eGFR 30~59：12.5mg 每天
格列吡嗪	eGFR<30：谨慎使用		eGFR <30：6.25mg 每天
格列苯脲	eGFR<60：谨慎使用	**肠促胰岛素类似物**	
	eGFR<30：避免使用	艾塞那肽	eGFR 30~50：谨慎使用
格列本脲	eGFR<60：避免使用		eGFR<30：避免使用
格列齐特[b]	没有剂量调整	利拉鲁肽	没有剂量调整但启用或滴定时要谨慎使用
格列奈类		**胰岛素类似物**	
瑞格列奈	没有剂量调整，但 eGFR<30 时需要谨慎使用	普兰林肽	没有剂量调整但在 ESRD 中没有已知研究
那格列奈	eGFR<60：避免使用（如果患者在血液透析可以考虑使用）	**多巴胺受体激动剂**	
		溴隐亭	没有剂量调整但没有已知研究：谨慎
双胍类		甲磺酸	使用
二甲双胍[c]	根据 FDA，禁用于血清 Cr≥1.5mg/dL 的男性，≥1.4mg/dL 的女性	**胆汁酸螯合剂**	
		盐酸考来维仑	没有剂量调整但已知数据有限
	考虑使用 eGFR≥45~59：谨慎使用剂量并紧密随访肾功能（每隔 3~6 个月）	**SGLT2 抑制剂**	
		卡格列净	eGFR 45~60：每日每次最大剂量 100mg
	eGFR≥30~44：最大剂量 1,000mg/d 或使用剂量减少 50%。每隔 3 个月随访肾功能。不启动新疗法		eGFR <45：避免使用
		达格列净	eGFR <60：避免使用
	eGFR<30：避免使用		

[a] 根据患者的反应剂量调整。

[b] 在美国不可用。

[c] 推荐有争议。

效,注射后 4~10h 达到峰浓度,药物作用持续时间为注射后 10~18h。因此,为了实现基础胰岛素的 24h 覆盖,通常需要每天给予 2 次。由于它的吸收率不可预测及高度的变异性,即使在对同一名患者,使用中效胰岛素有时候会出现问题。

长效胰岛素

甘精胰岛素(Lantus)是被发现的第一种长效胰岛素类似物。甘精胰岛素在酸性 pH 环境下可以溶解但是在生理 pH 环境下不溶解。皮下注射会产生沉淀从

表 16.2　胰岛素的药代动力学特性

胰岛素	起效	高峰	持续时间
长效			
甘精胰岛素(来得时)	2~4h	没有	20~24h
地特胰岛素(诺和平)	1~3h	6~8h	18~20h
中效			
NPH	2~4h	4~10h	10~18h
短效			
普通胰岛素	0.5~1h	2~3h	5~8h
速效			
门冬胰岛素	5~15min	0.5~2h	3~5h
赖脯胰岛素	5~15min	1.5~2h	3~5h
赖谷胰岛素	5~15min	1.5~2h	3~5h
预混			
70% NPH/30%普通胰岛素	0.5~1h	3~12h (双重)	10~16h
50% NPH/50%普通胰岛素	0.5~1h	2~12h (双重)	10~16h
75% NPL/25%赖脯胰岛素	5~15min	1~4h (双重)	10~16h
50% NPL/50%赖脯胰岛素	5~15min	1~4h (双重)	10~16h
70% NPA/30%门冬胰岛素	5~15min	1~4h (双重)	10~16h

NPH,中性鱼精蛋白锌胰岛素;NPL,中性鱼精蛋白赖脯胰岛素;NPA,中性鱼精蛋白门冬胰岛素。

而导致吸收较慢。甘精胰岛素的一个独特特性就是它不具有明确的峰浓度;它在注射后作用持续时间大约 22h,并且通常只需每日注射一次即可。

地特胰岛素(Levemir)是被发现的第二种长效胰岛素类似物。在注射后,地特胰岛素与清蛋白结合使其作用时间延长。它在注射后 6~8h 有一个小峰值并且它持续作用 18~20h。对 1 型糖尿病患者通常每天给予 2 次;对于 2 型糖尿病患者,通常每天给予一次就已经足够。

预混胰岛素

有多种预混胰岛素制剂,它们包含 2 种不同类型固定比例的胰岛素。最常用的形式是胰岛素"70/30",它是由 70%的 NPH 和 30%的普通胰岛素混合在一起,并每日注射 2 次。还有由 NPH 与速效胰岛素以 75%/25%的其他比例的混合。由于有两种不同的胰岛素类型存在,因此有两个不同的胰岛素峰值。这些复合物,虽然在患

者的使用上更为简单,但是极大地限制了对胰岛素的调节,并且要求一个固定的剂量及进餐时间。对一名禁食或食欲下降的患者而言其低血糖发生的风险很高。

胰岛素 U-500

所有的胰岛素都是 U-100,定义为 1mL 中有100U 的胰岛素。一个特殊的例子就是 U-500,1mL 中有 500U 胰岛素并仅可作为普通胰岛素使用。然而,U-500 的高胰岛素浓度改变了普通胰岛素特性并且这使得它的药代动力学更像 NPH。它通常使用于有严重胰岛素抵抗和需要高胰岛素剂量治疗的患者。虽然它通常是以皮下注射的方式给予,但也可以通过胰岛素泵给药。

在肾脏疾病的使用

约 1/3 的胰岛素是通过肾脏降解的,肾功能的下降与胰岛素半衰期延长相关,所以 GFR 下降则胰岛素的需要量也减少[1]。肾脏负责 30%~80%的胰岛素降解。由于胰岛素清除减少并且肾功能不全患者的肾糖异生作用下降,肾脏疾病患者发生低血糖的风险更高。厌食症和减肥对肾病患者而言也有助于增加胰岛素敏感性。在肾脏疾病中胰岛素种类的选择上没有限制;然而,在剂量上则需要调整;在这方面没有具体的指南。胰岛素类型的选择和使用剂量必须要对每一位患者个体化。正如所有的糖尿病治疗一样,胰岛素的剂量控制应该能达到目标血糖值并有最少的低血糖事件出现。以体重为基础对 eGFR<45mL/(min·1.73m^2) 的住院患者基础和餐前胰岛素的使用研究发现,患者以 0.5U/kg 体重与 0.25U/kg 体重表现出相似的血糖控制情况,但是低体重剂量组低血糖的发生显著减少[2]。所有胰岛素治疗的患者需要有一个基于他们血糖控制水平和 CKD 水平的个体化治疗方案,在对这些患者血糖水平监测和胰岛素用量的调整上需要格外警惕。

晚期肾病患者(4~5 级)和透析的患者可能合并有胃排空延迟。因此,与胃轻瘫的患者相似在饭后使用速效胰岛素,这是有益的。透析患者需要考虑更多的因素。血液透析患者会有不同的胰岛素清除率,这与透析的时间有关。然而,透析患者的血糖控制水平往往是高度可变并且不可预测的,这使得他们的血糖控制具有挑战性。腹膜透析的患者会接触大量的葡萄糖透析液,这会引起问题性高血糖。对循环腹膜透析过夜的患者,使用 NPH 或预混胰岛素,如 70/30 可以很好地用来解决透析液中葡萄糖的吸收问题。

口服药物

磺胺类

磺胺类是目前最早期应用的糖尿病口服药物。它们与胰腺 β 细胞上的磺酰脲受体结合引起胰岛素分泌增加。第一代磺胺类药物(乙酰苯磺酰环己脲、氯磺丙脲、妥拉磺脲、甲苯磺丁脲)很少被使用。第二代磺胺类包括格列吡嗪、格列苯脲、格列本脲和格列齐特(后者在美国不可用)使用得很普遍。它们通常每日服用 1~2 次并在长效制剂中也使用。磺胺类药物通常可以降低糖化血红蛋白(A1c)1.5%~2%并引起低血糖。

磺胺类药物及其代谢产物从肾脏清除,当 GFR 下降时会增加低血糖风险。第一代磺胺类药物应该避免在 CKD 第 3 期及第 3 期以上的患者中使用,因为这些药物及其代谢产物是依赖肾脏清除的。对第二代磺胺类药物,当 eGFR<60mL/(min·1.73m^2)时,由于降低了格列本脲和格列苯脲两种活性代谢产物的清除率,格列苯脲和格列本脲引起的低血糖风险大大增加[3]。格列本脲应该避免在 eGFR<60mL/(min·1.73m^2) 的患者使用[4]。格列苯脲当 eGFR<60mL/(min·1.73m^2)时应该谨慎使用,当 eGFR<30mL/(min·1.73m^2)时不能使用。低于 10%的格列吡嗪经肾脏清除,但由于低血糖风险,当 eGFR<30mL/(min·1.73m^2)时它仍应谨慎使用[5,6]。

格列奈类

那格列奈和瑞格列奈,如磺酰脲类药物一样,通过关闭胰腺 β 细胞上的 ATP-依赖性钾通道而增加胰岛素的分泌。它们在葡萄糖出现时产生快速并持续短时间的胰岛素释放。正因为如此,它们应该在餐前服用。它们也会引起低血糖的出现。

在 CKD 时那格列奈活性代谢物积聚并会引起低血糖出现;那格列奈不应该在 eGFR<60mL/(min·1.73m^2) 的患者中使用。然而,这些活性代谢产物可以通过血液透析清除,所以那格列奈可以在血液透析患者中使用[7]。相反,瑞格列奈在 CKD 患者中使用是安全的[8]。然而,对有更严重肾功能不全的患者是有必要提高警惕的,如对 eGFR<30mL/(min·1.73m^2)患者从最低剂量(0.5mg)开始缓慢加量。

双胍类(二甲双胍)

二甲双胍可以降低肝糖原异生并增加胰岛素敏感性。平均来说,二甲双胍可以降低 A1c 1.0%~2.0%。

它不会引起低血糖但可能会引起一些患者体重减轻。最常见的副作用是胃肠道反应,包括腹泻、腹胀和腹痛。也有报道长期使用会有维生素 B$_{12}$ 缺乏[9]。

FDA 推荐二甲双胍不应在血肌酐水平≥1.5mg/dL 的男性和≥1.4mg/dL 的女性或者年龄大于 80 岁、肌酐清除率降低的患者中使用。由于二甲双胍是经过肾脏清除[10],该建议能减少中度肾功能损害的患者,乳酸性酸中毒的风险。然而,二甲双胍的使用与乳酸性酸中毒的总体发病率相关是比较罕见的。一项 Cochrane 数据库回顾了 347 项前瞻性实验和观察性队列研究,表明在 70 490 人年使用二甲双胍的患者或在 55 451 人年使用其他降糖药物的患者没有致命或非致命的乳酸性酸中毒[11]。一项研究在 14 例患者中评估了二甲双胍相关乳酸性酸中毒,乳酸性酸中毒的其他原因(包括休克或组织缺氧)似乎是一些诱发因素,而不仅仅是二甲双胍引起;其中 10 例患者确实有与血肌酐的升高相关的二甲双胍的累积(从 3.05~11.8mg/dL),然而有 4 名患者尽管 GFR 降低并有较低的肌酐水平,也没有证据表明有二甲双胍的累积[12]。考虑使用以 GFR 为依据的指南,比如这里概述的而不是单单基于肌酐水平,这被认为是合理的。在 eGFR>60mL/(min·1.73m^2)时二甲双胍的使用可以不必减少剂量。由于在即使 GFR 降低的情况下乳酸性酸中毒的出现也很罕见,并且二甲双胍的疗效较好,因此现在有一个共识即二甲双胍甚至可以使用在 CKD3 期的患者[13,14]。如果 eGFR≥59mL/(min·1.73m^2)时则要谨慎继续使用,但是要注意药物的剂量并对肾功能进行更频繁的检查,比如每 3~6 个月一次。如果 eGFR≥44mL/(min·1.73m^2),药物剂量应该限制每日最多 1000mg 并每隔 3 个月检查一次肾功能。二甲双胍应该避免在 eGFR<30L/(min·1.73m^2) 的患者中使用。建议二甲双胍不能在缺氧或急性肾功能下降的情况下使用,如败血症/休克、低血压、急性心肌梗死及使用造影剂及其他肾毒性药物等情况[13,14]。

噻唑烷二酮

噻唑烷二酮类是过氧化物酶体增殖物激活受体 γ(PPARγ)的激动剂,它可以提高外周胰岛素的敏感性。它平均降低 A1c 0.5%~1.5%。主要的副作用是体重增加和液体潴留。它们并不会引发低血糖。吡格列酮是噻唑烷二酮类唯一常用的处方药。

2010 年由 FDA 对罗格列酮评估心血管事件和糖尿病血糖的管理(RECORD)的研究,一些额外的数据,由于它与不良心血管事件有关,罗格列酮的使用仅限于那些用其他药物不能控制的糖尿病[15]。医生必须记录患者的用药资格,患者需要知道有关于心血管副作用方面的安全信息并得知其使用风险。近期,FDA已经审查并删除了这些限制。

吡格列酮或罗格列酮在CKD中没有剂量调整指示,因为它们是由肝脏清除。然而,由于噻唑烷二酮与液体潴留相关,这对CKD晚期的患者可能是一个问题。吡格列酮对骨骼有不良影响,应被考虑这在已经具有或有发展为肾性骨营养不良风险的患者中。

二肽基肽酶抑制剂

二肽基肽酶(DPP)-4抑制剂(西格列汀、沙格列汀、利拉利汀、阿格列汀)可以减少肠促胰岛素的降解,比如胰高血糖素样肽1(GLP-1)。GLP-1可由胃肠道对摄入的食物做出反应,引起葡萄糖依赖性机制的胰岛素释放同时减少胰高血糖素的释放。GLP-1也减缓了胃排空速度。

西格列汀是第一个可用的DPP-4抑制剂,约80%的西格列汀经肾脏排泄;在GFR下降时建议要低于每天100mg的标准剂量。eGFR 30~50mL/(min·1.73m^2)时每天应该使用50mg以及eGFR<30mL/(min·1.73m^2)时推荐每天25mg的剂量[16]。当eGFR≤50mL/(min·1.73m^2)时沙格列汀剂量需要减少至2.5mg/d;此外,当eGFR>50mL/min时标准剂量为2.5mg/d或5mg/d。只有少量利拉利汀是经肾脏清除的;因此GFR下降时没有剂量调整指示[17]。当eGFR<60mL/(min·1.73m^2)时,阿格列汀的使用剂量同样需要从25mg/d降低到12.5mg/d,当eGFR<30mL/(min·1.73m^2)的时候增加到6.25mg/d。

α-葡萄糖苷酶抑制剂

α-葡萄糖苷酶抑制剂(阿卡波糖、米格列醇)减少寡糖和双糖在小肠的分解。延缓碳水化合物摄取并减缓餐后葡萄糖吸收。它主要的副作用是腹胀、胀气和腹部绞痛。通常它能降低A1c 0.5%~1.0%。

阿卡波糖的吸收量很小,出现在尿液中的药物和活性代谢产物小于2%。然而随着肾脏功能的下降,阿卡波糖及其代谢物在血清中的水平显著增高。米格列醇吸收很好并且>95%是经肾脏排泄。因此建议GFR<25mL/(min·1.73m^2)时避免使用米格列醇[18]。此外,对长期使用药物治疗并且肌酐酸>2mg/dL的患者研究表明,在这类人群中应避免使用。

其他口服药物

溴隐亭、多巴胺受体激动剂,在对CKD患者的使用上还没得到充分研究。

当考来维仑(胆汁酸螯合剂)应用于eGFR<50mL/(min·1.73m^2)的患者时,其有效性和安全性没有差异,但数据有限。没有在更严重的CKD患者中进行充分研究。

坎格列嗪通过抑制钠-葡萄糖-同向转运体2(SGLT2)来减少肾脏对葡萄糖的吸收,它在近端小管中可发现。因此而增加了尿液中葡萄糖的排泄,这导致了葡萄糖重吸收减少。尿中葡萄糖的增加导致了每年高达5kg的体重减轻。由于不良事件的发生增加,对eGFR在45mL/(min·1.73m^2)至<60mL/(min·1.73m^2)的患者每日服一次并不超过100mg,对eGFR<45mL/(min·1.73m^2)的患者不宜使用。达格列净,第二种SGLT2抑制剂,对eGFR<60mL/(min·1.73m^2)的患者不宜使用。

其他皮下注射药物

GLP-1 受体激动剂

艾塞那肽(百泌达)和利拉鲁肽是可注射的肠促胰岛素类似物。FDA批准其与二甲双胍和(或)磺胺类药物联合使用。然而,在实践中它们也与胰岛素治疗联合使用。它们能够增加中枢饱腹感从而引起食欲降低,因此能帮助减肥。他们还促进胰岛素的释放,延缓胰高血糖素的释放和减缓胃排空。一些研究已表明它与胰腺炎的风险增加相关。

当GFR下降时艾塞那肽的清除减少[19]。此外,一个病例报道了一名有肾功能不全合并CKD的患者使用艾塞那肽后出现了血肌酐的升高,当药物治疗停止后则不再升高[20]。FDA报道了急性肾衰竭与艾塞那肽的使用有关并且建议当患者GFR 30~50mL/(min·1.73m^2)时谨慎使用,GFR<30mL/(min·1.73m^2)时则不能使用[21]。利拉鲁肽并不是主要由肾脏代谢,因此对肾功能损害包括ESRD患者并没有剂量调整指示,虽然在这一人群中的数据有限[22]。制造商已报道了使用利拉鲁肽能引起肾衰竭和慢性肾功能损害,并建议对肾病患者要警惕起始剂量和增加剂量。

胰岛淀粉样肽类似物

普兰林肽(Symlin)是唯一可用的胰岛淀粉样肽类似物;它与餐时胰岛素一起注射。胰岛淀粉肽类似物

被胰腺 β 细胞分泌并且在糖尿病患者中产生比较少。普兰林肽降低胰高血糖素分泌,延缓胃排空并可以降低食欲。

在轻、中度肾脏疾病中普兰林肽在使用剂量上并没有明确的指示,而在 ESRD 中的使用尚未得到研究。

血糖控制的策略

对 1 型和 2 型糖尿病患者在胰岛素治疗上有很大的区别。然而,优化血糖控制的最初目标都是为了减少微血管和大血管并发症的发生。1 型糖尿病患者对胰岛素绝对需要。有时额外治疗与胰岛素治疗联合使用。2 型糖尿病患者有很多治疗方法可供使用,可以从单用口服药到胰岛素的治疗。

1 型糖尿病

对 1 型糖尿病患者,胰岛素治疗的理想剂量就是能让胰腺生理分泌量能重现。为了达到最好的目标血糖控制,1 型糖尿病患者应该使用一种模仿内源性胰岛素分泌的方案。最好是联合使用一种长效基础胰岛素与餐时速效胰岛素每日多次注射。

在胰岛素类似物可以使用之前,每天注射 2 次 NPH 与常规胰岛素的组合来试图模拟生理胰岛素分泌。通常情况下,这两种胰岛素在早餐前和晚餐前一起给予。由于这两种类型的胰岛素都用于调节空腹和餐后血糖水平,使用这种方案想达到目标血糖值比较困难。因为它要求患者每天保持相同的进餐时间和进餐量,并且也不能真实地模拟生理胰岛素的分泌。因此,胰岛素类似物的使用极大地提高了我们对 1 型糖尿病的治疗。

甘精胰岛素不具有明显作用峰,在降低空腹血糖方面优于每日两次 NPH 注射并能减少低血糖的发生[23],得到更稳定的空腹血糖值[24]。长期 A1c 值降低和低血糖事件的次数,提高了低血糖意识,这是从对一位接受甘精胰岛素治疗 1 年有 A1c 基线值 7.1% 的患者中得到的[25]。相比较于 NPH,甘精已被证明有更少的个体内和个体间差异并有更大的可预测性和可再现性。

地特胰岛素是另一种 1 型糖尿病患者可以选择的基础胰岛素,其波动性比 NPH 小。每天注射两次地特胰岛素和 NPH 做比较,使用地特胰岛素的患者空腹血糖水平及夜间血浆葡萄糖的波动性更小并且低血糖的出现次数更少[26]。而甘精可以每天给予一次,地特因为它的作用时间短需要每天给 2 次。

使用速效胰岛素类似物如赖脯、门冬或赖谷作为餐前胰岛素要优于常规胰岛素,它们能更好地控制餐后血糖并减少低血糖的发生[27-29]。

使用哪一种方案是要基于患者和医生的舒适程度来决定的;胰岛素的使用方案应该要根据每个人来定。对于基础治疗,每天 1 次甘精胰岛素注射是最佳选择,随后每天 2 次地特,然后是 NPH,使用任何一种速效胰岛素类似物作为餐时胰岛素。

通过使用胰岛素泵持续皮下输注胰岛素能实现最接近生理的胰岛素分泌。在胰岛素泵里使用单一类型胰岛素,如速效胰岛素类似物。这种胰岛素作为基础、餐前和校正胰岛素。这个泵被编辑每天输注不同基础量的程序,这是使用长效胰岛素比如甘精或地特的优点。打个比方,通常基础量在夜里会降低但是在早上需要增加来解决"黎明现象"。举另外一个例子,在运动模式和透析模式下可以考虑设置不同的基础用量。胰岛素泵可以在 CKD 的各个阶段使用。胰岛素泵的使用需要部分患者的警惕,以及使用时需要被内分泌学家和有经验的糖尿病教育者监督。

现在使用连续血糖监测系统 (CGMS) 的外部设备,它可以用来持续监测血糖水平。通过一个小塑料导管插入皮下并每隔 5min 测量一次血糖。患者可以实时查看并监测血糖的升降趋势,设置高值和低值警报也很有用。我们建议这些系统也应被有经验的内分泌专家和糖尿病教育者监督。

2 型糖尿病

2 型糖尿病有多种治疗方法可以选择。2 型糖尿病患者开始药物治疗时,如果是轻微糖尿病首选口服药物,因为易于给药。如果在肾功能允许的条件下,二甲双胍是理想的首要选择,因为它不会引起低血糖并对控制体重有好处;它的价格不高并且容易购买。如上所述,CKD 是它的使用中的一个限制性因素。DPP-4 抑制剂也被认为不会产生低血糖现象,虽然它对 A1c 值的降低比较温和。磺胺类药物便宜而且有效;然而由于它们有低血糖风险需要谨慎的监测;它最初起始剂量低并且要谨慎加量。因为它们会"挤压"胰腺产生胰岛素,可能会引起 β 细胞的过早熟而衰竭。吡格列酮是一个很好的选择,因为它能降低胰岛素抵抗并对 CKD 患者很安全。然而,体重增加和水肿是它副作用。最近被认可的 SGLT2 抑制剂、坎格列嗪和达格列净也可作为第二代药物的合理选择,虽然在 eGFR 低于 $60mL/(min \cdot 1.73m^2)$ 时它将被限制使用。

可以将 GLP-1 受体激动剂添加到口服药中,如磺酰脲类(但 DPP-4 抑制剂不能);对于 CKD 患者,利拉鲁肽是最佳选择。因为他们是注射剂,对患者而言或许不大满意的,但其降低血糖并伴随着体重减轻的效果较好。它们也可以作为单一药物而使用。

2 型糖尿病患者因胰岛功能缺陷引起的胰岛素抵抗与持续进展的 β 细胞衰竭相结合。对有严重胰岛素抵抗、β 细胞功能衰竭、使用了其他药物仍无法控制 A1c 的患者应使用胰岛素治疗。没有明确的指南说明哪种方案用于哪种患者。胰岛素治疗方案需要根据患者具体情况及一天中出现高血糖的时间来定制,从而在血糖得到良好控制的同时减少低血糖的发生。

通常长效胰岛素与口服降糖药或者 GLP-1 激动剂一起添加。一个典型的方案是在睡前增加基础胰岛素来治疗因口服药不能处理的肝糖原异生引起的空腹血糖控制不良[30]。在目标-治疗实验中,甘精胰岛素或 NPH 在已服用一种或两种降糖药的患者睡前增加并把剂量调整到空腹血糖值≤100mg/dL 的目标值。胰岛素起始剂量为 10U,对每高于目标血糖水平 20mg/dL 的患者,每周剂量增加 2U。近 60% 的参与者在 14 周后 A1c≤7%。研究结束时 A1c 和空腹血糖水平相似;然而,那些使用 NPH 的患者发生低血糖次数更多[31]。基础胰岛素,如甘精胰岛素、地特胰岛素或 NPH,可以在睡前使用,以 10~15U 为起始剂量。随后,每隔 3 天胰岛素剂量可以增加 1~2U 来达到空腹血糖目标值 100~140mg/dL[32]。夜间低血糖的风险可能会高于 NPH。基础胰岛素也可在早晨使用并把其剂量调整到能把白天的高血糖降至正常水平。

如果目标血糖值不能通过基础胰岛素的使用而获得,或者并发了低血糖或高血糖,那么需要增加餐时胰岛素。这通常出现在空腹血糖水平已经得到良好控制但是在白天仍有高血糖的患者。餐后高血糖增加了心血管疾病(CVD)的风险[33,34],这对于血糖控制同样是一个重要的目标。赖脯加上磺胺类药物的使用相较单独使用磺胺类药物显著降低了餐后血糖水平,A1c 值降低 1.9%,同时也降低了空腹血糖水平[35]。

血糖目标

血糖控制不良是血管并发症的根本原因,包括肾脏疾病。血糖控制对延缓糖尿病相关肾病的进展是很有必要的,当确定适宜血糖控制水平时需要考虑多种因素。

血糖目标达到 A1c 约为 7.0%

一般情况下,根据 ADA 推荐 A1c 目标值应小于或等于 7%[36];ADA 还推荐更加严格(<6.5%)或者更加宽松(<8%)的目标值给某些特定的患者。AACE 认为正常人 A1c≤6.5% 有较低的低血糖风险,但同时也认为目标值应该要个体化[37]。2007 年,美国肾脏病与透析患者生存质量指导指南(KDOQI)提出糖尿病和 CKD 达到<7.0% 的目标 A1c 值[38]。然而,他们 2012 年的最新指南推荐了约 7.0% 的目标 A1c 值[39]。

对于 1 型糖尿病患者,大量的研究表明微量清蛋白尿与血糖控制不良有关。糖尿病控制和并发症试验(DCCT)表明,1 型糖尿病患者的强化治疗(平均糖化血红蛋白为 9.1% 与 7.2%)减少了一级预防组 34% 的微量清蛋白的发生,以及 43% 的二级预防组患者微量清蛋白尿,该组已经知道了早期并发症的基线值。同样也可见到进展到临床蛋白尿的风险降低[40,41]。为了评估是否糖尿病肾病的风险降低持续存在,对糖尿病干预和并发症的流行病学(EDIC)研究表明,新出现的微量清蛋白尿以及原来的强化组进展到蛋白尿的患者更少[42]。对原来的 DCCT 治疗组的长期随访研究,发现强化治疗明显减少了 GFR<60mL/(min·1.73m²) 的患者的发展。

对于 2 型糖尿病患者,英国糖尿病前瞻性研究(UKPDS)表明对强化管理组的受试者微量清蛋白尿的发展减少了 24%(A1c 为 7.0% 与 7.9%)。这些措施也显著减少了肌苷酸升高患者的比率。在退伍军人事务部合作研究的对 2 型糖尿病患者血糖控制及并发症的可行性试验里也见到了类似的结果,这些措施显著减少了微量清蛋白尿和蛋白尿的比例。类似的结果在 Kumamoto 研究和 ADVANCE 实验中也可见到[43-46]。对 7 个系统回顾实验和荟萃分析评估了强化血糖控制对 2 型糖尿病肾病患者终点的影响,可见到微量清蛋白尿和大量清蛋白尿的发展风险降低。然而,他们也发现对于血肌酐倍增、ESDR 发展,以及与死亡相关肾脏疾病没有明显益处[47]。

ACCORD 研究表明,强化血糖治疗(平均 A1c 为 6.4% 和 7.5%)对 2 型糖尿病患者有更高的低血糖和死亡率,并没有降低心血管疾病的风险。死亡率的增加不能归因于低血糖[48]。ADVANCE 实验(糖化血红蛋白为 6.5% 和 7.3%)均未见心血管疾病发生的减少,但是肾脏疾病的发生降低了 21%[46]。VADT 研究(强化组糖化血红蛋白为 6.9% 和 8.4%)也表明严格血糖控制并没有降低 CVD 风险[49]。这些数据明确表明 A1c 的降低对血管并发症，包括肾病都是有好处的。A1c 值降低的好处也表现在视网膜和神经病变上。然而，A1c 值降低对大血管疾病的影响要少得多。因此，约为 7.0% 的 A1c 值目标提供了最佳的风险–效益比，而不是一个非常低的目标值。此外，相较于更高的 A1c，血糖控制改善，甚至是 A1c>7% 引起肾功能及视网膜病变和神经病变的改善，这支持了 A1c 值应尽可能达到所能达到的目标值的理论，即使不能达到 7%。

慢性透析患者不再需要实现标准的血糖控制来防止肾功能恶化。然而，良好血糖控制仍然可以延缓视网膜和神经病变的进展。对于正在进行肾脏透析的患者，良好的血糖控制是否降低了死亡率，目前还不清楚。有分析认为，它们没有明确的相关性，表明了血糖的控制需要个性化，不推荐对所有透析患者使用常规强化治疗[50,51]。反之，有大量的研究表明，较低的 A1c 值能提高生存率[52-55]。透析预后与实践模式研究（DOPPS）总结了最佳 A1c 值为 7%~7.9%，由于无论高于或低于这个范围死亡率都会增高[56]。

低血糖风险

正如预期的那样，A1c 的降低与低血糖风险增高相关，因此对每个人要设定不同的 A1c 值。低血糖风险最大的是那些体弱的老年人、饮食习惯不定、使用胰岛素和磺胺类药物，以及 CKD 患者，反过来它可以引起损伤、心肌梗死、癫痫发作、卒中或死亡。对于有低血糖风险的患者，应该考虑设定一个更高的 A1c 值。对于儿童、预期寿命比较短、有严重低血糖或无意识低血糖的患者、伴有并发症如癫痫，或有很长糖尿病病史（>25 年）但只有极少并发症的患者，应该考虑设定一个更高的 A1c 目标值。

如前所述，由于多种原因：胰岛素清除率降低、口服药清除率降低和肾脏糖异生受损。肾脏疾病进展的患者 GFR 下降明显，增加了低血糖的风险，这种糖异生的下降可能会降低患者在遇到胰岛素过量、口服药物过量和食物摄入量缺乏等情况时对低血糖的抵御能力。

血糖控制的监测

如果改变了治疗方案或者 A1c 没有达到目标值，则 A1c 值应每隔 3 个月监测一次；如果 A1c 值达到目标值并且血糖控制稳定，则可以每隔 6 个月监测一次。应该鼓励患者频繁使用有刻度及校准的血糖仪来监测血糖。血糖监测的强度依赖于糖尿病的严重性和治疗的强度。例如，每天用 4 次胰岛素注射的患者应该每天 4 次或者更多次地监测他们的血糖值。相反，用生活方式管理来控制的轻度糖尿病患者只需要每周监测几次血糖。空腹和餐前血糖的目标值为 <130mg/dL，餐后血糖目标值为 <180mg/dL[36]。

A1c 值在慢性肾脏疾病中的准确性

对有进展肾病的患者测定 A1c 值可能是不准确的。影响因素包括红细胞寿命变短导致的贫血、溶血和铁缺乏，这可能会导致结果偏低的错误。但是血红蛋白的氨基甲酰化和酸中毒的存在可能会导致假性升高。果糖胺和糖化清蛋白可以用来作为评估血糖控制的指标。果糖胺反映多种血清蛋白的糖基化，而糖化清蛋白只反映清蛋白糖基化；它们都提供了在过去两周血糖控制情况的估计。相较于 A1c 值，对于 CKD 患者来说，目前还不清楚它们是否提供了一个更好的血糖监测指标。研究表明，对肾脏透析患者糖化清蛋白要比糖化血红蛋白好，因为糖化血红蛋白往往低估了 ESRD 患者的血糖控制情况[57]；当然，差异是非常小的。

总结

对合并 CKD 的糖尿病患者的治疗需要多方面的详细考虑。它以血糖控制为中心。对患者的治疗应该最优化，采取措施减少并发症的发生，同时尽量减少不良事件的发生。恰当的治疗应该由内分泌专家、肾病专家、营养师、糖尿病教育专员及有糖尿病并发症治疗经验的专家组成的多学科团队提供，通过制订综合治疗计划来减缓疾病进展。

（贾新新 严骋 译）

参考文献

1. Rabkin R, Ryan MP, Duckworth WC. The renal metabolism of insulin. Diabetologia. 1984;27(3):351–7.

2. Baldwin D, Zander J, Munoz C, Raghu P, DeLange-Hudec S, Lee H, et al. A randomized trial of two weight-based doses of insulin glargine and glulisine in hospitalized subjects with type 2 diabetes and renal insufficiency. Diabetes Care. 2012;35(10):1970–4.

3. Holstein A, Plaschke A, Hammer C, Ptak M, Kuhn J, Kratzsch C, et al. Hormonal counterregulation and consecutive glimepiride serum concentrations during severe hypoglycaemia associated with glimepiride therapy. Eur J Clin Pharmacol. 2003;59(10):747–54.

4. Holstein A, Beil W. Oral antidiabetic drug metabolism: pharmacogenomics and drug interactions. Expert Opin Drug Metab Toxicol. 2009;5(3):225–41.

5. Balant L, Zahnd G, Gorgia A, Schwarz R, Fabre J. Pharmacokinetics of glipizide in man: influence of renal insufficiency. Diabetologia. 1973;331–8.

6. Arjona Ferreira JC, Marre M, Barzilai N, Guo H, Golm GT, Sisk CM, et al. Efficacy and safety of sitagliptin versus glipizide in patients with type 2 diabetes and moderate-to-severe chronic renal insufficiency. Diabetes Care. 2013;36:1067–73.

7. Inoue T, Shibahara N, Miyagawa K, Itahana R, Izumi M, Nakanishi T, et al. Pharmacokinetics of nateglinide and its metabolites in subjects with type 2 diabetes mellitus and renal failure. Clin Nephrol. 2003;60(2):90–5.

8. Hasslacher C. Safety and efficacy of repaglinide in type 2 diabetic patients with and without impaired renal function. Diabetes Care. 2003;26(3):886–91.

9. Wile DJ, Toth C. Association of metformin, elevated homocysteine, and methylmalonic acid levels and clinically worsened diabetic peripheral neuropathy. Diabetes Care. 2010;33(1):156–61.

10. Sambol NC, Chiang J, Lin ET, Goodman AM, Liu CY, Benet LZ, et al. Kidney function and age are both predictors of pharmacokinetics of metformin. J Clin Pharmacol. 1995;35(11):1094–102.

11. Salpeter SR, Greyber E, Pasternak GA, Salpeter EE. Risk of fatal and nonfatal lactic acidosis with metformin use in type 2 diabetes mellitus. Cochrane Database Syst Rev. 2010;(4):CD002967.

12. Lalau JD, Lacroix C, Compagnon P, de Cagny B, Rigaud JP, Bleichner G, et al. Role of metformin accumulation in metformin-associated lactic acidosis. Diabetes Care. 1995;18(6):779–84.

13. Lipska KJ, Bailey CJ, Inzucchi SE. Use of metformin in the setting of mild-to-moderate renal insufficiency. Diabetes Care. 2011; 34(6):1431–7.

14. Herrington WG, Levy JB. Metformin: effective and safe in renal disease? Int Urol Nephrol. 2008;40(2):411–7.

15. U.S. Food and Drug Administration. FDA significantly restricts access to the diabetes drug Avandia. http://www.fda.gov/Drugs/DrugSafety/PostmarketDrugSafetyInformation for patients and providers/ucm226956htm, 9-23-10.

16. Bergman AJ, Cote J, Yi B, Marbury T, Swan SK, Smith W, et al. Effect of renal insufficiency on the pharmacokinetics of sitagliptin, a dipeptidyl peptidase-4 inhibitor. Diabetes Care. 2007;30(7):1862–4.

17. Graefe-Mody U, Friedrich C, Port A, Ring A, Retlich S, Heise T, et al. Effect of renal impairment on the pharmacokinetics of the dipeptidyl peptidase-4 inhibitor linagliptin(*). Diabetes Obes Metab. 2011;13(10):939–46.

18. Snyder RW, Berns JS. Use of insulin and oral hypoglycemic medications in patients with diabetes mellitus and advanced kidney disease. Semin Dial. 2004;17(5):365–70.

19. Linnebjerg H, Kothare PA, Park S, Mace K, Reddy S, Mitchell M, et al. Effect of renal impairment on the pharmacokinetics of exenatide. Br J Clin Pharmacol. 2007;64(3):317–27.

20. Johansen OE, Whitfield R. Exenatide may aggravate moderate diabetic renal impairment: a case report. Br J Clin Pharmacol. 2008;66:568–9.

21. U.S. Food and Drug Administration. Information for Healthcare Professionals: reports of altered kidney function in patients using Exenatide (Marketed as Byetta). http://www.fda.gov/Drugs/DrugSafety/PostmarketDrugSafetyInformation for Patients and Providers/DrugSafetyInformation for Healthcare Professionals/ucm188656.htm, 11-02-2009.

22. Davidson JA, Brett J, Falahati A, Scott D. Mild renal impairment and the efficacy and safety of liraglutide. Endocr Pract. 2011;17(3):345–55.

23. Ratner RE, Hirsch IB, Neifing JL, Garg SK, Mecca TE, Wilson CA. Less hypoglycemia with insulin glargine in intensive insulin therapy for type 1 diabetes. U.S. Study Group of Insulin Glargine in Type 1 Diabetes. Diabetes Care. 2000;23(5):639–43.

24. Rosenstock J, Park G, Zimmerman J. Basal insulin glargine (HOE 901) versus NPH insulin in patients with type 1 diabetes on multiple daily insulin regimens. U.S. Insulin Glargine (HOE 901) Type 1 Diabetes Investigator Group. Diabetes Care. 2000;23(8):1137–42.

25. Porcellati F, Rossetti P, Pampanelli S, Fanelli CG, Torlone E, Scionti L, et al. Better long-term glycaemic control with the basal insulin glargine as compared with NPH in patients with Type 1 diabetes mellitus given meal-time lispro insulin. Diabet Med. 2004;21(11):1213–20.

26. Vague P, Selam JL, Skeie S, De Leeuw I, Elte JW, Haahr H, et al. Insulin detemir is associated with more predictable glycemic control and reduced risk of hypoglycemia than NPH insulin in patients with type 1 diabetes on a basal-bolus regimen with premeal insulin aspart. Diabetes Care. 2003;26(3):590–6.

27. Torlone E, Pampanelli S, Lalli C, Del Sindaco P, Di Vincenzo A, Rambotti AM, et al. Effects of the short-acting insulin analog [Lys(B28), Pro(B29)] on postprandial blood glucose control in IDDM. Diabetes Care. 1996;19(9):945–52.

28. Raskin P, Guthrie RA, Leiter L, Riis A, Jovanovic L. Use of insulin aspart, a fast-acting insulin analog, as the mealtime insulin in the management of patients with type 1 diabetes. Diabetes Care. 2000;23(5):583–8.

29. Garg SK, Rosenstock J, Ways K. Optimized Basal-bolus insulin regimens in type 1 diabetes: insulin glulisine versus regular human insulin in combination with Basal insulin glargine. Endocr Pract. 2005;11(1):11–7.

30. DeFronzo RA. Pharmacologic therapy for type 2 diabetes mellitus. Ann Intern Med. 1999;131(4):281–303.

31. Riddle MC, Rosenstock J, Gerich J. The treat-to-target trial: randomized addition of glargine or human NPH insulin to oral therapy of type 2 diabetic patients. Diabetes Care. 2003;26(11):3080–6.

32. Mooradian AD, Bernbaum M, Albert SG. Narrative review: a rational approach to starting insulin therapy. Ann Intern Med. 2006;145(2):125–34.

33. Gerstein HC, Yusuf S. Dysglycaemia and risk of cardiovascular disease. Lancet. 1996;347(9006):949–50.

34. Goldberg RJ, Burchfiel CM, Benfante R, Chiu D, Reed DM, Yano K. Lifestyle and biologic factors associated with atherosclerotic disease in middle-aged men. 20-year findings from the Honolulu Heart Program. Arch Intern Med. 1995;155(7):686–94.

35. Feinglos MN, Thacker CH, English J, Bethel MA, Lane JD. Modification of postprandial hyperglycemia with insulin lispro improves glucose control in patients with type 2 diabetes. Diabetes Care. 1997;20(10):1539–42.

36. American Diabetes Association. Standards of medical care in diabetes—2013. Diabetes Care. 2013;36 Suppl 1:S11–66.

37. Garber AJ, Abrahamson MJ, Barzilay JI, Blonde L, Bloomgarden ZT, Bush MA, et al. AACE comprehensive diabetes management algorithm 2013. Endocr Pract. 2013;19(2):327–36.

38. KDOQI. KDOQI clinical practice guidelines and clinical practice recommendations for diabetes and chronic kidney disease. Am J Kidney Dis. 2007;49(2 Suppl 2):S12–154.

39. KDOQI. KDOQI Clinical Practice Guideline for Diabetes and CKD: 2012 Update. Am J Kidney Dis. 2012;60(5):850–86.

40. DCCT. The effect of intensive treatment of diabetes on the development and progression of long-term complications in insulin-dependent diabetes mellitus. The Diabetes Control and Complications Trial Research Group. N Engl J Med. 1993;329(14):977–86.

41. DCCT. Effect of intensive therapy on the development and progression of diabetic nephropathy in the Diabetes Control and Complications Trial. The Diabetes Control and Complications (DCCT) Research Group. Kidney Int. 1995;47(6):1703–20.

42. EDIC. Sustained effect of intensive treatment of type 1 diabetes mellitus on development and progression of diabetic nephropathy: the Epidemiology of Diabetes Interventions and Complications (EDIC) study. JAMA. 2003;290(16):2159–67.

43. Levin SR, Coburn JW, Abraira C, Henderson WG, Colwell JA, Emanuele NV, et al. Effect of intensive glycemic control on microalbuminuria in type 2 diabetes. Veterans Affairs Cooperative Study on Glycemic Control and Complications in Type 2 Diabetes

Feasibility Trial Investigators. Diabetes Care. 2000;23(10): 1478–85.

44. Ohkubo Y, Kishikawa H, Araki E, Miyata T, Isami S, Motoyoshi S, et al. Intensive insulin therapy prevents the progression of diabetic microvascular complications in Japanese patients with non-insulin-dependent diabetes mellitus: a randomized prospective 6-year study. Diabetes Res Clin Pract. 1995;28(2):103–17.

45. UKPDS. Intensive blood-glucose control with sulphonylureas or insulin compared with conventional treatment and risk of complications in patients with type 2 diabetes (UKPDS 33). UK Prospective Diabetes Study (UKPDS) Group. Lancet. 1998;352(9131):837–53.

46. Patel A, MacMahon S, Chalmers J, Neal B, Billot L, Woodward M, et al. Intensive blood glucose control and vascular outcomes in patients with type 2 diabetes. N Engl J Med. 2008;358(24):2560–72.

47. Coca SG, Ismail-Beigi F, Haq N, Krumholz HM, Parikh CR. Role of intensive glucose control in development of renal end points in type 2 diabetes mellitus: systematic review and meta-analysis intensive glucose control in type 2 diabetes. Arch Intern Med. 2012;172(10):761–9.

48. Gerstein HC, Miller ME, Byington RP, Goff Jr DC, Bigger JT, Buse JB, et al. Effects of intensive glucose lowering in type 2 diabetes. N Engl J Med. 2008;358(24):2545–59.

49. Duckworth W, Abraira C, Moritz T, Reda D, Emanuele N, Reaven PD, et al. Glucose control and vascular complications in veterans with type 2 diabetes. N Engl J Med. 2009;360(2):129–39.

50. Shurraw S, Majumdar SR, Thadhani R, Wiebe N, Tonelli M. Glycemic control and the risk of death in 1,484 patients receiving maintenance hemodialysis. Am J Kidney Dis. 2010;55(5):875–84.

51. Williams ME, Lacson Jr E, Wang W, Lazarus JM, Hakim R. Glycemic control and extended hemodialysis survival in patients with diabetes mellitus: comparative results of traditional and time-dependent Cox model analyses. Clin J Am Soc Nephrol. 2010; 5(9):1595–601.

52. Oomichi T, Emoto M, Tabata T, Morioka T, Tsujimoto Y, Tahara H, et al. Impact of glycemic control on survival of diabetic patients on chronic regular hemodialysis: a 7-year observational study. Diabetes Care. 2006;29(7):1496–500.

53. Duong U, Mehrotra R, Molnar MZ, Noori N, Kovesdy CP, Nissenson AR, et al. Glycemic control and survival in peritoneal dialysis patients with diabetes mellitus. Clin J Am Soc Nephrol. 2011;6(5):1041–8.

54. Kalantar-Zadeh K, Kopple JD, Regidor DL, Jing J, Shinaberger CS, Aronovitz J, et al. A1C and survival in maintenance hemodialysis patients. Diabetes Care. 2007;30(5):1049–55.

55. Drechsler C, Krane V, Ritz E, Marz W, Wanner C. Glycemic control and cardiovascular events in diabetic hemodialysis patients. Circulation. 2009;120(24):2421–8.

56. Ramirez SP, McCullough KP, Thumma JR, Nelson RG, Morgenstern H, Gillespie BW, et al. Hemoglobin A(1c) levels and mortality in the diabetic hemodialysis population: findings from the Dialysis Outcomes and Practice Patterns Study (DOPPS). Diabetes Care. 2012;35(12):2527–32.

57. Freedman BI, Shenoy RN, Planer JA, Clay KD, Shihabi ZK, Burkart JM, et al. Comparison of glycated albumin and hemoglobin A1c concentrations in diabetic subjects on peritoneal and hemodialysis. Perit Dial Int. 2010;30(1):72–9.

第 17 章

糖尿病合并慢性肾脏病患者的计算机临床决策支持

Shayan Shirazian, John K.Maesaka, Louis J.Imbriano,
Joseph Mattana

问题的范围

流行病学

在美国,糖尿病(DM)是慢性肾脏病(CKD)和终末期肾脏疾病(ESRD)最常见的原因[1]。在超过 2000 万的美国 CKD 患者中,大约有 40% 的人合并糖尿病。同时,在 413 725 名透析患者中,大约 45% 的患者患有糖尿病。这些使糖尿病合并 CKD 患者心血管疾病发病率和死亡率的风险逐步增加。这种死亡风险随着肾功能的恶化而增高。ESDR 合并糖尿病的患者的 5 年死亡率估计超过 70%[1]。除了这些实质性的健康风险之外,每年治疗 ESDR 的医疗花费将近 360 亿美元,这个数字在过去 10 年增加了约 150 亿美元[1]。

S. Shirazian, M.D. (✉) • J.K. Maesaka, M.D. • L.J. Imbriano, M.D.
• J. Mattana, M.D.
Department of Medicine, Winthrop-University Hospital,
200 Old Country Road, Suite 135, Mineola, NY 11501, USA

Division of Nephrology and Hypertension, Department of
Medicine, Winthrop-University Hospital,
200 Old Country Road, Suite 135, Mineola, NY 11501, USA
e-mail: sshirazian@winthrop.org

早期识别

随着糖尿病发生率的增加, 在未来 20 年糖尿病患者的 CKD 问题预计会更严重。据估计,到 2030 年,糖尿病将在世界范围内流行,超过 3.66 亿成年人患有糖尿病。为了减缓糖尿病患者肾脏疾病的流行并改善他们的预后,国家肾脏基金会(NKF)和美国国立卫生研究院(NIH)已经制订了促进糖尿病肾病及 CKD 患者的早期识别和治疗方案[6,7]。这种方案的一个例子就是早期肾脏评估计划(KEEP)[7,8]。由 NFK 于 1997 年建立的 KEEP 是一项针对 CKD 高危成人的免费社区筛查项目。高风险被定义为有糖尿病或高血压个人史,或有糖尿病、高血压或肾病的一级亲属。KEEP 计划旨在提高高危人群对 CKD 的认识, 提供肾脏疾病的免费检测,推荐一个有教育信息的 CKD 治疗计划,并为随访提供转诊及后续支持治疗。KEEP 计划自成立以来,已经在美国筛选了大约 17 万人。虽然 KEEP 计划的全部影响尚不清楚,但早期发现促进了早期治疗并降低了 ESRD 的发病率和 CKD 的相关死亡率。

有效干预措施

多项干预措施已被证实可降低糖尿病合并 CKD 患者的心血管疾病风险并减缓肾脏疾病的发展。这些干预措施包括使用管紧张素抑制剂,以及严格的控制血压和血糖。虽然没有得到严格的支持,但额外的治疗如控制胆固醇、戒烟、饮食干预和减肥也可能减缓 CKD 的进展。如果一起实施,这些干预措施将具有附加的风险降低效益。

血管紧张素抑制剂

多个大型随机对照实验已经证明血管紧张素抑制剂对治疗糖尿病和蛋白尿患者的好处[10-15]。这些益处包括改善血压控制、蛋白尿消退、肾功能下降速度减慢、ESRD 发生率及[16]死亡率降低。由于这些好处,NKF 发布了一项指南,建议使用血管紧张素转换酶(ACE)抑制剂或血管紧张素受体阻滞剂(ARB)治疗糖尿病和微量清蛋白尿、大量清蛋白尿或 CKD[17]。

血糖控制

严格的血糖控制已被证明能预防蛋白尿的形成及进展[18-22]。此外,大量随机对照实验表明,强化血糖控制能减缓肾功能的下降[19,23]。由于将糖化血红蛋白(HgBA1c)控制在 6%或者更低时会增加全因死亡率,因此确定最佳血糖控制目标更为困难[22]。目前美国糖尿病协会(ADA)和 NKF 共同推荐在有或无 CKD 的糖尿病患者中,将 HgBA1c 控制到约 7.0%的目标水平[17,24]。

血压控制

大量的前瞻性实验已经证明了严格的血压控制能减缓糖尿病患者和 CKD 的肾功能下降[25,26]。能降低风险的最佳血压水平仍然不确定。肾病:改善全球预后(KDIGO)临床实践指南目前建议,对没有蛋白尿的糖尿病合并 CKD 患者来说,其目标血压应低于140/90mmHg。对有蛋白尿的糖尿病合并 CKD 患者来说,其目标血压低于 130/80mmHg[27]。

其他治疗

相对来说,其他的治疗措施的益处是有限的。食盐限制≤70mEq/d 已经证明提高了血管紧张素抑制剂的抗蛋白作用[28]。对于超重的糖尿病患者来说,减肥能减少蛋白尿的出现[29]。使用他汀类或贝特类药物降低胆固醇可以延缓肾功能的下降和蛋白尿的进展速度[30,31]。吸烟与 2 型糖尿病患者的肾病进展相关[32],戒烟与 CKD 进展的风险[33]。最后,减少饮食中蛋白质的摄入能降低 ESDR 的相关风险及糖尿病合并 CKD 患者的死亡率[34]。

综合治疗

Steno-2 实验。一项对 160 名丹麦白人的前瞻性研究,证明了对糖尿病合并 CKD 患者进行强化干预的潜在益处[35]。在这个实验中,患者被随机分配到多因素治疗组或标准治疗组。多因素干预包括饮食咨询、运动、戒烟、目标血糖值 HgBA1c<6.5%、过去两年目标血压值<140/85mmHg 和<130/80mmHg、ACEI 治疗、过去两年目标总胆固醇值<190mg/dL 和<175mg/dL、甘油三酯水平<150mg/dL、阿司匹林及维生素治疗。经过7.8 年的随访,强化治疗组主要的复合心脏终点显著降低,其中包括心源性死亡和蛋白尿的显著减少[35]。在第 13.3 年,包括了 5.5 年的随访观察,强化治疗组的全因死亡率风险比对照组显著降低[36]。

CKD 的识别

CKD 在普通人群、CKD 高危人群及糖尿病患者中尚未能识别[37,38]。全国营养和调查(NHANES)中一项从1999—2000 年横断面分析表明,1、2、3 及 4 期的肾脏疾病患者意识率分别为 40.5%、29.3%、22%和44.5%[38]。在 274 名不知情的 CKD 患者中,68.8%的患者还发现有糖尿病史。在对最近的一个包括了 CKD 高危人群的 KEEP 数据库分析中,意识率也同样很低;第 1、2、3、4 及 5 期肾脏疾病的患者分别为 4.36%、4.86%、5.39%、32.08%、44.87%[37]。从 KEEP 数据库处得到的糖尿病患者数据显示仅有 9.4%的糖尿病患者意识到他们的 CKD 诊断[39]。

CKD 在初级保健医生处的记录和存档率也很低[40-42]。回顾性和横断面研究显示中度 CKD 患者存档率为 4%~38%[40,41]。这些低记录和存档率可能与 CKD 知识缺乏相关。Navaneethan 等人最近的一项分析显示,仅 36.5%的初级保健医生知道 NKF 推荐的肾脏病转诊指南[42]。进一步的 KEEP 数据分析表明仅 12.3%满足 NKF 肾病转诊标准的 CKD 患者由肾病医生接诊过[43]。考虑到 CKD 患者早期转诊的好处,这是一个重要的发现[44,45]。这些好处包括节省花费、降低发病率和死亡率[44]。在一个对退伍军人健康的临床记录的回顾性研究中,包括 39 031 名患者,发现在中重度到重度 CKD 的持续肾脏护理与死亡风险降低独立相关[46]。

对 CKD 处理的不足

如上所述,几个关键的干预措施已经证明能够减缓糖尿病患者的 CKD 进展。尽管这些干预措施被证明是有效的,但是大多数有糖尿病和 CKD 患者并没有接受恰当的治疗。通过对从 2005—2010 年的 KEEP 数据库的资料分析揭示了仅有 8.4%的患者同时达到血压、血糖和胆固醇的目标水平。在 CKD1 期和 2 期的患者中，6.0% 达到这些目标水平；在 CKD3 期患者中 8.5% 达到这些目标水平；在 CKD4 期和 5 期的患者中有 9.0% 达到这些目标水平[43]。有趣的是，只有 9.9% 的 CKD 患者被肾病专家联合治疗而达到目标控制水平。类似的研究表明，超过 50% 的 CKD 患者血压控制不良[47]。从 2003—2008 年对 NHANES 数据库回顾性研究可知，1~4 期患者对 CKD 的知晓率仅为 7.4%，CKD 的认识与血压控制、ACEI/ARB 的使用或血糖的控制无关[48]。

鉴于早期诊断和治疗糖尿病合并 CKD 患者的重要性以及已知干预的好处，当务之急就是增加卫生保健专业人员的指南依从率。这包括血压的改善、血糖和胆固醇的控制，以及采用多因素生活方式干预措施，包括饮食、减肥咨询及戒烟。改善糖尿病和 CKD 患者的治疗新策略已经采用，但是取得的成果很有限。这些策略包括教育项目、多学科项目、行为干预、电话干预、中间供应商紧密随访及风险交流的干预[49-54]。一个提高患者及医生对指南治疗依从性的潜在策略就是通过信息技术的介入建成电子医疗记录(EMR)，包括计算机化的临床决策支持(CCDS)的使用。本章的其余部分将侧重于使用 CCDS 改善糖尿病合并 CKD 患者的护理。我们将首先定义 CCDS，并回顾现存的应用于糖尿病合并 CKD 患者治疗的 CCDS 系统。接着我们将要讨论出一个最佳的帮助糖尿病合并 CKD 患者管理治疗特征的 CCDS 系统。

CCDS 的介绍

临床决策的制订是医学艺术的一部分。决定做什么诊断检查、何时开始治疗及如何治疗都是要经过长时间的学习并具有在医学院培训及实践的经验才能得出的。尽管我们付出了很多努力，但是卫生保健专业人员每天所犯的医疗错误情况及对指南的遵从率仍然不容乐观。据医学研究估计，每年大约有 98 000 名美国居民死于可预防的医疗错误[55]。虽然卫生保健专业人员通常都是非常聪明、有才华，并且有奉献精神的人，然而在有限的医疗条件下有太多的决策需要去做。此外，日益增多的医学知识使卫生保健人员决策时很难与最新的指导研究保持同步。CCDS 致力于改进医生做决策的过程。

CCDS 被定义为通过用患者特定的电子健康信息来帮助临床做出决策的健康信息技术[56]。CCDS 系统

最常见的功能是临床知识库，这是一个与患者储存在 EMR 里特定信息相融合的临床知识库，并且这个系统能给临床医生提供建议[57]。Bright 等人最近做了一个系统回顾研究，回顾了从 1976 年 1 月到 2011 年 1 月间的 148 项随机对照实验，均以 CCDS 来帮助制订决策[58]。由于人口的研究、临床问题、CCDS 系统使用特征、设计及检测结果的不同而使得研究的变异很大。除了强调 CCDS 系统在过去 25 年中研究的广度，本文也着重于研究 CCDS 目前存在的问题。为了简化 CCDS 系统的分类，在本章接下来的我们将集中讨论临床相关方面。

CCDS 的临床相关方面

CCDS 最常见于解决临床需求问题。CCDS 最常见的 4 个临床相关方面包括：①CCDS 要解决的主要临床问题；②呈现所推荐的目标模型；③何时提出建议；④如何给出建议，以及如何控制用户访问或操作这些建议[57]。

主要的临床问题

CCDS 系统在多个目标区域已被应用于提高医疗服务的质量。这些领域包括预防、诊断、治疗、效率和成本控制[57]。在预防保健方面，CCDS 系统已被研究作为一种提高免疫接种率、癌症筛查率并坚持作为心血管疾病二级预防疾病管理指南的方式[59-62]。在 Souza 等人的系统回顾中对用于初级保健的随机 CCDS 系统的确定 41 个实验[62]。这些 CCDS 系统提高了初级保健中对血脂异常的筛查率和治疗效果，但是对于在癌症筛查、预防接种、预防保健中应用的支持较少。它们并没有改善患者的预后、安全性、成本及供应商的满意度。

CCDS 系统被用来帮助医生诊断。在放射科，CCDS 系统已经优化对众多疾病包括乳腺癌和肺癌的图像的解读[63,64]。在内科，CCDS 系统被应用于自我听诊[65]、糖尿病增生性视网膜病变[66]、肺结核[67]及急性冠脉综合征帮助诊断肺炎[68]。也有很多医生和患者使用流行的在线诊断网站，包括 webMD® 和 DxExplain®。

CCDS 系统已广泛用于改善治疗效果。CCDS 系统被用来提醒医生注意药物–药物相互作用、药物剂量使用错误及不遵从治疗指南等情况[68-70]。这些系统也被用来提高患者对多种慢性疾病管理指南的依从性，包括哮喘、感染、新生儿护理、糖尿病以及高血压[71-75]。在大多数情况下，CCDS 系统改善了慢性疾病

的护理过程,但并没有显著改善患者的预后[58]。

除了筛查、诊断、治疗外,CCDS 系统也使用干预措施来提高护理的效率[76]。这些干预措施包括保健计划、订购指南及药品处方警示[57]。这些干预措施的目的是为了避免重复的检查并最大限度地降低花销。很少有研究来探讨这些系统对效率和成本的影响。虽然最开始很难以实现且成本比较高,但是 CCDS 系统最终可以通过减少住院治疗、缩短住院时间、减少药物不良事件的发生频率并排除重复或过多的检查来显著降低花费[71,77]。

目标群众

CCDS 系统是设计给医生、护士、执业护士、助理医师、药剂师、和卫生保健专业培训人员使用[56,77]。现有的大多数系统是提供给医生使用的[56]。

给出建议的时机

当建议被提供给 CCDS 系统用户时,已经发生了很大的变化。信息在接触患者之前、接触患者之时及接触患者之后,CCDS 系统提供的建议似乎是紧随他们实时接触之后的,然而在接触患者之前或之后,患者摘要或高危患者名单可能是有用的[78,79]。

如何呈现警报及操作者对警报的控制

CCDS 系统实现的一个广泛研究领域是如何将警报呈现给操作者,以及操作者对这些警报控制的程度。注意事项包括警报的方式、如何侵入警报和建议的工作流程,以及卫生保健人员如何访问和解除警报[78-80]。

提醒和警报的形式,以及它们进入工作流程中的方式在 CCDS 系统中是形式多样的。当患者遇到了不正确的处方或不合理的治疗时,CCDS 系统会自动弹出一个窗口,列出不符合检查或治疗的患者名单或是作为帮助操作者治疗的反面指南。根据弹窗信息的重要程度不同,警报的形式也大不相同,紧急信息会中断工作流程而非紧急信息由被动列表传递。

供应商进入系统并为它的操作用户解除警报。CCDS 系统可以根据用户的操作从而中断警报,医生无法清除警报直到问题被记下且被动警报被完全纠正后,医护人员才可以继续访问[57]。此外,用户的控制程度可以与警报意图相匹配。提示严重的药物之间相互作用的警报,是必须要在该医嘱完成之前处理的中断性警报,然而,提示最佳慢性疾病护理的警报通常是被动的提醒,医生可以选择遵守。用户控制 CCDS 系统的程度可以显著影响医疗保健专业人员对 CCDS 系统的印象,以及他们因此可能采取的行动。中断的警报可能会干扰医生的工作流程,因而被动提醒往往被忽略。此外,重要的中断提醒可能会因为出现得太频繁或者 CCDS 用户认为它们是不准确或不必要被忽略,这种现象称为"警报疲劳"。

"警报疲劳"有可能防止操作者实践的变化[79]。超负荷警报的覆盖率估计约为 96%[79]。中断警报的情况要好于非中断警报。据报道,操作者重写药物相互作用警报的频率为 88%,以及操作者重写药物过敏警报的频率为 69%[81],然而操作者发现被忽略的非中断警报的频率是 98.6%[82]。未来 CCDS 系统设计的一个重要组成部分是如何优化用户对 CCDS 系统控制来提高警报重要性。为了防止"警报疲劳",警报配置显示及单个操作者的控制变成了必需趋势。例如,对于经常忽视或无视警报的操作者,CCDS 系统只能呈现被认为是紧急的信息,从而使得这些信息很难被消除或被忽略[80]。

CCDS 系统未来的发展方向

对 CCDS 系统干预临床相关方面的简要概述,我们已经介绍了大量术语用于描述 CCDS 的现有设计。虽然当前的 CCDS 系统各有不同,已成功地改进了操作者的实践。在 Kawamoto 等人的系统性回顾研究中,CCDS 系统成功地改善了提供者实践的特征,包括计算机的建议/警报、不中断工作流程的自动警报,以及以行动为主导的建议[81]。

虽然操作者的做法有了改进,但是在临床实施 CCDS 尚未实现的改善。正如 Roshanov 最近的一项系统性回顾描述,CCDS 系统的 52%~64% 的医疗管理,但只有 15%~31% 的研究促进患者治疗效果的改善[79]。此外,初步研究表明,与 CCDS 相关的实施成本显著增加。为了确保它们被卫生保健系统采用,未来 CCDS 研究需要证明患者治疗效果的改善,以及其效率和成本效益。

现有的 CCDS 系统用于糖尿病、高血压和 CKD

已经有很多关于 CCDS 系统对糖尿病、高血压及 CKD 患者的护理效果的研究。这些干预措施解决了不同内容的肾病护理,这些内容包括预防保健、治疗、效率及成本。现在,我们将介绍 CCDS 系统在糖尿病、高血压及 CKD 患者的现有研究,以及糖尿病合并 CKD

患者最佳的 CCDS 系统。

预防 CKD 的药物不良事件

CCDS 系统已被用于检查肾脏疾病患者的药物间相互作用、药物过敏反应及药物的使用剂量[77,83]。这些系统已经被应用在急性肾衰竭门诊和急诊的护理[77,83]。这些系统的最终目标是减少药物不良事件(ADE),即与药物相关的患者损伤[69],但迄今为止的结果喜忧参半。

急性肾损伤

CCDS 已经成功地改善了在急性肾损伤(AKI)发作时药物的使用剂量。在 McCoy 等人的研究中,1598名合并 AKI 的成人住院患者被随机分配到 CCDS 系统,如果在被给予的至少122种药物里有1种已知的肾毒性或经肾排泄的药物,它会产生一个被动警报或中断警报[84]。中断警报,不是被动警报,意味着可以提高供应商修改而或停止肾毒性药物或肾清除药物。

CKD

Chertow 等人的研究中,对 CCDS 处理住院 CKD患者处方的效果进行了评价[85]。干预措施包括对药物选择的推荐、药物剂量及药物出现在 EMR 警报中的频率。在这项纳入7490例肌酐清除率<80mL/min 患者的实验中,研究人员将干预组和控制进行了比较分析。实验包括了4个为期2个月的干预组和对照组(干预-控制交替进行)。药物的剂量信息均可在网上获得。然而,对于控制组,调整后的药物剂量没有显示给订单输入用户。结果显示,CCDS 能将提高 CKD 患者适当用药的频率提高到51%。与此同时,控制组的频率只有30%。这包括剂量变化相应命令(67%比54%)和频率变化(59%比35%)。干预组与控制组的住院天数也被认为有显著差异(4.3 比4.5),但干预后住院费用或 AKI 的发作无明显差异[85]。Tawadrous 等人的回顾性研究检测了 CCDS 对 AKI 和 CKD 患者开处方的效果[77]。研究回顾了17项 CCDS 的前瞻性实验。在这17项研究中,有12项研究推荐根据肾功能水平决定的药物的剂量余下的5项研究则推荐临床剂量要参考血药浓度。这些研究通过提高适当的剂量比例和(或)用药次数,以及修改不适当药物的时间改进了临床医生处方工作结果。整体而言,在这篇综述中,发现 CCDS 降低了患者发生 AKI 的速度。然而,其他重要的患者结果,如副作用的比例和住院时间,并没有

表现出有所改善。

上述研究表明,CCDS 在改进临床医生处方避免禁忌药物方面及对肾脏疾病患者药物恰当剂量上有的明确作用。另外,我们需要进一步的研究来确定CCDS 是否提高了临床疗效,如降低药物不良事件的发生率及 CCDS 最终能否降低花费。

CCDS 及 CKD 的识别

尽管强制性的估计肾小球滤过率(eGFR)报道了在初级保健提供者中 CKD 的意识率略有增加[86,87]。为了提高临床疗效,CCDS 系统已经被纳入门诊初级护理电子病历,用来提高对 CKD 的识别。这两个 CCDS 系统被设计用来提供全面的 CKD 护理并将在接下来的部分进行讨论,只有一项研究主要集中于提高初级医疗对 CKD 的识别[88,89]。

Abdel-Khader 等人进行了一项研究,在加拿大的初级保健诊所中,通过对 CCDS 联合初级保健人员教育课程与单独的关于肾病转诊和蛋白尿定量阳离子的教育课程的效果进行了测试。这项研究被设计成一组随机对照实验。CCDS 系统包括一个电子病历的被动警报。当患者在12个月的随访就诊记录中 eGFR<45mL/(min·1.73m²) 且没有被肾病专家接诊时将激活被动警报。第一个警报建议患者转诊并提供一个包含推荐人选的转诊名单。第二个警报建议给在去年没有尿清蛋白/肌酐定量评估的患者开一个随机尿清蛋白/肌酐比值的测试。教育会议和 CCDS 提示对肾脏疾病患者转诊或尿蛋白定量在干预组和对照组并没有改善[86]。虽然这项研究是 CCDS 系统对 CKD 患者随机对照实验的一个很好的例子,但将它推广到所有 CCDS系统的 CKD 患者上还有很多限制。实验在大学的初级保健场所进行,相对较小,动力不足。最后,也是最重要的是,CCDS 设计了一个被动的、不中断的警报。考虑到操作者忽略被动警报的频率很高,未来的关于提高操作者对 CKD 识别的 CCDS 临床试验应该被设计成具有中断性警报,以强制提供者识别。

CCDS 系统改善血压控制

Anchala 等人回顾了决策支持系统对血压控制的影响[90]。这篇综述选定了4个随机对照实验,研究从开始到结束不收缩压的变化。其中3个研究使用以计算机为基础的临床决策支持系统,提供当患者血压不达标时的药物管理建议[75,91,92],而另外一个研究使用CCDS 系统只提供了实时特定的患者心血管风险评

估,没有高血压方面的管理建议[93]。基于现在的 4 个研究结果,研究作者得出结论,CCDS 系统并没有引起收缩压的显著下降。这篇综述的局限性包括排除了没有报告实验的结果的研究,实验纳入的不均匀性及患者失访比例较大(>25%)。他们研究最显著的局限性在于并不是所有的纳入研究都提供有关治疗的建议,以及具体治疗药物和使用的剂量。本篇综述中一个良好学习例子是 Hicks 等人的研究,他们把治疗推荐方法作为 CCDS 处理算法的一部分[92]。在与波士顿一家大型学术医疗中心合作的 14 个初级诊所中进行了随机分组实验。CCDS 干预组中进行了随机的推荐方法,以提醒医生注意血压治疗指南和护理标准。血压控制指南特定药物的作用。如果患者在前一年间至少一次到参加实验的诊所就诊,那么其可以参加实验。当患者在问题清单中被诊断为高血压或有 3 次以上血压读数≥140/90mmHg,并且没有适当的指南时,CCDS 就提示可以开始一直恰当的抗高血压治疗。提醒由电子病历中运行的程序生成,它搜索关键点、药物、过敏症和问题列表及交叉检查这些患者的特有问题用疾病特异性的算法。如果患者疾病使用不恰当的药物治疗,在电子病历中会给操作者一个提醒。在见到患者之前,使用者可以拿到纸质提醒。2027 名符合条件的患者中1048 名被随机分为常规护理组,786 名为 CCDS 干预组,120 名由从业护士护理,73 名由从业护士和 CCDS护理。结果分析显示,在 CCDS 组和对照组血压控制没有显著改善。然而,CCDS 使用在药物处方推荐上取得了显著效果。血压控制没有取得理想效果,被认为是由于 CCDS 用来提醒内科医生开适当药物的处方而没有强化治疗。事实上两组 90%的患者在研究开始时采用指南推荐的药物治疗。作者认为未来 CCDS 设计对高血压管理集中于强化治疗。

总之,CCDS 在处方等护理过程中有所改善,而对血压控制却没有改善。要做到这一点,未来研究重点应集中于在电子病历中构建的治疗,并为强化治疗提供适当的建议。

CCDS 系统改善糖尿病管理

治疗慢性病的 CCDS 系统中大部分被用来治疗糖尿病[79]。这些 CCDS 系统在糖尿病护理上已经增加了许多有利因素,包括着重于降低多风险的标准护理流程。由于多学科共享电子病例,以及通过患者门户提供可访问的个性化健康信息,使患者多与授权和护理的过程[79]。糖尿病 CCDS 研究有两个有效干预例子,包括 TRANSLATE 实验和 COMPETE 实验。

TRANSLATE 实验是一组随机实验,在 24 个初级卫生保健单专业社区测试了在糖尿病护理上多组分干预效果[94]。在随机分配给干预组的实践中,指派了一名现场协调员和当地的医师倡导者,建立了电子糖尿病登记处,并培训了一名现场协调员。电子注册表基于协调人员和诊所工作人员的输入以及实验室接口,为计划外的预约(足部检查、眼科检查等)生成提醒,并提醒随着时间的推移绘制出 HgBA1c、SBP 和 LDL 值,并指示患者是否达到目标。这些提醒是在每次就诊时给患者的。此外,研究协调员还联系了高危患者。现场协调员更新他们医生的每月进展。在这项对 7101 名随机患者的研究中,干预措施使 SBP、HgBA1c、LDL 胆固醇的基线在 12 个月内得到了显著改善。本研究发现,在 12 个月时,与随机选择的每 100 人相比,干预组多了 15 个达到 SBP、HgBA1c 或 LDL 目标值的患者。

在 COMPETE Ⅱ 随机实验中,Holbrook 等人测试了一个基于网络的糖尿病患者和供者共享的追踪器对 13 个糖尿病风险标记物的效果[95]。糖尿病患者被随机分到干预组。追踪器包括一个电子的、网络的、颜色编码的、糖尿病追踪器,以及患者电子病历及一个电话提醒系统或标准治疗接口。这个追踪器监测 13 个与糖尿病相关的变量,给出每个变量的目标值及帮助患者达到这些目标值的建议。除了干预外,患者每个月会收到含有跟踪器编码页的邮件,提示其在复诊时把这个页面交给医生,每个月自动电话提醒服药和检查时间及医生复诊时间。总共 511 名患者被随机分配到试验组,对这些患者平均随访 5.9 个月。本研究的主要成果是一个"完善过程,"即干预和对照之间对于质量综合结果的差异,它们是基于 HgBA1c、血压、低密度脂蛋白、身体质量指数、蛋白尿、足部检查频率、吸烟和体力活动指数比照目标计算得出的。干预组相对于对照组而言,过程综合评分明显增高。作者还注意到一个很小,但很显著的改善。干预组在 SBP、HgBAlc控制方面有了明显的改善,但在 6 个月的研究结束时,干预组仅有 19 例(75%)患者 SBP、HgBAlc、LDL 达到目标。作者得出结论,由于这是个短期随访及研究的焦点集中于过程,他们的结果只取得了适度的提高。

Ali 等人回顾了 Medline 数据库中发表的一些研究成果,探讨了配有 CCDS 的电子病历对糖尿病治疗的影响[96]。结果发现,在 33 个个人研究中有 21 个研究报告了定量检测干预前后的临床护理指标。有 13 个实验报道了随机或整群随机实验及 26 个实验中 23 个被安排在初级健康保健诊所。没有研究报道临床硬终点，如心血管事件和死亡率。这篇综述的主要发现是 CCDS 纳入电子病历导致在诊所和在同一诊所操作者之间接受到的临床护理变异性降低。也有人指出，多层面的干预措施，如那些涉及临床病例管理人员实施的干预措施，比单一干预措施在更大程度上改善了结果。同时，与患者门户和更多特征交互的 CCDS 工具会有更好的结果。大多数研究从患者处获得良好评价，他们报道称 CCDS 使授权感增加。本综述的缺陷在于回顾性研究的异质性限制及缺乏对临床硬终点的报道，如心血管事件或死亡。总之，CCDS 系统已经证明可以通过多方面的干预和患者可获得的选择来改善临床护理过程，从而获得最大的成功。未来的研究应该使用一个标准的评价指标，包括对临床硬终点的评价。

CCDS 对 CKD 的治疗

两个前瞻性研究检测了 CCDS 对 CKD 患者的影响。两个试验从电子病历确定了 CKD 患者并基于这个确定而推荐治疗方法。然而，只有一项研究给电脑操作者以实时建议。

Fox 等人着手了第一个研究，测量了在两个城市少点所实施的质量改进措施的效果。一个用电子病历，另一个用纸质图表检测[88]。这些质量改进措施包括实验增强助剂的使用、CCDS 和学术详述。CCDS 工具的设计是基于 NKF 指南。此工具从电子病历中获取 eGFR、HgBA1c、CKD 相关药物及钙、磷、甲状旁腺激素及 25 羟维生素 D 水平。基于这些现有的实验室参数，给每一个 CKD 患者制作了一个建议提醒量表。有一名特定操作者可以看到。这张提醒表包括患者目前的实验室参数和推荐的质量改进措施，以帮助患者达到 NKF 定义的 CKD 治疗目标。在使用电子病历的实践中，提醒量表作为一个被动任务提醒被设置在医生"做"的部分。一旦被批准注意提醒就会被放入电子病历来提高 CKD 的护理，包括 CKD 诊断的标注、停止有害药物及适当诊断测试的命令。在纸质诊所，初始提示表和提醒标注被安排在纸质图表中。除了 CCDS 工具，质量改进的干预措施还包括两名实践增强助手，他们将大约每隔 3 个月回顾图表并检查指南并提出符合 CKD 指南的建议。CCDS 纳入电子病历的标准包括年龄大于 18 岁和 GFR 估计（eGFR）<60mL/min，两个门诊中有 180 名患者满足该标准。CCDS 质量改进

项目提高了 CKD 及贫血的诊断率并减少了 CKD 潜在有害药物的使用，包括二甲双胍和非甾体消炎药的使用。作者也指出，eGFR 的一个很小但显著的提高出现于干预一年后。

在 Manns 等人的第二项研究中，在加拿大 93 家初级保健诊所中对 66 岁以上、eGFR<60mL/min、糖尿病或蛋白尿的患者进行了增强 eGFR 实验室提示的效果评估。加强了测量尿白蛋白/肌酐比率（UACR），在 UACR >35mg/mmol 的糖尿病患者中使用 ACEi 或 ARB，控制 BP<130/80mmHg，控制 LDL<2.5mmol/L，控制糖化血红蛋白<7%。这些建议被邮寄给操作者。初级保健诊所被随机分组，接受基于纸张的标准 eGFR 提示，包括陈述的 CKD 和肾病转诊的适应证或加强提示。主要的结果是，在医生收到第一个提示后的 1 年内，有多少患者在开了 ACEi 或 ARB 的处方后仍坚持服药。作者发现，在 5444 名患有糖尿病或蛋白尿的老年 CKD 患者中，强化提示并没有改善 ACEi 或 ARB 的处方实践。在两组患者中，接受一种新的降胆固醇药物或另一种不同治疗级别的抗高血压药物治疗的比例在提示发生后的一年内没有差异。虽然这是一个大型的随机试验，但研究的设计和干预限制了这些发现的普遍性。治疗建议没有纳入电子病历，也没有给出医生来访的时间和地点。此外，77% 使用 ACEi 或 ARB 的患者在进行干预之前已经达到了主要的结果，这表明改善的空间很小。未来在 CKD 患者中进行的 CDS 研究 应采用计算机系统设计，将实时建议纳入电子病历，并为发现临床结果的改善提供动力。

最佳的 CCDS 对糖尿病合并 CKD 患者

关爱糖尿病患者需要注意细节，密切随访和运用多学科的方法。此外，糖尿病合并 CKD 患者是一个高危亚组，需要我们更加谨慎。内科医生必须使用最新的治疗方法治疗患者，管理包括精神疾病在内的复杂的合并症和处理具有挑战性的社会问题。正如我们以前所记录的，医生在对糖尿病合并 CKD 患者的护理方面存在不足。此外，糖尿病合并 CKD 的日益流行，使这些患者的今后的治疗令人望而生畏。我们相信 CCDS 工具加入电子病历中可以大大增加医务人员对糖尿病患合并 CKD 患者的护理。在上一节，我们介绍并探讨了 CCDS 对糖尿病，高血压，和 CKD 护理效果的研究。在本节中，我们将描述我们认为的糖尿病合

并 CKD 患者最佳的 CCDS 系统的特征,我们希望这些特征将改善患者的预后。

根据前文所述的 CCDS 系统的成功和失败原因[78],我们认为,适合糖尿病合并 CKD 患者的最佳的 CCDS 应该有几个关键的系统特性。这些特征包括集成到现有的电子病历,尽量减少中断工作流程的实时建议,在适当的时候建议而不是评估及定制警报消息,具体情况的用户控件定制警告信息。此外,我们认为最佳的 CCDS 应该具备五个关键功能:①确定 CKD 患者及进展为终末期肾病的高危人群;②预防药物不良事件;③确定不符合糖尿病、高血压、高脂血症或治疗目标的患者;④提出建议以帮助操作者和患者达到治疗目标;⑤为患者提供工具以帮助他们更好地了解自身情况及治疗方案的理论基础。在本章的其余部分,我们将回顾如何设计用于糖尿病合并 CKD 患者的且具备这 5 个功能的 CCDS。

确定 CKD 和那些在高风险进展的患者

当患者的 eGFR 小于 60mL/min,或有蛋白尿、异常尿沉渣或肾脏结构异常时最佳的 CCDS 系统将自动识别糖尿病合并 CKD 患者,当患者被确定为有 CKD 而没有明确诊断的时候,消息会被动地出现在电子病历中(通过点击图标来访问)。该警报可能还包括一个链接到 NKF 中的 CKD 分级标准或对操作者和患者的教育材料。

此警报第一步将对 CKD 患者增加的心血管和肾脏风险进行分级。鉴于 CKD 在糖尿病中的高发率。将风险最高的患者分类并提醒操作者和患者注意也是很重要的。一个更复杂的风险分层算法(如下所述)可被用来识别这些患者。这些患者的图表将标记上他们的高风险状态,有一个中断的警报来防止它被忽视。如果肾脏病或心脏病专家没有看到过这些患者,系统将给出转诊的建议。此外,建议给高风险患者更多的重症监护包括限制蛋白质、碳酸氢盐或磷酸盐结合剂治疗、抑郁症的筛查、失眠筛查、健康心理学转诊、CKD 教育转诊及肾脏替代计划。

使用 CCDS 进行风险预测

风险预测在糖尿病合并 CKD 患者中是一个有潜在价值工具,使医生可以将患者分为低风险或高风险。确定哪些糖尿病合并 CKD 患者有进展到 ESRD 的高风险,有助于早期准备透析、准备肾移植,或者放弃治疗。相反,识别有心血管事件而不是进展到

ESRD 的高危患者,可以促进心脏转诊或临终讨论,并节约宝贵的医疗资源。否则,将要给患者准备透析或肾移植。

CCDS 可以在患者特定的健康信息中应用风险分层方程,对糖尿病合并 CKD 的患者进行早期有效的危险分层。风险在电子病历中的表示可以用一种数字百分比、风险类别(高、中、低)或者是一个图形化的警报。这个风险提示就可以链接到其他 CCDS 推荐的用于降低心血管和肾脏风险的为 ESRD 准备的干预措施。

在电子病历中建议风险提示也有可能对患者产生有利的影响。危险的输出可以从电子病历中打印出来或者通过患者访问门户网站的方式展示给患者。这些风险评估可以帮助患者做出明智的决定,包括使用肾脏替代计划,激励患者改善血压、糖化血红蛋白及通过饮食和运动控制胆固醇。最好能够通过简单的图形来呈现风险。这些风险图侧重于频率并且适合不识数的人群[99-101]。可以在当前风险旁边标明类似的风险,并为患者提供适当的策略。

预防药物不良事件

我们前面已经描述了 CCDS 系统在肾脏疾病患者中降低药物不良事件的作用[77]。最佳的 CCDS 系统对糖尿病合并 CKD 患者将提供药物-药物相互作用和药物剂量错误警报。严重警告、严重的药物-药物相互作用或药物剂量误差,警报会中断并不容易被忽视。这种方式的警报已经被证明在改变医生的行为上比被动警报更有效[81]。当糖尿病合并 CKD 的患者订购氨基糖苷类、非甾体类抗感染药和静脉造影剂等肾毒性药物时,会出现中断警报。

对于不太严重的药物相互作用或剂量问题,电子病历中将出现被动警报。这些警报的控制可以根据对 CCDS 的持续审查进行定制。通常被忽略的警报会变得更加被动,对工作流程也没有影响,最终被从 CCDS 中删除。这样就确保了医生对 CCDS 的持续支持,防止"警报疲劳"。

对不满足治疗目标的糖尿病、高血压或高脂血症患者的识别

随着联邦政府对电子病历的推广,到 2014 年大多数糖尿病合并 CKD 的患者都有一个电子病历。在上面,关键的治疗参数,如 HgBA1c、血压和低密度脂蛋白,很容易被检索出来。理想的 CCDS 系统可以识别

这三个参数未达标的患者。操作者会收到一份没有达标的患者名单,并且用一个被动警报来标注未达标患者。如果糖尿病合并 CKD 患者没有得到恰当的诊断性检查,随后推荐的检查项目将会产生。这些建议将完美的与指南联系在一起来支持他们。

帮助操作者达到治疗目标的建议

CCDS 系统实施中最复杂的部分,就是对糖尿病合并 CKD 患者建议在血压、血糖和胆固醇控制上生成特定患者。复杂的附加水平将允许操作者和患者去设定一些在某些情况下不同于标准目标的目标值,比如对不能耐受血压降低于 130/80mmHg 的患者设置一个更高的血压目标或对有症状性低血糖的患者尝试达到推荐的 HbA1c 水平。这些患者具体目标仍将作为记录的一部分,并可以作为治疗建议的参数值。

血压

对糖尿病、CKD 和高血压患者而言,最佳的 CCDS 系统应该提供起始用药建议并一直调整达到目标血压值。为了提高操作者的接受程度,这些建议将基于最新的临床知识,并以患者的具体信息为指导。

知识库从对最近随机临床实验的回顾中产生,并将不断更新。这个知识库也会补充特定患者的信息。例如,CCDS 系统会建议对 ACE 抑制剂过敏的患者使用另一种药物或调整药物剂量,而不是向所有患者推荐血管紧张素抑制剂,并且会识别之前接受 ACEI 或 ARB 治疗但因其他原因不能耐受的患者。这种患者特有的反馈将是这种 CCDS 系统的一个组成部分。所有药物推荐将通过分步计算法,它将与现有的药物和禁忌药物进行交叉检验直到给出特定药物或剂量增加的建议。这在后续的每个访问中继续进行,直到患者达到目标血压值 130/80mmHg(或如上所述被操作者和患者确定的其他目标值)。

HgBA1c

对糖尿病合并 CKD 的患者而言,最佳的 CCDS 系统应该要确定不能达到目标 HgBA1c 的高风险患者,并为操作者提出推荐治疗方案。如上所述,HgbA1c 的目标值基于患者的具体信息;当患者 HgBAlc 高于 7% 时会被设定为老年患者或有症状性低血糖多次发作的患者。警报会建议增加或改变胰岛素治疗,或给出营养建议,或给没有达到 HgBA1c 目标值的患者一个

特定的饮食计划。

为了优化这种 CCDS 系统中糖尿病的治疗部分,这个系统应该建议在之前系统成功的属性上[96]。这些属性包括多因素和多学科的 CCDS 建议和患者的门户网站[96]。这样的 CCDS 系统被提供给多学科团队的操作者使用,包括肾脏科医生、内分泌专家、心脏病专家、营养学家和健康心理学家。特殊患者的门户网站应该允许患者和操作者共同追踪特殊患者的糖尿病信息。这个门户网站会保护健康医疗信息及给操作者的建议。此外,护理协调员可以共同追踪患者信息并给患者引导不同的复诊。

胆固醇的管理

之前研究已经使用 CCDS 成功地改善胆固醇的管理[90]。我们可以设想一个 CCDS 系统会提醒医生糖尿病合并 CKD 患者的低密度脂蛋白水平超过了目标值。CCDS 将推荐多因素的患者具体计划来改善胆固醇水平。此外,在医生使用患者门户网站的具体健康信息和建议时患者也可以追踪他们的胆固醇管理。

其他干预措施

一个完美的 CCDS 系统也会为高危患者额外提供一些健康管理策略。这包括限制晚期肾病患者的蛋白质摄入,为 ESRD 高风险的患者提供肾脏替代疗法,以及将肥胖和吸烟患者转诊到肥胖和戒烟诊所。此外,CCDS 还提出了促进人群生理心理健康的建议。这些建议包括对失眠和抑郁的筛查,适当的干预教育,强调患者参与,以及减少药物滥用。这些干预措施通过提高患者的积极性改善了患者的健康状况。

成功的保障

CCDS 系统的成功实施是建立在之前系统成功的基础上。如前所述,这种干预将被计算机转化成一个实时推荐信息及根据用户控制的具体情况使用定制的警报信息。正如由 Sirajuddin 等人和卫生保健研究与质量所倡导的那样,我们的目标是,为正确的患者,以正确的方式在正确的时间提供正确的警报[103]。此外,这个 CCDS 系统有几个独特的功能,以解决之前系统的缺点。这些系统将是多组分和多学科的,能够被所有操作者使用并共享一个特定的患者。同时全面治疗糖尿病合并 CKD 患者的一系列疾病。CCDS 将为操作者和患者提供建议,包括建立患者可以访问其健康

信息门户网站,提供治疗目标及达到这些目标的措施并附上支持文献的链接。这样的一个 CCDS 系统也将提供访问额外资源的途径,并在护理人员等人的参与下增加建议条目。

监测结果

新型 CCDS 系统的有效性仍需要通过研究来证明,这些研究的结果应该不仅可以改善患者和操作者的实践,还可以改善临床结果和生活质量。这样的 CCDS 系统研究将需要证明临床硬终点的改善,比如 ESRD 进展率,全因死亡率和心血管死亡率。其他应检测的重要的临床终点包括患者移植的百分比而不是接受移植以及移植患者的移植存活率。除了这些临床终点,重要的生活质量和用户满意度指标也应该被检测。

最佳的 CCDS 系统也需要考虑成本效益。对 CCDS 系统的初步研究表明,该项目的开启是很昂贵的,大部分成本来自临床检测和对 CCDS 知识库的维护。未来的研究将需要证明随着时间推移成本有所节约。如果给予足够的时间,理想的 CCDS 系统将能够通过减少对强化临床输入的需求维持自我平衡。最终,系统可以通过最低限度的投入为多名患者提供护理,并成为应对资源受限的低成本护理的选择。通过预防与 CKD 及其进展到 ESRD 有关的主要发病率和死亡率以及由此产生的肾脏替代治疗的需要,医疗成本就可以降低。

总之,CCDS 系统是一个能改善糖尿病合并 CKD 患者管理的潜在有效工具。CCDS 系统可以从电子病历中识别糖尿病合并 CKD 的患者,预防药物不良事件并提出具体建议来帮助操作者和患者达到治疗目标值。最佳的 CCDS 系统的主要特征有计算机化、实时、对患者的具体建议集成到工作流中,多学科的操作者使用和患者的门户网站。最终,这些系统的成功将取决于他们是否改善 ESRD 的死亡率以及生活质量。

(杨珺 吴子瑜 译)

参考文献

1. Collins AJ, Foley RN, Herzog C, Chavers B, Gilbertson D, Ishani A, et al. US renal data system 2012 annual data report. Am J Kidney Dis. 2013;61(1 Suppl 1):A7, e1–476.
2. Coresh J, Selvin E, Stevens LA, Manzi J, Kusek JW, Eggers P, et al. Prevalence of chronic kidney disease in the United States. JAMA. 2007;298(17):2038–47.
3. Go AS, Chertow GM, Fan D, McCulloch CE, Hsu CY. Chronic kidney disease and the risks of death, cardiovascular events, and hospitalization. N Engl J Med. 2004;351(13):1296–305.
4. Stamler J, Vaccaro O, Neaton JD, Wentworth D. Diabetes, other risk factors, and 12-yr cardiovascular mortality for men screened in the Multiple Risk Factor Intervention Trial. Diabetes Care. 1993;16(2):434–44.
5. Hossain P, Kawar B, El Nahas M. Obesity and diabetes in the developing world—a growing challenge. N Engl J Med. 2007;356(3):213–5.
6. Khwaja A, Throssell D. A critique of the UK NICE guidance for the detection and management of individuals with chronic kidney disease. Nephron Clin Pract. 2009;113(3):c207–13.
7. Brown WW, Peters RM, Ohmit SE, Keane WF, Collins A, Chen SC, et al. Early detection of kidney disease in community settings: the Kidney Early Evaluation Program (KEEP). Am J Kidney Dis. 2003;42(1):22–35.
8. McGill JB, Brown WW, Chen SC, Collins AJ, Gannon MR. Kidney Early Evaluation Program (KEEP). Findings from a community screening program. Diabetes Educ. 2004;30(2):196–8, 200–2, 206.
9. Whaley-Connell A, Kurella Tamura M, McCullough PA. A decade after the KDOQI CKD guidelines: impact on the National Kidney Foundation's Kidney Early Evaluation Program (KEEP). Am J Kidney Dis. 2012;60(5):692–3.
10. Captopril reduces the risk of nephropathy in IDDM patients with microalbuminuria. The Microalbuminuria Captopril Study Group. Diabetologia. 1996;39(5):587–93.
11. Lewis EJ, Hunsicker LG, Bain RP, Rohde RD. The effect of angiotensin-converting-enzyme inhibition on diabetic nephropathy. The Collaborative Study Group. N Engl J Med. 1993;329(20):1456–62.
12. Hovind P, Rossing P, Tarnow L, Smidt UM, Parving HH. Remission and regression in the nephropathy of type 1 diabetes when blood pressure is controlled aggressively. Kidney Int. 2001;60(1):277–83.
13. Lewis EJ, Hunsicker LG, Clarke WR, Berl T, Pohl MA, Lewis JB, et al. Renoprotective effect of the angiotensin-receptor antagonist irbesartan in patients with nephropathy due to type 2 diabetes. N Engl J Med. 2001;345(12):851–60.
14. Brenner BM, Cooper ME, de Zeeuw D, Keane WF, Mitch WE, Parving HH, et al. Effects of losartan on renal and cardiovascular outcomes in patients with type 2 diabetes and nephropathy. N Engl J Med. 2001;345(12):861–9.
15. Keane WF, Brenner BM, de Zeeuw D, Grunfeld JP, McGill J, Mitch WE, et al. The risk of developing end-stage renal disease in patients with type 2 diabetes and nephropathy: the RENAAL study. Kidney Int. 2003;63(4):1499–507.
16. Ruggenenti P, Cravedi P, Remuzzi G. The RAAS in the pathogenesis and treatment of diabetic nephropathy. Nat Rev Nephrol. 2010;6(6):319–30.
17. KDOQI. KDOQI Clinical Practice Guideline for Diabetes and CKD: 2012 Update. Am J Kidney Dis. 2012;60(5):850–86.
18. The effect of intensive treatment of diabetes on the development and progression of long-term complications in insulin-dependent diabetes mellitus. The Diabetes Control and Complications Trial Research Group. N Engl J Med. 1993;329(14):977–86.
19. Intensive blood-glucose control with sulphonylureas or insulin compared with conventional treatment and risk of complications in patients with type 2 diabetes (UKPDS 33). UK Prospective Diabetes Study (UKPDS) Group. Lancet. 1998;352(9131):837–53.
20. Fioretto P, Steffes MW, Sutherland DE, Goetz FC, Mauer M. Reversal of lesions of diabetic nephropathy after pancreas transplantation. N Engl J Med. 1998;339(2):69–75.
21. Duckworth W, Abraira C, Moritz T, Reda D, Emanuele N, Reaven PD, et al. Glucose control and vascular complications in veterans with type 2 diabetes. N Engl J Med. 2009;360(2):129–39.
22. Ismail-Beigi F, Craven T, Banerji MA, Basile J, Calles J, Cohen RM, et al. Effect of intensive treatment of hyperglycaemia on

microvascular outcomes in type 2 diabetes: an analysis of the ACCORD randomised trial. Lancet. 2010;376(9739):419–30.

23. de Boer IH, Rue TC, Cleary PA, Lachin JM, Molitch ME, Steffes MW, et al. Long-term renal outcomes of patients with type 1 diabetes mellitus and microalbuminuria: an analysis of the Diabetes Control and Complications Trial/Epidemiology of Diabetes Interventions and Complications cohort. Arch Intern Med. 2011;171(5):412–20.

24. Inzucchi SE, Bergenstal RM, Buse JB, Diamant M, Ferrannini E, Nauck M, et al. Management of hyperglycemia in type 2 diabetes: a patient-centered approach: position statement of the American Diabetes Association (ADA) and the European Association for the Study of Diabetes (EASD). Diabetes Care. 2012;35(6):1364–79.

25. Adler AI, Stratton IM, Neil HA, Yudkin JS, Matthews DR, Cull CA, et al. Association of systolic blood pressure with macrovascular and microvascular complications of type 2 diabetes (UKPDS 36): prospective observational study. BMJ. 2000;321(7258):412–9.

26. Berl T, Hunsicker LG, Lewis JB, Pfeffer MA, Porush JG, Rouleau JL, et al. Impact of achieved blood pressure on cardiovascular outcomes in the Irbesartan Diabetic Nephropathy Trial. J Am Soc Nephrol. 2005;16(7):2170–9.

27. Wheeler DC, Becker GJ. Summary of KDIGO guideline. What do we really know about management of blood pressure in patients with chronic kidney disease? Kidney Int. 2013;83(3):377–83.

28. Houlihan CA, Allen TJ, Baxter AL, Panangiotopoulos S, Casley DJ, Cooper ME, et al. A low-sodium diet potentiates the effects of losartan in type 2 diabetes. Diabetes Care. 2002;25(4):663–71.

29. Morales E, Valero MA, Leon M, Hernandez E, Praga M. Beneficial effects of weight loss in overweight patients with chronic proteinuric nephropathies. Am J Kidney Dis. 2003;41(2):319–27.

30. Ansquer JC, Foucher C, Rattier S, Taskinen MR, Steiner G. Fenofibrate reduces progression to microalbuminuria over 3 years in a placebo-controlled study in type 2 diabetes: results from the Diabetes Atherosclerosis Intervention Study (DAIS). Am J Kidney Dis. 2005;45(3):485–93.

31. Tonolo G, Velussi M, Brocco E, Abaterusso C, Carraro A, Morgia G, et al. Simvastatin maintains steady patterns of GFR and improves AER and expression of slit diaphragm proteins in type II diabetes. Kidney Int. 2006;70(1):177–86.

32. Chuahirun T, Khanna A, Kimball K, Wesson DE. Cigarette smoking and increased urine albumin excretion are interrelated predictors of nephropathy progression in type 2 diabetes. Am J Kidney Dis. 2003;41(1):13–21.

33. Orth SR. Effects of smoking on systemic and intrarenal hemodynamics: influence on renal function. J Am Soc Nephrol. 2004;15 Suppl 1:S58–63.

34. Hansen HP, Tauber-Lassen E, Jensen BR, Parving HH. Effect of dietary protein restriction on prognosis in patients with diabetic nephropathy. Kidney Int. 2002;62(1):220–8.

35. Gaede P, Vedel P, Parving HH, Pedersen O. Intensified multifactorial intervention in patients with type 2 diabetes mellitus and microalbuminuria: the Steno type 2 randomised study. Lancet. 1999;353(9153):617–22.

36. Gaede P, Lund-Andersen H, Parving HH, Pedersen O. Effect of a multifactorial intervention on mortality in type 2 diabetes. N Engl J Med. 2008;358(6):580–91.

37. Saab G, Whaley-Connell AT, McCullough PA, Bakris GL. CKD awareness in the United States: the Kidney Early Evaluation Program (KEEP). Am J Kidney Dis. 2008;52(2):382–3.

38. Nickolas TL, Frisch GD, Opotowsky AR, Arons R, Radhakrishnan J. Awareness of kidney disease in the US population: findings from the National Health and Nutrition Examination Survey (NHANES) 1999 to 2000. Am J Kidney Dis. 2004;44(2):185–97.

39. Whaley-Connell A, Sowers JR, McCullough PA, Roberts T, McFarlane SI, Chen SC, et al. Diabetes mellitus and CKD aware-ness: the Kidney Early Evaluation Program (KEEP) and National Health and Nutrition Examination Survey (NHANES). Am J Kidney Dis. 2009;53(4 Suppl 4):S11–21.

40. Rothberg MB, Kehoe ED, Courtemanche AL, Kenosi T, Pekow PS, Brennan MJ, et al. Recognition and management of chronic kidney disease in an elderly ambulatory population. J Gen Intern Med. 2008;23(8):1125–30.

41. Chase HS, Radhakrishnan J, Shirazian S, Rao MK, Vawdrey DK. Under-documentation of chronic kidney disease in the electronic health record in outpatients. J Am Med Inform Assoc. 2010;17(5):588–94.

42. Navaneethan SD, Kandula P, Jeevanantham V, Nally Jr JV, Liebman SE. Referral patterns of primary care physicians for chronic kidney disease in general population and geriatric patients. Clin Nephrol. 2010;73(4):260–7.

43. Jurkovitz CT, Elliott D, Li S, Saab G, Bomback AS, Norris KC, et al. Physician utilization, risk-factor control, and CKD progression among participants in the Kidney Early Evaluation Program (KEEP). Am J Kidney Dis. 2012;59(3 Suppl 2):S24–33.

44. Kinchen KS, Sadler J, Fink N, Brookmeyer R, Klag MJ, Levey AS, et al. The timing of specialist evaluation in chronic kidney disease and mortality. Ann Intern Med. 2002;137(6):479–86.

45. Levinsky NG. Specialist evaluation in chronic kidney disease: too little, too late. Ann Intern Med. 2002;137(6):542–3.

46. Tseng CL, Kern EF, Miller DR, Tiwari A, Maney M, Rajan M, et al. Survival benefit of nephrologic care in patients with diabetes mellitus and chronic kidney disease. Arch Intern Med. 2008;168(1):55–62.

47. Peralta CA, Hicks LS, Chertow GM, Ayanian JZ, Vittinghoff E, Lin F, et al. Control of hypertension in adults with chronic kidney disease in the United States. Hypertension. 2005;45(6):1119–24.

48. Tuot DS, Plantinga LC, Hsu CY, Powe NR. Is awareness of chronic kidney disease associated with evidence-based guideline-concordant outcomes? Am J Nephrol. 2012;35(2):191–7.

49. Thompson DM, Kozak SE, Sheps S. Insulin adjustment by a diabetes nurse educator improves glucose control in insulin-requiring diabetic patients: a randomized trial. CMAJ. 1999;161(8):959–62.

50. Rothman RL, Malone R, Bryant B, Shintani AK, Crigler B, Dewalt DA, et al. A randomized trial of a primary care-based disease management program to improve cardiovascular risk factors and glycated hemoglobin levels in patients with diabetes. Am J Med. 2005;118(3):276–84.

51. Frosch DL, Uy V, Ochoa S, Mangione CM. Evaluation of a behavior support intervention for patients with poorly controlled diabetes. Arch Intern Med. 2011;171(22):2011–7.

52. Sperl-Hillen J, Beaton S, Fernandes O, Von Worley A, Vazquez-Benitez G, Parker E, et al. Comparative effectiveness of patient education methods for type 2 diabetes: a randomized controlled trial. Arch Intern Med. 2011;171(22):2001–10.

53. Weinger K, Beverly EA, Lee Y, Sitnokov L, Ganda OP, Caballero AE. The effect of a structured behavioral intervention on poorly controlled diabetes: a randomized controlled trial. Arch Intern Med. 2011;171(22):1990–9.

54. Edwards AG, Naik G, Ahmed H, Elwyn GJ, Pickles T, Hood K, et al. Personalised risk communication for informed decision making about taking screening tests. Cochrane Database Syst Rev. 2013;(2):CD001865.

55. Dunsford J. Structured communication: improving patient safety with SBAR. Nurs Womens Health. 2009;13(5):384–90.

56. Garg AX, Adhikari NK, McDonald H, Rosas-Arellano MP, Devereaux PJ, Beyene J, et al. Effects of computerized clinical decision support systems on practitioner performance and patient outcomes: a systematic review. JAMA. 2005;293(10):1223–38.

57. Berner ES. Clinical decision support systems: state of the art. AHRQ publication no. 09-0060-EF. Rockville, MD: Agency for Healthcare Research and Quality; 2009.

58. Bright TJ, Wong A, Dhurjati R, Bristow E, Bastian L, Coeytaux RR, et al. Effect of clinical decision-support systems: a systematic review. Ann Intern Med. 2012;157(1):29–43.

59. Burack RC, Gimotty PA, George J, Stengle W, Warbasse L, Moncrease A. Promoting screening mammography in inner-city settings: a randomized controlled trial of computerized reminders as a component of a program to facilitate mammography. Med Care. 1994;32(6):609–24.

60. Flanagan JR, Doebbeling BN, Dawson J, Beekmann S. Randomized study of online vaccine reminders in adult primary care. Proc AMIA Symp. 1999:755–9.

61. Bertoni AG, Bonds DE, Chen H, Hogan P, Crago L, Rosenberger E, et al. Impact of a multifaceted intervention on cholesterol management in primary care practices: guideline adherence for heart health randomized trial. Arch Intern Med. 2009;169(7):678–86.

62. Souza NM, Sebaldt RJ, Mackay JA, Prorok JC, Weise-Kelly L, Navarro T, et al. Computerized clinical decision support systems for primary preventive care: a decision-maker-researcher partnership systematic review of effects on process of care and patient outcomes. Implement Sci. 2011;6:87.

63. Chen JJ, White CS. Use of CAD to evaluate lung cancer on chest radiography. J Thorac Imaging. 2008;23(2):93–6.

64. Shiraishi J, Li Q, Appelbaum D, Doi K. Computer-aided diagnosis and artificial intelligence in clinical imaging. Semin Nucl Med. 2011;41(6):449–62.

65. Morillo DS, Leon Jimenez A, Moreno SA. Computer-aided diagnosis of pneumonia in patients with chronic obstructive pulmonary disease. J Am Med Inform Assoc. 2013;20:e111–7.

66. Oloumi F, Rangayyan RM, Ells AL. Computer-aided diagnosis of proliferative diabetic retinopathy. Conf Proc IEEE Eng Med Biol Soc. 2012;2012:1438–41.

67. Marcelo A, Fatmi Z, Firaza PN, Shaikh S, Dandan AJ, Irfan M, et al. An online method for diagnosis of difficult TB cases for developing countries. Stud Health Technol Inform. 2011;164:168–73.

68. Milani RV, Lavie CJ, Dornelles AC. The impact of achieving perfect care in acute coronary syndrome: the role of computer assisted decision support. Am Heart J. 2012;164(1):29–34.

69. Wolfstadt JI, Gurwitz JH, Field TS, Lee M, Kalkar S, Wu W, et al. The effect of computerized physician order entry with clinical decision support on the rates of adverse drug events: a systematic review. J Gen Intern Med. 2008;23(4):451–8.

70. Haynes RB, Wilczynski NL. Effects of computerized clinical decision support systems on practitioner performance and patient outcomes: methods of a decision-maker-researcher partnership systematic review. Implement Sci. 2010;5:12.

71. Roshanov PS, Misra S, Gerstein HC, Garg AX, Sebaldt RJ, Mackay JA, et al. Computerized clinical decision support systems for chronic disease management: a decision-maker-researcher partnership systematic review. Implement Sci. 2011;6:92.

72. Lomotan EA, Hoeksema LJ, Edmonds DE, Ramirez-Garnica G, Shiffman RN, Horwitz LI. Evaluating the use of a computerized clinical decision support system for asthma by pediatric pulmonologists. Int J Med Inform. 2012;81(3):157–65.

73. Oluoch T, Santas X, Kwaro D, Were M, Biondich P, Bailey C, et al. The effect of electronic medical record-based clinical decision support on HIV care in resource-constrained settings: a systematic review. Int J Med Inform. 2012;81(10):e83–92.

74. Balas EA, Krishna S, Kretschmer RA, Cheek TR, Lobach DF, Boren SA. Computerized knowledge management in diabetes care. Med Care. 2004;42(6):610–21.

75. Bosworth HB, Olsen MK, Dudley T, Orr M, Goldstein MK, Datta SK, et al. Patient education and provider decision support to control blood pressure in primary care: a cluster randomized trial. Am Heart J. 2009;157(3):450–6.

76. Main C, Moxham T, Wyatt JC, Kay J, Anderson R, Stein K. Computerised decision support systems in order communication for diagnostic, screening or monitoring test ordering: systematic reviews of the effects and cost-effectiveness of systems. Health Technol Assess. 2010;14(48):1–227.

77. Tawadrous D, Shariff SZ, Haynes RB, Iansavichus AV, Jain AK, Garg AX. Use of clinical decision support systems for kidney-related drug prescribing: a systematic review. Am J Kidney Dis. 2011;58(6):903–14.

78. Kawamoto K, Houlihan CA, Balas EA, Lobach DF. Improving clinical practice using clinical decision support systems: a systematic review of trials to identify features critical to success. BMJ. 2005;330(7494):765.

79. Roshanov PS, Fernandes N, Wilczynski JM, Hemens BJ, You JJ, Handler SM, et al. Features of effective computerised clinical decision support systems: meta-regression of 162 randomised trials. BMJ. 2013;346:f657.

80. Ash JS, Sittig DF, Campbell EM, Guappone KP, Dykstra RH. Some unintended consequences of clinical decision support systems. AMIA Annu Symp Proc. 2007:26–30.

81. Payne TH, Nichol WP, Hoey P, Savarino J. Characteristics and override rates of order checks in a practitioner order entry system. Proc AMIA Symp. 2002:602–6.

82. Seidling HM, Phansalkar S, Seger DL, Paterno MD, Shaykevich S, Haefeli WE, et al. Factors influencing alert acceptance: a novel approach for predicting the success of clinical decision support. J Am Med Inform Assoc. 2011;18(4):479–84.

83. Chang J, Ronco C, Rosner MH. Computerized decision support systems: improving patient safety in nephrology. Nat Rev Nephrol. 2011;7(6):348–55.

84. McCoy AB, Waitman LR, Gadd CS, Danciu I, Smith JP, Lewis JB, et al. A computerized provider order entry intervention for medication safety during acute kidney injury: a quality improvement report. Am J Kidney Dis. 2010;56(5):832–41.

85. Chertow GM, Lee J, Kuperman GJ, Burdick E, Horsky J, Seger DL, et al. Guided medication dosing for inpatients with renal insufficiency. JAMA. 2001;286(22):2839–44.

86. Abdel-Kader K, Fischer GS, Li J, Moore CG, Hess R, Unruh ML. Automated clinical reminders for primary care providers in the care of CKD: a small cluster-randomized controlled trial. Am J Kidney Dis. 2011;58(6):894–902.

87. Reynolds CJ, O'Donoghue DJ. Clinical decision support systems and the management of CKD by primary care physicians. Am J Kidney Dis. 2011;58(6):868–9.

88. Fox CH, Swanson A, Kahn LS, Glaser K, Murray BM. Improving chronic kidney disease care in primary care practices: an upstate New York practice-based research network (UNYNET) study. J Am Board Fam Med. 2008;21(6):522–30.

89. Manns B, Tonelli M, Culleton B, Faris P, McLaughlin K, Chin R, et al. A cluster randomized trial of an enhanced eGFR prompt in chronic kidney disease. Clin J Am Soc Nephrol. 2012;7(4):565–72.

90. Anchala R, Pinto MP, Shroufi A, Chowdhury R, Sanderson J, Johnson L, et al. The role of Decision Support System (DSS) in prevention of cardiovascular disease: a systematic review and meta-analysis. PLoS One. 2012;7(10):e47064.

91. Roumie CL, Elasy TA, Greevy R, Griffin MR, Liu X, Stone WJ, et al. Improving blood pressure control through provider education, provider alerts, and patient education: a cluster randomized trial. Ann Intern Med. 2006;145(3):165–75.

92. Hicks LS, Sequist TD, Ayanian JZ, Shaykevich S, Fairchild DG, Orav EJ, et al. Impact of computerized decision support on blood pressure management and control: a randomized controlled trial. J Gen Intern Med. 2008;23(4):429–41.

93. Montgomery AA, Fahey T, Peters TJ, MacIntosh C, Sharp DJ. Evaluation of computer based clinical decision support system and risk chart for management of hypertension in primary care: randomised controlled trial. BMJ. 2000;320(7236):686–90.

94. Peterson KA, Radosevich DM, O'Connor PJ, Nyman JA, Prineas RJ, Smith SA, et al. Improving Diabetes Care in Practice: findings from the TRANSLATE trial. Diabetes Care. 2008;31(12): 2238–43.

95. Holbrook A, Thabane L, Keshavjee K, Dolovich L, Bernstein B, Chan D, et al. Individualized electronic decision support and reminders to improve diabetes care in the community: COMPETE II randomized trial. CMAJ. 2009;181(1–2):37–44.

96. Ali MK, Shah S, Tandon N. Review of electronic decision-support tools for diabetes care: a viable option for low- and middle-income countries? J Diabetes Sci Technol. 2011;5(3):553–70.

97. Narva AS. Decision support and CKD: not there yet. Clin J Am Soc Nephrol. 2012;7(4):525–6.

98. Echouffo-Tcheugui JB, Kengne AP. Risk models to predict chronic kidney disease and its progression: a systematic review. PLoS Med. 2012;9(11):e1001344.

99. Fagerlin A, Zikmund-Fisher BJ, Ubel PA. Helping patients decide: ten steps to better risk communication. J Natl Cancer Inst. 2011;103(19):1436–43.

100. Abdel-Kader K, Dew MA, Bhatnagar M, Argyropoulos C, Karpov I, Switzer G, et al. Numeracy skills in CKD: correlates and outcomes. Clin J Am Soc Nephrol. 2010;5(9):1566–73.

101. Zikmund-Fisher BJ, Fagerlin A, Ubel PA. A demonstration of "less can be more" in risk graphics. Med Decis Making. 2010;30(6):661–71.

102. Ahmad FS, Tsang T. Diabetes prevention, health information technology, and meaningful use: challenges and opportunities. Am J Prev Med. 2013;44(4 Suppl 4):S357–63.

103. Sirajuddin AM, Osheroff JA, Sittig DF, Chuo J, Velasco F, Collins DA. Implementation pearls from a new guidebook on improving medication use and outcomes with clinical decision support. Effective CDS is essential for addressing healthcare performance improvement imperatives. J Healthc Inf Manag. 2009;23(4):38–45.

104. Field TS, Rochon P, Lee M, Gavendo L, Subramanian S, Hoover S, et al. Costs associated with developing and implementing a computerized clinical decision support system for medication dosing for patients with renal insufficiency in the long-term care setting. J Am Med Inform Assoc. 2008;15(4):466–72.

第 18 章

早期糖尿病肾病患者降压及其他治疗方法

William J. Elliott

前言

预防糖尿病肾病的进展是一个多方面的问题,已经在过去几十年中。证实这是一个"移动的目标"虽然1型和2型糖尿病患者在一生中发展为终末期肾病的风险非常相似(可能是由于心血管疾病死亡率的降低)[1,2],但1型糖尿病患者的发病年龄更小(通常更容易识别),这表明他们时间依赖性肾病的风险更低。在设想或广泛提供预防措施之前的几十年中,一点已被很好地描述,并在本书的第一部分进行了讨论。从临床角度来看,在1型糖尿病诊断5~10年后,约40%的患者在尿中产生大量异常蛋白质(特别是清蛋白)(见表18.1历史以及新的范围和命名[3,4])。虽然后面开发的特殊技术对它们进行了量化。但是它们数量通常很少,因为未被传统验尿试纸检出,尿清蛋白排泄水平的新术语是"适度增长"蛋白尿[3,4],很多人被旧的术语所困扰(虽然现在已经把它们扔进历史的垃圾箱)并认为它代表了很多小的清蛋白分子被排泄进尿液里。这部分尿白蛋白量通常还不符合"糖尿病肾病"的诊断标准(即白蛋白>300mg/d)。因此,开展了许多研究

表 18.1 尿清蛋白排泄水平重要性的历史比较

清蛋白排泄率(mg/d)	历史描述	清蛋白/肌酐比(mg/g)	新分类("蛋白尿"前期)
<30	"正常"	<30	正常到轻度增高
30~300	"微量清蛋白尿"	30~300	中度增高
>300	"大量清蛋白尿"	>300	中度增高

Adapted from [3,4].

项目以确定各种治疗干预措施是否可以降低尿白蛋白排泄率进展到阈值的发生率(即不同的地理位置,根据当时常见的测量单位:μg/min 或 mg/d)。在1型糖尿病患者中,约有50%的患者每天产生30~299mg蛋白尿,在接下来的10年里,每天排出300mg白蛋白(产生"蛋白尿阳性试纸")。一些研究人员报告说,在过去的10年中,超过诊断阈值的患者在早期发现"轻度蛋白尿"(30~299mg/d)的可能性更高。临床蛋白尿的发现通常要早于肾小球滤过率的持续下降,其中约50%的患者在未来7~10年内进展为终末期肾病。有趣的一点在于,在1型糖尿病患者中,又有相当一部分蛋白尿水平中度增高(30~299mg/d)的患者出现测量值的回落(通常是短期内的)(文献报告率为15%~65%)[7]。然而,一旦患者尿蛋白>300mg/d,之后几乎不可能再降到<3mg/d。2型糖尿病患者的情况一般比较复杂,因为糖尿病的发病年龄是不确定的,并且2型糖尿病患者通常是老年人(因此许多其他并发症的发病率更高,包括死亡)。尽管如此,在大量队列研究分

The writing of this manuscript was not supported by any specific entity. For a list of the author's "Real or Potential Conflicts of Interest," See the attached "Standard Financial Disclosure Form."

W.J. Elliott, M.D., Ph.D. (✉)
Division of Pharmacology, Pacific Northwest University of Health Sciences, 200 University Parkway, Yakima, WA 98901, USA
e-mail: wj.elliott@yahoo.com

析中可知,对心血管疾病、死亡率[5]及肾功能的情况[6]来说,蛋白尿的基线水平是一个重要、强大的分级标准。

目前认为,尿清蛋白排泄率可以被很多因素影响,包括近期锻炼、血压控制情况、尿量、尿液稀释、血管内容量状态及钠摄入量。尽管蛋白尿(甚至是日常的)的内在可变性是一个非常重要的问题,这一点在糖尿病和肾病研究领域中也得到了广泛认同,但是美国食品和药物管理局(FDA)却从未将其作为临床试验的一个合适的替代终点。许多标本采集及分析方法的改进推荐把清晨第一次尿作为当前估计尿蛋白排泄率的方法[1-3]。大多数使用这种技术的临床试验终点也需要对诊断阈值进行两次连续的检测,以减少测试的内在可变性。

权威人士声称,当糖尿病患者的尿白蛋白达到阈值(>300mg/d),或白蛋白/肌酐比≥300mg/g,即可被诊断为糖尿病肾病;加拿大卫生部门为这类糖尿病患者支付了更多的医疗费用,这大概也是心脏病预防评估调查人员选择这个诊断阈值的原因。然而,即使在做出这个诊断之后,仍然有一些有用的干预措施来防止糖尿病肾病患者进展为终末期肾病(参见下文及第10章)。虽然有些人可能将此定义为糖尿病肾病的"晚期干预",但比起花费较多的透析和移植而言,这些措施仍然是值得的。

糖尿病肾病的早期干预

血糖控制

血糖控制最有意义之处在于糖尿病控制和并发症实验(DCCT)[9],以及长期随访、糖尿病干预和并发症研究(EDIC)的流行病学[10]。该实验最初招募了1441名没有视网膜病变的1型糖尿病患者(其中1365例患者有正常的清蛋白排泄率),并随机分为强化胰岛素治疗组及常规胰岛素治疗组。最初的6.5年里,强化治疗组(平均A1c=7.2%)与常规治疗组(平均A1c=9.1%)相比,"蛋白尿>40mg/d"事件减少39%,"蛋白尿>300mg/d"事件明显减少54%[11]。纵向随访发现,在有蛋白尿的患者中,心血管事件发生风险明显增加,并且在这两个随机治疗组有显著差异[10]。此外,那些被随机分配到强化血糖控制组的患者很明显更不可能出现"蛋白尿>40mg/d"(7%比16%),"蛋白尿>300mg/d"(1.4%比9%)或高血压(30%比40%)。22年的随访记

录显示了肾功能损害的持续发展 [肾小球滤过率<60mL/(min·1.73m²),3.9%比7.6%][12]。类似的结果在瑞典一个随访了7.5年的前瞻性实验中也出现过。该实验招募了102名1型糖尿病患者,在48名A1c平均为7.1%的患者中仅有1名出现了尿清蛋白排泄率>200μg/min,而54名A1c为8.5%的患者中有9名出现[13],在1993年一个更小的荟萃分析中也出现过类似结果[14]。令人印象最深的关于1型糖尿病患者血糖控制效果的研究报告来自8例接受胰腺移植的患者,他们血糖控制良好。在未来的5~10年里,他们的蛋白尿持续减少,并且实现了肾小球病变的转归。

2型糖尿病患者血糖控制改善情况,以及早期肾病终点与1型糖尿病患者的临床实验数据是相一致的,但是效果不是很明显,或许是因为招募的患者比较少、随访时间相对较短或A1c水平在随机组中的差异比较小。许多实验的细节讨论参见第16章。对7个临床实验包括28 065名2型糖尿病患者实验数据的综合分析或许是更好的总结。将涉及28065名2型糖尿病患者的7项研究数据进行综合分析或许更有效。接受强化血糖控制的患者出现进展性蛋白尿(风险比,0.86;95%置信区间,0.76~0.96)和清蛋白尿(风险比,0.74;95%置信区间,0.65~0.85)的风险明显降低。但是血肌酐、终末期肾病和死亡率不会增加。荟萃分析显示,与早期观察性研究一样,随机分组中的A1c水平差异性与蛋白尿相关。这可能和控制心血管风险性与糖尿病–葡萄糖实验的指南有关。这也表明,在2型糖尿病患者中没有进一步的实验证明重大损伤(包括死亡)与A1c水平降低相关。

肾素–血管紧张素系统抑制剂

虽然FDA批准的血管紧张素转换酶抑制剂(ACE)可引起尿蛋白试纸阳性率增加,事实上所有后续研究已发现,所有的ACE抑制剂、血管紧张素受体阻滞剂(ARB),以及直接的肾素抑制剂阿利吉伦等都显示出了很强的抗蛋白作用。这些效应蛋白及清蛋白的排泄似乎与其降血压功效无关。因此,它们已被广泛研究并且被推荐给持续蛋白尿的糖尿病患者尽管这个指示并没有被美国FDA正式批准。

血压正常的1型糖尿病患者(有"正常到轻度增加的蛋白尿")

对有"正常到轻度增加"蛋白尿并血压正常的1型糖尿病患者用安慰剂,或肾素–血管紧张素抑制剂

的 5 个随机实验发现，在糖尿病肾病早期阶段并没有看到很明显的益处（通常被肾病学家称为"一级预防"）。最大的是糖尿病性视网膜病变坎地沙坦实验（指导）项目，它招募了 3326 例血压正常的 1 型糖尿病患者，他们平均尿蛋白排泄率是 5.0μg/min，随机分为安慰剂组和 16mg/d 的坎地沙坦组（1 个月以后剂量增加至 32mg/d）[18]。该实验主要目的是比较视网膜病变率。然而在超过 4.7 年的中位随访时间内，实验组在原发性肾病的终点（定时尿蛋白排泄率≥20μg/min，夜间尿液收集），或者尿清蛋白排泄率的变化与随机组相比均无显著差异。结果很令人失望。研究人员称，实验对象血管病变负担低、年龄小、血压正常，以及尿蛋白排泄率基线低等都可能是坎地沙坦没有明显预防"适度增加的蛋白尿"的原因。一个更早的实验招募了 530 名年龄为 20~59 岁血压正常的胰岛素依赖性糖尿病患者，他们中 83% 的人有"正常到轻度增加的蛋白尿"（即<20μg/min），并随机把他们分为赖诺普利组 10mg/d（最开始）或安慰剂组[19]。经过两年的中位随访时间，赖诺普利组治疗的患者舒张压更低，但尿清蛋白排泄率仅降低 12.7%（95%置信区间，-2.9%~26.0%，P=0.10），并且在随机组超过蛋白尿阈值的患者人数并没有显著的差异（P=0.50）。很多补充分析也都显示，基线蛋白尿最低的一组受试者中，所有人的获益均很小。第三个实验比较了氯沙坦、依那普利及安慰剂在 285 名血压正常的 1 型糖尿病患者中的作用。受试者都有正常的清蛋白排泄率[20]。各组间的主要结果没有明显差异（活检时每个肾小球系膜体积分数），但是与安慰剂组相比，发现氯沙坦组尿蛋白排泄率显著增加而依那普利组没有出现。同样，"轻度增加的尿蛋白"5 年累积发病率在氯沙坦组为 17%（P=0.01），安慰剂组为 6%，依那普利组为 4%（P=0.96）。

综上所述（图 18.1），这些数据表明对 1 型糖尿病患者（清蛋白/肌酐比值<30mg/g）推荐 ACE 抑制剂或 ARB 进行"预防"管理的理由是不充分的[21]。这些同其他数据相吻合，尤其是当清蛋白/肌酐比在 30~299mg/g 范围内的"衰减"与早期研究中一样频繁时（15%~65%）。很多作者，以及最近的指南[1,3,4]推荐，对 1 型糖尿病患者每年用第一次晨尿筛查尿清蛋白/肌酐比值（糖尿病第 5 年后），（用 ACE 抑制剂或 ARB）对那些有持续性清蛋白/肌酐比>30mg/g 的患者进行潜在的治疗。

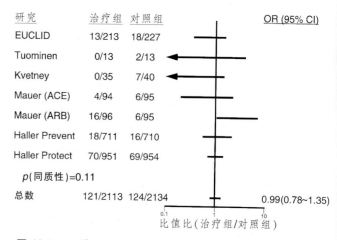

研究	治疗组	对照组	OR (95% CI)
EUCLID	13/213	18/227	
Tuominen	0/13	2/13	
Kvetney	0/35	7/40	
Mauer (ACE)	4/94	6/95	
Mauer (ARB)	16/96	6/95	
Haller Prevent	18/711	16/710	
Haller Protect	70/951	69/954	
p(同质性)=0.11			
总数	121/2113	124/2134	0.99(0.78~1.35)

比值比（治疗组/对照组）

图 18.1　一项 Mantel-Haenszel 的荟萃分析比较了血管紧张素转换酶抑制剂(ACE-I)或血管紧张素受体阻滞剂(ARB)与另一种"对照"治疗的效果。结果分析了血压正常的 1 型糖尿病患者由"正常到轻度增加蛋白尿"(<30mg/d 或<20μg/min)到过去阈值更低的"中度增加蛋白尿"(30~299mg/d 或 20~199μg/min)的转变情况。OR=比值比；95%CI=95%置信区间，EUCLID=赖诺普利对胰岛素依赖型糖尿病患者的对照实验[19]，Tuominen=Diabetes Care. 1998;21:1345–1348，Kvetney=Q J Med. 2001;94:89–94，Mauer (ACE)=ACE-I[20]，Mauer(ARB)=ARB 组[20]，Haller Prevent=干预措施[18]，Haller Protect=保护措施[18]。

血压正常的 1 型糖尿病患者（有"中度增加的尿蛋白"）

在对血压正常的 1 型糖尿病患者合并现称为"中度增加的蛋白尿"的随机实验中可见到，一些 ACEI 药物能显著降低尿蛋白排泄率的基线值[21]。一个较大的欧洲实验招募了 92 名血压正常的 1 型糖尿病患者，他们的尿蛋白排泄率持续在 20~200μg/min。患者被随机分为每天 2 次 50mg 卡托普利治疗组及安慰剂组并随访两年[22]。主要的观察结果是持续增加的尿蛋白排泄≥200μg/min，且至少高于基线值 30%，这在安慰剂治疗组的 12 名患者及卡托普利组的 4 名患者（P=0.05）中见到。发展的主要时间终点在卡托普利组明显延长（P=0.03），正如清蛋白排泄率的几何平均值一样（P<0.01）。另外两个相似的实验将 235 名血压正常的尿清蛋白排泄在 20~199μg/min 的 1 型糖尿病患者随机分配到每天两次 50mg 卡托普利治疗组或安慰剂组，也可见到进展到尿蛋白排泄≥200μg/min 的时间显著减慢[安慰剂组的患者（n=114）中有 25 名与卡托普利组（n=111）中有 8 名，P=0.004]，以及卡托普利治疗组患者的尿蛋白总量减少，这是独立于卡托普利

的降压作用得出的数据[23]。EUCLID 研究下的一个亚研究对 71 名血压正常有"中度蛋白尿"的 1 型糖尿病患者使用赖诺普利及安慰剂进行对比[19]。虽然对这一亚研究进行意向性的分析不能得到一个显著差异(虽然清蛋白排泄率有 50%的差异),但是在赖诺普利治疗组比率有所下降(相较于基线)以及在安慰剂治疗组升高。其他的分析,包括对方案分析及对大量协议的调整(包括第 1 个月血压值),显示赖诺普利对清蛋白排泄率的确有显著的影响。2005 年的一项包括来自 11 个临床随机实验的荟萃分析得出结论,ACEI 减少了血压正常并有"中度增加尿蛋白"的 1 型糖尿病患者发展到临床蛋白尿阶段的风险(相对风险,0.36;95%CI,0.22~0.58),并且能降低到"正常或轻度增加的尿蛋白"(相对风险,5.3;95%CI,2.5~11.5)[24]。在随后的荟萃分析里,这些数据的改变很小[21](见图 18.2)。图 18.3 总结了肾素–血管紧张素抑制剂在 1 型糖尿病患者中,对中度增高的蛋白尿降低到正常或轻度增高的蛋白尿的作用。

伴有高血压的 1 型糖尿病显性肾病患者(蛋白尿)

尽管有些人不会将此类患者归类为"早期糖尿病肾病",但卡托普利合作研究组(唯一一项在 1 型糖尿病肾病患者中具有"肾脏终点"的试验)还是在 409 例患者中进行了卡托普利与安慰剂的比较研究。我们在第 10 章对此进行了详细的讨论。ACEI 的主要优点不仅是降低了血肌酐值加倍的风险(主要终点),而且减少了包括死亡、透析或肾移植,以及蛋白尿在内的临床终点的发生率(有 8 名卡托普利治疗的患者获得了完全、长期的蛋白尿缓解[26])。这也使得其他人很难去评估其他降压药物(新药)与安慰剂在 1 型糖尿病肾病的患者中的作用。在这一历史情况给对 2 型糖尿病患者新药物的研究打开了大门。

2 型糖尿病患者的临床实验

虽然 2012 年 Cochrane 协作网的一项荟萃分析得出结论,即 ACEI 预防了糖尿病肾病的出现和尿蛋白<30mg/d 的糖尿病患者的死亡[27],但是这些荟萃分析在 1 型与 2 型糖尿病患者是没有差异的。此外,这个结论也极大程度地受到 HOPE 实验[18]的驱使,包括 2 型糖尿病高血压及非高血压患者。本文认为一些 ARB 可能有类似的益处[28],正如下文讨论的那样,它显著降低了 2 型糖尿病合并显性肾病患者的血肌酐加倍风险

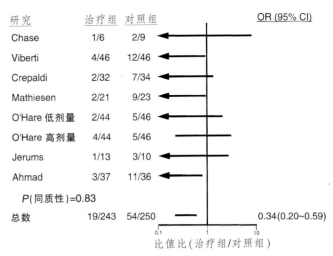

图 18.2　一项 Mantel-Haenszel 的荟萃分析比较了血管紧张素转换酶抑制剂(ACE-I)或血管紧张素受体阻滞剂(ARB)与另一种"对照"治疗的效果。结果分析了血压正常的 1 型糖尿病患者由"中度增加蛋白尿"(30~299mg/d 或 20~199μg/min)到"重度增加蛋白尿"(≥300mg/d 或≥200μg/min)的转变情况。OR=比值比;95%CI=95%置信区间,Chase=Ann Ophthalmol. 1993;25:284–289、Viberti =JAMA. 1994;271:275–279、Crepaldi =Diabetes Care. 1998;21:104–110、Mathiesen=BMJ. 1999;319:24–25、O'Hare=Diabetes Care. 2000;23:1823–1829、Ahmad=Diabetes Res Clin Pract. 2003;60:131–138.

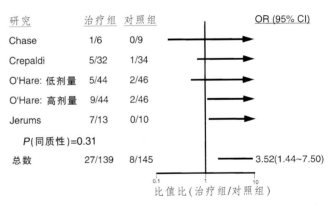

图 18.3　一项 Mantel-Haenszel 的荟萃分析比较了血管紧张素转换酶抑制剂(ACE-I)或血管紧张素受体阻滞剂(ARB)与另一种"对照"治疗的效果。结果分析了患者由"中度增加蛋白尿"(30~299mg/d 或 20~200μg/min)到"正常到轻度增加蛋白尿"(<30mg/d 或 20μg/min)的恢复情况。OR=比值比;95%=CI95%置信区间,Chase=Ann Ophthalmol. 1993;25:284–289、Crepaldi=Diabetes Care. 1998;21:104–110、O'Hare=Diabetes Care. 2000;23:1823–1829、Jerums=Am J Kidney Dis. 2001;37:890–899.

及终末期肾病发生率和死亡率。这些在下文及第 10 章有详细叙述。

血压正常的 2 型糖尿病患者

在参加实验的受试者中,2 型糖尿病且血压正常的患者比 1 型糖尿病患者少,这或许是因为 2 型糖尿病患者年龄更大且更有可能并发高血压。第一个实验是在以色列进行的,将正常血压的 2 型糖尿病患者分为依那普利组和安慰剂组进行对比。实验被认为可以推广到其他人群[31]。该实验成功随访了最初的 156 名血压正常的 2 型糖尿病患者中的 94 名,他们的血肌酐水平<1.4mg/dL 且 24h 尿蛋白排泄量在 30~300mg/d。在 7 年治疗之后,依那普利组尿蛋白稳定,而安慰剂组尿蛋白显著增高;依那普利组与安慰剂组相比,形成"中等程度的蛋白尿"的风险下降了 42%。类似的,安慰剂组血肌酐水平增高而依那普利组治疗组维持稳定。

在糖尿病患者适宜血压的控制实验中将 480 名患者随机分为安慰剂组(n=243,但是 48%的患者需要在 5.3 年的随访时间中使用降血压药物治疗),或尼索地平组(n=118)及依那普利组(n=119)[32]。降血压治疗组的血压显著降低(平均 128/75mmHg 比 137/81mmHg)但是肌酐清除率与最初服用安慰剂组相比,没有显著差异(P=0.43)。然而,积极的降血压治疗显著减少了从"正常或轻度增加蛋白尿"进展到"中度增加的蛋白尿"(P=0.04)或者后续进展为"重度增加的蛋白尿"(P=0.02)的时间,在尼索地平与依那普利组没有显著差异。在随访期间,15 名降血压治疗患者从"中度增加的蛋白尿"恢复到"正常或轻度增加的蛋白尿",相比较而言,在最初分配到安慰剂组的受试者中只有 8 名。随机分配的 11%有"严重增加的蛋白尿"患者经过5.3 年的随访没有显著的改变。因此作者认为,血压的降低不是 ACEI 本身的治疗,而与蛋白尿的形成相关。

最近的结果来自 DIRECT 实验[18]的 725 名血压正常的 2 型糖尿病患者,所有的受试者的随机尿蛋白<20μg/min(平均=8μg/min)。经过 4.7 年随访后,多项结果显示(对正常血压的 1 型糖尿病患者,以及正常血压和高血压的 2 型糖尿病患者),坎地沙坦或安慰剂在"中度增高的蛋白尿"或蛋白尿年增长率的改变上没有显著差异。这些结果与本试验中关于正常血压值的 1 型糖尿病患者相关的实验的结果一致(上文的讨论),并且可能仅反映了受试者低蛋白排泄率及血管病变负担低。

一组 2012 年包括了 49 项实验的荟萃分析得到了一个很小但仍然有意义的发现,相较于尿蛋白 30~

299mg/d(在 21 个实验中约 23%降低)的患者,肾素-血管紧张素系统抑制剂,对尿蛋白<30mg(在 7 个临床实验中约 12%降低)的 2 型糖尿病患者(血压正常或不正常)更有效[21]。类似的结果可以从表 18.4 和表 18.5得出,两者包括了一些不同的实验。2012 年的荟萃分析显示[21],2 型糖尿病患者从前者恢复到后者很显著,但是在 1 型糖尿病患者中则不显著。因此,作者认为所有的 2 型糖尿病患者可能会得益于这样的治疗。早在1993 年,这就被认为是一种性价比高的治疗方法[33]。类似的,两个随机效应的荟萃分析([21]和表 18.6)已经表明在使用 ACEI 或 ARB 后,患者从中度增高蛋白尿降低到正常或轻度增高蛋白尿的效果很显著。实验中显著的不均衡性可能是由于 ARB 的影响较小。

高血压的 2 型糖尿病患者合并中度增加的尿蛋白

在合并高血压的 2 型糖尿病患者中,已经有大量的药物投入使用,这与 2 型糖尿病患者高血压的高流行率一致。在英国的糖尿病前瞻性研究中,使用阿替洛尔与卡托普利治疗后血肌酐翻倍、平均血肌酐浓度或尿蛋白浓度≥50mg/L[34]没有显著的差异。然而,受试者发展成尿蛋白浓度>300mg/L 的人数比阿替洛尔组更高

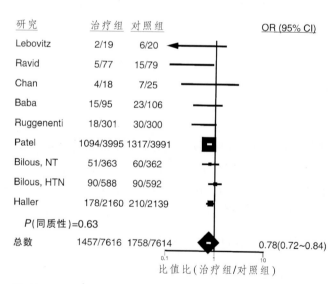

研究	治疗组	对照组	OR (95% CI)
Lebovitz	2/19	6/20	
Ravid	5/77	15/79	
Chan	4/18	7/25	
Baba	15/95	23/106	
Ruggenenti	18/301	30/300	
Patel	1094/3995	1317/3991	
Bilous, NT	51/363	60/362	
Bilous, HTN	90/588	90/592	
Haller	178/2160	210/2139	
P(同质性)=0.63			
总数	1457/7616	1758/7614	0.78(0.72~0.84)

比值比(治疗组/对照组)

图 18.4　一项 Mantel-Haenszel 的荟萃分析比较了血管紧张素转换酶抑制剂(ACE-I)或血管紧张素受体阻滞剂(ARB)与另一种"对照"治疗的效果。结果分析了患者由"正常到轻度增加蛋白尿"(<30mg/d 或<20μg/min)到"中度增加蛋白尿"(30~299mg/d 或 20~200μg/min)的进展情况。OR=比值比;95%CI=95%置信区间,Chan=Kidney Int. 2000;57:590–600, Baba=Diabetes Res Clin Pract. 2001;54:191–201, Ruggenenti[35], Patel[40] and J Am Soc Nephrol. 2009;20:883–92, Bilous, NT=正常血压组[18], Bilous, HTN=高血压组[18], Haller[46]。

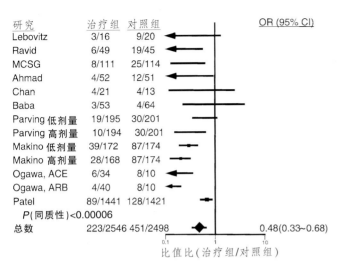

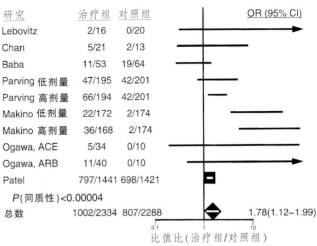

图 18.5　一项随机效应的荟萃分析比较了血管紧张素转换酶抑制剂（ACE-I）或血管紧张素受体阻滞剂（ARB）与另一种"对照"治疗的效果。结果分析了 2 型糖尿病患者由"中度增加蛋白尿"（30~299mg/d 或 20~200µg/min）到"重度增加蛋白尿"（≥300mg/d 或 ≥200µg/min）的进展情况。OR=比值比；95g%=CI 95%置信区间，Lebovitz=Kidney Int. 1994;45（Suppl. 45）:S150–S155，Ravid=[31]，CMSG=卡托普利微量蛋白尿研究组[23]，Ahmad=Diabetes Care. 1997;20:1576–1581，Chan=Kidney Int. 2000;57:590–600，Baba=Diabetes Res Clin Pract. 2001;54:191–201，Parving[41]，Makino=Diabetes Care. 2007;30:1577–1578，Ogawa=Hypertens Res. 2007;30:325–334，Patel[40]. 需要注意的是，固定效应元分析显示明显不均匀，可能是由于较小的低剂量 ARB 的影响。

图 18.6　一项随机效应的荟萃分析比较了血管紧张素转换酶抑制剂（ACE-I）或血管紧张素受体阻滞剂（ARB）与另一种"对照"治疗的效果。结果分析了 2 型糖尿病患者由"中度增加蛋白尿"（30~299mg/d 或 20~200µg/min）到"正常到轻度增加蛋白尿"（<30mg/d 或 20µg/min）的恢复情况。Lebovitz=Kidney Int. 1994;45（Suppl. 45）:S150–S155，Chan=Kidney Int. 2000;57:590–600，Baba=Diabetes Res Clin Pract. 2001;54:191–201，Parving[41]，Makino=Diabetes Care. 2007;30:1577–1578，Ogawa=Hypertens Res. 2007;30:325–334，Patel[40]. 需要注意的是，固定效应元分析显示明显不均匀，可能是由于较小的低剂量 ARB 的影响。

（14/146 与 7/153，P=0.09）。

这些发现可能会与尿蛋白浓度、阿替洛尔依从性低及其他因素混淆。在另一个实验中，比较了单独使用半最大剂量的川多拉普利或联合使用 180mg/d 维拉帕米缓释剂与安慰剂或维拉帕米 240mg/d。实验纳入 1240 名清蛋白排泄率基线<20µg/min 的高血压糖尿病患者，主要终点是连续两次隔夜清蛋白排泄率≥20µg/min[35]。经过平均 3.6 年后，应用川多拉普利的患者（单独：18/301，或者联合：17/300）相较于安慰剂组（30/300）主要终点的风险显著降低，单独使用维拉帕米的治疗效果并不显著（36/303，P=0.54）。作者认为这些结果是独立于血压变化的。类似的，将半最大剂量的坎地沙坦和赖诺普利或者它们的组合，分别随机给予 199 名高血压的 2 型糖尿病合并蛋白尿中度增加的患者[36]。经过 12 周，单一治疗组血压降低（坎地沙坦和赖诺普利组分别为 12/10mmHg 和 16/10mmHg），清蛋白排泄率降低（30%和 46%，P<0.001），组合起来降低更明显（25/16mmHg 和 50%）。与此相反，全部剂量

的 ACEI+ARB 与肾脏损害相关（增加的尿蛋白）。这一点在全球终点实验（ONTARGET）的队列研究中被证明[37]。这些结果联合 85 个荟萃分析，包括 21 708 名患者。结果显示，ACEI 与安慰剂组、ARB 与安慰剂组两者尿蛋白从中度增加到重度增加的进展情况显著降低。但在单药组或联合治疗组并未发现。只有一个实验研究 ACEI 和 ARB 对肾功能的影响。该非劣性研究实验招募了 250 名患者。虽然失访率是个问题（见第 10 章），但在用依那普利或替米沙坦治疗 5 年后，由同位素测量的肾小球滤过率的变化无显著差异。

两个"大型实验"已经报道随机的 2 型糖尿病患者（有或无高血压）经 ACEI[8]或 ACEI+利尿剂组合[40]治疗后尿蛋白的改变。心脏预防评估试验的结果分析了一个有 3677 名的糖尿病患者子集，他们没有其他的心血管危险因素。尽管如此，研究人员观察到在雷米普利组尿蛋白>300mg/d 发生率显著降低 24%（或者等价的，P=0.027）[8]，而安慰剂组则没有看到。对糖尿病和心血管疾病作用的药物：百普乐®和格列齐特®– MR 控制评价（ADVANCE）实验招募了 11 140 名 2 型糖尿病高血压患者，随机把他们分为安慰剂或培哚普利+

吲达帕胺组,平均随访 4.3 年[44]。在整个招募的队列中,ACEI 与利尿药的结合降低了"中度增加蛋白尿"的发病率 21%(95%CI,14%~27%,P<0.0001),虽然明显的新的或恶化的肾脏比例并没有完全满足统计阈值(3.3% 比 3.9%,P=0.055)。在每个研究中,没有证据表明 ACEI(或组合)的降压作用与肾脏的这些结果的改善显著相关。随后很多荟萃分析得出结论,ACEI 应该成为 2 型糖尿病高血压患者的降压治疗方案的一部分,无论尿蛋白排泄率的基线如何。

很多实验已经研究了 ARB 在减少 2 型糖尿病高血压患者的尿蛋白上的作用。最显著的就是厄贝沙坦对尿微量清蛋白的实验 #2[41]。实验随机分配 590 名患者到安慰剂或厄贝沙坦组(150mg/d 或 300mg/d),并随访 2 年。实验证明清蛋白排泄率>200μg/min 的发展及从基线值有了 30% 的增加。虽然与安慰剂相比,150mg/d 的剂量呈现了这样的趋势,但这一终点被 300mg/d 所阻断。相似的,在本实验的荟萃分析及类似的研究中可以发现,ARB 的剂量对尿蛋白排泄反应很明显[42]。这个实验的一个亚组包括 133 名受试者,停用了一个月降压药后,最初服用安慰剂组的血压没有变化,但是在厄贝沙坦组几乎回到了基线值[43]。或许更重要的是,在安慰剂和低剂量厄贝沙坦组尿清蛋白排泄率增高,但是在高剂量厄贝沙坦组依旧有 47% 低于基线,这表明即使在停用了一个月高剂量的厄贝沙坦后仍有持续的长期效益。更有趣的是,研究完成 2 年后的随访表明,尿蛋白排泄率最大限度降低的患者肾小球功能下降最慢[44]。这是为数不多的将糖尿病患者由正常至轻度增加蛋白尿进展到中度增加蛋白尿的情况同肾功能下降联系起来的实验,这两者与血压的变化均无联系。一个长期 24 周的实验比较了缬沙坦与氨氯地平在 332 名尿蛋白中度增加的 2 型糖尿病患者(有或者没有高血压)中的作用,研究发现缬沙坦(降低了 44%)比氨氯地平(降低了 8%)更有效[45],除此之外在降血压上有类似的效果。一个更大的、长达 3.2 年的实验比较了奥美沙坦与安慰剂在 4477 名有正常或轻度增加的蛋白尿基线 2 型糖尿病患者中的作用[46]。在奥美沙坦组有 80% 的受试者和安慰剂组有 71% 的受试者达到血压的目标值<130/80mmHg,但是在奥美沙坦治疗组清蛋白/肌酐比值的出现的时间显著延迟(8.2%符合标准的患者,9.8%的安慰剂治疗患者)。在奥美沙坦组,这个"益处"或许被肌酐值翻倍及大量的心血管死亡事件(15 比 3)所平衡了。

最近,肾素抑制剂已经被直接应用于临床实验。但由于先前已证明 ARB 在 2 型糖尿病合并高血压患者中预防肾脏终点疗效上的应用,研究便设计 ARB(或 ACE 抑制剂)组增加阿利吉伦(或安慰剂)。6 个月的实验对所有接受氯沙坦治疗的患者用尿清蛋白作为终点,结果表明实验结果是阳性的(阿利吉仑组与安慰剂组相比降低了 20%,P<0.001),各组在血压方面仅有很小的差异[47]。然而,长期的研究在 2.7 年前已被停止了,因为在阿利吉伦组出现了过度增高的血钾和低血压[48],尽管尿清蛋白/肌酐比值显著降低了 14%。

2 型糖尿病高血压患者合并显性肾病

除了 DETAIL 实验发现,"非劣效性"ACE 抑制剂与 ARB 降低了 250 名 2 型糖尿病高血压合并肾病患者的时间依赖性的肾小球滤过率,在厄贝沙坦糖尿病肾病实验(IDNT)中还有 3 个随机对照实验对 2 型糖尿病高血压患者合并显性肾病患者给予了安慰剂、ARB 或氨氯地平治疗。上文已经简要做了介绍(详细讨论参见第 10 章)。与安慰剂相比,IDNT 和血管紧张素 Ⅱ 拮抗剂氯沙坦治疗非胰岛素依赖型糖尿病(RENAAL)研究均显示,血肌酐加倍、终末期肾病或死亡率等显著降低了 20% 或 16%。在这两个实验中,该终点被降低之前与尿清蛋白排泄显著下降相关。详细统计分析表明每个实验主要肾终点的下降是独立于血压的下降。这或许在 IDNT 更容易证明,其中包括把氨氯地平作为其降血压作用的一种"阳性对照"厄贝沙坦同样如此(141/77mmHg 比 140/77mmHg),然而在预防主要肾终点上,厄贝沙坦优于氨氯地平(约 23%,P=0.006)。

最近的一个奥美沙坦降低糖尿病肾病患者终末期肾病发病率的研究(ORIENT),将 577 名日本或中国的 2 型糖尿病高血压合并显性肾病(晨尿清蛋白/肌酐比值>300mg/g)患者随机分配,给予奥美沙坦或安慰剂平均 3.2 年[49]。在 IDNT 和 RENAAL 中主要肾脏终点是一样的,但主要的差异在于两个随机组中 73% 的患者继续使用了 ACE 抑制剂治疗(虽然剂量的改变被协议禁止了)。在随访期间,奥美沙坦治疗组血压显著降低(平均降低 2.8/1.6mmHg),尿清蛋白排泄显著降低(与基线相比在 144 周-24.9%,安慰剂组与基线相比-3.1%,P=0.005),但主要肾脏终点没有显著降低(41.1% 比 45.4%,P=0.79)。心血管死亡在奥美沙坦治疗组(10 与 3)更常见,这归因于随机分配的不平衡。

21.3% 分配到奥美沙坦组的患者有心血管疾病基础，而只有 11.6% 被分配到安慰剂组。进一步对 ORIENT 试验进行了亚组分析，但这唯一结果可能是（由于联合雷米普利+替米沙坦[37]或阿利吉伦+ACEI 或 ARB[48]）联合了两种肾素–血管紧张素系统抑制剂增高了低血糖和低血钾风险，并且没有改善 2 型糖尿病患者的肾脏情况。

血压降低

在激烈的辩论中，研究人员经常忽略了肾素–血管紧张素系统抑制剂的重要性。在 1 型糖尿病患者和所有 2 型糖尿病患者的治疗方案中，其不仅降低了血压及蛋白尿（尤其是更高级别的）同时延缓了肾功能的丧失。在过去的数年激烈讨论中，通常被引用作为早期 ACEI 试验在糖尿病肾病患者表明肾脏获益的原因。关于严格控制血压的作用，最早是由一项对于 11 例基线血压 143/96mmHg，白蛋白排泄率 1038μg/min，肾小球滤过率每月下降 0.89mL/min 的 1 型糖尿病患者的研究证实的。在 72 个月的强化降血压治疗后通常使用利尿剂、β 受体阻滞剂和肼屈嗪患者血压降至 129/84mmHg，清蛋白排泄率只有 504μg/min，并且肾功能每月下降 0.22mL/min。这些观察结果被 IDNT[51]和 RENAAL[52]对血压治疗的分析验证。钙离子拮抗剂对于降低糖尿病患者尿清蛋白排泄具有异质性，尤其是在短期实验中。二氢吡啶化合物，尤其硝苯地平，与尿蛋白排泄增加相关，然而，非二氢吡啶化合物，维拉帕米和地尔硫䓬，往往会降低[53]。这些作用更容易在没有使用肾素–血管紧张素系统抑制剂（现在常规推荐）的患者中被观察到。可以发现，联合二氢吡啶类钙拮抗剂与肾素–血管紧张素系统抑制剂不仅能减少尿蛋白，而且能降低肾功能恶化的远期风险。正如 RENAAL 所述[52]，维拉帕米并没有降低重度增加蛋白尿的远期风险，无论是作为单一疗法（与安慰剂相比），还是加入川多拉普利治疗组（与川多拉普利单一疗法相比）[35]。

最近的几项研究已经表明，对 1 型或 2 型糖尿病患者而言，醛固酮拮抗剂甚至被加入 ACEI 中有降低尿蛋白的作用[54]。然而在联合治疗肾脏排泄功能受损患者（如>2 级的慢性肾病）的经验表明，对于服用螺内酯或依普利 2 个月的患者要密切监测血钾、肌酐及非甾体抗感染药物使用情况。

膳食蛋白质限制

目前研究人员对于把膳食蛋白质的限制作为一种预防糖尿病肾病进展的热情要少了很多。即使在过去几年里进行了两个实验且均为阳性。这两个实验分别招募了 19 名和 35 名 1 型糖尿病患者，并表明了每天仅食用 0.6g/kg 理想体重的蛋白质可降低 60%~75% 的肾小球滤过率及尿清蛋白排泄的速度[55,56]。随后丹麦的一个实验显示了肾功能的下降没有差异，相反终末期肾脏疾病或死亡风险及单独死亡率增高[57]。然而，有人认为这些试验的目标人群是晚期糖尿病肾病患者，而糖尿病肾病患者通常会限制膳食中的蛋白质，他们已经处于蛋白质–热量营养不良的状态，必须遵循严格的饮食方案来限制碳水化合物、脂肪和钾的消耗。

膳食中钠的限制

膳食中钠的摄入（或利尿剂治疗）对非糖尿病慢性肾脏疾病并使用肾素–血管紧张素系统抑制剂治疗的患者有直接的影响。对糖尿病肾病患者的几个小试验表明低钠饮食有降低蛋白尿的作用[58-60]，但不清楚这种现象是否因血压变化介导。可能低钠饮食会降低血压并减少对利尿剂的需要；可以推测这两种结果都有利于糖尿病合并早期或晚期肾病的患者。

总结

总之，通常推荐糖尿病早期肾病患者使用的干预措施包括：严格血糖控制，一种（而不是两种）肾素–血管紧张素系统抑制剂用来防止蛋白尿的进展（可能提高恢复的可能），适当地（但不是强化的）降低血压和对膳食中钠盐的限制。对有正常到轻度增高蛋白尿的 1 型糖尿病患者而言，肾素–血管紧张素系统抑制剂并没有被证明显著预防了中度增高的蛋白尿进展。此外，这些措施适用于糖尿病肾病的各个阶段，虽然数据结果表明 1 型糖尿病患者使用 ACEI 比 ARB 效果更好，对 2 型糖尿病患者而言则是相反的。

（李媛　张艳龙　译）

参考文献

1. American Diabetes Association. Executive summary: standards of medical care in diabetes—2013. Diabetes Care. 2013;36 Suppl 1:S11–66.

2. Hassalacher C, Ritz E, Wahl P, Michale C. Similar risk of nephropathy in patients with type I or type II diabetes mellitus. Nephrol Dial Transplant. 1989;4:859–63.

3. Kidney Disease: Improving Global Outcomes (KDIGO) CKD Work Group. KDIGO clinical practice guideline for the evaluation and management of chronic kidney disease. Kidney Int Suppl. 2013;3:1–150.

4. Stevens PE, Levin A, for the Kidney Disease: Improving Global Outcomes Chronic Kidney Disease Guideline Development Work Group Members. Evaluation and management of chronic kidney disease: synopsis of the kidney disease: improving global outcomes 2012 clinical practice guideline. Ann Intern Med. 2013;158:825–30.

5. Matsushita K, van der Velde M, Astor BC, Woodward M, Levey AS, de Jong PE, Coresh J, Gansevoort RT, for the Chronic Kidney Disease Prognosis Consortium. Association of estimated glomerular filtration rate and albuminuria with all-cause and cardiovascular mortality in general population cohorts: a collaborative meta-analysis. Lancet. 2010;375:2073–81.

6. Gansevoort RT, Matsushita K, van der Velde M, Astor BC, Woodward M, Levey AS, Jong PE, Coresh J, for the Chronic Kidney Disease Prognosis Consortium. Lower estimated glomerular filtration rate and higher albuminuria are associated with adverse kidney outcomes. A collaborative meta-analysis of general and high-risk population cohorts. Kidney Int. 2011;80:93–104.

7. Perkins BA, Ficociello LH, Silva KN, Finklestein DM, Warram JH, Krolewski AS. Regression of microalbuminuria in type 1 diabetes. N Engl J Med. 2003;348:2285–93.

8. Effects of ramipril on cardiovascular and microvascular outcomes in people with diabetes mellitus: the HOPE study and MICRO-HOPE substudy. Heart Outcomes Prevention Evaluation (HOPE) Study Investigators. Lancet. 2000;355:253–9.

9. The effect of intensive treatment of diabetes on the development and progression of long-term complications in insulin-dependent diabetes mellitus. The Diabetes Control and Complications Trial Research Group. N Engl J Med. 1993;329:977–86.

10. Nathan DM, Cleary PA, Backlund JY, Genuth SM, Lachin JM, Orchard TJ, Raskin P, Zinman B, Diabetes Control and Complication Trial/Epidemiology of Diabetes Interventions and Complications (DCCT/EDIC) Study Research Group. Intensive diabetes treatment and cardiovascular disease in patients with type 1 diabetes. N Engl J Med. 2005;353:2643–53.

11. Effect of intensive therapy on the development and progression of diabetic nephropathy in the Diabetes Control and Complications Trial. The Diabetes Control and Complications (DCCT) Research Group. Kidney Int. 1995;47:1703–20.

12. de Boer IH, Sun W, Cleary PA, Lachin JM, Molitch ME, Steffes MW, Zinman B, for the DCCT/EDIC Research Group. Intensive diabetes therapy and glomerular filtration rate in type 1 diabetes. N Engl J Med. 2011;365:2366–76.

13. Reichard P, Nilsson BY, Rosengvist U. The effect of long-term intensified insulin treatment on the development of microvascular complications of diabetes mellitus. N Engl J Med. 1993;329:304–9.

14. Wang PH, Lau J, Chalmers TC. Meta-analysis of effects of intensive blood-glucose control on late complications of type 1 diabetes. Lancet. 1993;341:1306–9.

15. Fioretto P, Steffes MW, Sutherland DE, Goetz FC, Mauer M. Reversal of lesions of diabetic nephropathy after pancreas transplantation. N Engl J Med. 1998;339:69–75.

16. Coca SG, Ismail-Beigi F, Haq N, Krumholz HM, Parikh CR. Role of intensive glucose control in development of renal end points in type 2 diabetes mellitus: systematic review and meta-analysis intensive glucose control in type 2 diabetes. Arch Intern Med. 2012;172:761–9.

17. Gerstein HC, Miller ME, Byington RP, Goff Jr DC, Bigger JT, Buse JB, Cushman WC, Genuth S, Ismail-Beigi F, Grimm Jr RH, Probstfield JL, Simons-Morton DG, Friedewald WT, for the Action to Control Cardiovascular Risk in type 2 Diabetes Study Group. Effects of intensive glucose lowering in type 2 diabetes. N Engl J Med. 2008;358:2545–59.

18. Bilous R, Chaturvedi N, Sjølle AK, Fuller J, Klein R, Orchard T, Porta M, Parving H-H. Effect of candesartan on microalbuminuria and albumin excretion rates in diabetes: three randomized trials. Ann Intern Med. 2009;151:11–20.

19. Randomised placebo-controlled trial of lisinopril in normotensive patients with insulin-dependent diabetes and normoalbuminuria or microalbuminuria. The EUCLID Study Group. Lancet. 1997;349:1787–92.

20. Mauer M, Zinman B, Gardiner R, Suissa S, Sinaiko A, Strand T, Drummond K, Donnelly S, Goodyer P, Gubler MC, Klein R. Renal and retinal effects of enalapril and losartan in type 1 diabetes. N Engl J Med. 2009;361:40–51.

21. Hirst JA, Taylor KS, Stevens RJ, Blacklock CL, Roberts NW, Pugh CW, Farmer AJ. The impact of renin-angiotensin-aldosterone system inhibitors on type 1 and type 2 diabetic patients with and without early diabetic nephropathy. Kidney Int. 2012;81:674–83.

22. Viberti G, Mogensen CE, Groop LC, Pauls JF, Boner G, van Dyk J, Lucas A, Romero R, Salinas I, Sanmarti A, Blomqvist AC, Ekstrand A, Kirsi VL, Koivisto VA, Groop PH, Escobar F, Jimenez FE, Campos-Pastor MM, Muñoz M, Gomez M, Mangili R, Pozza G, Spotti D, Wurgler Hansen K, Sandahl Christiansen J, Klein F, Mogensen CE, van Doorn LG, Spooren PFMJ, Cruickshank JK, Jervell J, Paus PN, Collins A, Viberti G, Williams G. Effect of captopril on progression to clinical proteinuria in patients with insulin-dependent diabetes mellitus and microalbuminuria. European Microalbuminuria Captopril Study Group. JAMA. 1994;271:275–9.

23. Captopril reduces the risk of nephropathy in IDDM patients with microalbuminuria. The Microalbuminuria Captopril Study Group. Diabetologia. 1996;39:587–93.

24. Newman DJ, Mattock MG, Dawnay ABS, Kerry S, McGuire A, Yaqoob M, Hitman GA, Hawke C. Systemic review on urine albumin testing for early detection of diabetic complications. Health Technol Assess. 2005;9:III–vi, xiii–163.

25. Lewis EJ, Hunsicker LG, Bain RP, Rohde RD. The effect of angiotensin-converting-enzyme inhibition on diabetic nephropathy. The Captopril Collaborative Study Group. N Engl J Med. 1993;329:1456–62.

26. Wilmer WA, Hebert LA, Lewis EJ, Rohde RD, Whittier F, Cattran D, Levey AS, Lewis JB, Spitalewitz S, Blumenthal S, Bain RP. Remission of nephrotic syndrome in type 1 diabetes: long-term follow-up of patients in the Captopril Study. Am J Kidney Dis. 1999;34:308–14.

27. Lv J, Perkovic V, Foote CV, Craig ME, Craig JC, Strippoli GF. Antihypertensive agents for preventing diabetic kidney disease. Cochrane Database Syst Rev. 2012;(12):CD004136. doi:10.1002/14651858.CD004136.pub3.

28. Kunz R, Friedrich C, Wolbers M, Mann JF. Meta-analysis: effect of monotherapy and combination therapy with inhibitors of the renin angiotensin system on proteinuria in renal disease. Ann Intern Med. 2008;148:30–48.

29. Lewis EJ, Hunsicker LG, Clarke WR, Berl T, Pohl MA, Lewis JB, Ritz E, Atkins RC, Rohde R, Raz I. Renoprotective effect of the angiotensin-receptor antagonist irbesartan in patients with nephropathy due to type 2 diabetes. Collaborative Study Group. N Engl J Med. 2001;345:851–60.

30. Brenner BM, Cooper ME, de Zeeuw D, Keane WF, Mitch WE, Parving HH, Remuzzi G, Snapinn SM, Zhang G, Shahinfar S. Effects of losartan on renal and cardiovascular outcomes in patients

with type 2 diabetes and nephropathy. Reduction of Endpoints in Non-Insulin Dependent Diabetes Mellitus with the Angiotensin II Antagonist Losartan (RENAAL) Study Group. N Engl J Med. 2001;345:861–9.

31. Ravid M, Savin H, Jutrin I, Bental T, Lang R, Lishman M. Long-term effect of ACE inhibition on development of nephropathy in diabetes mellitus type II. Kidney Int. 1994;45 Suppl 45:S161–4.

32. Schrier RW, Estacio RO, Esler A, Mehler P. Effects of aggressive blood pressure control in normotensive type 2 diabetic patients on albuminuria, retinopathy, and strokes. Kidney Int. 2002;61:1086–97.

33. Golan L, Birkmeyer JD, Welch HG. The cost-effectiveness of treating all patients with type 2 diabetes with angiotensin-converting enzyme inhibitors. Ann Intern Med. 1999;131:660–7.

34. Efficacy of atenolol and captopril in reducing the risk of macrovascular and microvascular complications in type 2 diabetes: UKPDS 39. UK Prospective Diabetes Study Group. BMJ. 1998;317:713–20.

35. Ruggenenti P, Fassi A, Ilieva AP, Bruno S, Iliev IP, Brusegan V, Rubis N, Gherardi G, Arnoldi F, Ganeva M, Ene-Iordache B, Gaspari F, Perna A, Bossi A, Trevisan R, Dodesini AR, Remuzzi G, Preventing microalbuminuria in type 2 diabetes. N Engl J Med. 2004;351:1941–51.

36. Mogensen CE, Neldam S, Tikkanen I, Oren S, Viskoper R, Watts RW, Cooper ME. Randomised controlled trial of dual blockade of renin-angiotensin system in patients with hypertension, microalbuminuria, and non-insulin dependent diabetes: the candesartan and lisinopril microalbuminuria (CALM) study. BMJ. 2000;321:1440–4.

37. Mann JFE, Schmieder RE, McQueen M, Dyal L, Schumacher M, Pogue J, Wang X, Maggioni A, Budaj A, Chaithiraphan S, Dickstein K, Keltai M, Metsärinne K, Oto A, Parkhomenko A, Piegas LS, Svendsen TL, Teo KK, Yusuf S, on behalf of the ONTARGET Investigators. Renal outcomes with telmisartan, ramipril, or both, in people at high vascular risk (the ONTARGET study): a multicentre, randomised, double-blind, controlled trial. Lancet. 2008;372:547–53.

38. Maione A, Navaneethan SD, Graziano G, Mitchell R, Johnson D, Mann JFE, Gao P, Craig JC, Tognoni G, Perkovic V, Nicolucci A, De Cosmo S, Sasso A, Lamacchia O, Cignarelli M, Manfreda VM, Gentile G, Strippoli GFM. Angiotensin-converting enzyme inhibitor, angiotensin receptor blockers, and combined therapy in patients with micro- and macroalbuminuria and other cardiovascular risk factors: a systematic review of randomized controlled trials. Nephrol Dial Transplant. 2011;26:2827–47.

39. Barnett AH, Bain SC, Bouter P, Karlberg B, Madsbad S, Jervell J, Mustonen J, for the Diabetics Exposed to Telmisartan and Enalapril Study Group. Angiotensin-receptor blockade versus converting-enzyme inhibition in type 2 diabetes and nephropathy. N Engl J Med. 2004;351:1952–61.

40. Patel A, MacMahon S, Chalmers J, Neal B, Woodward M, Billot L, Harrap S, Poulter N, Marre M, Cooper M, Glasziou P, Grobbee DE, Hamet P, Heller S, Liu LS, Mancia G, Mogensen CE, Pan CY, Rodgers A, Williams B. Effects of a fixed combination of perindopril and indapamide on macrovascular and microvascular outcomes in patients with type 2 diabetes mellitus (the ADVANCE trial): a randomised controlled trial. Lancet. 2007;370:829–40.

41. Parving H-H, Lehnert H, Bröchner-Mortensen J, Gomis R, Andersen S, Arner P. The effect of irbesartan on the development of diabetic nephropathy in patients with type 2 diabetes. The Irbesartan in Patients with Type 2 Diabetes and Microalbuminuria Study Group. N Engl J Med. 2001;345:870–8.

42. Andersen S, Bröchner-Mortensen J, Parving H-H, for the Irbesartan in Patients with Type 2 Diabetes and Microalbuminuria Study Group. Kidney function during and after withdrawal of long-term irbesartan treatment in patients with type 2 diabetes and microalbuminuria. Diabetes Care. 2003;26:3296–302.

43. Hellemons ME, Persson F, Bakker SJL, Rossing P, Parving H-H, de Zeeuw D, Lambers Heerspink HJ. Initial angiotensin receptor-blockade-induced decrease in albuminuria is associated with long-term renal outcome in type 2 diabetic patients with microalbuminuria: a post-hoc analysis of the IRMA-2 trial. Diabetes Care. 2011;34:2078–83.

44. Blacklock CL, Hirst JA, Taylor KS, Stevens RJ, Roberts NW, Farmer AJ. Evidence for a dose effect of renin-angiotensin system inhibition on progression of microalbuminuria in type 2 diabetes: a meta-analysis. Diabet Med. 2011;28:1182–7.

45. Viberti G, Wheeldon NM, for the MicroAlbuminuria Reduction with VALsartan (MARVAL) Study Investigators. Microalbuminuria reduction with valsartan in patients with type 2 diabetes mellitus: a blood pressure-independent effect. Circulation. 2002;106:672–8.

46. Haller H, Ito S, Izzo Jr JL, Januszewicz A, Katayama S, Menne J, Mimran A, Rabelinki TJ, Ritz E, Ruilope LM, Rump LC, Viberti G, for the ROADMAP Trial Investigators. Olmesartan for the delay or prevention of microalbuminuria in type 2 diabetes. N Engl J Med. 2011;364:907–17.

47. Parving H-H, Persson F, Lewis JB, Lewis EJ, Hollenberg NK, for the AVOID Study Investigators. Aliskiren combined with losartan in type 2 diabetes and nephropathy. N Engl J Med. 2008;358:2433–46.

48. Parving H-H, Brenner BM, McMurray JJV, de Zeeuw D, Haffner SM, Solomon SD, Chaturvedi N, Persson F, Desai AS, Nicolaides M, Richard A, Xiang Z, Brunel P, Pfeffer MA, for the ALTITUDE Investigators. Cardiorenal end points in a trial of aliskiren for type 2 diabetes. N Engl J Med. 2012;367:2204–13.

49. Imai E, Chan CN, Ito S, Yamasaki T, Kobayashi F, Haneda M, Makino H, for the ORIENT Study Investigators. Effects of olmesartan on renal and cardiovascular outcomes in type 2 diabetics with overt nephropathy: a multicentre, randomised, placebo-controlled study. Diabetologia. 2011;54:2978–86.

50. Parving H-H, Andersen AR, Smidt UM, Hommel E, Mathiesen ER, Svendsen PA. Effect of antihypertensive treatment on kidney function in diabetic nephropathy. Br Med J (Clin Res). 1987;294:1443–7.

51. Pohl MA, Blumenthal S, Cordonnier DJ, De Alvaro F, Deferrar G, Eisner G, Esmatjes E, Gilbert RE, Hunsicker LG, de Faria JB, Mangilli R, Moor Jr J, Reisin E, Ritz E, Schernthanaer G, Spitalewitz S, Tindall H, Rodby RA, Lewis EJ. Independent and additive impact of blood pressure control and angiotensin II receptor blockade on renal outcomes in the Irbesartan Diabetic Nephropathy Trial: clinical implications and limitations. J Am Soc Nephrol. 2005;16:3027–37.

52. Bakris GL, Weir MR, Shanifar S, Zhang Z, Douglas J, van Dijk DJ, Brenner BM, for the RENAAL Study Group. Effects of blood pressure level on progression of diabetic nephropathy: results from the RENAAL study. Arch Intern Med. 2003;163:1555–65.

53. Böhlen L, de Courten M, Wiedmann P. Comparative study of the effect of ACE-inhibitors and other antihypertensive agents on proteinuria in diabetic patients. Am J Hypertens. 1994;7 Suppl 2:84S–92.

54. Epstein M, Williams GH, Weinberger M, Lewin A, Krause S, Mukherjee R, Patni R, Beckerman B. Selective aldosterone blockade with eplerenone reduces albuminuria in patients with type 2 diabetes. Clin J Am Soc Nephrol. 2006;1:940–51.

55. Walker JD, Bending JJ, Dodds RA, Mattock MB, Murrells TJ, Keen H, Viberti GC. Restriction of dietary protein and progression of renal failure in diabetic nephropathy. Lancet. 1989;2:1411–5.

56. Zeller K, Whittaker E, Sullivan L, Raskin P, Jacobson HR. Effect of restricting dietary protein on the progression of renal failure in patients with insulin-dependent diabetes mellitus. N Engl J Med. 1991;324:78–84.

57. Hansen HP, Tauber-Lassen E, Jensen BR, Parving H-H. Effect of dietary protein restriction on prognosis in patients with diabetic

nephropathy. Kidney Int. 2002;62:220–8.

58. Bakris GL, Smith A. Effects of sodium intake on albumin excretion in patients with diabetic nephropathy treated with long-acting calcium antagonists. Ann Intern Med. 1996;125:201–4.

59. Houlihan CA, Allen TJ, Baxter AL, Panangiotopoulos S, Casley DJ, Cooper ME, Jerums G. A low-sodium diet potentiates the effects of losartan in type 2 diabetes. Diabetes Care. 2002;25:663–71.

60. Esnault VL, Ekhias A, Decroix C, Moutel MG, Nguyen JM. Diuretic and enhanced sodium restriction results in improved antiproteinuric response to RAS blocking agents. J Am Soc Nephrol. 2005;16:474–81.

第 19 章

新的治疗方法及糖尿病肾病的未来：地平线上会是什么？

Vecihi Batuman

前言

自从 20 世纪 70 年代糖尿病肾脏疾病作为一个主要的公共健康问题出现以来，这个问题的影响范围和程度持续增长。研究在全球范围内激烈地进行。在过去 25 年来，有许多新的见解涌现，但都只能实现短期内治疗的效果。在本章，我们将简要地回顾糖尿病尤其是糖尿病肾病方面的研究前沿。

在过去 10 年，通过不同机制调节血糖紊乱的新型药物已被引入临床实践中。目前，有很多研究在评估这些新的血糖调节药物是如何影响糖尿病的自然进程及糖尿病引起的靶器官损害，尤其是糖尿病肾病。目前，FDA 推荐的这些新药物在美国被认可使用，这些内容已在第 16 章进行详细讨论[1-4]。这些新的治疗药物包括：①二肽基肽酶（DPP）-4 抑制剂（西格列汀、沙格列汀、利格列汀、苯甲酸阿格列汀），它减少了肠促胰岛素的分解，比如胰高血糖素样肽 1（GLP-1）；②α-葡萄糖苷酶抑制剂（阿卡波糖、米格列醇），它降低了低聚双糖在小肠的降解；③GLP-1 受体激动剂（肠促胰岛素类似物），依克那肽和利拉鲁肽；

钠-葡萄糖协同转运蛋白 2 抑制剂，包括最近批准的坎格列嗪（很多其他的药品正在开发）[5]。

这些新药物不是通过刺激胰岛素分泌的机制而起作用，这为我们开创了一个糖尿病治疗的新领域。在这些新型的药物中，SGLT2 抑制剂阻断肾小管对葡萄糖的重吸收，从而导致热量摄入不足，并在肾脏中增加钠的排泄。为使其有减轻体重和降低血压的作用，从而在预防糖尿病肾病方面有独特的帮助[5-7]。在最近的一项研究中，一个较新的 SGLT2 抑制剂，艾帕列净，被证明可以降低 1 型糖尿病患者在阻断高血糖状态下测定的肾小球滤过率（GFR）（通过菊粉清除率测定），由基线值（172 ± 23）mL/（min·1.73m^2）降到（139 ± 25）mL/（min·1.73m^2）。由于超滤过是糖尿病肾病的早期改变，这种影响提出了良好的期望，即如果在糖尿病治疗过程中早期启动 SGLT2 抑制剂可以预防或延缓肾脏疾病的发生。我们需要进一步的临床试验以确定这种方式是否降低了肾脏并发症的发生率。

除了最近取得的进展，需要进一步的开创性研究以减轻疾病的负担及糖尿病引起的靶器官损害。

免疫系统的作用及对糖尿病免疫治疗的展望

探索免疫系统特别是先天免疫在糖尿病发病机制中的作用，为研究人员描绘了一个令人兴奋的前景。鉴于近期肥胖症的流行与 1 型和 2 型糖尿病的发

V. Batuman, M.D. (✉)
Tulane University Medical Center, Nephrology Section,
1430 Tulane Avenue, New Orleans, LA 70112, USA
e-mail: vbatuma@tulane.edu

病率迅速上升之间的关系,研究表明,慢性低水平炎症主要通过先天免疫介导,这是肥胖相关病理包括糖尿病在内疾病谱的主要决定因素[9]。

自从 1974 年首次阐明了胰岛细胞抗体以来[10],1 型糖尿病被认为是自身免疫性疾病。虽然最初这些抗体被认为会破坏 β-细胞,但后期的研究表明这些抗体(代表体液免疫应答)不一定会损害 β-细胞,而是胰岛细胞破坏和细胞免疫系统的标记物,尤其是 T 淋巴细胞介导的 β 细胞损害[11]。进一步研究表明 T 淋巴细胞并不是单独起作用的。它们在抗原提呈细胞如树突状细胞和巨噬细胞相互作用后开始启动应答,似乎也接受来自 B-淋巴细胞及先天免疫系统和适应性免疫系统之间一系列复杂相互作用的帮助。初级免疫反应引发和增强二级和三级反应,导致 β-细胞功能受损 β-细胞逐渐破坏,最终形成 1 型糖尿病。这个过程是潜在的,并且以不同的速度发展,在老年患者中要经过许多年,而在儿童中则更加迅速,只有当大部分 β-细胞被毁坏后,临床症状的表现才明显。最初认为这个过程导致 β-细胞完全损害,但一些研究现在已阐明在长期的 1 型糖尿病患者中仍有一定程度残留的 β-细胞功能存在(通过尸检)。这就启发了旨在保存甚至再生 β-细胞及 β-细胞功能的研究,有希望恢复内源性胰岛素的分泌而得到更好的血糖控制并减缓糖尿病并发症的进展,比如视网膜病变和肾病[11]。

血糖的管理反映了膳食摄入量和糖异生作用之间的平衡(循环中葡萄糖的出现率)和组织摄取或储存为糖原或脂肪及氧化 (循环中葡萄糖的消失率)之间的平衡。这种协调主要是通过胰腺从 β-细胞分泌的胰岛素与其他的血糖调节激素相互作用,包括胰高血糖素、胰淀素、肠促胰岛素 GLP-1 和葡萄糖依赖性促胰岛素样肽(GIP)、肾上腺素、皮质醇、生长激素等[12]。胰岛素通过作用在肝脏、骨骼肌和脂肪组织调节血清葡萄糖。当存在胰岛素抵抗时,胰岛素不能抑制肝脏糖异生而导致高血糖。另一方面,胰岛素抵抗在脂肪组织和骨骼肌中可以引起脂解作用增强,除了引起高血糖外,还可引起高血脂及代偿性的高血糖。证据表明当存在胰岛素抵抗时,胰腺被迫增加胰岛素的输出,这加重了 β-细胞的负担,最终导致 β-细胞凋亡。高血糖水平和高水平的饱和脂肪酸创造了一个炎症环境导致代谢组织的先天免疫细胞激活,这导致核转录因子 κB(NF-κB)激活和炎症介质的释放,包括白细胞介素-1(IL-1β)、肿瘤坏死因子 α(TNFα),促进全身胰岛素抵抗和自身免疫性 β-细胞损害[9]。由此产生的

胰岛素抵抗进一步导致血糖水平增高,血清游离脂肪酸及 IL-1β 水平增高,糖毒性、脂毒性、IL-1β 毒性,以及凋亡的 β 细胞死亡。这些研究表明,在肥胖人群中,脂肪组织是巨噬细胞向 CD8+ 和 CD4+T 细胞表达 MHC I 类和 MHC II 类介导抗原的免疫活性位点,这导致脂肪组织炎症和周围胰岛素抵抗。本研究揭示了调节性 T 细胞 (Treg) 在糖尿病发病机制中的重要作用,并引发了对负责调节胰岛细胞免疫破坏的 T 细胞的特异性序列的研究,以及中和这些细胞的潜在策略。重要的是,对糖尿病发病机制研究表明传统的 1 型和 2 型糖尿病的二元概念可能不再有效,并可能启发未来的治疗,这可能在年轻和老年人的糖尿病病理生理学上抢先一步[9]。

这一系列的研究已经确定了潜在的新的干预治疗方法[14-16]。最近一项为期两年的实验已经表明应用利妥昔单抗,一种抗 CD20 的单克隆抗体,选择性消耗 B 淋巴细胞可以延缓新发 1 型糖尿病患者(T1DM)β 细胞功能的衰减。尽管它似乎并没有从根本上改变疾病的病理生理学基础[16]。然而,有趣的是,最初被认为适用于 2 型糖尿病的治疗方法,即运动、减轻体重和胰岛素增敏剂已被发现能有效地减轻甚至预防 1 型糖尿病[9,17]。

同时,旨在抵抗 β-细胞渐进性破坏,利用 β-细胞体积固有的再生能力的治疗方法也投入研究。基于最近的研究揭露了 IL-1β 在 β 细胞的破坏中一个举足轻重的作用,治疗尝试使用一种新的 IL-1β 中和抗体,XOMA 052,这在动物模型中已经看到了希望[18,19]。临床试验使用中和性单克隆抗体,如康纳单抗或 IL-1 受体拮抗剂(IL-Ra)阿那白滞素,探索抗 IL-β 方法的可行性[14,20,21]。

初步临床试验在新诊 1 型糖尿病儿童中进行,对重组 IL-1R 拮抗蛋白阿那白滞素的短期治疗(28 天)效果进行了评价。阿那白滞素治疗的患者有相似的 HbA1c 及混合餐耐量试验(MMTT)反应,但在诊断后第 1 和第 4 个月胰岛素需求量相对于对照组较低。使用阿那白滞素治疗的儿童在诊断 1 个月后,胰岛素剂量调整的 HbA1c 较低。虽然阿那白滞素并没有预防糖尿病在这些新诊断的 1 型糖尿病儿童中的进展,但它的耐受性很好,而且有希望用不同方案进行更多的临床疗效研究[21]。

目前,正在进行的试验探讨对有遗传易感性的婴幼儿施行的初级预防策略。例如,使用没有牛奶或牛胰岛素的婴儿配方奶粉,在婴儿配方奶粉中添加 ω-3

脂肪酸二十二碳六烯酸,迟添加含麸质食物和补充维生素 D[22]。

肾纤维化和上皮-间充质的转变:有潜在的可逆性?

不论病因如何,肾脏疾病都是由肾小管间质纤维化缓慢发展而来的,这是糖尿病肾病免疫增强的另一个重要结果。炎症环境激活先天和适应性免疫,导致 IL-1β 的产生,NF-κB 的激活和转录的增强,以及级联细胞因子介质的释放。IL-1β 的产生,激活 NF-κB 并增加它的转录。这些细胞因子包括 TNF-α、MCP-1、白细胞介素 6、8 等,但最重要的是 TGF-β1,它被认为是糖尿病和非糖尿病肾脏疾病患者肾脏纤维化的一个主要中介[23-25]。在最近的一项研究中,可以见到在糖尿病小鼠肾皮质中 TGF-β1、P53 和 microRNA-192 (miR-192) 表达水平增加,并且这些变化与肾小球的扩张和纤维化相关[26]。详细的研究表明,这种炎性环境负责这些情况,包括从循环中聚集单核细胞和从骨髓中聚集 CD14+纤维细胞。单核细胞分化成 M1 和 M2 型巨噬细胞,有利于更多的细胞因子在炎症反应周期中出现[27]。现在认为主要的纤维化成分是已有的巨噬细胞、肾脏组织中成纤维细胞、上皮间质转化(EMT)和通过 TGF-βs 的影响驱使的内皮细胞增殖(En-dEMT)。已有的成纤维细胞增殖,肾上皮细胞和内皮细胞获得的肌成纤维细胞表型,随着基质蛋白合成增加和降解率下降导致胶原增加和基质沉积,尤其在肾小管间质部,肾脏功能逐步损害[26-29]。有证据表明,肾脏内的肾素-血管紧张素系统在这个过程中起关键作用,这可能独立于血管紧张素的循环,尿血管紧张原水平已被提议作为肾脏内肾素-血管紧张素系统的一个标志[30-33]。尿血管紧张素原水平可能在确定糖尿病肾病风险上有特殊价值并提示肾脏内肾素-血管紧张素系统在糖尿病肾病发病机制中起关键作用[32,34]。

我们增加了对纤维化过程的了解,已经确定了一些潜在的令人激动的可以阻止这个过程的治疗方法,并且,这可以逆转纤维化。首先,拮抗促纤维化生长因子,特别是 TGF-β,以及其他生长因子包括 PDGF、VEGF 可以延缓肾脏疾病的进展。有趣的是血管紧张素 Ⅱ 和 TGF-β1 之间的关系,以及众所周知的肾素-血管紧张素-醛固酮系统(RAAS)抑制剂在延缓肾脏疾病中的作用[27,28,35]。很明确的,虽然这些干预措施在延缓进展中有帮助但并没有降低糖尿病肾病的发病

率。通过这种方法,可以逆转肾脏和其他组织纤维化,使用能逆转 EMT 的药物,通过药物(如 BMP-7)恢复上皮或内皮细胞原始表型。BMP7 受体 Alk3 在抗纤维化中起着重要作用,Alk3 激动剂也是一种富有吸引力的治疗方法。

另外一个有前景的糖尿病肾病治疗目标是核因子 NF-E2 相关因子 2(Nrf2),一个氧化应激的主要调节器,它通过与血红素氧和酶-1 相互作用而具有抗 EMT 的作用。此外,最近表明在肾小管中 BMP7 的受体 Alk3 是抗纤维化和肾脏组织修复的基础。Alk3-激动剂化合物在实验性肾纤维化模型中有肾脏保护作用,包括在糖尿病肾病模型中;这种肾脏保护作用与 EMT 抑制剂、炎症和凋亡相关[27]。预防或逆转 EMT 的策略可能是未来糖尿病肾病及其他糖尿病并发症治疗的一部分。

人们对于肾脏可能有固有的自我更新能力的认识已经有一段时间。早年对 8 名接受胰腺移植的 1 型糖尿病患者随访研究了 10 年,并且他们在达到终末期肾病前有不同程度的糖尿病肾病表现。在 10 年时间里,所有肾脏疾病得到了逆转[36]。可以在实验模型及糖尿病和非糖尿病患者中观察到肾脏病变逆转和功能的恢复。自从研究已经确定"造血"肾干细胞/祖细胞存在,它可以替代肾小管细胞及足细胞,这些细胞是再生能力有限的神经元样细胞是糖尿病肾病肾小球硬化特征的主要驱动力[37]。有迹象表明这些足细胞和肾小管定向祖细胞可以被药物调控来促进肾脏再生,或分离、克隆扩增后通过分子调控定向到损伤部位并移植于受损肾脏来逆转肾脏损害[37]。为了了解活化祖细胞的分子机制,研究人员做了进一步的研究。研究表明这可能有利于肾脏的再生并成为将来治疗糖尿病和非糖尿病肾脏疾病方法的一部分。

糖尿病患者的血管病变不仅是肾脏疾病的主要原因,也是心血管疾病及视网膜病变的主要原因。动脉粥样硬化加速是糖尿病的主要特征,高血糖还有多种因素,包括晚期糖基化终产物(AGE)、游离脂肪酸和低密度脂蛋白、活性氧、血管紧张素 Ⅱ 增加、NF-κB 激活和炎性因子产生等都会导致血管损伤[38]。胰岛素受体除了调节血糖外,已经被证明能够促进血管内皮细胞和足细胞的完整性。因此,确定了血管病变、足细胞病变的另一个介导机制,即胰岛素抵抗介导并加重动脉粥样硬化和肾小球硬化[27,38]。正在进行的研究表明,提高胰岛素调节基因对血管内皮细胞有保护作用并输送非糖尿病患者内皮祖细胞,可以预防甚至逆转

糖尿病血管病变[38,40]。使用他汀类药物和肾素–血管紧张素系统抑制剂对抗动脉粥样硬化已经成为糖尿病治疗的方法之一。这些新的见解可能产生更有效的治疗方法，通过基因调控可以诱导抗氧化和抗炎因子，促进血管生存和保持血管完整性，这反过来将有助于预防糖尿病肾病和视网膜病变[38]。

代谢组学和蛋白质组学的希望

糖尿病肾病治疗的一个显著限制因素是生物标记物的局限性。尿微量白蛋白有其局限性并且不总是可以预料到的（见本书第 8 章及第 9 章）。一些研究者认为，尿液中多克隆免疫球蛋白轻链尤其是 k 轻链排泄量的增加是早期肾小管功能障碍的标志。通过内吞受体 megalin 和 cubilin[41]降低细胞吞噬作用，或许是更可靠的标记物[42-44]。一项更全面的对生物标记物的研究正在进行中。研究人员使用气相色谱–质谱技术对糖尿病肾病患者尿液中的代谢产物进行筛选，从而发现了更多的线索。Sharma 等人研究观察到糖尿病肾病患者尿液中代谢产物水平的下降，许多是与线粒体功能相关的可溶性有机阴离子。它反映了糖尿病肾病患者线粒体功能处于全面的抑制状态。作者还发现糖尿病肾病患者肾脏组织中线粒体 DNA 含量低，并且糖尿病肾病患者肾脏组织 PGC1a 基因的表达降低（一种线粒体生物合成的主要调节基因）。这些观察结果表明，尿液代谢组学可能是一种有前景的，确定糖尿病患者早期肾脏疾病的生物标志物的方法。在糖尿病肾病患者中，可能存在有机阴离子转运蛋白和线粒体功能的失调[45]。

随着对尿液外泌体更密切的调查，研究领域可能需要进一步拓展。外泌体是大小为 40~100nm，包含蛋白质、mRNA 和 microRNA(miRNA)的小囊泡。它可以作为评价肾功能障碍的生物标志物，包括各种离心技术的新方法，可以更有效地分离外来体，并进行蛋白组学及 RNA 和 miRNA 分析。这种技术可能会引起糖尿病肾脏受累患者新的生物标志物的识别，以及新的视野在肾脏疾病发病机制的新见解[46]。

来自糖尿病肾脏和其他器官，如肝脏和皮肤的蛋白质基因组学分析是相对比较新的，似乎能识别出表达出相对于正常器官的各种蛋白质的差异。这些研究已经确定蛋白聚集体的积累是由于蛋白酶体活性受损，新型氧化和糖酵解机制及新的 TGF-β 信号调节，紧密连接的维持、氧化应激等[47-50]。这些研究已经指出了将应用在转录前和转录研究等的潜在新疗法。

基因、表观遗传学和 microRNAs

糖尿病肾病的遗传因素还没有完全定义。虽然将近一半的糖尿病患者将发展成肾脏疾病，但另一半提示遗传的敏感性基础不独立于高血糖、高血压或蛋白尿。早期研究主要集中于血管紧张素转换酶的插入/删除多态性，其作为一个肾脏疾病易感性的决定因素，在 1 型和 2 型糖尿病患者中提示 D 等位基因或 DD 型纯合子可能与肾脏疾病风险增高相关[51-55]。也有人认为 DD 型基因可以更好地应对血管紧张素转换酶抑制剂或血管紧张素受体拮抗剂。这提示研究人员可以使用药物基因组学方法治疗糖尿病患者群[56]。然而，大多数研究是不明确的，表明了一个更复杂的相互作用基因环境并指出需要做进一步的调查[55]。近 20 年来，转换酶抑制剂和血管紧张素受体拮抗剂人使用可能有助于延缓许多患者糖尿病肾病的进展，但是糖尿病肾病发病率仍不断增加。

最近的基因研究已经增加了我们对遗传学和表观遗传学在糖尿病肾病发病机制中的认识并建议将其作为新的治疗干预方向。对单核苷酸多态性(SNP)的全基因组关联扫描(GWAS)已经指出了以前未知的可能与糖尿病肾病易感性相关的途径[57-59]。多个染色体位点包括 3q、7q、10p、14q 和 18q 已经被认为是在 1 型和 2 型糖尿病患者糖尿病肾病易感性可能的决定因素。然而，这些位点在糖尿病肾病发病机制中的具体作用尚未完全确定[60]。

基因–环境的相互作用及表观遗传学似乎与糖尿病、肥胖和糖尿病肾病的病理密切相关[61,62]。一些集中于宫内环境、DNA 甲基化改变及组蛋白翻译后修饰的研究表明了它可以导致成年期疾病，有些甚至是持续存在[61]。包括组蛋白甲基化的染色质的组蛋白转录后失调的修饰，可以导致基因的异常行为，这将促进糖尿病及其并发症的发生。全基因组研究可见到在糖尿病患者群中组蛋白甲基化的模式有特定类型细胞改变。体外实验研究已证明炎性基因启动子在暴露于糖尿病环境后的持续表观遗传学改变表明代谢记忆是可能的机制[62]。

组蛋白去乙酰化酶，特别是 sirtuins，它让组蛋白及各种转录因子脱去乙酰基，在很多急性和慢性疾病中作为表观遗传学治疗靶点而被探索。最近一项研究发现在糖尿病肾病小鼠蛋白尿发生之前 sirtuin 1 下调，近端小管 sirtuin 的过表达可以预防糖尿病肾病[63]。

除了组蛋白甲基化、DNA 甲基化、miRNA 也与糖尿病肾病紧密相关[64,65]。miRNA 是短（19–23 个核苷酸长）非编码 RNA 分子，在转录和转录后基因表达中通过降解 mRNA 或抑制翻译而发挥了重要作用[66]。研究表明长非编码 RNA，浆细胞瘤变体易位 1（PVT1），增加了纤溶酶原激活剂抑制剂 1（PAl-1）及肾小球系膜细胞 TGF-β1，这两个是在高血糖条件下肾小球细胞外基质聚集的主要贡献者，也是细胞外基质主要成分。而 miR-1207-5p，一种导出 miRNA 的 PVT，在发展过程中起着重要作用[67,68]。最近对糖尿病小鼠的研究表明，mRNA、TGF-β1 及 P53 之间的相互干扰可能在糖尿病肾病的发病机制中扮演重要角色。本研究表明在众多 miRNA 中 miR-192 在小鼠糖尿病肾病模型中伴随着 p53、TGF-β1 增高，并阻断 miR-192 逆转，增加 p53 和 TGF-β1 的表达。这种干预减低并逆转了肾纤维化，提示 miRNA 在糖尿病肾病发病机制中起着重要作用并确定把 miRNA 作为一种新治疗策略的靶点[26]。

在 STZ 糖尿病模型，高浓度 miR-375 可以作为一种 β 细胞死亡的标志，并且对小鼠糖尿病进行预测[69]。其他研究人员也发现了与 miR-21 类似的联系。其在肾脏中表达增加可作为一个潜在的糖尿病肾病的标志，并作为 miR-21 阻断质粒传递的靶点。类似于反 mir-192，miR-21 还降低 TGF-β1 表达，抑制 NF-κB 激活并帮助减轻 db/db（一种 2 型糖尿病模型）小鼠的蛋白尿和肾脏炎症。目前已经确定了导致糖尿病肾病的 miRNA，包括 miR-192、miR-216a、miR-217；miR-377、miR-21、miR-29c 及 miR-1207-5p。miRNA 靶向治疗作为可能治疗糖尿病及糖尿病肾病的方法被探索[67,68]。

因此，遗传学，在 GWAS 实验中搜索位点及单核苷酸多态性，更好地理解表观遗传学及 miRNA 的作用，开辟糖尿病病理学的新研究领域。这项研究正在确定新的机制和治疗方法。这可以确保我们不仅治疗糖尿病及其严重并发症，包括糖尿病肾病，但更重要的是识别易感人群和通过先发制人的策略尽可能地预防糖尿病。

寻找未来治疗方法

过去几年里，在动物模型上使用基因疗法取得了显著进步。可以预见，在不久的将来，将会开展一系列转录研究。旨在保护和再生 β 细胞的基因治疗是备受关注的一个领域。一系列的策略正在探索基因治疗方法，包括胰岛素基因、各种生长因子及参与胰岛细胞损伤机制的炎症通路调节剂[48,71,72]。一些研究已经表明由 Akt1 基因编码的丝氨酸/苏氨酸蛋白激酶，可以促进 β 细胞存活和再生。增强腺病毒载体介导抗胰岛细胞活性 Akt1 的研究表明了在链脲佐菌素诱导的糖尿病小鼠模型中 β 细胞存活和增殖增强[73,74]。

目前正在探索利用胰腺胚胎细胞转分化再生 β 细胞的创新策略。研究人员尝试重建胰腺发育，包括从胚胎足细胞到胰岛 β 细胞和 α 细胞的分化[75]。

使用超声靶向破坏微泡体（UTMD）实现胰腺的质粒 DNA 在机体内的再生具有广阔的前景。在这项技术中，携带质粒的静脉微泡在胰腺微循环中被超声所破坏，从而使大鼠胰岛素启动子（RIP3.1）进一步向大鼠胰岛素启动子（RIP3.1）表达局部基因。在一项研究中，一系列涉及内分泌胰腺发育的基因被传递给链脲佐菌素诱导的糖尿病大鼠。RIP3.1-NeuroD1 促进胰岛细胞再生，维持葡萄糖、胰岛素和 C-肽水平正常；然而，这个改善是暂时的。这个概念-验证实验阐明在不使用病毒载体的情况下选择性基因传递到胰腺的可能性，进一步增加基因治疗成功的可能性[76]。

其他在糖尿病动物模型中显著有效的技术包括骨髓间充质干细胞的传递（BM-MSC）。BM-MSC 移植降低了血糖浓度并减轻了 β 细胞的损害，防止肾功能损害，降低了尿蛋白，抑制 TGF-β1 表达，上调突触极蛋白和 IL-10 的表达[77]。

由于有限的可用供体及排斥反应，胰岛细胞的移植的潜力似乎是有限的（在本书中其他地方讨论）。因此，新策略正在被讨论以提高移植细胞存活和增殖概率以达到足够质量及预防排斥反应。在原位和胰岛细胞移植处有很多种不同的方法来保留 β 细胞活力和功能。一个有希望的研究探讨了雌激素及雌激素受体在保存 β 细胞中的作用，阐明雌激素受体可以防止胰岛细胞破坏[78-80]。

另一方面，研究人员正在采用各种方法在植入前封装培养的人胰岛细胞，以提高移植的机会和降低排斥反应的风险。在一项研究中，用胶囊包裹着海藻酸钠的胰岛细胞在糖尿病小鼠模型及 1 型糖尿病患者中取得了良好的效果[81]。而另一项研究用已硅化涂料也提高了培养的胰岛细胞的存活及功能[82]。其他措施包括直接移植到其他点，比如小肠而不是门静脉，似乎在糖尿病动物模型中能得到更好的控制[83]。调查人员尝试区分人类子宫内膜间质干细胞（ESSC）与胰岛素分泌细胞的差异。在糖尿病大鼠模型中观察到，当这些细胞被注射剂肾小囊时会分泌胰岛素，从而使血糖维持正常水平[84]。

目前正在探索新的免疫抑制方案，以提高单个供胰岛细胞移植的成功率。在一项研究中，研究人员联合使用抗胸腺球蛋白、抗感染药阿那金拉和依他那普诱导，使用他克莫司联及麦考酚酸吗乙酯维持。受试的 8 例患者胰岛细胞移植均成功[85]。显然，需要更大规模的临床试验来证明这种方案的有效性。然而，在未来几年，我们可能会看到更有效的免疫抑制方案，这将提高单个供体胰岛细胞的成功率。近年来出现的多种策略使成功移植或分化胰岛细胞成为可能。

异种器官移植

早在 17 世纪，就有人尝试从动物到人类跨物种器官的移植。在 20 世纪早期，Keith Reethma 博士在 1963—1964 年间为 13 名患者移植了黑猩猩的肾脏。虽然大部分患者仅存活 9~60 天，但其中一名患者存活 9 个月甚至重返工作。这表明了潜在的可能性[86,87]。对跨物种器官移植包括肾脏、肝脏、神经细胞、胰腺和胰岛细胞的尝试一直持续到 2000 年。人畜共患传染病和排斥反应到现在都没有克服这些异种移植的困难[87,88]。然而，异种移植仍然是一个看似很有希望但是比较困难的领域。虽然严重的排斥反应仍然是一个不可逾越的挑战，但是它可以潜在地提供可靠的、无尽的胰岛素。

如果动物异种移植可以通过转基因来表达人类基因，从而避免人体的排斥反应，那么我们就可以为器官功能衰竭患者包括胰腺衰竭的糖尿病患者源源不断地提供备用器官。目前正在尝试通过基因操控来对抗排斥反应，同时也尝试用选择性地针对共同刺激分子的生物制剂进行试验，或局部抑制免疫，将异种移植物封装在惰性支架上。一些新设计和 3D 打印术是正在探索的策略[78,89-91]。虽然这些技术还没有为移植研究做好准备，但动物实验表明在不久的将来它们可以被引入临床实验。

再生医学与纳米技术

未来糖尿病及糖尿病肾病必定在全医学及纳米技术上取得令人激动的发展。新的植入装置可以感知血糖浓度并持续提供适当剂量的胰岛素。最近研究人员在纳米技术和生物传感器上取得了新的进展，即设计一种生物芯片来持续监测血糖及其他生物标志物。这样的设备需要完全集成的闭环系统并通过微创方法植入皮下，也可能是皮下注射。在这种技术可以引入临床之前需要克服长期相容性、可靠性和高度集成等问题[92,93]。生物技术上的一个主要突破是在再生医学及 3D 打印术方面帮助糖尿病合并肾病患者[94-96]。在过去 10 年，该领域取得了重大进展，阐述了制造的可行性及潜在移植组织的可行性[97,98]。最近，马萨诸塞州总医院的科学家们使用这一技术成功地构建了一个肾脏。当它通过血管床灌注时在体外产生尿液。在经历原位移植和循环灌注后，移植器官可以通过体内输尿管导管产生尿液。3D 打印术具有广阔的应用前景，包括制作生物复合支架，包覆胰岛细胞以促进植入，或制造功能碎片来替换受损的器官成分[99,100]。

因此，新兴技术为糖尿病肾病及其他器官衰竭患者提供了越来越复杂的解决方案。但我们可以在糖尿病变成全面的临床疾病之前预防它吗？

预防糖尿病及糖尿病肾病策略

最近在糖尿病免疫发病机制及免疫遗传学领域发现了大量有前景的生物标记物。它们可以在疾病早期阶段识别糖尿病，甚至可以帮助识别有风险的患者。基于我们对病理生理学的了解，这反过来将使预防性干涉措施成为可能。研究对各种免疫疗法的疗效进行了评价，旨在预防残余 C 肽的 1 型糖尿病患者或正在发展为糖尿病患者的细胞损伤。临床实验网络，如 TrialNet 和美国免疫耐受网络及在欧洲类似的网络已经开始探索这种预防措施[101,102]。现在可能使用早期生物标记物，比如 miRNA，来预防糖尿病。这些预防性治疗可能包括涉及表观遗传的操作和生物制剂的新治疗方法。它将阻止 β-细胞破坏帮助残余 β-细胞再生以达到足够质量。先进技术有助于胰岛细胞补给或胰岛细胞再生。新的药物帮助纠正与糖尿病相关的代谢紊乱而不仅仅是控制血糖。这有助于预防糖尿病肾病及其他与糖尿病相关的严重损害，比如视网膜病变、截肢等。随着技术的进步和对糖尿病分子生物学与免疫机制的新见解，糖尿病及糖尿病肾病的治疗即将迎来爆炸式的发展。然而，我们不应该忽略这样一个事实，即糖尿病发病率的增加与相关器官损害对全球社会造成了严重的影响，首先是现代生活方式的结果，包括不健康的饮食和体力活动减少，以及紧密相关的代谢紊乱、肥胖等流行病的增加[102-105]。

　　毫无疑问，我们需要更有效的医疗手段和技术来治疗"真正的"1 型糖尿病患者。而我们有能力在疾病全面形成之前进行预防性干涉。显然，在这个领域，这是一个令人印象深刻的进展。我们希望在不久的将来出现新的治疗方法和技术。毫无疑问的是，通过一个国际协调的项目，可以更有效地帮助数以百万计的患者获得更高的成本效益。该计划还可以帮助患者减轻体重，增加体育活动，指导健康饮食。研究表明，对于 2 型糖尿病的高危人群，如果葡萄糖耐量受损而没有明显的糖尿病症状，那么通过饮食和锻炼，其患上糖尿病的概率就会大大降低。因此，未来的战略必须包括全球协调努力，实施对减轻糖尿病和糖尿病肾病负担影响最大的生活方式。

（张艳龙　朱江　译）

参考文献

1. Tonjes A, Kovacs P. SGLT2: a potential target for the pharmacogenetics of type 2 diabetes? Pharmacogenomics. 2013;14(7):825–33.
2. Raskin P. Sodium-glucose cotransporter inhibition: therapeutic potential for the treatment of type 2 diabetes mellitus. Diabetes Metab Res Rev. 2013;29(5):347–56.
3. Panchapakesan U, Pegg K, Gross S, Komala MG, Mudaliar H, Forbes J, et al. Effects of SGLT2 inhibition in human kidney proximal tubular cells–renoprotection in diabetic nephropathy? PLoS One. 2013;8(2):e54442.
4. Mikhail N. Use of dipeptidyl peptidase-4 inhibitors for the treatment of patients with type 2 diabetes mellitus and chronic kidney disease. Postgrad Med. 2012;124(4):138–44.
5. Andrianesis V, Doupis J. The role of kidney in glucose homeostasis–SGLT2 inhibitors, a new approach in diabetes treatment. Expert Rev Clin Pharmacol. 2013;6:519–39.
6. Komala MG, Panchapakesan U, Pollock C, Mather A. Sodium glucose cotransporter 2 and the diabetic kidney. Curr Opin Nephrol Hypertens. 2013;22(1):113–9.
7. Whaley JM, Tirmenstein M, Reilly TP, Poucher SM, Saye J, Parikh S, et al. Targeting the kidney and glucose excretion with dapagliflozin: preclinical and clinical evidence for SGLT2 inhibition as a new option for treatment of type 2 diabetes mellitus. Diabetes Metab Syndr Obes. 2012;5:135–48.
8. Cherney DZ, Perkins BA, Soleymanlou N, Maione M, Lai V, Lee A, et al. The renal hemodynamic effect of SGLT2 inhibition in patients with type 1 diabetes. Circulation. 2014;129:587–97.
9. Odegaard JI, Chawla A. Connecting type 1 and type 2 diabetes through innate immunity. Cold Spring Harb Perspect Med. 2012;2(3):a007724.
10. Bottazzo GF, Florin-Christensen A, Doniach D. Islet-cell antibodies in diabetes mellitus with autoimmune polyendocrine deficiencies. Lancet. 1974;2(7892):1279–83.
11. Skyler JS. Immune intervention for type 1 diabetes mellitus. Int J Clin Pract Suppl. 2011;170:61–70.
12. Marini MA, Succurro E, Frontoni S, Mastroianni S, Arturi F, Sciacqua A, et al. Insulin sensitivity, beta-cell function, and incretin effect in individuals with elevated 1-hour postload plasma glucose levels. Diabetes Care. 2012;35(4):868–72.
13. Nakayama M, Eisenbarth GS. Paradigm shift or shifting paradigm for type 1 diabetes. Diabetes. 2012;61(5):976–8.
14. Moran A, Bundy B, Becker DJ, DiMeglio LA, Gitelman SE, Goland R, et al. Interleukin-1 antagonism in type 1 diabetes of recent onset: two multicentre, randomised, double-blind, placebo-controlled trials. Lancet. 2013;381(9881):1905–15.
15. Skyler JS. The year in immune intervention for type 1 diabetes. Diabetes Technol Ther. 2013;15 Suppl 1:S88–95.
16. Pescovitz MD, Greenbaum CJ, Bundy B, Becker DJ, Gitelman SE, Goland R, et al. B-lymphocyte depletion with rituximab and beta-cell function: two-year results. Diabetes Care. 2014;37:453–9.
17. Pozzilli P, Guglielmi C. Double diabetes: a mixture of type 1 and type 2 diabetes in youth. Endocr Dev. 2009;14:151–66.
18. Roell MK, Issafras H, Bauer RJ, Michelson KS, Mendoza N, Vanegas SI, et al. Kinetic approach to pathway attenuation using XOMA 052, a regulatory therapeutic antibody that modulates interleukin-1beta activity. J Biol Chem. 2010;285(27):20607–14.
19. Owyang AM, Maedler K, Gross L, Yin J, Esposito L, Shu L, et al. XOMA 052, an anti-IL-1{beta} monoclonal antibody, improves glucose control and {beta}-cell function in the diet-induced obesity mouse model. Endocrinology. 2010;151(6):2515–27.
20. Ridker PM, Howard CP, Walter V, Everett B, Libby P, Hensen J, et al. Effects of interleukin-1beta inhibition with canakinumab on hemoglobin A1c, lipids, C-reactive protein, interleukin-6, and fibrinogen: a phase IIb randomized, placebo-controlled trial. Circulation. 2012;126(23):2739–48.
21. Sumpter KM, Adhikari S, Grishman EK, White PC. Preliminary studies related to anti-interleukin-1beta therapy in children with newly diagnosed type 1 diabetes. Pediatr Diabetes. 2011;12(7):656–67.
22. Skyler JS. Primary and secondary prevention of type 1 diabetes. Diabet Med. 2013;30(2):161–9.
23. Kalluri R, Neilson EG. Epithelial-mesenchymal transition and its implications for fibrosis. J Clin Invest. 2003;112(12):1776–84.
24. Liu Y. Renal fibrosis: new insights into the pathogenesis and therapeutics. Kidney Int. 2006;69(2):213–7.
25. Ziyadeh FN. Mediators of diabetic renal disease: the case for tgf-Beta as the major mediator. J Am Soc Nephrol. 2004;15 Suppl 1:S55–7.
26. Deshpande SD, Putta S, Wang M, Lai JY, Bitzer M, Nelson RG, et al. Transforming growth factor-beta-induced cross talk between p53 and a microRNA in the pathogenesis of diabetic nephropathy. Diabetes. 2013;62(9):3151–62.
27. Kanasaki K, Taduri G, Koya D. Diabetic nephropathy: the role of inflammation in fibroblast activation and kidney fibrosis. Front Endocrinol. 2013;4:7.
28. Ziyadeh FN, Wolf G. Pathogenesis of the podocytopathy and proteinuria in diabetic glomerulopathy. Curr Diabetes Rev. 2008;4(1):39–45.
29. Cheng X, Gao W, Dang Y, Liu X, Li Y, Peng X, et al. Both ERK/MAPK and TGF-Beta/Smad signaling pathways play a role in the kidney fibrosis of diabetic mice accelerated by blood glucose fluctuation. J Diabetes Res. 2013;2013:463740.
30. Jang HR, Lee YJ, Kim SR, Kim SG, Jang EH, Lee JE, et al. Potential role of urinary angiotensinogen in predicting antiproteinuric effects of angiotensin receptor blocker in non-diabetic chronic kidney disease patients: a preliminary report. Postgrad Med J. 2012;88(1038):210–6.
31. Mills KT, Kobori H, Hamm LL, Alper AB, Khan IE, Rahman M, et al. Increased urinary excretion of angiotensinogen is associated with risk of chronic kidney disease. Nephrol Dial Transplant. 2012;27(8):3176–81.
32. Park S, Bivona BJ, Kobori H, Seth DM, Chappell MC, Lazartigues E, et al. Major role for ACE-independent intrarenal ANG II formation in type II diabetes. Am J Physiol Renal Physiol. 2010;298(1):F37–48.

33. Thethi T, Kamiyama M, Kobori H. The link between the renin-angiotensin-aldosterone system and renal injury in obesity and the metabolic syndrome. Curr Hypertens Rep. 2012;14(2):160–9.

34. Kobori H, Kamiyama M, Harrison-Bernard LM, Navar LG. Cardinal role of the intrarenal renin-angiotensin system in the pathogenesis of diabetic nephropathy. J Investig Med. 2013; 61(2):256–64.

35. Ritz E. Limitations and future treatment options in type 2 diabetes with renal impairment. Diabetes Care. 2011;34 Suppl 2:S330–4.

36. Fioretto P, Steffes MW, Sutherland DE, Goetz FC, Mauer M. Reversal of lesions of diabetic nephropathy after pancreas transplantation. N Engl J Med. 1998;339(2):69–75.

37. Romagnani P, Remuzzi G. Renal progenitors in non-diabetic and diabetic nephropathies. Trends Endocrinol Metab. 2013;24(1): 13–20.

38. Rask-Madsen C, King GL. Vascular complications of diabetes: mechanisms of injury and protective factors. Cell Metab. 2013; 17(1):20–33.

39. Oh BJ, Oh SH, Jin SM, Suh S, Bae JC, Park CG, et al. Co-transplantation of bone marrow-derived endothelial progenitor cells improves revascularization and organization in islet grafts. Am J Transplant. 2013;13(6):1429–40.

40. Steiner S, Winkelmayer WC, Kleinert J, Grisar J, Seidinger D, Kopp CW, et al. Endothelial progenitor cells in kidney transplant recipients. Transplantation. 2006;81(4):599–606.

41. Nakhoul N, Batuman V. Role of proximal tubules in the pathogenesis of kidney disease. Contribut Nephrol. 2011;169:37–50.

42. Hassan SB, Hanna MO. Urinary kappa and lambda immunoglobulin light chains in normoalbuminuric type 2 diabetes mellitus patients. J Clin Lab Anal. 2011;25(4):229–32.

43. Hutchison CA, Cockwell P, Harding S, Mead GP, Bradwell AR, Barnett AH. Quantitative assessment of serum and urinary polyclonal free light chains in patients with type II diabetes: an early marker of diabetic kidney disease? Expert Opin Ther Targets. 2008;12(6):667–76.

44. Groop L, Makipernaa A, Stenman S, DeFronzo RA, Teppo AM. Urinary excretion of kappa light chains in patients with diabetes mellitus. Kidney Int. 1990;37(4):1120–5.

45. Sharma K, Karl B, Mathew AV, Gangoiti JA, Wassel CL, Saito R, et al. Metabolomics reveals signature of mitochondrial dysfunction in diabetic kidney disease. J Am Soc Nephrol. 2013;24(11):1901–12.

46. Alvarez ML, Khosroheidari M, Kanchi Ravi R, DiStefano JK. Comparison of protein, microRNA, and mRNA yields using different methods of urinary exosome isolation for the discovery of kidney disease biomarkers. Kidney Int. 2012;82(9):1024–32.

47. Cummins TD, Barati MT, Coventry SC, Salyer SA, Klein JB, Powell DW. Quantitative mass spectrometry of diabetic kidney tubules identifies GRAP as a novel regulator of TGF-beta signaling. Biochim Biophys Acta. 2010;1804(4):653–61.

48. Diao WF, Chen WQ, Wu Y, Liu P, Xie XL, Li S, et al. Serum, liver, and kidney proteomic analysis for the alloxan-induced type I diabetic mice after insulin gene transfer of naked plasmid through electroporation. Proteomics. 2006;6(21):5837–45.

49. Folli F, Guzzi V, Perego L, Coletta DK, Finzi G, Placidi C, et al. Proteomics reveals novel oxidative and glycolytic mechanisms in type 1 diabetic patients' skin which are normalized by kidney-pancreas transplantation. PLoS One. 2010;5(3):e9923.

50. Manwaring V, Heywood WE, Clayton R, Lachmann RH, Keutzer J, Hindmarsh P, et al. The identification of new biomarkers for identifying and monitoring kidney disease and their translation into a rapid mass spectrometry-based test: evidence of presymptomatic kidney disease in pediatric Fabry and type-I diabetic patients. J Proteome Res. 2013;12(5):2013–21.

51. Bouhanick B, Gallois Y, Hadjadj S, Boux de Casson F, Limal JM, Marre M. Relationship between glomerular hyperfiltration and ACE insertion/deletion polymorphism in type 1 diabetic children and adolescents. Diabetes Care. 1999;22(4):618–22.

52. Kimura H, Gejyo F, Suzuki Y, Suzuki S, Miyazaki R, Arakawa M. Polymorphisms of angiotensin converting enzyme and plasminogen activator inhibitor-1 genes in diabetes and macroangiopathy1. Kidney Int. 1998;54(5):1659–69.

53. Marre M, Bouhanick B, Berrut G, Gallois Y, Le Jeune JJ, Chatellier G, et al. Renal changes on hyperglycemia and angiotensin-converting enzyme in type 1 diabetes. Hypertension. 1999;33(3):775–80.

54. Weekers L, Bouhanick B, Hadjadj S, Gallois Y, Roussel R, Pean F, et al. Modulation of the renal response to ACE inhibition by ACE insertion/deletion polymorphism during hyperglycemia in normotensive, normoalbuminuric type 1 diabetic patients. Diabetes. 2005;54(10):2961–7.

55. Yu ZY, Chen LS, Zhang LC, Zhou TB. Meta-analysis of the relationship between ACE I/D gene polymorphism and end-stage renal disease in patients with diabetic nephropathy. Nephrology (Carlton). 2012;17(5):480–7.

56. Ruggenenti P, Bettinaglio P, Pinares F, Remuzzi G. Angiotensin converting enzyme insertion/deletion polymorphism and renoprotection in diabetic and nondiabetic nephropathies. Clin J Am Soc Nephrol. 2008;3(5):1511–25.

57. Krolewski AS, Poznik GD, Placha G, Canani L, Dunn J, Walker W, et al. A genome-wide linkage scan for genes controlling variation in urinary albumin excretion in type II diabetes. Kidney Int. 2006;69(1):129–36.

58. Ng DP, Krolewski AS. Molecular genetic approaches for studying the etiology of diabetic nephropathy. Curr Mol Med. 2005;5(5): 509–25.

59. Pezzolesi MG, Poznik GD, Mychaleckyj JC, Paterson AD, Barati MT, Klein JB, et al. Genome-wide association scan for diabetic nephropathy susceptibility genes in type 1 diabetes. Diabetes. 2009;58(6):1403–10.

60. Thomas MC, Groop PH, Tryggvason K. Towards understanding the inherited susceptibility for nephropathy in diabetes. Curr Opin Nephrol Hypertens. 2012;21(2):195–202.

61. Seki Y, Williams L, Vuguin PM, Charron MJ. Minireview: epigenetic programming of diabetes and obesity: animal models. Endocrinology. 2012;153(3):1031–8.

62. Reddy MA, Natarajan R. Epigenetics in diabetic kidney disease. J Am Soc Nephrol. 2011;22(12):2182–5.

63. Hasegawa K, Wakino S, Simic P, Sakamaki Y, Minakuchi H, Fujimura K, et al. Renal tubular Sirt1 attenuates diabetic albuminuria by epigenetically suppressing Claudin-1 overexpression in podocytes. Nat Med. 2013;19(11):1496–504.

64. Villeneuve LM, Reddy MA, Natarajan R. Epigenetics: deciphering its role in diabetes and its chronic complications. Clin Exp Pharmacol Physiol. 2011;38(7):451–9.

65. Villeneuve LM, Natarajan R. The role of epigenetics in the pathology of diabetic complications. Am J Physiol Renal Physiol. 2010;299(1):F14–25.

66. Tyagi AC, Sen U, Mishra PK. Synergy of microRNA and stem cell: a novel therapeutic approach for diabetes mellitus and cardiovascular diseases. Curr Diabetes Rev. 2011;7(6):367–76.

67. Alvarez ML, DiStefano JK. Towards microRNA-based therapeutics for diabetic nephropathy. Diabetologia. 2013;56(3):444–56.

68. Alvarez ML, Khosroheidari M, Eddy E, Kiefer J. Role of microRNA 1207-5P and its host gene, the long non-coding RNA Pvt1, as mediators of extracellular matrix accumulation in the kidney: implications for diabetic nephropathy. PLoS One. 2013; 8(10):e77468.

69. Erener S, Mojibian M, Fox JK, Denroche HC, Kieffer TJ. Circulating miR-375 as a biomarker of beta-cell death and diabetes in mice. Endocrinology. 2013;154(2):603–8.

70. Zhong X, Chung AC, Chen HY, Dong Y, Meng XM, Li R, et al. miR-21 is a key therapeutic target for renal injury in a mouse model of type 2 diabetes. Diabetologia. 2013;56(3):663–74.

71. Lin X, Tao L, Tang D. Gene therapy, a targeted treatment for dia-

betic nephropathy. Curr Med Chem. 2013;20(30):3774–84.

72. Flaquer M, Franquesa M, Vidal A, Bolanos N, Torras J, Lloberas N, et al. Hepatocyte growth factor gene therapy enhances infiltration of macrophages and may induce kidney repair in db/db mice as a model of diabetes. Diabetologia. 2012;55(7):2059–68.

73. Zhang Y, Zhang Y, Bone RN, Cui W, Peng JB, Siegal GP, et al. Regeneration of pancreatic non-beta endocrine cells in adult mice following a single diabetes-inducing dose of streptozotocin. PLoS One. 2012;7(5):e36675.

74. Bone RN, Icyuz M, Zhang Y, Zhang Y, Cui W, Wang H, et al. Gene transfer of active Akt1 by an infectivity-enhanced adenovirus impacts beta-cell survival and proliferation differentially in vitro and in vivo. Islets. 2012;4(6):366–78.

75. Sugiyama T, Benitez CM, Ghodasara A, Liu L, McLean GW, Lee J, et al. Reconstituting pancreas development from purified progenitor cells reveals genes essential for islet differentiation. Proc Natl Acad Sci U S A. 2013;110(31):12691–6.

76. Chen S, Shimoda M, Wang MY, Ding J, Noguchi H, Matsumoto S, et al. Regeneration of pancreatic islets in vivo by ultrasound-targeted gene therapy. Gene Ther. 2010;17(11):1411–20.

77. Zhang Y, Ye C, Wang G, Gao Y, Tan K, Zhuo Z, et al. Kidney-targeted transplantation of mesenchymal stem cells by ultrasound-targeted microbubble destruction promotes kidney repair in diabetic nephropathy rats. Biomed Res Int. 2013;2013:526367.

78. Liu S, Kilic G, Meyers MS, Navarro G, Wang Y, Oberholzer J, et al. Oestrogens improve human pancreatic islet transplantation in a mouse model of insulin deficient diabetes. Diabetologia. 2013;56(2):370–81.

79. Tiano J, Mauvais-Jarvis F. Selective estrogen receptor modulation in pancreatic beta-cells and the prevention of type 2 diabetes. Islets. 2012;4(2):173–6.

80. Tiano JP, Delghingaro-Augusto V, Le May C, Liu S, Kaw MK, Khuder SS, et al. Estrogen receptor activation reduces lipid synthesis in pancreatic islets and prevents beta cell failure in rodent models of type 2 diabetes. J Clin Invest. 2011;121(8):3331–42.

81. Jacobs-Tulleneers-Thevissen D, Chintinne M, Ling Z, Gillard P, Schoonjans L, Delvaux G, et al. Sustained function of alginate-encapsulated human islet cell implants in the peritoneal cavity of mice leading to a pilot study in a type 1 diabetic patient. Diabetologia. 2013;56(7):1605–14.

82. Jaroch DB, Lu J, Madangopal R, Stull ND, Stensberg M, Shi J, et al. Mouse and human islets survive and function after coating by biosilicification. Am J Physiol Endocrinol Metab. 2013; 305(10):E1230–40.

83. Kakabadze Z, Gupta S, Pileggi A, Molano RD, Ricordi C, Shatirishvili G, et al. Correction of diabetes mellitus by transplanting minimal mass of syngeneic islets into vascularized small intestinal segment. Am J Transplant. 2013;13(10):2550–7.

84. Santamaria X, Massasa EE, Feng Y, Wolff E, Taylor HS. Derivation of insulin producing cells from human endometrial stromal stem cells and use in the treatment of murine diabetes. Mol Ther. 2011;19(11):2065–71.

85. Takita M, Matsumoto S, Shimoda M, Chujo D, Itoh T, Sorelle JA, et al. Safety and tolerability of the T-cell depletion protocol coupled with anakinra and etanercept for clinical islet cell transplantation. Clin Transplant. 2012;26(5):E471–84.

86. Cooper DK. A brief history of cross-species organ transplantation. Proc (Bayl Univ Med Cent). 2012;25(1):49–57.

87. Reemtsma K. Xenotransplantation: a historical perspective. ILAR J. 1995;37(1):9–12.

88. Deschamps JY, Roux FA, Sai P, Gouin E. History of xenotransplantation. Xenotransplantation. 2005;12(2):91–109.

89. O'Connell PJ, Cowan PJ, Hawthorne WJ, Yi S, Lew AM. Transplantation of xenogeneic islets: are we there yet? Curr Diab Rep. 2013;13(5):687–94.

90. Nagaraju S, Bottino R, Wijkstrom M, Hara H, Trucco M, Cooper DK. Islet xenotransplantation from genetically engineered pigs. Curr Opin Organ Transplant. 2013;18(6): 695–702.

91. Ashkenazi E, Baranovski BM, Shahaf G, Lewis EC. Pancreatic islet xenograft survival in mice is extended by a combination of alpha-1-antitrypsin and single-dose anti-CD4/CD8 therapy. PLoS One. 2013;8(5):e63625.

92. Picher MM, Kupcu S, Huang CJ, Dostalek J, Pum D, Sleytr UB, et al. Nanobiotechnology advanced antifouling surfaces for the continuous electrochemical monitoring of glucose in whole blood using a lab-on-a-chip. Lab Chip. 2013;13(9): 1780–9.

93. Carrara S, Ghoreishizadeh S, Olivo J, Taurino I, Baj-Rossi C, Cavallini A, et al. Fully integrated biochip platforms for advanced healthcare. Sensors (Basel). 2012;12(8):11013–60.

94. Yu Y, Zhang Y, Martin JA, Ozbolat IT. Evaluation of cell viability and functionality in vessel-like bioprintable cell-laden tubular channels. J Biomech Eng. 2013;135(9):91011.

95. Soman P, Chung PH, Zhang AP, Chen S. Digital microfabrication of user-defined 3D microstructures in cell-laden hydrogels. Biotechnol Bioeng. 2013;110(11):3038–47.

96. Li JL, Cai YL, Guo YL, Fuh JY, Sun J, Hong GS, et al. Fabrication of three-dimensional porous scaffolds with controlled filament orientation and large pore size via an improved E-jetting technique. J Biomed Mater Res B Appl Biomater. Oct. 24 2013.

97. Sekiya S, Shimizu T, Yamato M, Okano T. Hormone supplying renal cell sheet in vivo produced by tissue engineering technology. Biores Open Access. 2013;2(1):12–9.

98. Chung S, King MW. Design concepts and strategies for tissue engineering scaffolds. Biotechnol Appl Biochem. 2011;58(6):423–38.

99. Fotino C, Molano RD, Ricordi C, Pileggi A. Transdisciplinary approach to restore pancreatic islet function. Immunol Res. 2013; 57:210–21.

100. Ellis CE, Suuronen E, Yeung T, Seeberger K, Korbutt GS. Bioengineering a highly vascularized matrix for the ectopic transplantation of islets. Islets. 2013;5(5):216–225.

101. Michels AW, Eisenbarth GS. Immune intervention in type 1 diabetes. Semin Immunol. 2011;23(3):214–9.

102. Diabetes overview. NIH Publication No. 09–3873. November 2008. http://www.diabetes.niddk.nih.gov

103. Stuckey MI, Shapiro S, Gill DP, Petrella RJ. A lifestyle intervention supported by mobile health technologies to improve the cardiometabolic risk profile of individuals at risk for cardiovascular disease and type 2 diabetes: study rationale and protocol. BMC Public Health. 2013;13(1):1051.

104. Sagarra R, Costa B, Cabre JJ, Sola-Morales O, Barrio F, el Grupo de Investigacion D-P-CP. Lifestyle interventions for diabetes mellitus type 2 prevention. Rev Clin Esp. 2014;214(2):59–68.

105. Penn L, White M, Lindstrom J, den Boer AT, Blaak E, Eriksson JG, et al. Importance of weight loss maintenance and risk prediction in the prevention of type 2 diabetes: analysis of European Diabetes Prevention Study RCT. PLoS One. 2013;8(2):e57143.

106. Lakerveld J, Bot SD, Chinapaw MJ, van Tulder MW, van Oppen P, Dekker JM, et al. Primary prevention of diabetes mellitus type 2 and cardiovascular diseases using a cognitive behavior program aimed at lifestyle changes in people at risk: design of a randomized controlled trial. BMC Endocr Disord. 2008;8:6.

107. Tuomilehto J, Lindstrom J, Eriksson JG, Valle TT, Hamalainen H, Ilanne-Parikka P, et al. Prevention of type 2 diabetes mellitus by changes in lifestyle among subjects with impaired glucose tolerance. N Engl J Med. 2001;344(18):1343–50.

索　引

阅读助手，帮您高效阅读本书

学习糖尿病肾病知识，与其他读者交流

建议配合二维码一起使用本书

【本书配有读者交流群】

读者入群可与群友分享阅读本书的心得体会和实践经验。

提升专业水平，马上扫码加入！

【入群步骤】

▶ 第一步：微信扫码

▶ 第二步：根据提示，加入交流群

▶ 第三步：即可与群内其他读者交流啦

微信扫描二维码
获取线上资源

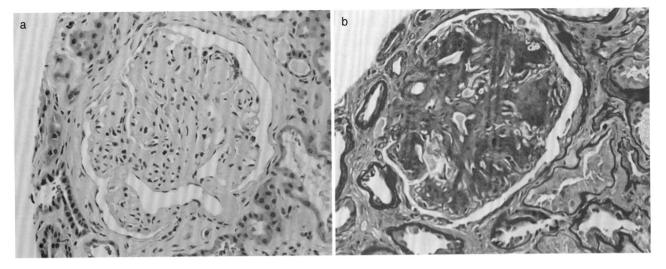

图 5.1

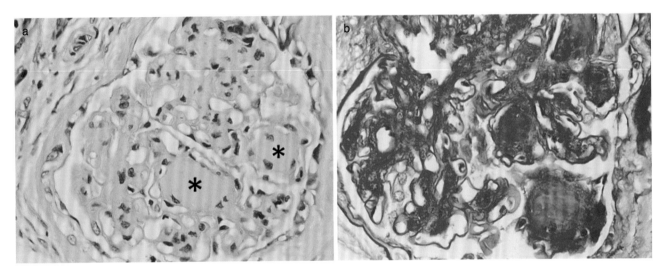

图 5.2

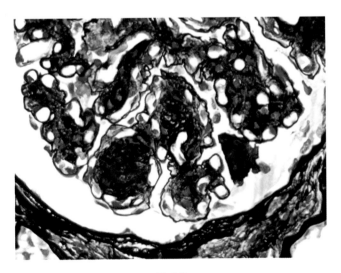

图 5.3

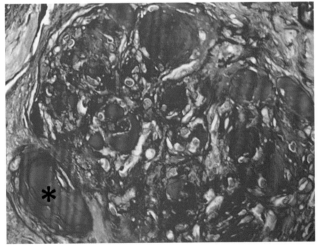

图 5.4

I

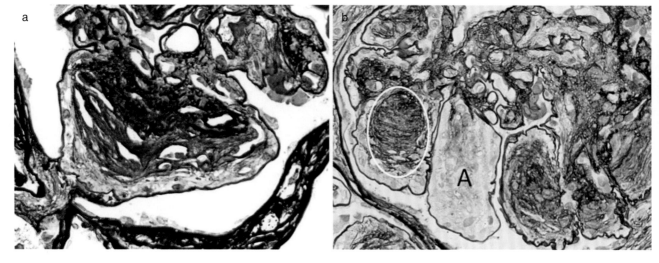

图 5.5

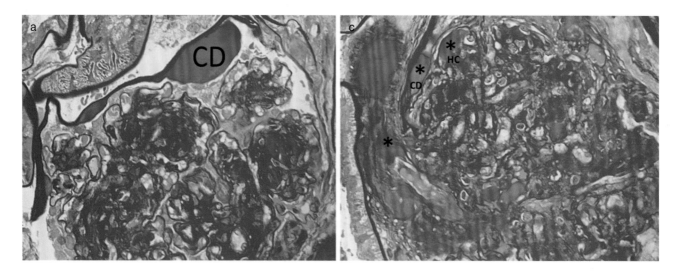

图 5.10a,c

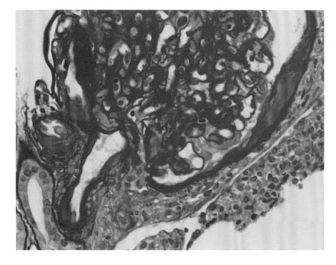

图 5.11

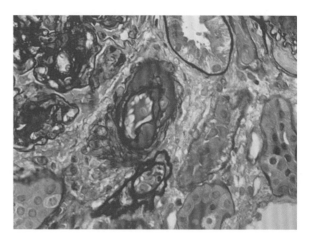

图 5.12a

II

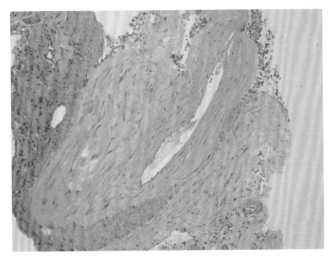

图 5.13

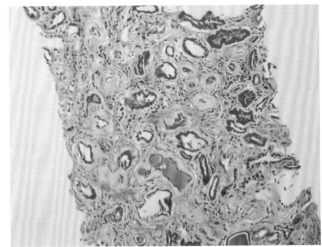

图 5.14

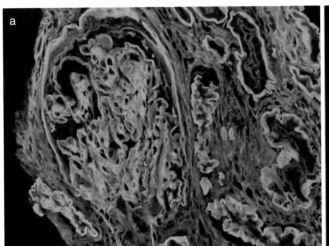

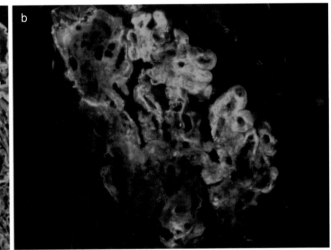

图 5.15

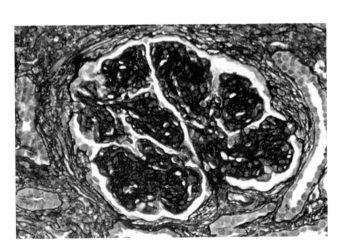

图 5.16

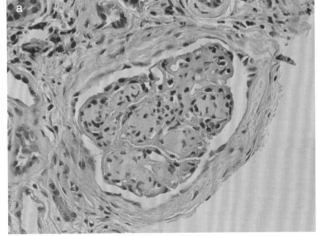

图 5.19a

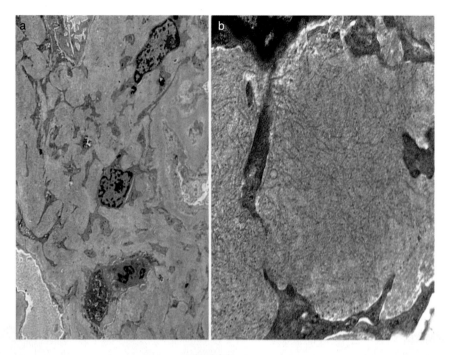

图 5.17a,b

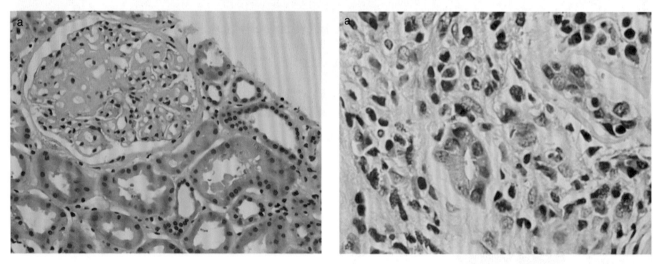

图 5.21a   图 5.23a

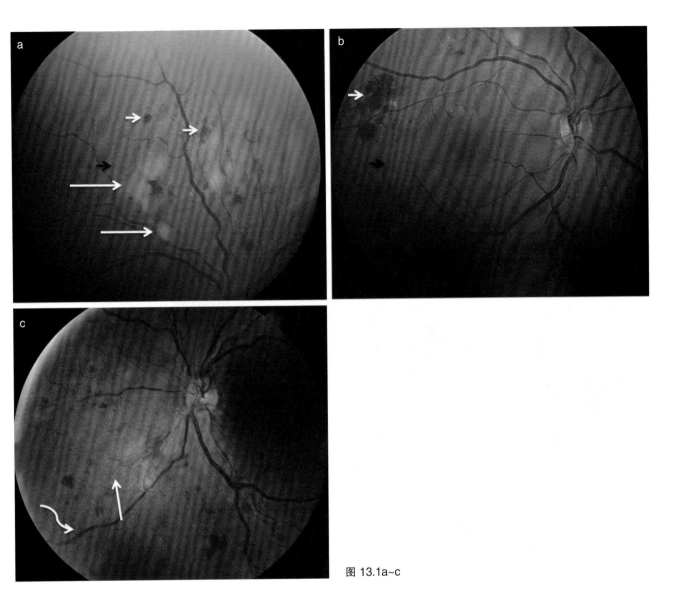

图 13.1a~c

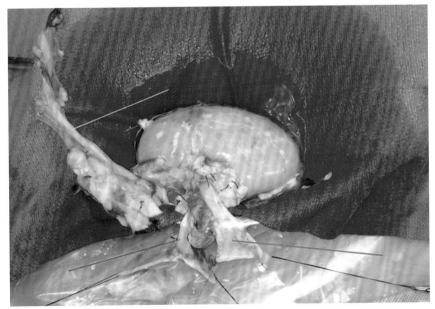

图 15.1

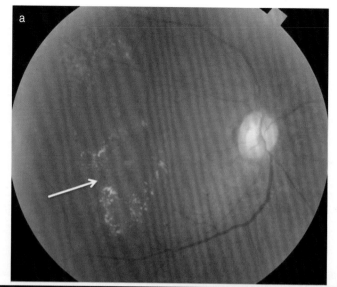

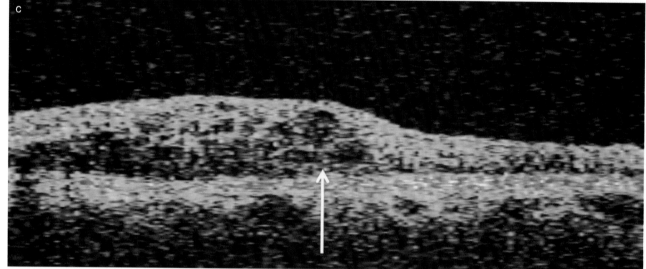

图 13.2a,c

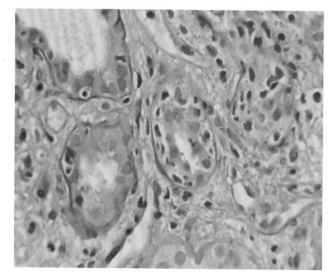

图 15.3

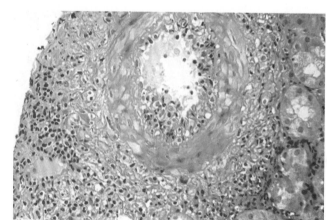

图 15.4

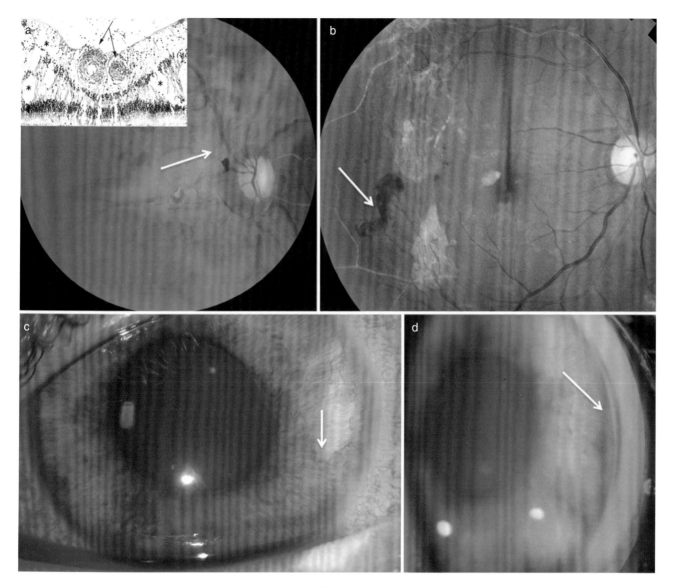

图 13.3

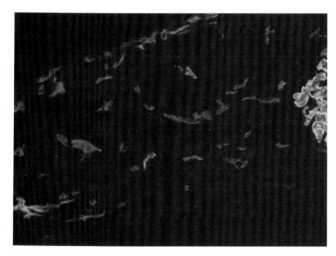

图 15.5

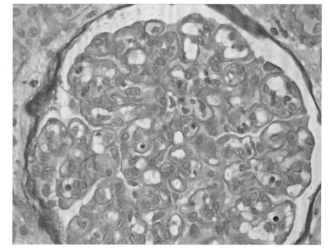

图 15.6

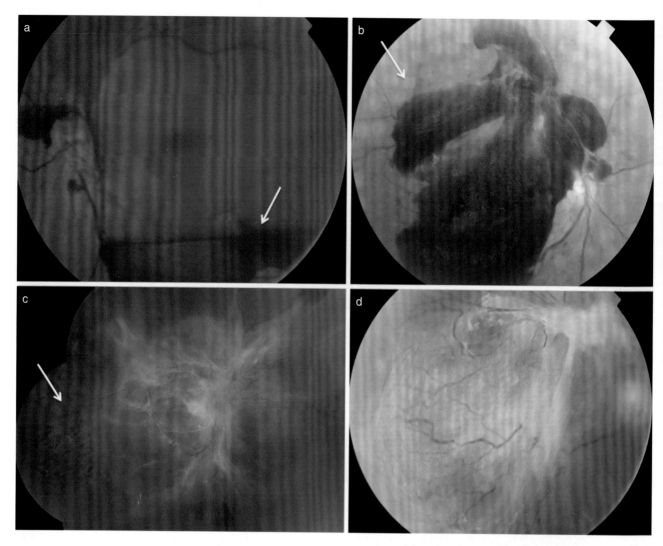

图 13.4